Jan Foudraine:
Wer ist aus Holz?
Neue Wege der Psychiatrie

Deutsch von Marga E. Baumer-Thierfelder

Deutscher
Taschenbuch
Verlag

dtv

Ungekürzte Ausgabe
April 1976
Deutscher Taschenbuch Verlag GmbH & Co. KG,
München
Lizenzausgabe mit freundlicher Genehmigung
des R. Piper & Co. Verlags · ISBN 3-492-02007-0

Titel der holländischen Originalausgabe:
›Wie is van hout ...‹
Umschlaggestaltung: Celestino Piatti
Gesamtherstellung: C.H. Beck'sche Buchdruckerei,
Nördlingen
Printed in Germany · ISBN 3-423-01163-7

Das Buch

Wer ist aus Holz: der geistesgestörte Patient, der nach herkömmlicher Auffassung einem rätselhaften organischen Veränderungsprozeß unterliegt, ein Mensch, den man allenfalls mit Elektroschocks, Insulinkuren oder Psychopharmaka behandeln, in den man sich aber nicht hineinversetzen kann – oder der Arzt, der ihn derart verdinglicht, mit einem Krankheitsetikett versieht und ihn solchermaßen ad acta legt? Jan Foudraine, der in Amsterdam die traditionelle psychiatrische Ausbildung erhielt, sie aber kritisch zu betrachten lernte und sich in den folgenden Jahren der psychoanalytischen Therapie Schizophrener im Chestnut-Lodge-Sanatorium bei Washington widmete, läßt den Leser über die Antwort auf diese Frage nicht im unklaren. Sein auch für Nicht-Psychiater verständlich und spannend geschriebener Erfahrungsbericht ist all jenen gewidmet, die ihn »zum Gefährten der Tiefe ihres Mißtrauens und ihrer Einsamkeit gemacht haben«, die Menschen wie wir alle sind, nur »in tiefer existentieller Not«, die so groß ist, daß die normalen Wege mitmenschlicher Kommunikation für sie aus eigener Kraft nicht zu beschreiten sind. Hier muß und kann die Psychotherapie Hilfe leisten, besser noch die von Foudraine in Chestnut Lodge schließlich praktizierte Soziotherapie, die den Patienten außerdem dazu bringt, Aufgaben zu übernehmen, anderen zu helfen, und so zur Stärkung seines Ichs beiträgt. Eine derartige Therapie aber bedeutet nicht nur, daß Ärzte und Pflegepersonal ihre gewohnte, schützende Distanz aufgeben und zu verstehenden, helfenden Mitmenschen werden müssen – sie bedeutet auch, daß unsere Gesellschaft sich dazu bereitfinden muß, über die Natur dieser Persönlichkeitsstörungen nachzudenken und in ihr selbst liegende Ursachen nach Möglichkeit zu beseitigen.

Der Autor

Jan Foudraine, geboren 1929, studierte von 1946 bis 1953 Medizin in Leiden und spezialisierte sich von 1955 bis 1960 in Leiden und Amsterdam auf Psychiatrie. Anschließend viereinhalbjährige Tätigkeit in Chestnut Lodge, einer der progressivsten psychiatrischen Kliniken in den USA. Nach seiner Rückkehr im Jahre 1965 zweieinhalb Jahre Chefarzt des psychotherapeutischen Zentrums Stichting Veluweland in Holland. Zur Zeit arbeitet er als Psychiater in Amsterdam.

Danksagung

Ich danke meinem Lehrer E. A. D. E. Carp für seine Anregung. P. A. H. Baan verdanke ich einige Gespräche, die gerade die notwendige Stütze waren, deren man so oft bedarf.

Ich danke meinen Freunden John Waage, Pier Engelsman, Louis Tas jr. und Andries und Berta van Dantzig. Jeder von ihnen war auf seine Weise Resonanzboden und Gefährte. Dankbar bin ich auch für den Rat, den mir mein Freund Thijs Chanowsky gab. Als Kommunikationsspezialist sagte er einmal zu mir: »Hör auf, darüber zu reden, du mußt das Buch einfach schreiben.«

Ich danke Loek van Vollenhoven, Pim Eijgenstein, Ron van Vleuten und vielen anderen Freunden für ihre Hilfe und Unterstützung bei der Vorbereitung dieses Buches.

Ich danke dem medizinischen Direktor von Chestnut Lodge, Dexter M. Bullard, und dem klinischen Direktor, Marvin L. Adland. Sie gaben mir die Freiheit und zusammen mit den vielen psychoanalytischen Kollegen in Amerika auch viel Wärme und Freundschaft. Besonders danke ich auch Kenneth Artiss, der mir in einigen Begegnungen die Augen für die Bedeutung der Sprachwissenschaft öffnete. Seine Kenntnis und sein forschend-fragender Geist waren für mich von großer Bedeutung. Ich danke meinen Lehrern vom »Washington Psychoanalytic Institute« und besonders Edith Weigert – meiner Lehranalytikerin – für ihr tiefes Verständnis und Einfühlungsvermögen.

Ich danke Renée de Monchy, der mir als Psychoanalytiker in einer dunklen Zeit Beistand bot.

Babette Röschlau und Fleur Kemper haben mir bei der ganzen Schreibarbeit geholfen. Für ihre Begeisterung und Unterstützung bin ich besonders dankbar.

Amsterdam, Januar 1973

All jenen, die mich zum Gefährten der Tiefe ihres Mißtrauens und ihrer Einsamkeit gemacht haben.

Einleitung

Sie werden vermutlich ebenso wie ich jenes Gefühl der Ohnmacht kennen, das einen in der Buchhandlung überfallen kann. Man steht vor der Abteilung »Sozialwissenschaften«, und die Titel überrollen einen wie eine Sturzflut: Der Mensch einmal so und der Mensch einmal so ... Es scheint, als müsse jeder, der heutzutage zum Nachdenken gekommen ist, prompt ein Buch schreiben. Sozialpsychologen, Soziologen, Pädagogen, Andragogen – alle diese »ogen« produzieren ein Buch nach dem anderen. Man langt sich trotzdem ein paar Bücher aus dem Regal, blättert darin, stellt sie zurück, und meist verläßt man mit einem kleinen Taschenbuch und einem gehörigen Kater den Laden.

Ich tröste mich in solchem Fall immer mit dem Gedanken, daß man gar nicht so belesen sein müsse und daß diese Regale wirklich nicht so viel Originelles enthalten. Viele Autoren sagen eben einfach genau dasselbe oder beten nur nach, was andere bereits auf den Markt gebracht haben.

Natürlich besteht bei den einzelnen Autoren auch das legitime Bedürfnis, einen Beitrag zur Veränderung zu leisten. Besonders dort, wo Menschen in psychischer Not sind, muß in der Tat eine Menge verändert werden. Wir sehen uns mit einem unheimlichen Rückstand konfrontiert, weniger, was die Kenntnis angeht, als vielmehr die Art und Weise, wie wir unsere Hilfeleistung wirksam und fachgerecht organisieren können. Womit ich sogleich bei den Psychiatern, Psychoanalytikern, Fürsorgern – kurzum: den Hilfeleistenden gelandet bin. Psychiater schreiben sehr viel. Manche ihrer Bücher sind lesbar. Aber viele Arbeiten sind einfach unverdaulich. Das gilt nicht nur für die Bücher, sondern auch für die überwältigende Zahl von Artikeln in psychiatrischen und psychoanalytischen Zeitschriften. Und was der Laie wahrscheinlich nicht weiß: Psychiater können die Veröffentlichungen ihrer Kollegen ebenfalls nicht immer verstehen. Nicht nur deshalb, weil viele Psychiater nicht schreiben können. Das ist keine Schande. Ihr Fach besteht (oder sollte zumindest bestehen) aus außergewöhnlich gutem Hinhören auf das, was gesprochen wird und was unausgesprochen bleibt, und im rechten Augenblick müssen sie etwas sagen können. Und dazu noch: so wenig wie möglich.

Aber es gibt noch einen anderen Grund, warum viele psychiatrische und psychoanalytische Bücher und Artikel einfach unlesbar sind. Die Autoren haben den unwiderstehlichen Drang zur Abstraktion, den Drang, sich von ihren konkreten Erfahrungen mit konkreten Menschen und konkreten Situationen zu entfernen. Die Folge ist, daß sie sich im Nebel verlieren mit Worten über Worte, statements über statements über statements, und so werden sie unlesbar.

»Schön«, werden Sie sagen, »und du willst also versuchen, diesem Buch Form und Inhalt zu geben, die dem Leser nicht nach zehn, zwanzig Seiten den Mut rauben, weiterzulesen. Du willst es verständlich und sogar möglichst spannend schreiben. Und wenn es nun etwas mit der Psychiatrie zu tun hat, darf ich dann zunächst einmal erfahren, worum es sich handelt? Übrigens, wer bist du eigentlich?«

Ich beginne mit der letzten Frage.

Ich bin nach siebenjährigem Medizinstudium und fünfjähriger Fachausbildung in der Psychiatrie Psychiater geworden und habe im Anschluß daran die Niederlande verlassen, weil ich die Chance erhielt, in das Ärzteteam des psychoanalytischen Sanatoriums Chestnut Lodge im Dorf Rockville (Maryland) in den Vereinigten Staaten aufgenommen zu werden. Das war eines der progressivsten psychiatrischen Zentren dieses Landes. Ich habe dort viereinhalb Jahre gearbeitet und wurde gleichzeitig in Washington zum Psychoanalytiker ausgebildet. Nach meiner Rückkehr 1965 arbeitete ich zweieinhalb Jahre als »chef de clinique« des psychotherapeutischen Zentrums Stichting Veluweland in Ederveen (Holland). In dieser Zeit schrieb ich einen Teil dieses Buches. Ich warf es danach in den Keller, holte es aber nach zwei Jahren wieder heraus, weil ich dachte: »Warum eigentlich nicht?«

Nun etwas über den Inhalt.

Ich will meinen eigenen Weg durch die Psychiatrie beschreiben, meine in Amerika gewonnenen Erfahrungen, meine Begegnungen mit Menschen, die man als »schizophren« bezeichnet, und was ich von ihnen gelernt habe.

›Abenteuer in der Psychiatrie‹[1] Wäre ein guter Titel für dieses Buch gewesen. Aber Dennis Martin hat ihn bereits für eine Studie benutzt, in der er seine Versuche, eine traditionelle psychiatrische Anstalt zu reformieren, beschreibt.

›Essays über Schizophrenie‹[2] wäre eine andere Möglichkeit für den Titel gewesen. Aber dieser Titel ist ebenfalls schon vergeben, und außerdem hätte ich ihn bei näherer Betrachtung verworfen: Er klingt mir zu literarisch.

Dennoch deuten beide Titel an, worauf ich hinaus will. Es ist ein bis jetzt andauerndes langes Abenteuer, und ich habe mich während der vergangenen zwölf Jahre in die Probleme von Menschen vertieft, die das Etikett »schizophren« tragen. »Vertieft« heißt, daß ich ihnen begegnet bin, daß ich sie mir nicht »angesehen« oder sie »untersucht« habe. Ich habe bereits früh in meiner Ausbildung zum Psychiater und Psychotherapeuten eine Beziehung zu ihnen hergestellt und versucht, sie in diesen oft lange währenden Kontakten zu verstehen. Ich entdeckte, daß dies sehr gut möglich ist. So offensichtlich bizarr, so absurd das Verhalten auch sein mochte – es wurde einsichtig in jener Form menschlichen Engagements, die wir Psychotherapie nennen. Ich entdeckte den Grad der Gefühlsverwirrung, teilte mit meinen »Patienten« manchmal Jahre ihrer abgrundtiefen Einsamkeit. Ich entdeckte den Sinn in ihrem »Unsinn«, den Sinn von Wahnvorstellungen, Halluzinationen, der Abwehr jeden menschlichen Kontakts, und das Warum wurde mir allmählich klar, als ich zu begreifen begann, wie sehr sie gelitten hatten in einer Jugend, in der Vater und Mutter – verstrickt in ihre eigenen und wechselseitigen unverarbeiteten Konflikte – sie nicht positiv begleiten konnten.

Ich erfuhr in diesen psychotherapeutischen Beziehungen, daß »Schizophrene« Menschen sind wie Sie und ich, nicht »anders« und durchaus nicht »uneinfühlbar«. Einfach Menschen in tiefer existentieller Not und darum ... um so menschlicher. »Much more simply human than otherwise«, wie der amerikanische Psychiater Stack Sullivan es einmal ausdrückte. Die offizielle Psychiatrie, auch klinische Psychiatrie genannt, legte den Nachdruck mehr auf das »otherwise«, als ob der psychotische Mensch eigentlich qualitativ anders wäre und an einer »Krankheit« litte.

Ich entdeckte, daß letzteres eine Wahnvorstellung vieler Psychiater war, wesentlich hartnäckiger als die sogenannten Wahnvorstellungen jener Menschen, denen ich in psychiatrischen Anstalten in Holland und Amerika begegnete.

Kurzum: Ich geriet in Widerspruch zur Psychiatrie, die mir durch Bücher und auch durch einige Lehrer nahegebracht worden war, und verlor schon bald jedes Vertrauen in sie.

Ich geriet vor allem in Widerspruch dagegen, daß man die mit ihren Schwierigkeiten nicht fertig werdenden Menschen etikettierte, und bekam einen regelrechten Ekel vor dem Botanisieren von »Geisteskrankheitsbildern«. Ich glaubte, daß Begriffe wie »neurotisch«, »psychotisch«, »schizophren«, »psychopathisch«, »manisch-depressiv« (und welche Etiketten weiß Gott sonst noch auf Menschen geklebt werden) jedenfalls nichts mit einer geheimnisvollen Krankheit zu tun haben und daß sie ebensowenig erblich sind. Allmählich, mit Hilfe der Literatur, meiner eigenen psychoanalytischen Ausbildung, auf Wegen und Umwegen, entwickelte ich eine gewisse technische Fertigkeit auf dem Gebiet der Psychotherapie und insbesondere der Psychotherapie sogenannter »schizophrener« Menschen.

Diese psychotherapeutischen Erfahrungen bilden den Hintergrund dieses Buches. Aber ich mußte mir Beschränkungen auferlegen. Vor allem in Amerika richtete sich mein Interesse auf die psychiatrische Anstalt als Gesamtorganismus, auf das soziale System, das der Soziologe Caudill einmal »the psychiatric hospital as a small society« bezeichnet hat[3]. Der psychotische Mensch wird darin aufgenommen, paßt sich auf seine Art an. Er fügt sich in die Organisation der Anstalt, und gerade auf diesem Gebiet habe ich viele Entdeckungen gemacht.

So liegt der Hauptakzent meines Berichts auf der Bekanntschaft mit dem sehr luxuriösen psychoanalytischen Sanatorium Chestnut Lodge, dessen Stab (bestehend aus 22 Psychoanalytikern und dem psychiatrischen Pflegepersonal) sich ganz der Psychotherapie von »schizophren Gestörten« widmete.

Ich kam viereinhalb Jahre lang in Kontakt mit allen Problemen, die sich in einer Abteilung dieses Sanatoriums ergaben, einer Abteilung, die ich als Psychiater (»administrator« war die dort gebräuchliche Bezeichnung) leiten durfte. Das war eine faszinierende Erfahrung.

Es lief darauf hinaus, daß ich in der kleinen Abteilung mit neun »chronisch schizophrenen« Frauen und dem psychiatrischen Pflegepersonal eine recht weitgehende Reform der Lebensbedingungen zustande brachte. Ich unternahm einen Versuch, die in dieser Abteilung herrschende Organisation zu *verändern.* Kurt Lewin soll einmal gesagt haben: »If you want to know how things really are – try to change them.« Ich entdeckte, »how things really were«.

So bildet das, was ich in meinem Drang, diese Abteilung zu reformieren, an Positivem (und Negativem) erreichte, den wichtigsten Teil meines Buches.

»Gut«, werden Sie weiter sagen, »aber über die psychiatrische Anstalt, und was sich dort abspielt, und auch über die Versuche zur Reform existiert eine ausgedehnte Literatur. Es gibt viele Bücher und Dissertationen darüber. Ich verstehe sie alle nicht so recht. Sie sind mit Fachausdrücken überladen, und ich bin Laie.«

Richtig, die Fachliteratur ist ungeheuer umfangreich. Aber ich möchte meine Geschichte auch dem Nicht-Psychiater erzählen. Ich stelle mir einen Leser vor, von dem ich annehme, daß er gründlich informiert werden will. Meiner Ansicht nach lassen sich Informationen über die psychiatrische Anstalt, die Psychiatrie, den Wahnsinn (ich meine das, was man »Schizophrenie« nennt) durchaus ohne allzuviel Fachjargon geben. Ich meine auch, daß ein Bedürfnis danach vorhanden ist. Es ist an der Zeit, daß die Psychiatrie von ihren magischen und geheimnisvollen Eigenschaften befreit wird; daß der Psychiater (und der Arzt) von seinem Sockel steigt und daß der Laie mehr über das nachzudenken lernt, womit sich die Psychiater herumschlagen. Und das ist eine ganze Menge.

Die Geschichte der Entwicklung der psychiatrischen Anstalten (von den progressivsten bis zur »Schlangengrube«, in der Tausende von Menschen kaum ein Minimum an persönlicher Aufmerksamkeit und Fürsorge finden) wurde schon oft erzählt. Man findet sie in zahllosen Büchern und Artikeln[4]. Ich beschränke mich auf einige Bemerkungen darüber.

Einst wurden sie gefoltert und verbrannt, später hat man »Irrsinnige« in Verliesen an Ketten gefesselt. Eine Art Wendepunkt in dieser traurigen Behandlungsgeschichte der »von Dämonen Besessenen« war die Tat des französischen Psychiaters Pinel, der die Ketten abschaffte und den »Asylierten« ein Stück Freiheit und Würde zurückgab. Als hoffnungsvolle und positive Entwicklung in der Psychiatrie gilt die Periode des moral treatment, das in Amerika u. a. durch Dorothea Dix (eine Art Florence Nightingale der Wahnsinnigen) erkämpft wurde.

Auf diese Periode (von etwa 1817–1850) folgten ein furchtbarer Rückfall und die Rückkehr zu jenen abscheulichen Verhältnissen in psychiatrischen Anstalten, die wir heute noch immer nicht überwunden haben[5]. Ich sage das absichtlich, weil trotz allem Frohlocken über die »Arbeitstherapie«, die Einführung von Tranquillizern, den Umbau von psychiatrischen Kliniken – all das, worauf wir nicht zu Unrecht mit gewissem Stolz blicken – die Situation doch noch alles andere als zufriedenstellend ist.

Bestrebungen zur *fundamentalen* Reform der psychiatrischen Anstalten sind im allgemeinen gescheitert. In der Literatur lassen sich hier zwei Richtungen unterscheiden: Schriften von Autoren, die neue Organisationsformen auf der alten gründen wollen, und Publikationen von Autoren, die sagen: »Hört auf damit, denn diese Organisationsform läßt sich nicht verändern, weil sie auf falschen Voraussetzungen beruht.«

Ich hoffe, in meinem Bericht klar zu machen, daß ich von der ersten Kategorie zur zweiten übergewechselt bin.

Was die Beiträge der »Reformer« betrifft: An erster Stelle steht das Werk des englischen Psychiaters Maxwell Jones[6]. Er gründete eine Art Modellfarm und bewies, daß es anders geht. Ein ganz neuer Typ von Anstalt und Gemeinschaft (er nannte sie die »therapeutic community«) wurde von ihm entworfen: gemeinsame Entscheidungen, Offenheit während des »demokratisch« gehaltenen täglichen »community meeting« (der Kern dieser Organisation!), Patienten und Pflegepersonal in einem gemeinsamen Kreis, keine Schranke zwischen den »gesunden« Ärzten und Pflegern und den »kranken« Patienten, eine horizontale Organisation von Menschen, die mit- und füreinander verantwortlich sind und ihre gegenseitigen Beziehungen und Konflikte in aller Offenheit besprechen. Und dadurch, gerade in der wechselseitigen Reflexion kommt es zu einem Lernprozeß darüber, wie man eine Beziehung oder einen echten Kontakt erreichen kann oder ... wie man aus Angst eine Beziehung zurückweist und den Kontakt verliert. Ein grandioser Reformversuch, der aber auf ungeheure Widerstände in traditionell vertikal-hierarchisch organisierten psychiatrischen Anstalten stieß, wo der »Arzt-Psychiater« und die Krankenschwester oder der Pfleger nun einmal auf ihrem autoritären Thron saßen und ihn nicht aufgeben wollten.

Über diese Versuche zur Reform der psychiatrischen Anstalt (d. h. zur Einführung der Organisationsprinzipien von Maxwell Jones) gibt es, wie bereits erwähnt, eine ausgedehnte Literatur[7]. Wir werden ihr später noch begegnen. Eines fällt dabei auf. Meistens sind die Reformer jeder für sich am Werk; manchmal, wenn ihnen die Chance geboten wird, zu mehreren, und was sie erreichen, sind nur minimale Veränderungen in dem sozialen System, das psychiatrische Anstalt heißt. Die Reformer kämpfen sich durch einen Berg von Widerständen, und wenn sie mehr oder minder desillusioniert fortgehen, versinkt die Organisation oft schnell wieder in ihre bürokratisch-hierarchische »doctor-knows-best«-Struktur.

Diese Reformliteratur liest sich spannend, aber es fällt dabei auf, daß es sich doch häufig um ständige Wiederholungen ein und desselben handelt: »Demokratisierung«, Änderung der vertikalen Organisationsstruktur zu mehr horizontalen Organisationsformen, Mitverantwortung und ein Stück reale Mitsprache jener Kategorie von Menschen, die in der psychiatrischen Anstalt die unterste Sprosse der Autoritätsleiter darstellen: der Pfleger und der Patient.

Weil diese Reformversuche auf soviel Widerstand stoßen und die Entwicklungen quälend langsam vor sich gehen, erkennt man in der Literatur auch eine Gegenbewegung. Hier wird kein Blatt vor den Mund genommen. Diese Gegenbewegung artikuliert sich schon seit einer ganzen Weile und wird immer stärker. Einer der wichtigsten Vertreter dieser Richtung ist der amerikanische Soziologe Goffman, der 1961 eine Reihe von Essays veröffentlichte, die vernichtende Kritik nicht nur an den herrschenden Zuständen in mehr oder minder progressiven psychiatrischen Anstalten übte, sondern vor allem an den Prämissen, auf denen diese Organisationen aufbauen[8]. Interessant ist, daß Goffman eine Zeitlang als Arbeitstherapeut in einer der größten psychiatrischen Anstalten tätig war. Seine Studie und die Arbeiten vieler anderer habe ich für mein Buch benützt.

Meine eigene Erfahrung hat mich davon überzeugt, daß unsere heutigen psychiatrischen Anstalten äußerst schwer zu reformieren sind, daß wir vielmehr nach alternativen Institutionen werden suchen müssen. Ein anderer Schluß, zu dem ich zwangsläufig kommen mußte, ist der, daß die Psychiatrie, die Ausbildung von Psychiatern und alles, was damit zusammenhängt, revidiert werden müssen, weil sie von falschen, jedenfalls logisch unhaltbaren, traditionellen Ausgangspositionen beherrscht sind.

Sie sehen, eine Einleitung ist eine gefährliche Sache. Man beginnt bereits von dem zu reden, was man später sagen will. Ein paar Punkte muß ich noch klären. Meine Erfahrungen als Psychotherapeut mit Menschen, die das Etikett »schizophren« tragen, sind ein Bestandteil dieses Buches. Aber ich habe mir dabei Beschränkungen auferlegt. Es ist vor allem das ethische Problem, das viele Psychotherapeuten davon abhält, detailliert und sehr konkret ihre Erfahrungen und Gefühle in der häufig sehr lange dauernden Beziehung zu beschreiben, die Psychotherapie heißt und in der soviel Intimes offengelegt und verständlich gemacht wird. Meistens fangen Psychotherapeuten, die doch die Erfahrung der einmaligen Lebens- und Erlebnisgeschichte ihres Patienten mitteilen wollen, dieses Problem dadurch ab, daß sie allerhand Änderungen und Kürzungen in ihren Beschreibungen vornehmen. Auf diese Weise versuchen sie, die Anonymität ihres Patienten zu wahren. An einigen Stellen werde ich das gleichfalls tun, wobei ich trotzdem versuchen will, dem Leser die Essenz einer Lebenstragödie nahezubringen.

Jedenfalls werde ich so eng wie möglich an den Fakten bleiben, ohne zuviel zu abstrahieren und generalisieren. Es wird also gewiß kein Buch über das Problem »des schizophrenen Menschen« (den es in dieser Formulierung übrigens nicht gibt), über seinen Lebensweg, seine Verwirrung und Not mit sich selbst und der Gruppe, in der er aufwuchs (die Familie), und schließlich über die Gesellschaft, in der er lebt. Das enthebt mich auch der Verpflichtung, mich über die Technik der psychoanalytisch orientierten Psychotherapie zu verbreiten (auch darüber existiert eine umfangreiche Literatur), und überdies werde ich auch die theoretisch-psychologischen Betrachtungen (in der Theorie der Psychoanalyse heißt so etwas Metapsychologie) auf ein Minimum beschränken. Ganz darauf verzichten kann ich allerdings nicht.

Nun noch Näheres zur Form des Buches. Ich habe in der Ich-Form geschrieben in der Absicht, den Leser auf den Weg meiner eigenen Ausbildung zum Psychiater mitzunehmen, ihm die in Amerika gewonnenen Erfahrungen und jene Überzeugung hinsichtlich der Psychiatrie und ihrer Institutionen nahezubringen, die durch eine Reihe »zufälliger« Ereignisse entstanden.

So ist dieses Buch teils Bericht, teils persönliches Zeugnis und teils wissenschaftliche Arbeit. Eine unmögliche Kombination, aber dennoch will ich mich daran wagen.

(Ich benutze übrigens immer dann Anführungszeichen, wenn ich den Leser merken lassen will, daß ich mit bestimmten Slogans nicht übereinstimme, eine Bedeutung abschwächen oder relativieren oder einfach ironisch sein will.) Die verwendete Fachliteratur ist größtenteils amerikanisch, weil ich mich in dieser Literatur am besten auskenne. Die Anmerkungen stehen immer am Schluß des jeweiligen Kapitels. Meistens folgt ihnen ein Anhang mit einem ausführlichen Literaturüberblick. Dazu habe ich nicht die Form von Literaturverzeichnissen, sondern von kurzen und manchmal auch längeren Auszügen aus Aufsätzen und Büchern gewählt, die mit einem Kommentar versehen werden.

Eine Übersicht über die Quellen, aus denen ich für mein Buch geschöpft habe, ist schnell gegeben. Ich habe eine Art Tagebuch über meine Erfahrungen, meine Begegnung mit der Psychiatrie geführt, und vieles habe ich meinen Erinnerungen entnommen. Psychotherapeutische Erfahrungen mit »schizophrenen« Patienten schrieb ich in der Zeit von 1956–1965 nieder. Ein kleiner Teil dieser Aufzeichnungen wird in diesem Buch verwendet. Für die Beschreibung der »therapeutischen Milieubildung« in einer Abteilung von Chestnut Lodge benützte ich field-notes, die während einer viereinhalbjährigen Periode (1961–1965) entstanden, sowie Bandaufzeichnungen von Gesprächen mit Patienten und psychiatrischem Pflegepersonal. Darüber hinaus sammelte ich alle Notizen und Beobachtungen, die relevant waren, wie etwa alle observational reports, die das Personal von Chestnut Lodge täglich führte. Schließlich habe ich meine noch unveröffentlichten früheren Vorträge verwendet.

Und nun muß der Titel: ›Wer ist aus Holz?‹ klar werden.

Deshalb: Zur Sache.

Anmerkungen

1. D. Martin: Adventure in psychiatry. Social change in a mental hospital. London 1962.
2. B. Shulman: Essays in schizophrenia. Baltimore 1968.
3. W. Caudill: The psychiatric hospital as a small society. Cambridge 1958.
4. Ein Stück Geschichte und Originalquellenangaben findet man bei: P. Hunter und J. Macalpine: Three hundred years of psychiatry 1535–1860. New York 1963.
5. Eine gute Übersicht wird gegeben in S. Bockoven: Moral treatment in American psychiatry. New York 1963.
6. M. Jones: The therapeutic community. New York 1963.
7. Einige klassische Bücher sind: A. H. Stanton und M. S. Schwartz: The mental hospital. New York 1963.
   M. Greenblatt, D. J. Levinson und R. H. Williams: The patient and the mental hospital. Glencoe, Ill. 1957.
   M. Greenblatt, R. York und E. L. Brown: From custodial to therapeutic care in mental hospitals. New York 1965.
8. E. Goffman: Asylums. New York 1961; deutsch: Asyle. Frankfurt 1972.

Teil I – Die Niederlande

Two roads diverged in a wood, and I –
I took the one less travelled by,
and that has made all the difference.

Robert Frost

1. Die Ausbildung

Man studiert Medizin und kommt dabei in Berührung mit der »Psychiatrie«.

Das geschieht meist bei Vorlesungen, die von Professoren oder Dozenten in den bekannten amphitheatralischen Hörsälen gehalten werden. Bisweilen sind diese Vorlesungen verständlich, bisweilen überfluten sie den Studenten wie ein Strom, der ihm das Gefühl gibt, hier werde etwas sehr Tiefsinniges dargeboten oder aber: der Dozent verzapfe so viel Unsinn, daß sich daraus nur schwer ein Sinn erkennen läßt. Zu diesem letzten Schluß gelangt der Student leider nur selten.

Oft werden während der psychiatrischen Vorlesungen auch Menschen »vorgeführt«. Während der letzten Studienjahre macht man als Examenskandidat Praktika in verschiedenen Kliniken, und dazu gehört auch das Praktikum in der psychiatrischen Klinik.

Von meiner Kandidatenzeit weiß ich nur noch, daß ich mit wachsender Bewunderung die dicken Wälzer durchackerte, die klinische Psychiater über das Problem der »Psychosen« geschrieben hatten. Was die verschiedenen Autoren an Sachkenntnis, Beobachtungen, feinsinnigen Beschreibungen zu Papier gebracht hatten, die Art, wie sie das ganze mit einer Menge tiefschürfender philosophischer Betrachtungen und Theorien garnierten, war für mich oft schwindelerregend, und ich war nahe daran zu glauben, daß mir dafür der kulturelle Hintergrund fehle und daß überdies meine Intelligenz zu begrenzt sei, um an jenem ganzen Tiefsinn teilzuhaben.

Als Examenskandidat beteiligte ich mich auch daran, »Schizophrene« aus den verschiedenen Stationen »herbeizuschaffen«, denen wir sodann in weißer Montur, vorzugsweise auf dem sonnenübergossenen Rasen über ihre Wahnvorstellungen, Halluzinationen, Denkhemmungen, und was sonst noch anfiel, auf den Zahn fühlten. Kurzum – wir fragten, wie es um ihre »Verrücktheit« stand, und sie (die das schon früher mitgemacht hatten – man kann sogar »Examenspatient« sein!) zeigten uns, wie verrückt sie waren. »Was für Stimmen hören Sie denn da, männliche oder weibliche, wie ist das mit Ihren Verfolgungsideen, erzählen Sie mal – es sitzt eine Anzahl Spatzen auf dem Dach, ich schieße einen mit dem Gewehr herunter – wie viele bleiben übrig …?«

So beobachteten und untersuchten wir die »Intelligenz«, das »Gefühlsleben«, die Qualität der »erotischen Triebe«, wir schrieben alles auf und lieferten unser »Untersuchungsmaterial« bereitwillig auf der jeweils zuständigen Station ab. Dann stürzten wir uns in eine Diskussion über die »Diagnose«. Wenn es sich nicht um einen Patienten mit einer nachweisbar körperlichen Krankheit (Epilepsie, Senilität usw.) handelte, wandten wir uns dem Problem des »Kontakts« zu. Wie war der Gefühlskontakt? Wir hatten nicht die leiseste Ahnung, daß sich in einer solchen Situation schwerlich ein echter Kontakt, ein Austausch von Gefühlen entwickeln konnte. Wir hatten unsere Fachausdrücke parat: der »Defekt«, der Mangel an »Austauschaffektivität«, wir blätterten in unseren Registern und Büchern, in denen ziemlich viele Etiketten aufgeführt waren, stellten die Diagnose und machten uns dann daran, unsere Beurteilungen einem schläfrigen Assistenten (jemandem, der also bereits Arzt war und sein fachärztliches Praktikum in der Anstalt absolvierte) mitzuteilen, der sich das alles zum soundsovielten Mal anhörte. Manchmal schwang sich dieser geplagte Mann in einem Augenblick der Begeisterung zu einer noch tiefsinnigeren und ausführlicheren Erörterung auf, die uns klar machen sollte, daß wir das Problem der Diagnose noch nicht gründlich genug erfaßt hatten.

Ich kam als Assistent während meines ersten Praktikums zur psychiatrischen Fachausbildung in dieselbe Anstalt, in der ich als Examenskandidat gewesen war. Beim klinischen Unterricht mit den Kandidaten hatte ich das unangenehme Gefühl, kaum mehr Sachkenntnis zu besitzen als sie. In einer solchen Situation entwickelt man eine Technik, peinlichen Fragen geschickt auszuweichen.

So kam ich allmählich mit der traditionellen psychiatrischen Anstalt in Berührung: die weißen Kittel, die vollen Säle, der Chefarzt, der jede Woche seine »Runde« machte, gönnerhaft aufmunternde Worte sprach, Schulterklapse verteilte und die übrige Zeit vor seinem neuen E.E.G.-Apparat verbrachte. Er interessierte sich für die Elektroenzephalographie, das Ableiten und graphische Sichtbarmachen der elektrischen Aktivität des Gehirns. Ich nehme an, er war auf der Suche nach dem »Prozeß«, dem geheimnisvollen Prozeß, der abweichendes Verhalten (so abweichend von den kulturellen Spielregeln, daß es den Namen

»schizophren« verdient) erklären konnte. Der »Prozeß« war offensichtlich eine Form von körperlicher Krankheit, und das weckte die Zuversicht, daß die Entdeckung dieses »Prozesses« gleichsam vor der Tür stünde.

Ich war zu jener Zeit – durch das Medizinstudium – bereits hinreichend indoktriniert, um ebenfalls an diesen »Prozeß« zu glauben. Eine Reihe von Menschen hatte jene »Krankheit«, die Schizophrenie hieß, und diese wurde durch den besagten »Prozeß« hervorgerufen. Was das war, konnte mir niemand deutlich machen, aber es erklärte das periodische Auftreten eines außergewöhnlichen unverständlichen Verhaltens. Wellen von »Schizophrenie«, die demnach auch »Schub« genannt wurden.

Nach einer ganzen Reihe solcher »Schübe« sackte, so wurde angenommen, der Patient allmählich immer tiefer ab, wurde stetig unzugänglicher für menschlichen Kontakt und landete schließlich für immer in der psychiatrischen Anstalt. Mit dem Wort »defektschizophren« werden diese Dauerbewohner näher gekennzeichnet, und mein Eindruck war, daß diese »Schübe« des »Krankheitsprozesses« ein Art von Narbendefekt im menschlichen Funktionieren bewirken.

Jetzt, fünfzehn Jahre später, fällt mir auf, daß diese Denkweise bei vielen Psychiatern noch immer vorherrscht.

Als Assistent in der Psychiatrie tat ich kaum anderes, als körperliche Krankheiten zu behandeln, mich bei der täglichen Visite aufzuspielen und Konflikten mit der Oberschwester aus dem Weg zu gehen. Tranquillizer hatten ihren Einzug gehalten, ich verschrieb sie, drückte etliche Male auf den Knopf eines Elektroschockapparats und beschäftigte mich im übrigen mit dem Ausfüllen von Aufnahmebefunden, dem Abfeuern von Fragen auf den bestürzten neuaufgenommenen »Patienten«, eine Prozedur, der die »Diagnose« folgte, eine Art Namengebung, auf die viele Psychiater ein großes Maß an Energie verschwendeten. (Bei der Elektroschockbehandlung werden dem Patienten zwei Pole an die Schläfen angesetzt, und es wird ein Stromstoß von einigen Millisekunden durchs Gehirn geleitet. Zuvor wird der Patient narkotisiert. Er verliert das Bewußtsein, es kommt manchmal zu krampfartigen Bewegungen des Körpers, und nach einiger Zeit wacht er auf. An den Elektroschock erinnert er sich überhaupt nicht. Man erzielte damit erstaunliche Resultate bei manchen Formen sehr schwerer Depression. Erklärungen dafür gibt es nicht – wohl aber Theorien.

Bei der Insulinkur wird der Blutzuckerspiegel durch Verabreichung kleiner Mengen von Insulin gesenkt, und der Patient gerät in einen subkomatösen Zustand. Er erwacht daraus, wenn man ihm Zucker gibt, und ist dann manchmal viel besser ansprechbar. Letzteres hängt übrigens mehr vom Psychiater ab. Beide »Behandlungen« werden immer weniger angewandt – heißt es.)

Der Rat, den der Chef mir gab, lautete: »Sperren Sie nur Ihre Augen und Ohren richtig auf.« Ein gutgemeinter Rat, der aber zum Scheitern verurteilt war, denn ich wußte nicht, was ich sehen und hören sollte. Ich hörte und sah wenig anderes als einen großen Verlust menschlicher Würde. Die völlig willkürliche diagnostische Etikettierung von Menschen, die Bedienung des Elektroschockgeräts und die Verabreichung großer Mengen von Tranquillizern gaben mir nicht das geringste Gefühl einer Befriedigung. Das Ordnen von Verhaltensphänomenen, deren Sinn ich nicht verstand, und die Beschäftigung mit medizinischen Handlungen, die in mir nie das Gefühl aufkommen ließen, als Mensch und Helfender sinnvoll tätig zu sein, bestätigten mich in der Überzeugung, als Psychiater den Aufbau einer Identität nur aufs Geratewohl zu betreiben, ohne daß diese Identität irgendeinen Sinn beinhaltete. Ich spürte, daß ich mich durch das automatische Anklammern an eine Menge konventioneller Begriffe und die ebenso sklavische Ausübung einer Fülle von medizinischen Handlungen mit einer psychiatrischen Aura umgab.

Ich beschreibe das alles etwas ausführlicher, damit der Leser erkennen kann, daß meine Suche nach dem Sinn und der Bedeutung von Verhaltensweisen, die man als »psychotisch« oder »schizophren« bezeichnet, eng mit meinem eigenen Streben nach einem gewissen Maß an Authentizität verbunden war. Ich wollte die eigene berufliche Identität als Psychiater mit einer Sinngebung füllen, die ich als echt erleben konnte. Wichtig war für mich dazu die Begegnung mit einem Mann, der jeden Tag im blauen Overall hinter einem Kohlenkarren an meiner Station vorüberging. Sein Gesicht berührte mich: feingegliedert; seine Diagnose: »Schizophrenie mit starken zwangsneurotischen Zügen«. Als sogenannter »interner Assistent« wohnte ich in der Klinik, und ich lud ihn ein, einmal abends zu mir zu kommen. Er nahm meine Einladung an, und als wir vorsichtig ein Gespräch begannen, beeindruckte mich seine Sensitivität. Dieser Eindruck verstärkte sich noch, als er plötzlich Passagen aus dem ›Rubayat von Omar

Kayan‹ zitierte. Ich hatte dieses Gedicht kürzlich erst kennengelernt, und wir lasen an jenem Abend jeder eine Strophe. Er ließ mich in einem Zustand der Rührung und des Staunens zurück, das um so größer wurde, je weiter ich meine Gespräche mit ihm fortsetzte. Er war ein außerordentlich feinfühliger Mensch, der nun schon jahrelang in Anstaltskleidung hinter einem Kohlenkarren herging, der sich scheinbar mit seinem Schicksal abgefunden hatte – mit der Sicherheit und Geborgenheit (wie mir später klar wurde), die ihm das Leben in einer solchen Anstalt garantierte. Seine Mutter besuchte ihn täglich, und ich ahnte noch nicht, wie groß ihr Einfluß auf ihn war ... Ich dachte noch immer in Begriffen von »Krankheit« und an diese oder jene körperliche Ursache als Erklärung für sein Verhalten.

Einen anderen wesentlichen Ausgangspunkt für meine Entwicklung in jener Zeit bildete eine Reihe von Gesprächen, die ich mit einem jungen Mann führte, dem man eine »Pubertätspsychose« bescheinigt hatte. Faktisch besagte diese Bezeichnung wenig mehr, als daß er psychotisch war und vermutlich besonders die Pubertätsprobleme nicht hatte verarbeiten können. Je mehr unsere Gespräche zu einer Vertiefung unseres Kontakts führten, desto stärker berührte mich die unbegreifliche Einsamkeit und Verwirrung, in der dieser junge Mann von nicht ganz zwanzig Jahren den größten Teil seiner Jugend und beginnenden Adoleszenz zugebracht hatte. Er bot mir flüchtige Einblicke in das Drama seiner Familie, in die Beziehung zu seinem Vater und seiner Mutter und die Beziehung der Eltern zueinander. Seine Minderwertigkeitsgefühle schienen unvorstellbar groß. Diesmal stellte ich einen Zusammenhang her zur Ehe seiner Eltern, der Scheidung, der Sehnsucht nach seinem Vater, dem Einfluß, den seine Mutter offensichtlich auf ihn ausübte und dem er sich nicht entziehen konnte.

Aber ich vermochte weder das mir Dargebotene richtig einzuschätzen, noch gelang es mir, den Kontakt, den er ständig durch seine Verschlossenheit und Abwehr erschwerte, zu halten. Ich mußte mitansehen, wie er sich in eine Unzahl von Wahnideen verstrickte, und er bot mir das Bild eines Menschen, der sich unentrinnbar in einem Abgrund der Einsamkeit und Verwirrung verliert.

In dieser Periode las ich ein Buch des amerikanischen Psychoanalytikers John Rosen: ›Direct analysis‹[1]. Es beeindruckte mich so tief, daß ich es als Leitfaden durch die bisher erschienene Literatur auf dem Gebiet der Psychotherapie der »Psychosen« benutzte. Auf den Inhalt dieses Buches möchte ich etwas ausführlicher eingehen.

Rosen beschäftigte sich *nicht* mit all den Verhaltensformen, denen diese oder jene nachweisbare körperliche Krankheit zugrunde liegt: Gehirnschwund bei alten Menschen oder in jungem Lebensalter (Demenz oder Schrumpfung der Hirnrinde), dem Alkoholdelirium, der Enzephalitis und Meningitis (Entzündungsprozesse in Gehirn und Gehirnhaut), Bleivergiftung, Hirnblutungen und -geschwülsten, syphilitischen Gehirnerkrankungen und vielem anderen mehr. Den Begriff »Psychose« behält Rosen jenen Verhaltensformen vor, bei denen keine körperliche Ursache nachzuweisen ist.

Mit der ihm eigenen und erfrischenden Bündigkeit bezeichnet Rosen jemanden als »psychotisch«, wenn er nicht imstande ist, im Leben »auf eigenen Füßen zu stehen« und »vorwärtszukommen«. Gelingt ihm das aber, wenn auch unter großen Schwierigkeiten, so genügt der Begriff »neurotisch«. Rosen war (und ist) ein Feind der Etikettenkleberei und verwendet den Begriff »schizophrenic« synonym mit »psychotic«. Verrücktes Verhalten (in Abweichung von den geschriebenen und ungeschriebenen Normen einer Kultur) – mit anderen Worten »clear-cut-craziness« – ist für Rosen wie ein Traum, aus dem man nicht erwachen kann, ein Alptraum und auch eine Flucht aus einer als kalt, bedrohlich und verwirrend erlebten »Realität« und vor den Aufgaben und Anforderungen, die diese Realität stellt. Es handelt sich also primär um ein regressives Phänomen, eine Flucht zurück in die Kindheit. Rosen weigert sich, dies »Krankheit« zu nennen.

Er erscheint mir damit 1953 (seine Veröffentlichungen beginnen 1946) als sehr visionär, wie ich im Verlauf meines Berichts nachzuweisen hoffe.

Darüber hinaus vertrat er den Standpunkt, daß die Verhaltensweisen des »Psychotikers« (so grotesk sie auch sein mögen) *verstanden* werden können und daß eine intensive Therapie (Beeinflussung auf rein psychologische, mitmenschlich-einfühlsame Weise) die einzig richtige Behandlungsform ist. Die Krankheitsbereitschaft führte er auf eine sehr schlechte Erfahrung des Kindes in der Jugend und besonders auf sein Verhältnis zur Mutter zurück. In seinen späteren Formulierungen wird der Begriff der »schlechten Mutter«, die als vergiftend erfahren wird und nach der man doch immer wieder sucht (»seeking the mother one knew«) ausgedehnt auf das »early maternal environment«, die frühe mütterliche Umgebung[2]. Nicht nur die Mutter, sondern auch alle direkten und symbolischen Substitute (Großmutter, Tante, Bruder oder Schwester, Babysitter und natürlich auch der Vater) können auf diese Weise »Mutter« sein.

Rosen kritisierte (meines Erachtens mit Recht) Freuds Überakzentuierung der Bedeutung des Vaters in der emotionellen Entwicklung des Kindes. Das Kind, schreibt Rosen, weiß nicht, daß wir in einer patriarchalischen westlichen Kultur leben. Für das Kind ist in der frühesten Phase seiner Entwicklung alles außerhalb seiner selbst »Mutter«.

So sagt er: »In diesem Sinne ist selbst der Vater eine ›Mutter‹. Ebenso können sich die symbolischen Substitute für die ›Mutter‹ sogar auf die elektrische Nachttischlampe erstrecken, die das Kind sieht, auf die Luft, die es atmet, die Decke, auf der es herumbeißt, den Urin, der seine Windeln näßt und seine Haut reizt usw.«

Rosen greift als Psychotherapeut tatkräftig ein, sucht nach dem Sinn einer Reihe von Wahnvorstellungen, Halluzinationen und bizarren, kontaktabwehrenden Verhaltensweisen und gibt sich als allmächtiges, gutes »Vater-Mutter-Wesen«. Auf diese Weise zwingt er den psychotischen Menschen, sich bewußt zu machen, wie sehr er gelitten hat. Er zwingt den »Träumer«, sich erneut einer Realität zu stellen, der er entflohen war, und mit Hilfe seiner psychotherapeutischen Assistenten erhält der Patient neben der Einsicht in seinen Zustand und dessen Entstehungsweise auch eine kontinuierliche Betreuung, in deren Rahmen Reedukation und erneutes Erlernen einer Reihe von sozialen Fertigkeiten eine wesentliche Rolle spielen.

Das Buch ›Direct analysis‹ erschütterte und überzeugte mich. Von da an las ich alles, was auf diesem Gebiet – der Psychotherapie des psychotischen Menschen – greifbar war. Sechehayes Geschichte von Renée[3] zum Beispiel, die eindrucksvolle Beschreibung einer Psychotherapeutin, die jahrelang mit einem völlig in sich zurückgezogenen Mädchen (Autismus) rang und sie in die Welt der Mitmenschlichkeit und des Kontakts zurückführte. Diese Literatur war faszinierend, und überraschend entdeckte ich, daß Psychotherapeuten bereits jahrelang Kontakt mit Menschen gefunden hatten, die jede Form menschlichen Kontakts abwiesen, Therapeuten, die sich mit ihren Patienten notfalls auch auf körperlichen Kontakt einließen, die sie liebkosten wie eine gute Mutter, die Tiefe ihrer Einsamkeit und Mutlosigkeit mit ihnen erlebten und – was mich am stärksten beeindruckte – in ihren Bemühungen *nicht resignierten*[4].

Auf der Suche nach weiterer Literatur lernte ich eine ganz neue Welt kennen. So las ich auch das Werk von Schultz-Hencke, der die schizophrene Existenz rundweg als eine »Neurosenvariante« bezeichnete, die Werke von Christian Müller, Benedetti, Racamier, Winkler, Harry Stack Sullivan und Frieda Fromm-Reichmann[5].

Alle diese psychoanalytisch ausgebildeten Psychotherapeuten waren durch ihre Arbeit zur Überzeugung gelangt, daß das, was man »psychotisches« oder »schizophrenes« Verhalten nennt, das Ergebnis eines Lebensweges ist, der seinen Ausgang in einer Familie voller Spannungen und verwirrender, psychisch verwundender Wechselbeziehungen zwischen Kind und Eltern nimmt. Eines Lebenswegs, der, wenn das Individuum auch zur Loslösung aus der Familienstruktur gelangt, durch ein fortwährendes Versagen im Aufbau mitmenschlicher Beziehungen, ein Versagen bei der Erfüllung von Aufgaben und durch eine weitgehende Unfähigkeit, Rollenerwartungen (Mann, Frau, Vater, Mutter) innerhalb unserer Kultur zu entsprechen, charakterisiert wird. Diese Psychotherapeuten beschrieben die Isolierung, das Vorherrschen von Phantasie vor der auf Wirklichkeit gerichteten Aktion, die starken Zweifel an eigener geschlechtlicher Identität, die Aggressionsproblematik und vieles andere mehr. Sie unterstrichen das Allzumenschliche, wiesen auf die oft unerträglichen Situationen in der Familie hin, zeigten, daß psychotherapeutische Arbeit möglich (wenn auch schwierig und langwierig) ist, und legten das positive Ergebnis ihrer Hilfeleistung vor, das sie veranlaßte, allmählich von der Hypothese der »prozeßmäßigen Krankheit« und der »Vererbung« abzurücken.

Eines Tages meldete ich mich bei dem äußerst freundlichen Chefarzt der Anstalt an und legte ihm den Stapel Bücher, den ich gelesen hatte, auf den Tisch. Meine Frage war ebenso offen wie naiv: »Warum tun wir das nicht? Diese Leute wissen, wovon sie reden. Sie glauben nicht an eine ›Krankheit‹ und einen mysteriösen ›organischen Prozeß‹. Sie setzen sich ein, um ein Minimum an zwischenmenschlichen Beziehungen aufzubauen, und fangen an zu verstehen, was unverständlich schien.«

Der Chefarzt dachte nicht daran, meine Verehrung für diese Autoren zu teilen. Er zeigte sich nicht sonderlich interessiert. Ich erinnere mich noch genau an seine Antwort. »Sehen Sie«, sagte er, »ein Radioapparat hat zahllose Drähte. Wenn einige davon kaputtgehen, kommen jene merkwürdigen Geräusche aus dem Gerät. Nun, ein Mensch hat Millionen von Gehirnzellen. Wenn einige davon kaputtgehen, kommen auch aus Menschen merkwürdige Geräusche. Das ist Schizophrenie. Ich glaube, daß sie ihren Sitz im Gehirn hat, vielleicht in den Hormonen. Wie dem auch sei, wir werden dem Prozeß, der biochemischen Ursache dieser ›Krankheit‹ vielleicht, auf die Spur kommen, und bis dahin müssen wir denen, die an dieser ›Krankheit‹ leiden, ein möglichst humanes Unterkommen bieten. Arbeitstherapie ist gut, sie weckt Selbstvertrauen, Sport und Spiel sind gut, eine bessere Ausstattung der Anstalt, regelmäßige Theaterabende und die Organisation kleiner Ausflüge in den Tierpark.«

Er wischte meine Bücher freundlich vom Tisch, und ich ging an diesem Abend mit dem Gefühl nach Hause, daß ich etwas sehr Entscheidendes erlebt hatte. Mir wurde bewußt, was der Hintergrund, der Ausgangspunkt, die philosophische »Voraussetzung« war, auf der die ganze klinische Psychiatrie à la Kraepelin basierte, die ich ursprünglich so hoch verehrt hatte. Wer war Kraepelin?

Kraepelin war der Begründer der Krankheitsbilder-Psychiatrie (auch nosologische Psychiatrie genannt), und diese läßt sich in dem Satz des deutschen Psychiaters Griesinger zusammenfassen: »Geisteskrankheiten sind Gehirnkrankheiten.« Eine Unmenge von Psychiatern hatte in dieser Weise gedacht, gesehen, beobachtet, klassifiziert und – tut es noch. Ein Psychiater mußte also Arzt sein und Neurologe, Neuroendokrinologe und Biochemiker. Notfalls mußte er als Neuroanatom nach dem Ableben seines schizophrenen Patienten das Gehirn in kleine Scheibchen schneiden und unter ein Mikroskop legen. Das, worüber Menschen sprachen, ihre Erlebnisse, ihre Lebensgeschichte, war zwar wichtig, war aber »Inhalt«. Die Weise, *wie* sie sich äußerten und verhielten, die Form ihres Verhaltens, die Absurdität, das Bizarre – war »prinzipiell nicht einfühlbar«. Der Beweis für die Radioapparat-Theorie. Das große Beispiel war das Verhalten, das Kranke im letzten Stadium der Syphilis – der Dementia paralytica – an den Tag legen. Die Spirochäte, Urheber dieser Geschlechtskrankheit, wurde im Gehirn entdeckt; die Menschen, die im letzten Stadium der Syphilis leiden, zeigen nicht nur eine Reihe von Ausfallerscheinungen des Zentralnervensystems (Lähmungen), sie verhalten sich vielmehr auch merkwürdig. Typisch bei ihnen ist die Ausbildung von »Größenwahn«. Der Kranke hält sich beispielsweise für einen Millionär, identifiziert sich mit großen Gestalten der Geschichte. Einfachheitshalber nahm man an, daß für eine Reihe anderer unverständlicher Verhaltensweisen also wohl gleichfalls dieser oder jener Bazillus, ein Gift oder eine Stoffwechselstörung verantwortlich seien.

Der oben erwähnte Ausspruch des Chefarztes der psychiatrischen Klinik wurde für mich sehr bedeutsam. Er war ein äußerst wohlwollender Mensch, der am Leben seiner Patienten in der Klinik großen Anteil nahm. Geradezu quälend langsam erhielten unter seiner Ägide die geschlossene und offene Abteilung der psychiatrischen Klinik, die Aufenthaltsräume und Isolierzellen »einen etwas freundlicheren Anstrich«, und er ließ es sich nicht nehmen, im Lauf der Visite auch die Arbeitstherapie zu besuchen, wo er aufmunternde Worte sprach. Deutlich zeigte sich sein Mitgefühl während der Saalvisiten, wenn diese auch von einer gewissen Hektik geprägt waren. Seine Philosophie war für mich annehmbar, soweit sie sich auf Krankheiten wie Dementia paralytica, Gehirnschwund, auf Hirngeschwülste und andere Formen organischer Demenz, auf die Idiotie und hochgradige Schwachsinnigkeit erstreckte. Über das alles herrschte keine Meinungsverschiedenheit. Nur warf er all jene Menschen, die mit blumigen Etiketten versehen wurden (Pubertätspsychose, Degenerationspsychose, hysterische Psychose, manisch-depressive Psychose, echte und weniger echte Schizophrenie usw.), einfach in denselben Topf.

Die Erfahrung bestärkte mein Gefühl, daß die klinische Psychiatrie trotz allem verbalisierten Respekt vor psychoanalytischen und psychologischen Betrachtungsweisen von der fundamentalen Ausgangsposition beherrscht wurde: Geisteskrankheiten sind körperliche Krankheiten.

Der »schizophrene Prozeß« wurde tatsächlich als eine mysteriöse Krankheit aufgefaßt, die Begriffe »endogen« und »degenerative Konstitution« (mit diesen Schlagworten wird noch heute viel gearbeitet!) waren nicht einfach nur Worte; sie wurden faktisch verwendet, als wiesen sie auf greifbare Realitäten hin. Als wären diese offenkundig und experimentell bewiesen. Auch dem Begriff »Vererbung« wurde, insbesondere für jene Zustände, die als »manisch-depressiv« und »schizophren« beschrieben wurden, offenkundig eine sehr reale Bedeutung unterlegt.

Dieser grundlegend organische Ausgangspunkt machte mir allmählich klar, warum so wenig von wirklich mitmenschlich engagiertem Verhalten gegenüber psychotischen Menschen die

Rede war. Warum alle Bestrebungen, die Anstaltssäle etwas zu verschönern, einen so oberflächlichen Eindruck machten und warum man derart selbstgefällig über die Resultate der in unmäßigen Dosen verabreichten Tranquillizer sprach, die »der Anstalt immerhin ein neues Image verschafft hatten«. Mir wurde klar, daß ganz allgemein eine seltsame, abwartende Stimmung herrschte, ein Warten auf jenen Augenblick, in dem Biochemiker, Neurophysiologen, Pathologen und Endokrinologen endlich den »Krankheitsprozeß« nachweisen würden. Eine Art freudiges Ereignis, nach dessen Eintritt jeder mit einem Seufzer der Erleichterung einmal wirklich all jene psychotischen Zustände an der Wurzel packen könnte.

Ich verließ die psychiatrische Klinik in großer Verwirrung, voller Zweifel an meinen »Helden« und – hatte Glück.

Ich setzte meine Ausbildung an der psychiatrischen Universitätsklinik von Leiden fort. Ich bezeichne das als »Glück«, weil diese Klinik unter der Leitung von Carp die einzige in den Niederlanden war, die konsequent psychotherapeutisch eingestellt war. Carp zwang seine Assistenten zur Lektüre und zum Schreiben von Referaten. Er eröffnete den Zugang zu einer ausgedehnten Literatur: Adler, Jung, Freud, Buber, Gabriel Marcel, Carl Rogers, zahlreiche Philosophen, deren Namen (außer dem von Sartre) mir entfallen sind. In dieser Klinik wurde gelesen und diskutiert.

Sartre!

Menschen, die als »neurotisch« etikettiert waren, wurden »in Therapie genommen«. Es gab eine Psychotherapie nach Adler (die Quelle der Entmutigung aufspüren, die Lebensform entdecken, die einem Versagen vorbeugt – und dann erst erklären). Das mag ein wenig laienhaft klingen, hatte aber einen wesentlichen Vorteil. Man las Adler (nicht nur *über* Adler), bekam Gefühl für das Holistische, Zielgerichtete seiner Betrachtungen. Und das Werk von Karen Horney und Sullivan wurde dadurch transparenter[6].

Willig eignete ich mir die Techniken an, bekam Gefühl für sie und bahnte mir allmählich meinen Weg durch die Literatur. Daß Psychotherapie ein Fach ist, das auch ein ausgedehntes technisches Training verlangt, dessen war ich mir kaum bewußt. Daß durch die scheinbare Neutralität des Therapeuten viele Wünsche und Sehnsüchte des Patienten an die Oberfläche kommen, daß alte Wunden aufbrechen, der Schmerz nicht verarbeiteter und vergessener Erinnerungen an frühe Erlebnisse mobilisiert werden kann – das war ein Stück technischen Trainings, das wir als Assistenten noch längst nicht beherrschten. Das Entstehen starker Emotionen, die in der Beziehung zum Psychotherapeuten wiedererlebt werden (die »Übertragung«), und ihre Erhellung nach Vergangenheit und Zukunft hin – das alles mußten wir noch lernen, und die richtige »Durcharbeitung« dieser Gefühle war eine »Kunst«, von der wir noch weit entfernt waren.

Aber es war der Vorteil dieser Lawine psychodynamischer Betrachtungen und praktischer Erfahrungen, daß ich zuerst mitmachte, stolperte – und daraufhin las und mir zumindest theoretisch eine Übersicht über das verschaffte, was die Literatur zu bieten hatte. Ich las alles, kreuz und quer, und Carp trug immer mehr Literatur an uns heran. Psychodrama, Soziodrama wurden studiert, und mein Lehrer machte die Assistenten last not least mit dem Werk von Maxwell Jones und den sich daraus ergebenden soziotherapeutischen Grundsätzen bekannt. Die ganze Klinik präsentierte sich als eine therapeutische Gemeinschaft, und wieder hatte ich mich als interner Assistent mit dem ganzen Wohl und Wehe dieser Gemeinschaft und damit mit einem Stück »administrative psychiatry« auseinanderzusetzen. Retrospektiv gesehen war die Klinik zwar alles andere als eine therapeutische Gemeinschaft, aber man roch zumindest an Organisationsprinzipien, und es blieb etwas hängen.

»Verantwortlichkeit« – »Verantwortlichkeit für den anderen« – »der Mensch ist, was er tut« –, das waren die Losungen, die von begeisterten Assistenten, manchmal zwar auf die unverantwortlichste Weise, praktiziert wurden, aber – man lernte.

So abstrakt die philosophischen Betrachtungen über die Begegnung mit dem »geistesgestörten Menschen« auch bisweilen waren, sowenig Kenntnis die Gruppe der Assistenten auch über sich selbst besaß und auf wie vielen geraden und krummen Wegen in den psychotherapeutischen Beziehungen auch gearbeitet wurde – es blieb eine Linie, die unmißverständlich war. Die Begegnung zweier Menschen und das, was sich im Feld zwischen diesen beiden zu entwickeln beginnt, präsentierte sich mir als einzige Form sinnvollen Handelns für den Psychiater.

In dieser Periode wurde mir ein Mann anvertraut, der offensichtlich vorher von Hand zu Hand gegangen war. Ein Assistent hatte diesen äußerst ängstlichen, in zwanghafte Rituale verstrickten Studenten voller Begeisterung »orthopädagogisch« angepackt. Vom Schreibtisch aus wies er den Patienten fortwährend darauf hin, daß er seiner »Verantwortung« zu entfliehen versuche. Wußte mein Kollege, wieviel Sadismus sich hinter soviel psychotherapeutischem Enthusiasmus verbarg? Wußte ich es selbst?

Wie dem auch sei, der verschreckte Student wurde immer ängstlicher, denn er sah jeden Ausweg versperrt. Unter dem Eindruck dieses »psychagogischen« Trommelfeuers, den Maschinengewehrgarben pädagogischer Interpretationen wurde der Mann immer verschüchterter, und eines schönen Tages gab er schließlich überhaupt keine Antwort mehr. Der unermüdliche Assistent machte noch eine Zeitlang weiter, bedeutete seinem Patienten, daß er vor der Verantwortung zurückschrecke, schlug aber schließlich Alarm über die verfahrene Situation. Der Patient schien völlig erstarrt. Er schien bar jeglichen Gefühls, und nach vielen Diskussionen wurde die Diagnose »Schizophrenie« gestellt; man entschloß sich (aus unerforschlichen Gründen) zur Anwendung einiger Elektroschocks!

(Zuvor hatte der Patient erklärt, daß er seinen Psychotherapeuten als den Teufel erlebte.)

Über Schlaf-, Insulin- und Elektroschockkuren sind einige schöne Theorien hinsichtlich Tod und Wiedergeburt verfaßt worden, doch in der Praxis sieht manches anders aus. Der Patient reagierte auf Elektroschocks überhaupt nicht – jedenfalls nicht im Sinne einer Wiedergeburt. Im Gegenteil, er machte einen immer lebloseren Eindruck. So befand er sich ein Jahr lang in klinischer Behandlung, antwortete auf Fragen nur mit »ja« und »nein«. Der Mann blieb ohne jegliche Gefühlsäußerung und wirkte, als wäre er aus Holz. Es war keinerlei Kontakt mit ihm möglich.

So wurde er mir als eine Art Klinikmöbel zugewiesen. Die Diagnose – zunächst »Zwangsneurose« – hatte sich in »Defektschizophrenie« verwandelt, was faktisch besagte, daß sich mit dem Mann weder reden noch weinen noch lachen ließ.

Meine Erfahrung mit diesem Menschen wurde entscheidend für meinen weiteren Entwicklungsweg als Psychiater und Psychotherapeut. Ich lud ihn täglich zu einem Gespräch ein, zwang ihn, Zeitung zu lesen, Gedichte zu rezitieren, ging mit ihm im Park spazieren, warf ihm einen Fußball zu (den er mühsam zurückwarf) – alles ohne das geringste Resultat. Meine früheren Erfahrungen hatten mich aber dickköpfig gemacht. Ich ließ mich einfach nicht entmutigen. Es gab Augenblicke, in denen wir im Park spazierengingen und ich ihn mit Tränen in den Augen an den Schultern packte und durchrüttelte. Er mußte und sollte auf meinen Kontaktappell eingehen, ich weigerte mich, seine totale Ablehnung anzunehmen. Sechs Monate lang sah ich ihn täglich, außer an den Wochenenden, überhäufte ihn mit der gesamten Theorie Adlers, füllte das Schweigen, und allmählich bemächtigte sich meiner ein Grad von Entmutigung, der später in der Literatur als »therapeutic despair« bezeichnet wurde.

Sehr treffend hat zum Beispiel Leslie Farber über die tiefe Verzweiflung geschrieben, die der Psychiater und Psychotherapeut bei seinen oft jahrelangen Anstrengungen, einen menschlichen Kontakt zu seinem schizophrenen Patienten zu legen, durchläuft. Ich zitiere Farber: »Was soll man über die Wochen, Monate, Jahre sagen, in denen diese beiden täglich eine Stunde beieinander sitzen, versunken in eine Stille, die nur von unverständlichem Gemurmel oder Gebärden, die keine klar abgegrenzte Bedeutung übertragen, oder durch ernste professionelle Ratschläge unterbrochen wird, die keine Reaktion zustande bringen? Wie viel einfacher wäre es, in dieser trostlosen Phase einfach Schluß zu machen mit dem, was oft wie ein Hohn auf eine menschliche Beziehung wirken muß.«[7]

Bei Karl schien »Hopfen und Malz« verloren. Ich fühlte mich nicht geachtet, nicht anerkannt – in der Tat war unsere Beziehung eine Verspottung jeglicher Form menschlichen Zusammenseins, eine Situation, der ich allmählich entfliehen wollte. Mir graute mit der Zeit vor den Sitzungen. Ich begann mich nun auch daran zu erinnern, daß Karl als »Defektschizophrener« eingestuft war, und ich erlebte diese »Diagnose« als eine gewisse Befreiung.

Heute sehe ich es eher so, *daß das vielleicht eine der wenigen Funktionen sein mag, die diese Form des Diagnostizierens erfüllt!* Wenn wir unsere hartnäckigen Versuche zur Kontaktwiederherstellung nicht von Erfolg gekrönt sehen, verleiht uns der Rückgriff auf eine bestimmte Form der Benennung, mit der die Assoziation »krank, defekt usw.« verbunden ist, ein Gefühl der Erleichterung, weil wir glauben, wir hätten es mit einer menschlichen Existenzform zu tun, die durch körperliche Krankheitsprozesse so gestört ist, daß eine menschliche Begegnung nicht stattfinden *kann* und infolgedessen auch gar nicht unbedingt stattfinden muß. Ich erinnerte mich auch an die überzeugende Art, in der mein früherer Lehrer – der Chefarzt der Klinik – jede Psychotherapie »Schizophrener« ins Reich der Illusion verwiesen hatte. Auch meine Kollegen rieten mir, ich solle mir meine

Energie für leichtere Fälle aufsparen, und meine Überzeugung begann zu wanken.

So verführt die bewußte und hartnäckige Abwehr eines Menschen, mit dem man Kontakt sucht, zu bestimmten »Schlüssen«, Hypothesen über den »organischen Ursprung« abnormen Verhaltens, wenn dieses Verhalten gewisse Proportionen überschreitet. Nochmals – ich halte es für wahrscheinlich, daß die ganze klinische (neo-kraepelinianische) Psychiatrie so etwas wie das verzweifelte Suchen nach Erklärung durch Benennung ist, zu dem Psychiater ihre Zuflucht nahmen, denen seitens ihrer Patienten jegliche Form von Kontakt verweigert wurde oder die durch Aussprüche in Verwirrung gerieten, die sie nicht verstehen konnten (oder wollten).

Während einer der Sitzungen sang draußen ein Vogel. Wir hatten eine Zeitlang schweigend dagesessen. Mehr oder minder automatisch sagte ich: »Hörst du den Vogel, Karl?« Ich schaute hinaus und erwartete keine Antwort. Aber als ich vor dem geöffneten Fenster stand, hörte ich meinen Patienten hinter meinem Rücken sagen: »Ich höre ihn gut. Es macht mich melancholisch.«

Ich blieb wie angewurzelt vor dem Fenster stehen. Der Ausspruch, der Ton, das Gefühl, das daraus sprach, überrumpelten mich. Als ich mich umdrehte und ihn ansah, trafen sich unsere Blicke, und als ich fragte: »Wie meinst du das?«, antwortete er: »Es brütet unterm Sand.«

Ich mußte wenig »Symbolgefühl« mobilisieren, um diesen Ausspruch zu übersetzen. Unter dem sand-holzartigen Aspekt seines abwehrenden Verhaltens war Leben.

Der Rest der Sitzung verlief schweigsam, aber von diesem Moment an war ich nicht mehr zu halten. Ich lud Karl abends zu mir ins Zimmer ein, sprach mit ihm über Buber, Jung, über mich selbst, mein Leben, meine Ideale und Enttäuschungen. Er trotzte dem allen mit zwei weiteren Monaten Schweigens. Bis zu jenem Abend, als er spontan zu sprechen begann. Er redete vier Stunden lang, und ich hörte zu. Er erzählte mir, daß er in der Hölle lebte, umringt von Höllenwächtern. Überall waren Zeichen, die ihn triumphierend darauf hinwiesen, daß er sein Recht zu leben verspielt habe. Er war bereits tot – oder noch nicht ganz. Er erlebte mich als den Teufel, der ihm während all dieser Monate in doppeldeutig sadistischer Weise das Lebensrecht abgesprochen hatte, ihm etwas hingehalten hatte, von dem ich ganz genau wußte, daß es für ihn definitiv vorbei war. Der Blumenkiosk bei der Klinik, eine Matratze, die in dem Kanal nahe beim Kiosk trieb, dieser Gegensatz, der natürlich seinen Sinn hatte – er bedeutete: »Die Blumen sind vorbei, du gehst in *die* Richtung, die Richtung der Matratze, der Verwesung.« Und ich selbst, sein Therapeut, hatte ich nicht oft gesagt: »Ich will dir helfen«? Es war Karl klar, was ich damit meinte. »Hel-fen«, jemanden in der Hölle festnageln (eine Assoziationsmöglichkeit im Holländischen: helfen = hel-pen; jemanden in der Hölle festnageln = in de hel vastpennen).

Karl beschrieb mir eine psychotische Existenzform, in der alles zu einer einzigen Bedeutungsweise, Schuld und Sühne, erstarrt war. Er erzählte mir, wie er streng katholisch als Einzelkind erzogen worden war. Ein schwacher Vater, die Beziehung zu seiner ängstlichen, überbesorgten Mutter, die sich an ihren Sohn klammerte, die jede Manifestation von Unabhängigkeit seitens ihres Kindes (auch erotische Gefühle gehörten dazu) als drohende Gefahr erlebte und so zu einer gegenseitigen Bindung mit ihm kam, die in der Fachliteratur als »symbiotische Beziehung« bezeichnet wird.

Im Hintergrund die Priester, die Beichte, die Höllendrohung, Masturbation als Todsünde, eine Atmosphäre, die den Konflikt innerhalb der Familie noch geladener und angstvoller machte. Karl beschrieb mir in jenen vier Stunden auch seine Lebensgeschichte. Das wiederholte Versagen beim Studium, die Angst beim Kontakt mit Mädchen, alles durchtränkt von Angst und Schuld wegen seiner sexuellen Gefühle.

Allmählich, zerfressen von Angst, die alle seine Bindungen durchzog, kam er zur Alkoholsucht, zu Zwangsvorstellungen und -handlungen. Starke aggressive und sexuelle Gefühle brachen trotzdem durch (Menschen bleiben gesünder, als man annimmt), Gedanken wie »Jesus hat auch masturbiert«, der Kampf dagegen, sein Zwang, sich zu waschen, sich von Schuld zu reinigen, und so vieles mehr.

Er beschrieb mir ausführlich sein Erlebnis der »orthopädagogischen Therapie«, des Sperrfeuers von neuerlich Schuld provozierenden Interpretationen seines früheren Psychiaters, die jeden Fluchtweg abzuschneiden schienen. Ein Teil der Psychodynamik, der Gesamtkomplex seiner inneren Konflikte und ihr wechselseitiger Zusammenhang, entgingen mir dabei. Die »Verwandlung« des früheren Therapeuten zum »Teufel« konnte ich nachvollziehen. Karl hatte wahrscheinlich seine ungeheure (verdrängte) Wut auf seinen Psychotherapeuten projiziert, neben der Wut auf den aggressiven Charakter dieser Art therapeutischer Hilfe.

Seine Beschreibung der Elektroschockbehandlung überzeugte mich davon, daß dieser Eingriff jedenfalls *nicht* die Antwort sein kann, die ein Mensch in solcher Not braucht. Umgeben von »grinsenden Gesichtern« (die Assistenten der Klinik), fühlte er sich vor der Exekution, als er den Elektroschock erlebte, vor der endgültigen Bestrafung für seine Schuld.

Selten habe ich eine so klare und völlig einfühlbare Beschreibung dessen gehört, was in ihm vorging, als er auf diese Art mit Elektrizität »behandelt« wurde. Er redete den ganzen Abend, ich hörte zu, stellte hie und da eine Frage, erfaßte viel, und wir schlossen mit einem Händedruck. Karl sagte: »Ich glaubte, Sie wären der Teufel oder Gott. Das hätte auch sein können. Aber jetzt merke ich, daß Ihre Hand feucht ist, ich weiß, daß das Angst ist. Haben Sie Angst gehabt?« Ich gestand meine Angst vor all dem, was ich gehört hatte, ein, und Karl bemerkte: »Es gibt also eine dritte Möglichkeit. Gott und der Teufel haben keine Angst. Ein Mensch schon. Das macht mich glücklich, Sie sind ein Mensch und trotzdem ...«

Ich antwortete (zu hastig): »Hast du auch Angst, daß ich als Mensch nicht stark genug sein könnte, dir zu helfen?«

Wir gingen zur Klinik zurück, und von diesem Tag an redeten wir täglich miteinander. Nach vier Monaten schwand seine starre psychotische Welt. Andere Bedeutungen wurden möglich. Ich erinnere mich, daß ich alles erlebte wie einen Bach, der nach einer langen Periode starren Frostes endlich taute. Karl hatte ein ausgezeichnetes Gefühl für Humor, weinte und brachte mich auch zu unbändigem Lachen.

Der Leser wird begreifen, daß diese erschütternde Erfahrung mit Karl mich von jenem Augenblick an zu einem überzeugten Anhänger der Hypothese machte, daß der psychotische Mensch verstanden werden und daß man ihm psychotherapeutisch begegnen kann. Von diesem Moment an hatte ich der klassischen klinischen Psychiatrie für immer abgeschworen. Das Vertrauen zu meinen Helden (Rosen, Müller, Sechehaye, Sullivan, Fromm-Reichmann und anderen) war wiederhergestellt. Ich kam mir selbst wie eine Art Rosen vor! Als Karl schließlich einen Wutanfall bekam und eine Teetasse zerschlug, wurde ihm prompt vom »Leiter« der Klinik die Entlassung angekündigt. Und das in dem Augenblick, als sich alles zum Guten gewendet hatte.

Ich selbst stand im Begriff, meine Ausbildung in Amsterdam fortzusetzen. Ich zog nach Amsterdam, und ich sah Karl regelmäßig zu seiner psychotherapeutischen Stunde. Seine »Psychose« war verschwunden. Ängstlich und schnell wieder dem Alkohol verfallen, rang er mit der Wirklichkeit. Ich machte viele psychotherapeutisch-technische Fehler (es ist ein Fach, das man lernen muß), und Karl ließ mich in jede Falle stolpern, die er mir nur legen konnte. Ich holte ihn aus den Kneipen Amsterdams, verschaffte ihm Arbeit, und auf diese Weise erhielten wir unsere Beziehung aufrecht.

Der nächste Schritt in der Ausbildung galt der Neurologie. Aus einer Reihe von Gründen wählte ich dafür Amsterdam. Dort wurde eine »anthropologische Psychiatrie« gelehrt, und das klang human und weise. Überdies hatte die Klinik in Amsterdam Ausbildungsbefugnis für Neurologie. Dazu muß ich hier eine kurze Erklärung geben.

Psychiatrie und Neurologie gehören meiner Meinung nach nicht zusammen. Allmählich – seit 1956 – gewann ich die Überzeugung, daß dies eine monströse Verbindung war, historisch gewachsen, aber logisch unhaltbar.

Die Psychiatrie hatte meiner Meinung nach fachlich nichts mit der Neurologie (der Lehre von den Krankheiten des Nervensystems) zu schaffen. Die Ausbildung führte in dieser Verbindung meines Erachtens nur zur Heranbildung von »Nervenärzten«, die weder als Psychotherapeuten und als Vertreter einer dynamischen Psychiatrie noch als Neurologen den Grad von Kompetenz erwarben, der sie befähigte, angemessene Hilfe zu leisten. Diese Gedanken fand ich bei Sullivan wieder (der sehr entschieden gegen die Mésalliance von Psychiatrie und Neurologie Stellung bezog)[8] und später noch bei anderen Autoren. Inzwischen war die Situation jedoch so, daß der zukünftige Psychiater anderthalb Jahre in einer neurologischen Klinik zubringen mußte, und so wählte ich bewußt die Universitätsklinik in Amsterdam, unter anderem *auch*, um mein neurologisches Praktikum zu umgehen. Ich wußte nämlich, daß die Universitätsklinik zwar die neurologische Ausbildungsbefugnis hatte, daß aber dort in dieser Richtung besonders wenig praktiziert wurde.

Genauso ist es auch gekommen. Mit Neurologie hatte ich praktisch nichts zu schaffen. Mein Plan, die Facharztanerkennung zu erwerben, ohne ein oder anderthalb Jahre auf einer neurologischen Abteilung zu vertrödeln, gelang vollkommen.

Meine Erwartungen im Hinblick auf die dort angeblich gelehrte Psychiatrie waren übrigens noch immer hochgespannt. Es würde anders sein als bei Carp, aber alles klang sehr »anthropologisch« und »weise«, und ich investierte in »Universitätsprofessoren« noch immer eine Art von naivem Vertrauen.

Die Entdeckung des wahren Sachverhalts war nichts weniger als bestürzend. Die Klinik erwies sich als veraltete Abteilung eines großen Allgemeinkrankenhauses (sie existiert noch immer). Der Pavillon sah trübselig aus – ohne Garten, ohne Grün. In den Sälen lagen organisch Gestörte (Demenz, Epilepsie usw.) in Betten neben psychisch kranken Menschen mit ernsten Lebenskonflikten (diese ebenfalls im Bett!). Keinerlei Gruppenatmosphäre, die hier praktizierte Psychiatrie: eine Art organische Kraepelin-Nosologie mit einem fast grotesken Schwergewicht auf der »Diagnose« und einem wahrhaft verblüffenden Mangel an jeglicher Form psychotherapeutischer Hilfeleistung, und erst recht an Ausbildung.

Die wöchentliche Visite mit dem Professor an der Spitze, Oberärzte und Assistenten im Schwarm hinter ihm her, von Bett zu Bett; eine billige Moral, die die ausbildenden Oberassistenten in lethargischem oder äußerst autoritärem Verhalten vermittelten. Alle liefen in weißem Kittel und Schwesternuniform herum, außer den Patienten: Diese trugen blaue Anstaltskleidung und zu lange Unterhosen.

Von der »anthropologischen Psychiatrie« hörte ich wenig. Sie existierte offensichtlich in den Büchern und Schriften, aber ich erkannte dort in Amsterdam die Wahrheit von Einsteins Bemerkung: »Wenn man wissen will, woran Menschen wirklich glauben, dann sollte man nicht hören, was sie sagen, sondern darauf sehen, was sie tun.«

Und was taten sie, und was sollten wir Assistenten nach dem Willen unserer Ausbilder tun? Das ist mir bis heute noch nicht klar.

In dieser Klinik interessierte man sich besonders für das Gehirn, sein Volumen, die Dicke der Hirnrinde, und das Wort »Luftinsufflation« wurde viel verwendet. Man kann durch das Einbringen von etwas Luft Hirnaufnahmen machen und so Geschwülste oder den Schwund von Hirngewebe nachweisen. Ich lernte dort einige organische Bilder kennen: die ausgesprochenen Schrumpfungen der Hirnrinde, die zur extremen Demenz führen, das Alkoholdelirium, die Dementia paralytica (das Endstadium der Syphilis), den Gehirntumor mit abnormem Verhalten. Die rein psychiatrischen Aktivitäten erstreckten sich auf das Ausfüllen von Krankenblättern (eine Art ausführliches Aufnahmeformular über seelische und körperliche Befunde) und die »Diagnose«, wobei mir dieses Mal auffiel, daß man in Amsterdam über ein viel größeres Repertoire an Etiketten verfügte. Die »Entlassung« glich einem »Jüngsten Gericht«, das aus einem Feilschen um Etiketten (Degenerationspsychose, Schizophrenie, Pubertätspsychose, Debilitätspsychose, manisch-depressive Psychose, reaktive, neurotische, endogene Depression usw., usw.) bestand, wonach dann der Aufenthalt des Patienten in dieser Klinik administrativ abgeschlossen war. Er kehrte entweder nach Hause zurück oder wurde in das eine oder andere psychiatrische Krankenhaus abgeschoben.

Tatsache war, daß diese psychiatrische Universitätsklinik ein erstes Auffangzentrum war und überdies eine Art Wegweiser zu verschiedenen psychiatrischen Anstalten, wo dann die »Behandlung« einsetzen konnte. Darüber hinaus diente sie als Lehranstalt, wo die Assistenten einfach unzählige Patienten zu Gesicht bekamen und wo im Hörsaal auch den Medizinstudenten Patienten »vorgeführt« wurden; dabei konnten diese sich den Kommentar der Ausbilder anhören.

Am auffälligsten in dieser bizarren Welt war das Verhalten der Ausbilder, die ihre psychoanalytische Ausbildung bereits großenteils oder ganz hinter sich hatten. Ihr Verhalten irritierte mich. Morgens liefen sie in weißem Kittel als Oberassistent durch die Klinik, nachmittags saßen sie offensichtlich hinter einer »Behandlungs-Couch« und fungierten als Psychoanalytiker. Sie standen mit einem Bein in einer klinischen, stark organisch orientierten Psychiatrie, beteiligten sich am Vorführen von Patienten vor vollen Hörsälen, lieferten auf Wunsch auch Etiketten, während sie nachmittags (so stellte ich es mir vor) Psychotherapeuten waren, sicherlich mit all dem Respekt vor Menschen in Not, der der psychotherapeutischen Situation innewohnt.

Erst später habe ich begriffen, warum diese seltsame Spaltung von Funktionen existierte und was der Hintergrund für das war, was mich wie ein völlig konfuses Ganzes, sowohl in der Organisation wie in den Formen der hilfeleistenden Aktion überfiel. Was das letzte betrifft, so war sie minimal.

Jedenfalls zog ich eine Schlußfolgerung: Es gab keine Ausbildung, und die Umgebung war menschenunwürdig. Ich hielt es für das beste, meinen eigenen Weg fortzusetzen und nicht zu stark aufzufallen. Das erste glückte, das zweite nicht.

Anmerkungen und Nachtrag

1. J. N. Rosen: Direct analysis. Selected papers. New York 1953.
2. J. N. Rosen: Direct psychoanalysis, II. New York 1968.
3. M. A. Sechehaye: Symbolic realization. New York 1951.
4. Klassisch ist zum Beispiel die Studie von Gertrud Schwing geworden. Auch diese Psychotherapeutin legt einen starken Akzent auf das Wiederfinden einer mütterlichen Geborgenheit (wie Rosen und Sechehaye).
   Ein Zitat aus ›Ein Weg zur Seele der Geisteskrankheiten‹. Zürich 1940: »Meine Arbeit ist wohl darum erfolgreich gewesen, weil ich – wie ich später erkannte – den Kranken instinktiv das gab, was einst in der Kind-Mutterbeziehung gefehlt hatte: die Mütterlichkeit. Der Geisteskranke, der sich von der Realität in die frühinfantile Unbewußtheit zurückgeflüchtet hat, läßt sich, wie es scheint, durch eine mütterliche Hand wieder in die reale Welt leiten.«
   Ein anderes Zitat: »Wir müssen den Kranken die mütterliche Liebe geben, die sie als Kind entbehrt und die sie, meist ohne es zu wissen, ihr ganzes Leben lang gesucht haben. Hier ist nicht das von Freud aufgezeigte Entbehren gemeint, das mit der schicksalhaften, unstillbaren Liebessehnsucht des Kindes verknüpft ist. Denn diese Sehnsucht gilt dem gegengeschlechtlichen Elternteil. Die Kranken aber, von welchen ich hier berichte, waren ausschließlich weibliche. Von der Welt abgewandt, versunken oder tobend, blieben sie jeder Therapie, jeder menschlichen Bemühung unzugänglich. Durch das ›Erleben der Mutter‹ wurden sie erreichbar.«
   Mit großem Verständnis weist diese Psychotherapeutin auch auf die Problematik des Psychotherapeuten hin, der sich zu diesem »Werk« berufen fühlt. Der Psychotherapeut kann in seiner mütterlichen »Hingabe« auch einen *eigenen* Versuch zum Ausdruck bringen, das, was er (oder sie) an Mutterliebe entbehren mußte, an anderen (seinen Patienten) gutzumachen.
5. Auf diese Literatur wird im Nachtrag zu Kapitel 3 verwiesen.
6. Es besteht kein großer Unterschied zwischen den Abwehrformen von Angst, die in zwischenmenschlichen Beziehungen entstanden sind. Von Adler werden sie als »Sicherungsstreben« bezeichnet, Horney nannte sie später »neurotic trends« und Sullivan »security operations«.
7. L. Farber: The therapeutic despair. In: Psychiatry 21, 1, 1958.
   Über dieses wichtige Thema hat Farber sehr beherzigenswerte Dinge gesagt. Dazu verweise ich auf den Nachtrag zu diesem Kapitel.
8. H. Stack Sullivan: Conceptions of modern psychiatry. London 1953. Vor allem die Lektüre des ersten Beitrags in diesem Band gibt einen klaren Überblick über die Problematik.

Ein einfacher, aber sehr klarer Überblick über die Ansichten zum »Schizophren-Gestörten«, die in diesem Kapitel in vagen Umrissen angedeutet wurden, findet sich bei:

J. Rattner: Was ist Schizophrenie? Zürich/Stuttgart 1964. Über die Verzweiflung des Psychotherapeuten als beinahe notwendiges Ingredienz der psychotherapeutischen Beziehung mit Menschen, die jeden tieferen Gefühlskontakt zurückweisen, sagt Farber: »When faced with inevitable despair, which I am suggesting must sooner or later overtake the conscientious therapist, it will not matter how indomitable or inventive may be his efforts to keep going: he cannot hope that his despair will be entirely unnoticed by his patient. Although perceptiveness may be severely impaired in the schizophrenic, he knows that it can never be extinguished – a knowledge which may, in fact, add the final straw to his desolation. What I would suggest here is a possibility which, since it has been overlooked, may offer some truth as well as solace. To the extent that the therapist becomes ›present‹ for his patient, that patient is capable of pity for his friend's distress ...

In response to the therapist's despair ... the patient will often try to confirm the therapist's image of himself as therapist. And insofar as the therapist is sincerely dedicated to his work – paradoxically, just because he is so dedicated – this will also have the effect of confirming him as a fellow human being. (Once again there is an awesome split between the ›human‹ and the ›scientific‹) ... In therapy the paradox is inescapable that the man who is incapable of arousing pity will find it hard to help another. I attempted to describe the peculiar and painful nature of the therapeutic life with a schizophrenic patient – its emptiness, meaninglessness, lack of confirmation – in short, the circumstances which lead to a particular despair on the part of the therapist, which may evoke in the patient a response of pity for his doctor's plight. I suggested further that such pity might very well lead the patient to assuage the therapist's anguish through therapeutic movements intended to confirm the therapist as therapist.

It seemed to me then, as it seems to me now, that despair is more or less intrinsic to the therapeutic life with schizophrenia, and moreover that such despair, if acknowledged rather than disowned, if contended with rather than evaded, *might* (the word is important) have a salutary effect on therapy.

I would like only to suggest in passing that the avoidance of despair by reducing it to a merely ›morbid‹ or ›unhealthy‹ state of mind, thus refusing to conceive it as belonging inescapably, in some measure, to our lives as human beings – that such avoidance may be more malignant than despair itself.

(It was Kierkegaard's belief, you will recall, that the worst of all despairs is that in which one does not know he is in despair.)

It sometimes happens that despair itself provides the very conditions of seriousness and urgency which bring a man to ask those wholy authentic – we might call them tragic – questions about this own life and the meaning and measure of his particular human-ness.

When despair is repudiated these questions go unasked, and it may be exactly here – in the failure to confront these questions – that there occurs a turning in one's development which is inauthentic.«

L. Farber: Schizophrenia and the mad psychotherapist. In: Review of existential psychology and psychiatry, Bd. 2, 2, 1962.

2. Walter

An meinem ersten Arbeitstag als Assistent in der Universitätsklinik werde ich vom Oberassistenten an den Betten vorübergeführt.

Einige Patienten laufen in der geschlossenen Abteilung herum, die in mancherlei Hinsicht erschreckend aussieht. Der Holzfußboden, die eisernen Klinikbetten, die hohen Fenster, welche auf einen kleinen kiesbestreuten Innenhof hinausgehen. Die Patienten tragen verschossene Anstaltskleidung, einige sitzen an Holztischen auf dem Gang, der einen Steinfußboden hat, herum und rauchen.

Wir bleiben an Walters Bett stehen, und man gibt mir eine Erklärung. Er ist vor drei Wochen nach einem seltsamen Selbstmordversuch aufgenommen worden. Er soll versucht haben, sich mit einem scharfen Beil die Halsschlagader zu durchtrennen, und hat sich dabei auch an den Händen verletzt. Bei seiner Einlieferung war er sehr ängstlich und verwirrt. Tranquillizer brachten wenig Besserung, worauf man sich auf Elektroschockbehandlung verlegte. Nach vier Schocks ließ sich Walter im Gang wie ein Klotz auf den Marmorboden fallen. Nach dem Grund dafür gefragt, habe er gesagt: »Ich wollte ein bißchen helfen. Ich wollte mit dem Kopf am Boden aufschlagen. Ich habe mir jetzt den fünften Schock gegeben.«

Darauf beschloß man, die Elektroschocks vorläufig einzustellen, und der Oberassistent gab mir zu verstehen, »daß ich nun eben einmal sehen sollte, was ich tun könnte«.

Walter liegt im Bett, und seine Augen sind voller Angst. Er scheint unserem Gespräch zuzuhören. Tiefschwarzes Kraushaar, ein rundes, indoeuropäisches Gesicht. Er ist neunzehn Jahre, wirkt aber wie vierzehn.

Als ich nach der Saalvisite zurückkomme, ist meine erste Aufgabe, Walters Verband um Hals und Hände zu entfernen und die Fäden zu ziehen. Als ich mich über ihn beugte, hörte ich ihn flüstern: »Ich bin so im Rimbu, hol mich heraus« (rimbu, malaiisch rimba = tropische Wildnis; im übertragenen Sinn: verlassenes, einsames Gebiet). Ich fühle mich unmittelbar getroffen und tief gerührt. Noch am selben Tag bitte ich den Saalpfleger, Walter in das kleine Sprechzimmer zu bringen.

Ehe ich schildere, was sich während dieser ersten Sitzung zuträgt, scheint es mir richtig, einen Augenblick bei diesem spontanen Kontakt zu verweilen. Ich beschreibe diese Situation jetzt, zwölf Jahre später, und wenn ich an diesen ersten Kontakt zurückdenke, fällt mir auf, wie direkt und emotional er war.

Der ganze Beginn dieser Psychotherapie hatte etwas sehr Emotionales und war in mancher Hinsicht wenig realistisch. Als neuer Assistent in diesem Saal und in dieser Klinik war es meine Aufgabe, die Krankenblätter auszufüllen, kurze Lebensgeschichten und Zusammenfassungen zu produzieren, zu untersuchen und zu »diagnostizieren«. Meine Aufgabe bestand im Klassifizieren, im Beschreiben, und wenn die Tranquillizer und Elektroschocks nicht halfen, mußte ich auf eine schnelle Verlegung in eine psychiatrische Anstalt drängen.

Im Falle von Walter scheine ich all diese Aufgaben zu vergessen. Ich setze mich dafür ein, daß die Elektroschocks eingestellt werden, und beginne noch am gleichen Tag mit der »Psychotherapie«.

Das Sprechzimmer ist klein, hat einen Steinfußboden und hohe weiße Wände. Eine Untersuchungsliege, zwei Stühle, ein Tisch und ein kleines Waschbecken in der Ecke bilden das Mobiliar. Dort empfange ich Walter, der in einem viel zu großen weißen Krankenhaushemd hereinkommt. Mit einer Hand zieht er die lange Unterhose hoch.

Ich gebe ihm die Hand, die er während der ganzen Sitzung krampfhaft umklammert, und er beginnt zu flüstern:

»Überall springen Kügelchen, die hüpfen und tanzen im Körper. Ich habe eine große Gedankenwelt, die steinhart ist. Das Kügelchen, das ich bin, ist aus der Atomwelt gefallen. Es schwebt jetzt im Weltall herum. Die Burschen waren fröhlich, und das eine Kügelchen hat sich nicht halten können. Es muß wieder in die Mitte kommen, es muß seine Kompaktheit wiederfinden. Das Kügelchen hat sich einen Vater eingebildet.

Meine Gedanken sind ziemlich durcheinander. Ich sitze im Rimbu. Als das Kügelchen aus dem Kern fiel, begann das Leben.

Als das eine Kügelchen mit den anderen Reibung bekam, ist es explodiert. Ich versuche, Energie zu verlieren, denn dann kann der Kern wieder gesund werden. Ich habe mich in dieser Welt von schnellen, lebendigen Kügelchen verträumt. Das Kügelchen hatte eine genauso große Ladung wie die anderen Kügelchen. Es bekam Gefühle, Fleisch, fleischliche Gefühle. Es wollte sie nicht haben. Wie wird dieser Kern wieder an seinen Platz kommen können? Wird er wieder Kontakt mit den anderen Kügelchen haben? Wir konnten einander nicht mehr richtig in die Augen sehen. Ich schämte mich für die Bosheit in meinem Körper.

Jetzt kommt auf einmal Licht in die Welt. Ich darf nicht so isoliert bleiben. Ich habe mich einfach gehen lassen. Beim Militär waren sie alle so lebendig. Ich wurde allmählich ein bißchen isoliert. Ich muß auch mithelfen. Ich muß eigentlich selbst den Kern wiederfinden können. Die Welt ist ein Narrenhaus geworden.«

Während dieser Sitzung tat ich nicht viel mehr, als zuzuhören und Sätze zu wiederholen. Ich will versuchen, diese erste Sitzung etwas ausführlicher zu analysieren. So gut wie alle wichtigen Themen werden angeschlagen.

Ich nehme an, daß Walter versucht, eine Beschreibung seines Ich-Verlusts zu geben. Das scheint das wichtigste Thema zu sein. Er beschreibt diesen psychotischen Zustand als einen Verlust von Einheit und Kompaktheit seiner Persönlichkeit. Er verwendet die Sprache der Atomzertrümmerung. Die Kügelchen hüpfen und tanzen nicht nur im Körper, sondern das »Ich« (»das Kügelchen, das ich bin«) schwebt im Weltall herum.

Das zweite Thema enthält viel von dem, was Walter offensichtlich als ursächlich für seinen Zustand empfindet. Er gibt deutlich an, daß er sich von aggressiven Gefühlen überwältigt fühlt. »Als das Kügelchen mit den anderen Reibung bekam, explodierte es.« Seine Gedankenwelt beschreibt er als »steinhart«, es ist »Bosheit« in seinem Körper.

Während dieser Sitzung sagt er auch: »Es gab Vöglein, und später war ein Bär da.« In den folgenden Sitzungen wird klar, daß das eine wichtige Zusammenfassung seiner Problematik ist. Walter ist zu lange ein verträumtes und einsames Kind geblieben, das sich mit den Vögeln, mit den zarten Dingen der Natur beschäftigte. Er spricht auch oft in Verkleinerungsformen. Der »Bär« droht ihn nun plötzlich zu überwältigen: die fleischlichen Gefühle und die aggressiven Gefühle. Walter gibt auch an, daß er sich viel zu viel als verträumtes, einsames Kind erlebt hat. Beim Militär kann er die Augen nicht vor dem riesigen Unterschied zwischen sich und den »schnellen, lebendigen Kügelchen« verschließen. Seine Beschreibung: »Ich habe mich in dieser Welt von schnellen, lebendigen Kügelchen verträumt«, deutet den ungeheuren Rückstand an Reife und in der Entwicklung der Technik an, zwischenmenschliche Beziehungen einzugehen. Die Einsamkeit wird als »ein bißchen isoliert« bezeichnet.

Die Welt ist ein Narrenhaus geworden, nicht nur beim Militärdienst, sondern das Narrenhaus existiert vermutlich schon seit seinem zweiten Lebensjahr. Das entdecke ich erst später.

Als drittes Thema sagt Walter, welche Richtung die Psychotherapie einschlagen soll. Es sind Ratschläge an seinen Therapeuten. Walter stellt sich zuerst die Aufgabe, sein »Ich« wiederzufinden, seine Kompaktheit. Er sagt: »Ich muß eigentlich selbst den Kern wiederfinden können.«

Rückblickend scheint mir dies eine der wesentlichsten Bemerkungen zu sein. Und wie habe ich sie in den Wind geschlagen! Walter mit seinem schwachen Gefühl der Identität und Selbständigkeit rät mir, langsam vorzugehen. Den Kern wiederzufinden ist die erste Aufgabe. Aber eine zu große psychotherapeutische Aktivität, geboren aus dem Drang nach rascher Hilfe, kann seine Autonomie höchstens noch mehr bedrohen. Walter bittet mich, Katalysator zu sein und es ihm selbst zu überlassen, die verschiedenen Teile seines Selbst wieder zusammenzufügen. In diesem Zusammenhang gibt er auch an, welche Rolle er dem Therapeuten zuerkennt.

Zweimal taucht während der Sitzung das Thema »Vater« auf: »Das Kügelchen hat sich einen Vater eingebildet.«

Wir werden sehen, daß er seinen Vater unerhört vermißt hat – eine Bindung, die ihm zu männlichem Selbstvertrauen hätte verhelfen können.

Den Rat, den Walter mir erteilt, möchte ich folgendermaßen zusammenfassen: »Hilf mir, ein Mann zu werden, wahre die Distanz, und überlasse den größten Teil der Psychotherapie mir.«

Während der nächsten zwei Wochen artikuliert Walter Fetzen seiner Lebensgeschichte und seiner Problematik. Unser Kontakt schwankt zwischen eingehend und offen und ängstlich und zurückgezogen. Walter erkennt mich wieder, scheint offensichtlich weniger verwirrt, spricht die Pfleger im Saal an und sagt: »Ich habe nicht gewußt, daß es so viele gute Menschen auf der Welt gibt.« Ich sehe ihn täglich und erkläre und ermuntere weiter. Walter spricht wieder über seine »wilde Natur«. Er hat mit sechs Jahren einen Vogel totgeschossen und Fische aus dem Teich geschöpft, und das war alles gemein. Zu Anfang einer Sitzung hebt er ein Insekt vom Boden auf und betrachtet es aufmerksam, scheint betroffen, daß es tot ist. Er ist ängstlich und gespannt und spricht langsam: »Ich habe Angst vor mir selbst, vor dem Wildsein.« Das Thema des großen, wilden Körpers, der der Kontrolle zu entgleiten droht, wird wiederholt angeschnitten.

»Ich habe Angst bekommen wegen meines eigenen Wachsens, ich habe keinen guten Körper, sondern einen falschen. Am liebsten würde ich keinen Körper haben wollen, sondern ein Schatten bleiben und trotzdem auf der Welt sein. Ein Körper mit weniger Gewicht, der in anderen Menschen aufgeht. Mein Körper ist zu schwer, und das muß ich von innen steuern.«

»Dieser Körper ist schnell gewachsen, nicht wahr, in den letzten Jahren?«

Walter: »Na und ob.« Und er lacht herzlich.

Walter spricht von den Aufklärungsfilmen, die er beim Militär gesehen hat, die Sexualaufklärung, die ihn bedrohte (er wollte nichts von Sexualität wissen). Das Thema seiner schwachen Selbständigkeit kehrt immer wieder: »Ich werde von allen zurückgedrängt, ich kann mich nicht behaupten, ich habe Angst vor dem, was aus mir noch werden wird.«

Die Sitzungen sind voller Spannung und Angst. Walter läuft manchmal im Saal herum und schreit: »Ich will was tun. Ich bin kein Dummkopf!«

Ich gebe ihm eine Mappe und Papier zum Zeichnen und Schreiben sowie Zeichengerät. Ich finde in meinen Notizen vom 7. Oktober: »Eine sehr bemerkenswerte Veränderung. Walter spricht relativ flott und fängt an, mehr über seine Lebensgeschichte zu erzählen.«

Ehe ich sie Ihnen vorlege, noch einige Informationen aus den ersten Sitzungen.

Praktisch ohne Verwirrung beginnt Walter, über einen tiefgreifenden Zweifel an seiner sexuellen Identität zu sprechen: »Ich habe mein Leben lang gezweifelt, ob ich ein Junge oder ein Mädchen bin.«

Es begann schon sehr früh, in seinem zweiten oder dritten Lebensjahr. Walter erinnert sich, daß die Mutter ihm ein weißes Hemdchen gab, auf das ein Vogel aufgestickt war. Er benützt diese Erinnerung als Symbol für den Beginn der Verwirrung über den Körper: ein Junge oder Mädchen zu sein.

Walter beschreibt eine Verfremdung seines eigenen Körpers, »der halt so ein Anhängsel war« und »der so schnell wuchs«.

»Ich finde, er ist so ein großer Körper.«

– »Du hast Angst vor diesem wachsenden Körper mit all seiner Kraft und seinen Wünschen?«

Walter: »Ja, ich habe sowieso schon so einen großen Körper, und den dann noch steuern.«

– »Ich will helfen, daß Walter wieder der Steuermann wird.«

Walter: »Mein Vater war ein energischer, kräftiger Mann. Er hatte so ein energisches Auftreten, und deswegen hatte ich auch eigentlich etwas Angst vor ihm.«

In meinen Notizen verzeichne ich: Walter zweifelt an seinem eigenen Geschlecht und hat vermutlich nie das Gefühl des Mann-Seins gehabt. Er fühlt sich innerlich klein und hat Angst vor der wachsenden Körperlichkeit. Der Körper ist ein Anhängsel. Er wollte »in die große Welt« und ein Mann sein, genauso wie die anderen Jungen beim Militär, mit einem Beruf und einem Ziel. Aber er fühlt sich innerlich wie »ein Kügelchen« und hat möglicherweise den Wunsch, ein geschlechtsloses Kind zu bleiben.

20. Oktober: Walter (tritt ein und sagt mit viel Mimik): »Rauchen Sie Zigarren? Ich rauche manchmal eine Zigarette. Ich habe beim Militär einen Film gesehen: ›Unter vier Augen‹. Walter kommt von Gott. Ein Kind wird doch vom Storch gebracht? Ich habe den Film gesehen, und ich habe ihn nicht gut gefunden. Das gehört sich nicht.«

– »Du wolltest nicht von Vater und Mutter sein? Kein Sex.«

Walter: »Nein, von Gott, und dann in die große Welt gehen. Ich wollte nicht an die Menschen gebunden sein. Die taten *nichts als einen festkleben.*«

– »Du wolltest lieber nicht von Menschen sein, denn das gibt so eine Bindung.«

Walter: »Ja, meine Mutter war schon richtig warm, und sie machte mir immer schöne Socken.«

– »Was für Socken?«

Walter: »Ach, wissen Sie, schöne, wirklich schöne.«

– »Du hattest aber auch hin und wieder die Nase voll von diesen Socken, oder?«

Walter fängt plötzlich zu lachen an, ein richtiges Lachen, und in seine Augen schießen Tränen. Weint und lacht zugleich.

25. Oktober: Walter will wieder über die Natur sprechen. Mit der Natur – ich beginne nun, seine Sprache zu verstehen[1] – meint er die Erde und den Körper (Lewis Hill nannte dieses Verstehen eines höchst eigenen Sprachgebrauchs »to schizophrenese«).

»Er wurde so groß und schwer. Er kann doch auch leicht sein? Man muß was tun mit diesem Körper. Ich finde es so seltsam, daß ich so einen Körper bekommen habe. Das Irdische wurde so furchtbar groß. Ich fragte mich, ob Gott mir überhaupt erlaubt, so lange zu leben. Ich habe mir schon so lange Leben angeeignet. Ich habe mich so egoistisch gefühlt. Ich fühlte mich so gemein, und ich konnte den Menschen nicht genügend geben.«

Ich glaube zu begreifen, daß Walter sich als Kind in einem Erwachsenenkörper erlebt und sich schuldig fühlt wegen seiner Unfähigkeit, zu geben und zu handeln. Er spricht auch zum erstenmal ein Gefühl grenzenloser Minderwertigkeit gegenüber seinem drei Jahre jüngeren Bruder Wim aus, der alles so viel besser kann. Im Saal wird er aktiver, spricht das Pflegepersonal an und sagt, daß er sich besser fühle. Er versucht, einem Mitpatienten zu helfen.

Jetzt, bei der Überarbeitung dieser Notizen, fällt mir auf, wie Walter mir wieder einige Ratschläge erteilt, die ich übrigens weiterhin in den Wind schlage. Er sagt: »Ich wollte nicht an die Menschen gebunden sein. Die taten nichts als einen festkleben.« Und vermutlich äußert er damit seine große Angst vor Gebundenheit, die zum Verfließen der Ich-Grenzen, zu einer Untergrabung seines äußerst schwachen Selbstgefühls führt. Meine mütterliche Hinneigung, mein Entziffern seiner Symbolsprache schaffen zwar Kontakt und »Licht in der Welt«, sind aber auch beängstigend.

Walter hat Angst, daß er an mir und ich an ihm festkleben werde, und etwas mehr Distanz hätte ihm vermutlich in dieser Phase mehr geholfen als meine Bewegung und Zuneigung, mit der ich deutlich mache, wie mich sein Appell des ängstlichen Kindes anrührt. Es wird nun Zeit, Ihnen mehr über Walters Lebensgeschichte zu berichten. Ich überlasse zunächst seiner Mutter das Wort. Während der dreieinhalbjährigen Arbeit mit Walter bin ich ihr regelmäßig begegnet. Eines der Dinge, die sie mich gelehrt hat, ist der Verzicht auf die Idee, es gäbe so etwas wie eine »schizophrenogene« Mutter. Ihr Bericht machte mir klar, daß vieles von dem, was man später als »Schizophrenie« bezeichnet, das Ergebnis einer tragischen Verkettung von Umständen ist. Kein Vater und keine Mutter legen es bewußt darauf an, daß ihr Kind eines Tages in einer psychiatrischen Anstalt landet. Es handelt sich um Menschen mit großen inneren Konflikten, die sie oft auf dem Umweg über ihre Kinder zu lösen versuchen.

Gewiß – der »Kampf« wird meistens zwischen den Eltern (und Schwieger- und Großeltern!) ausgetragen, und die Kinder stellen oft das »Schlachtfeld« dar. Aber der Psychotherapeut, der sich eingehend mit allen Familienangehörigen befaßt, verliert jede Neigung, eine Partei »schuldig« zu sprechen, auch wenn ihm dies bei Eltern, die ihr Kind auf gröbliche Weise ablehnen und es seelisch kontinuierlich verletzen, manchmal schwerfällt.

Von diesem realen Drama läßt sich jedenfalls jetzt schon sagen, daß in ihm nicht die Rede von dem sein konnte, was Gertrud Schwing »Mutterlosigkeit« nannte. Im Gegenteil. In meinen Gesprächen mit dieser Mutter entstand das Bild einer tapferen Frau – im Kampf mit sich selbst, aber auch mit Lebensumständen, die oft überwältigend schwierig waren. Der Verlust ihres Mannes, die Kriegssituation in Indonesien, der sie ausgesetzt war und in der ihre beiden Kinder aufwuchsen, das Leben dort im Internierungslager, die spätere Anpassung in Holland, der völlige Mangel an Hilfe bei der Erziehung ihrer beiden Kinder, die Armut, die sturen Entscheidungen von »Instanzen« und später ... nicht der geringste Ansatz einer psychiatrisch effektiven Intervention, die sowohl ihr als ihren Kindern einen Rückhalt hätte bieten können.

Walters Mutter ist eine recht attraktive indo-europäische Frau mit monotoner Stimme. Manchmal weint sie leise. Ihre Liebe zu ihrem erstgeborenen Sohn scheint leidenschaftlich, und sie spricht über das, was ihr und ihm widerfahren ist, in einem hilflosen Klageton. Sie ist offenbar eine Frau, die sich vom Leben überwältigt fühlt und die immer wieder betont, daß sie zu gefühlvoll, zu empfindsam ist. Sie stammt aus einer Familie mit drei Kindern und wuchs in Indonesien auf. Ihr Vater war indonesischer Abstammung, ihre Mutter eine Weiße. Es gab viele Konflikte, und sie fühlte sich stark an ihre Mutter gebunden, die sich stets etwas hilflos gegenüber ihrem strengen und manchmal tyrannischen Mann verhielt. Walters Mutter wuchs in einem indonesischen Dorf auf, wo sie sich sehr unglücklich fühlte, und so lange sie zurückdenken kann, war sie von der Idee besessen, »ganz weiß« zu sein; sie kam sich minderwertig vor wegen ihres indo-europäischen Äußeren.

Das Thema, das sie immer wieder anschneidet, ist, ganz weiß, rein und unbefleckt zu sein, eine aristokratische weiße Frau, die sich mit aller Intensität gegen das Leben in einem schwarzen Urwald auflehnte.

Sie ging eine Verlobung ein, und ihr Verlobter soll oft kurz angebunden gewesen sein und sie manchmal geschlagen haben. Obwohl ihr jeder davon abriet, setzte sie die Heirat durch, denn sie hatte »einen felsenfesten Glauben an die Liebe«. Dieses Thema »Liebe überwindet alles« kehrt immer wieder. »Ohne Liebe bin ich nichts, ich kann nicht ohne Liebe sein, dann bin ich wie gelähmt und niedergeschlagen.« Sie lebte mit ihrem Mann in einer Stadt auf Sumatra. Die Ehe war von Anfang an schlecht. Sie sehnte sich nach einem Kind, und weil es nicht schnell genug kam, suchte sie einen Arzt auf. Dann wurde Walter geboren. »Er war so schön, Herr Doktor, so schön. Rosa Bäckchen, ein prächtiges Kind, sagte der Arzt. Er bedeutete mir alles, er war für mich der Schlüssel zum Paradies. Sein blondes Haar war wie von einem Engel. Ich war eine so besorgte und ängstliche Mutter, denn ich hatte gar keine Erfahrung. Andere Frauen wissen instinktiv, was sie tun müssen, ich nicht, ich hatte dauernd Angst.«

Das Stillen wurde zu einem Drama. Eine Brustentzündung zwang sie, auf Flaschennahrung überzugehen.

»Es tat mir jedesmal so weh.« Sie wagte nie, ihr Kind Dritten zu überlassen, wie das andere Frauen in Indonesien oft tun. »Die Verantwortung war so groß. Ich hatte so oft Angst, wenn er weinte.«

Drei Jahre nach Walter wurde sein Bruder Wim geboren. Die Mutter berichtet von ihren vielen Befürchtungen, zum Beispiel, daß Walter so wenig sprach, und sie erinnert sich, daß der Arzt sie beruhigte und sagte: »Er wird nie ein großer Schwätzer werden.«

Ihr Mann war viel aushäusig, und die Mutter begleitete ihn selten, wenn er zu einer Bridgepartie ging oder Freunde besuchte. Sie wagte nicht, ihre Kinder der Kinderfrau zu überlassen. Oft gab es heftige Szenen, die vermutlich teilweise darauf zurückzuführen waren, daß ihr Mann seine Frau im Hinblick auf die Kinder überängstlich fand. Manchmal packte die Mutter ihre Koffer und wollte mit den Kindern auf und davon.

Als Walter fünf Jahre war, zog die Familie nach Surabaja auf Java. Während dieser ganzen Periode, sowohl auf Sumatra als auch später auf Java, herrscht die Angst vor. Es sind die Jahre, die dem Zweiten Weltkrieg vorausgehen. Während der japanischen Besetzung wird ihr Mann interniert, und die Mutter zieht mit den Kindern in das Haus eines Verwandten.

Über Walters Kleidung sagt sie folgendes: »Er war blond, man konnte ihn nett anziehen. Als er klein war, trug er ein Hemdhöschen mit einem aufgestickten Vogel, rote Schuhe und Söckchen, ein seidenes Kittelhemd mit Kragen und hübschem Plissee. Alles, was man ihm anzog, war so niedlich. Sein Vater fand das zu weibisch, und wir hatten oft Streit deswegen. Aber er war doch nur ein Kind. Später gab ich ihm ein weißes Hemd und darüber eine kurze Hose mit zwei grünen Vögelchen. Ja, das stach schon stark von der Umgebung ab. Eine javanische Frau, die sah ich einmal über den Zaun auf Walter blicken, und ich hörte sie flüstern: ›Ist das eine Puppe oder ein Kind?‹ Diese Frau hat mich so erschreckt, ich glaubte, sie wollte etwas Böses tun, und ich holte Walter schnell aus dem Garten.«

Die Mutter entwickelte eine wachsende Angst, ihre Kinder nicht ausreichend ernähren zu können, und sie sparte sich das Essen vom Mund ab. Die Folge war, daß sich ihr eigener Zustand verschlechterte, so daß ihre Schwester die Kinder für einen Monat mit in die Ferien nahm. »Ich konnte es gar nicht aushalten, daß die Kinder von mir fort waren! Jeden Tag, wenn ich die Fotos sah, brach ich in Tränen aus.« Beide Kinder litten später an einer schweren Form von Amöbendysenterie, und es gab keine Medikamente. Die Familie lebte ziemlich isoliert, aber die Mutter, obschon stark abgemagert und selbst krank, unternahm mit ihren beiden Kindern eine lange Fußreise zu einem Krankenhaus, weil sie um das Leben der Kinder bangte.

In diesen Jahren, während der japanischen Besetzung, lebte die kleine Familie bei verschiedenen Verwandten, meistens an isolierten Orten, hoch in den Bergen, wo die Mutter den Lebensunterhalt mit Sticken und Nähen bestritt. Überall waren japanische Soldaten, die die Mutter, als einzige indo-europäische Frau, oft belästigten. »Man lebte in ständiger Nervosität.« Aus ihren Erzählungen geht jedoch hervor, daß die japanischen Soldaten besonders nett und gut zu den Kindern waren. Allerdings machte ihr Bericht auf mich den Eindruck, daß die gutgekleideten Kinder stark von der völlig verarmten Bevölkerung abstachen, die darauf sehr mißgünstig reagierte.

Dieses letzte Thema scheint mir von äußerster Wichtigkeit – die Isolierung der Kinder inmitten von Altersgenossen. Der Grund für das Fehlen von Spielkameraden, des Herzensfreundes, des »chum« (wie Sullivan es nannte), liegt nicht nur darin, daß die Mutter die »Eingeborenen« ablehnte, und in der Sorgfalt, die sie auf die Kleidung der Kinder verwandte – er lag einfach auch in der Situation, und als Thema taucht das immer wieder in der Erzählung auf.

Die Mutter fürchtete sich auch sehr davor, von den Einheimischen ermordet zu werden. Eine durchaus reale Angst, denn besonders die indo-europäische Bevölkerungsgruppe wurde in Indonesien nicht nur von den Weißen geächtet, sondern ebenso von den Eingeborenen. Insofern waren Gewalttätigkeiten eine sehr reale Möglichkeit, bei denen diese indo-europäische Frau keinerlei Schutz von seiten der Japaner zu erwarten hatte, falls sich der Haß der Bevölkerung gegen sie richtete.

Auch die weiße Bevölkerung lebte in dieser Angst, aber sie fand zumindest während ihres Aufenthalts in den Lagern Schutz. Schließlich wurde die Mutter von Angst übermannt, und sie ersuchte um Internierung. Ihre Angst vor der indonesischen Bevölkerung, ihren Abscheu und ihre Scham über ihr »eigenes Blut« und Äußeres drückt sie in vielen Formen aus.

»Ich fand es immer sehr schlimm, wenn Walter mit den javanischen Kindern spielte; das ist doch sehr schlimm. Ich habe immer so einen Abscheu vor den indonesischen Menschen gehabt. Ich habe ihre Mentalität gehaßt, diese Unaufrichtigkeit, das Aalglatte. Ich bin ganz verrückt auf blond, und Walter war hellblond, obwohl er mit sechs oder sieben dunkler zu werden begann.«

Als die Familie 1945 interniert wird, ist Walter acht Jahre, und diese Periode muß für ihn besonders schwierig gewesen sein. Der größte Teil der Kinder war, wie die Mutter sagt, »Gesindel«. »Sie waren quasi europäisch, aber mit einem ganz starken javanischen Einschlag.« Er wurde von ihnen angegriffen. Für Walter war es kein Leben. Er sprach nicht mehr. Er hatte große Angst. Sein Bruder Wim wußte sich zu verteidigen und hatte ein besseres Verhältnis zu den anderen Kindern. Walter wurde dauernd gehänselt und schien ein ganz anderes Kind zu sein. Während dieser Lagerperiode bekam Walter auch Malaria; deshalb brachte seine Mutter ihn wieder in ein Krankenhaus und rettete dadurch vermutlich wiederum sein Leben.

Bei Kriegsende unternahm die Mutter mit den Kindern eine lange Reise, um ihren Mann zu suchen. Die Buben hatten beide Sehnsucht nach ihrem Vater, den sie drei Jahre lang nicht gesehen hatten. Es stellte sich jedoch heraus, daß er bereits nach Holland gezogen war und eine Beziehung zu einer anderen Frau eingegangen war.

Nach dieser Enttäuschung zog die Mutter 1946 mit den Kindern – Walter ist zehn, Wim sieben – nach Holland. Die Buben waren sehr geschwächt, und an Bord brach Meningitis aus, an der sieben Kinder starben.

»Man lebte in fortwährender Angst.« Es war tiefer Winter, als die Familie in Holland eintraf.

Die Mutter sorgte in Holland weiterhin für beide Kinder, und 1948 wurde die Ehescheidung ausgesprochen.

Während der Verhandlungen über die Vormundschaft bekam die Mutter einen Zusammenbruch und wurde sehr depressiv. Sie besaß keine Widerstandskraft mehr. Ohne Rechtsanwalt und mit geringer Sachkenntnis unterschrieb sie eine Anzahl von Schriftstücken, die ihrem Mann und dessen zweiter Frau die Vormundschaft über die Kinder zusprachen. Obwohl sie das später rückgängig zu machen suchte, hatte sie von diesem Augenblick an die Rechte auf die Kinder verloren. Walter und sein Bruder landeten im Haus des Vaters und der Stiefmutter, und von diesem Augenblick an stehen sie zwischen dem Vater und der Stiefmutter auf der einen und der Mutter auf der anderen Seite. Beide Parteien fordern von den Kindern Loyalität. Die »Schlacht« kommt jetzt erst richtig in Gang. Auf den Kindern entlädt sich alles, und Walter wird noch scheuer und schweigsamer.

Der Mutter gelingt es, nach einigen Jahren die Vormundschaft über ihre Kinder zurückzuerhalten. »Wir waren irrsinnig vor Freude, daß wir wieder vereint waren. Walter war sehr glücklich und schmiedete Zukunftspläne.«

Eine vom Gericht eingesetzte Sozialhelferin hatte aber eine andere Vorstellung und beantragte, daß die Kinder statt zur Mutter in ein Waisenhaus gehen sollten, damit sie nicht mehr zum Spielball der Auseinandersetzungen zwischen der Mutter und deren früherem Mann würden.

Im März 1951 – Walter ist nun fünfzehn und sein Bruder zwölf Jahre – kommen die Buben tatsächlich in ein Heim. Der Streit verlagert sich jetzt und entspinnt sich zwischen der Mutter und der Waisenhausleitung.

Während der ganzen bisher beschriebenen Periode besucht Walter, offensichtlich mit mäßigen Noten, die Volksschule, und kurz nach seiner Unterbringung im Waisenhaus machte er die Aufnahmeprüfung fürs Gymnasium und bestand sie. Die Mutter besuchte die Kinder oft, und sie kamen auch häufig zu ihr nach Hause. Walter fühlte sich sehr unglücklich. »Ich war eingesperrt wie in einem Käfig«, soll er später gesagt haben. Er wurde mit guten Noten in die zweite Klasse versetzt, aber dann tauchten die Schwierigkeiten auf. Die Mutter lernte gemeinsam mit ihrem

Sohn, wie sie es früher in Indonesien während der Volksschulzeit getan hatte. Es fiel Walter immer schwerer, zur Schule zu gehen, und in der dritten Klasse, im September 1953, wurde zum ersten Male deutlich, daß er große emotionale Schwierigkeiten hatte. Die Mutter nennt es »seine erste Depression«.

Walter lag in einem dunklen Zimmer, hatte starke Kopfschmerzen und wollte immer im Dunkeln sein. »Er lag im Bett, steif wie ein Brett.« In dieser Zeit wurde er aggressiv, und das führte zu seiner ersten Aufnahme in eine psychiatrische Universitätsklinik.

Ein Jahr vor diesem Ereignis lernte die Mutter ihren zweiten Mann kennen und heiratete. Während des Aufenthalts in der psychiatrischen Universitätsklinik besuchte die Mutter ihr Kind einmal wöchentlich. Kontakt mit einem Arzt habe sie dort nicht gehabt. Sie erhielt keinerlei Betreuung, und Walter hatte zwar ein paar Gespräche, aber sein Fall wurde als »Pubertätspsychose« diagnostiziert. Wäre damals wirkungsvoll eingegriffen worden, dann hätte sich viel Leid vermeiden lassen. Walter blieb fünf Monate in der Klinik und besuchte seine Mutter und seinen Stiefvater an den Wochenenden.

Die Mutter beschreibt ihren Sohn als »anders« nach seinem Aufenthalt in der psychiatrischen Klinik. Er zeigt eine ungeheure Angst, wieder in die Schule zu gehen. Die Mutter brachte ihn dazu, die zweite Klasse des Gymnasiums zu wiederholen, und überredete ihren neuen Mann, Walter bei ihnen aufzunehmen. Walter fiel beim Übergang von der dritten zur vierten Klasse durch und versuchte, sich mit Hilfe einer Sozialfürsorgerin auf das Examen für einen Lehrgang als Laborant vorzubereiten. Die Mutter fand Walter zunehmend depressiv, und nachdem er auch dieses Examen nicht bestanden hatte, schien er ratlos. Einige Monate arbeitete er in einer Fabrik und erhielt im August 1957 seinen Musterungsbefehl. Die nächste Kalamität war ..., daß er als diensttauglich eingestuft wurde!

An den Wochenenden besuchte er weiterhin seine Mutter. Obschon Walter oft zu seiner Mutter sagte: »Ich brauche so dringend einen guten Vater«, kam der Stiefvater mit dem passivkindischen Verhalten dieses »Soldaten« überhaupt nicht zurecht. Wim hatte während dieser ganzen Periode (wie es scheint) eine weit weniger gestörte Entwicklung, lebte in besserem Einvernehmen mit seinem Stiefvater und absolvierte das Gymnasium. Die Spannungen um Walter wuchsen täglich. Dann schlug er sich mit einem Beil.

Darauf wird er in die psychiatrische Universitätsklinik von Amsterdam aufgenommen, und die Leidensgeschichte findet ein vorläufiges Ende. Es sei denn, man zählte die vier Elektroschocks, die er erhielt, dazu.

Mein Kontakt mit Walter in der Klinik hat weiterhin intensiven – viel zu intensiven – Charakter. Walter kommuniziert mit Händen und Füßen, überrollt mich mit einer Flut von Erinnerungen, Fetzen seiner Lebensgeschichte. Sein Kommunizieren hat etwas Verzweifeltes, als klammere er sich wie ein Ertrinkender an meinen ausgestreckten Händen fest.

Ich will versuchen, Ihnen das, was ich von ihm zu hören bekomme, so geordnet wie möglich vorzulegen, das Chaos an Erinnerungen, Lebenserfahrungen, Ängsten, die er manchmal verwirrt-symbolisch, manchmal überraschend klar ausspricht. Ich greife einige Aspekte heraus.

1. Das Thema Schwäche

Walter: »Ich hatte von Anfang an Angst vor dieser großen Welt. Ich fühlte mich von allem und jedem zurückgedrängt.«

– »Aus der Welt gedrängt?«

Walter: »Ja, sie haben mich immer zurückgedrängt.«

Hier liegt ein Kernmotiv. Das hilflose, schwache In-der-Welt-Stehen, das Überwältigtwerden, die Unfähigkeit zu starker Selbstbehauptung.

Walter: »Von ganz früh an habe ich gespürt, daß die Kinder nicht mit mir spielen wollten, und ich landete schon schnell in einer sonderbaren Welt. Ein kleines Wesen muß sich selbst wehren können.«

»Du bist in diese Welt wie in einen Bunker gekrochen, weil du dich zurückgedrängt gefühlt hast.«

Was Walter in vielen Varianten auszusprechen scheint, ist ein Gefühl der *Schwäche*, von der er manchmal sagt: »Es läßt sich nicht in Worte kleiden.« Er erlebt sich nie als ein Junge, ihm fehlt jegliche Technik, um mit Jungen zu spielen. Er beschreibt eine Aneinanderreihung von Niederlagen, gegenüber denen sein drei Jahre jüngerer Bruder sich dank seiner erfolgreichen Anpassung scharf abhebt.

Walter beschreibt mir Verlegenheit, Minderwertigkeitsgefühl, ein bizarres Outsidertum.

Was er mir mitzuteilen versucht, hat oft eine solche Dimension, daß ich, der ich ihm zuhöre und zu erklären versuche, oft in mir selbst Angst vor der Tiefe dieser Isolierung verspüre. Ständig wiederholt er: »Es ging so wenig von mir aus.« Oft versucht er, mir diese Unfähigkeit, sich als Mensch (und Mann) zu behaupten, in Symbolsprache zu erklären. »Es strahlte zu wenig Licht von mir aus.«

Er beschreibt auch sein körperliches Gefühl der Schwäche als einen »Mangel an Kohäsion«, ein »Durchsichtigsein«. Er beschreibt sich selbst als einen »Dummkopf« oder einen »kleinen Pekinesen« gegenüber dem »großen Hund der Welt«. Manchmal treffe ich ihn im Saal an, wütend mit gymnastischen Übungen und Handständen beschäftigt. Mehrfach werde ich gerufen, weil er versucht, Kies aus dem Garten zu essen, den er als »Kraftfutter« bezeichnet.

Häufig begegnet mir, was er beschreibt, als ein verzweifeltes Kämpfen, um weiterzuexistieren, um einfach *da zu sein.*

Er drückt aus, daß er Todesangst hat, sich im Bad »aufzulösen«.

Allmählich kündigt sich an, wie ungeheuer schuldig sich Walter wegen seiner wachsenden Abhängigkeit mir gegenüber fühlt. Er beschreibt sich selbst als einen »Parasiten seiner Mutter« und sagt, daß er das Gefühl habe, sie durch sein Bedürfnis nach Nahrung, nach Fürsorge und Liebe langsam auszuhöhlen.

Seine wachsende Angst manifestiert sich, als er beginnt, seine Exkremente zu essen. Wiederholt werde ich in den Saal gerufen und finde Walter mit dem Mund voller Kot.

Er schreibt darüber: »Ich habe meine Ausscheidungen durch mein Essen bekommen und darf nicht leugnen, daß ich sie habe. Meine Ausscheidungen sind das verdaute Essen, und ich habe keine Angst, sie aufzuessen. Meine Ausscheidungen sind der Rest vom Essen, und ich hoffe, daß ich noch Kraft aus ihnen heraushole. Wenn ich sie einmal gegessen habe, wird mir nicht schlecht davon, aber es fällt mir schon schwer, sie zu schlucken. Mein Körper ist für mich eine Pumpe, die das Essen und die Ausscheidungen mit viel Lust in sich hineinschaffen muß.

Auch ein Schwein frißt seinen eigenen Kot auf, und mein Körper hat das auch verlangt, genau wie ein Schwein. Ich glaube, daß es zur Gewohnheit werden kann. Es schmeckt nicht gut, und es ist auch nicht vernünftig, die Ausscheidungen seines Arschs wiederzuverwenden und mit den Händen einzunehmen, aber wer ißt und die Kraft verbraucht, muß auch den Rest schätzen, der übrig bleibt.«

Mir fällt am meisten in seiner Beschreibung auf, daß dieses Exkremente-Essen (Koprophagie) ein verzweifelter Versuch zu sein scheint, den Ich-Verlust zu bekämpfen. Walter versucht, sich durch Kieselsteine, Nahrung, gymnastische Übungen und durch die magische Kraft des Urins (den er auch zu trinken versucht) und der Exkremente zu *stärken*. Mir scheint, daß er seine Existenz zu sichern versucht, indem er alle Energiequellen an sich zieht. Das Essen von Exkrementen hat auch einen Aspekt der Selbstbestrafung. Er fühlt sich als Schwein, und weil er sich als Schwein fühlt, will er seine eigenen Exkremente aufessen.

Ich bekomme den Eindruck, daß Walter zunehmend ängstlich wird, aber ich erhalte meinen intensiven Kontakt zu ihm aufrecht, ohne mir dessen bewußt zu werden, daß es vermutlich seine wachsende und überwältigende Abhängigkeit von mir ist, die ihm Angst einflößt, wieder zu verschmelzen und seine schwache Identität in der Beziehung zu mir zu verlieren. Mir geht ein Licht auf, als er im Saal ausruft: »Ich bin nicht homosexuell.« Noch klarer macht er es mir, als es im Saal zu aggressiven Entladungen kommt. Er erklärt mir, daß eine Zeichnung an der Wand ihm große Angst einflößt. Es ist eine Zeichnung von einem Schifahrer, der hinuntergleitet. Walter erlebt dies, als gleite der Mann in einen Abgrund.

Er wird immer verwirrter und ängstlicher und scheint vor meinen Augen zu desintegrieren. Er gibt mir folgenden Brief:

»Die Anzahl von kristallinen urharten stählernen eisernen Kern-Kugeln, winzig molekulare christliche Murmeln, Adhäsion und Kohäsion, anziehende und abstoßende Kräfte, gleich groß, eine konstante Menge, die wir zählen können und obendrein mit unseren zwei stahl-urharten eisernen Augen sehen können, zählen und beobachten, vor allem in wäßriger Lösung. Zwei gleich schwere, urstählerne, harte Kugeln, Moleküle drehend können um die urharten stählernen Kugeln Kerne.«

Er kann sich kaum mehr ausdrücken und schreibt nochmals auf Papier: »Harte Kugeln, harte doppelte Kugeln, stahlharte Augen.« Dann wird mir endlich klar, daß ich ihm in dem ganzen Umfang und der Tiefe unseres Kontakts viel zu nahe gekommen bin. Ich sehe mit eigenen Augen, was »the terror of closeness«, diese mit einem tiefgreifenden Kontakt zusammenhängende Panik eigentlich bedeutet. Walter fühlt sich wieder symbiotisch in mich zerfließen, und während einer dramatischen Sitzung erkläre ich ihm, daß ich seine Angst vor diesem Zerfließen endlich verstanden habe. Um das praktisch zu beweisen, schiebe ich meinen Stuhl so weit wie möglich in die Ecke des Zimmers, und mir scheint, daß er plötzlich ruhiger wird. Er beginnt erfreut zu nicken: »Ja, so ist es viel besser, wir müssen Abstand halten. Sie haben blaue Augen, und ich habe braune Augen. Walter will lieber keine blauen Augen haben.« Er macht mich auf seine braunen Schuhe aufmerksam und sagt: »Sie tragen schwarze Schuhe, und ich trage braune Schuhe.«

Ich bin ich, und er ist er! Das will er mir sagen. Er will er selbst werden, nicht ein Teil von mir. Auch will er nicht in eine Wiederholung der leidenschaftlichen Liebesbindung mit seiner Mutter verstrickt werden, einer Gebundenheit, die sein eigenes Gefühl von einmaliger Individualität (seine braunen Augen) weitgehend untergraben hat.

So habe ich in den vergangenen Monaten völlig unterschätzt, daß Walter Abstand braucht und »selbst den Kern wiederfinden muß«.

Walter versucht mir, nachdem mir seine Angst, verschlungen zu werden, stärker bewußt ist, eingehender zu erklären, was diese Angst für ihn eigentlich bedeutet.

Walter: »Ja, Herr Doktor, Sie haben mich da eigentlich nicht so ganz richtig verstanden. Sehen Sie, wenn ich jetzt den Aschenbecher dort anschaue, dann fliegt die Energie aus mir fort zu dem Aschenbecher hin, dann wird Walter auf einmal der Aschenbecher.«

– »Du fühlst, daß du dann in den Aschenbecher übergehst, daß du dich in einen Aschenbecher verwandelst.«

Walter: »Ja, genau. Wenn ich Sie sehe, dann geht das auf Kosten der Energie, die ich durch das Essen bekomme. Ich will nicht mehr über die Gefühle reden, ich will sie jetzt wegschieben, sehen Sie, so.« Er macht wilde Gebärden, als schiebe er alles weg. »Ich will nur über Mathematik reden und über Physik. Das hat mir gefallen. $(a-b)^3 = a^3 - 3a^2b + 3\,ab^2 - b^3$.« Er lacht. »Ja, die Mathematik ist klar, das ist der Verstand, der reine Verstand.«

»Der Verstand, ungestört durch das Gefühl.«

Walter: »Ja, eine Welt von Kugeln und Winkelhalbierenden, Senkrechten und Dreiecken und Parallelen.«

»Ich glaube, daß ich es allmählich besser verstehe. Du hast Angst, daß du unter meinen Einfluß gerätst und daß du das wirst, was ich möchte, das du werden sollst.«

Walter (nickt freudig): »Ja, genau.«

Durch das buchstäbliche Abstandnehmen fühlt Walter sich in seiner Angst erkannt, aber damit ist das Problem nicht gelöst. Ich erreiche jetzt auch seine Phantasiewelt, mit der er das Problem der Abhängigkeit und des Schwach-in-der-Welt-Stehens zu lösen versucht hat. Ich entdecke die Funktion dieser Phantasien, die »Wahnvorstellungen«, und erfahre sie als immer besser einfühlbar und verständlich.

Walter drückt immer wieder seine Angst vor seiner Abhängigkeit von mir aus und gewährt mir in diesem Zusammenhang Einblick in eine Reihe von Welten, von denen er sagt, daß er sie in sich selbst aufgebaut hat. Er beschreibt drei Welten.

»Die erste Welt, das ist einfach nur die Natur. Das nenne ich die echte Naturwelt. Die Sonne, die Pflanzen. Da sind überhaupt keine Menschen, nur Walter.«

Die zweite Welt enthält Menschen, und er nennt sie »die ideale Welt«.

Die Menschen dieser Welt, erzählt er mir, sind groß, stark und männlich und wachsen unter der Sonne. Sie verlieren keinerlei Energie und haben das, was er einen »reinen Verstand« nennt. Sie haben kein Gefühl. Die Menschen sind völlig unabhängig voneinander und stellen nur »vernünftige Überlegungen« an. Es gibt auch keine Liebesgefühle, es gibt kein Feuer, das heißt es gibt keine Haßgefühle, und es gibt auch keine »arabischen« (sexuell abhängigen) Gefühle. Die dritte Welt, so erklärt er mir, das ist diese Welt. Dort gibt es Energieverlust und Haß und sexuelle Gefühle und Kummer und Einsamkeit.

In dieser Sitzung spricht Walter auch seine Angst vor dem Sterben aus, was er ebenfalls als ein Zu-nichts-Werden erlebt. Er wurde so oft in zwischenmenschlichen Beziehungen zu nichts, weil er fühlte, daß er nicht bemerkt und geachtet wurde.

In seiner zweiten Naturwelt zeichnet Walter das Bild des vollkommen selbständigen Menschen. Auch in der ersten Naturwelt, in der Walter allein inmitten von Bäumen und Pflanzen ist, taucht dieses Thema auf.

»Sehen Sie, Herr Doktor, ein Baum, dem fallen im Herbst die Blätter ab, und mit diesen Blättern nährt sich dieser Baum wieder durch seine Wurzeln. Das nennen wir Humus.«

Nun wird mir wieder ein Stück Bedeutung der Koprophagie (des Essens von Exkrementen) klar. Walter verwendet seine Exkremente als Humus. Er versucht, in der Koprophagie dieses »Ideal« völliger Selbständigkeit aufs neue zu verwirklichen.

»Ich hatte die Idee, daß ich alles machen könnte. Ich wollte, daß alle Gegenstände durch mich entstünden, aus diesem Brokken Energie, der man selber ist, ich habe auch mich selbst gemacht. Man ist eigentlich Gott.«

Hier erkenne ich die omnipotente Einmannwelt als Abwehr hilfloser Kleinheit, Ohnmacht und der Gefühle, den andern hilflos ausgeliefert zu sein.

Natürlich habe ich das später öfters gehört, aber selten so klar – dieser »Größenwahn« oder diese »Phantasie« (das sind die Termini technici) als Verteidigung, als das »Baron-von-Münchhausen-Manöver«, mit dessen Hilfe sich jemand an den eigenen Haaren aus dem Gefühl der Kleinheit, Nichtigkeit und Abhängigkeit herauszieht.

Er überreicht mir wieder einen Brief mit folgendem Text:

»Ist noch eine andere Welt, ein anderes Leben als dieses Leben möglich? Das Bett ist stark wie Stahl und hart. Die Kohäsion ist groß. Ich glaube, daß ein Mensch auch groß und größer werden kann. Erst klein anfangen und dann mit Liebe aufbauen und auf der Suche nach Liebe größer und größer werden. Man muß nur die Augen gut aufmachen, dann bekommt es Licht von außen, und durch das gute Sehen mit den Augen ist viel Sehen und Denken, und zwar mehr als Hören Denken.«

Ich bekomme viele solcher manchmal wirren Briefe von ihm und versuche mich auf das Wesentliche dessen zu konzentrieren, was er zu übermitteln sucht.

Nachdem ich den Brief gelesen habe, sage ich: »Das Bett ist nicht abhängig von den anderen Betten, oder?« Walter (lacht und sagt): »Nein, es ist ein luftleerer Raum dazwischen. Ich wollte Sie was fragen. Dieses Leben ist für alle gemacht, und ist dann trotzdem noch ein anderes Leben möglich?«

»Du meinst die Phantasiewelt?«

Walter: »Ja, ein anderes Leben in diesem Weltall. Eine Trennung zwischen diesem und dem anderen. Das Weltall ist so groß. Es gibt in diesem Leben so viel Unsinn.«

»Du wolltest nicht in diesem Leben leben mit all seinem Unsinn?«

Walter: »Ja, ich war einmal beim Krabbenfangen, und da gingen Menschen vorbei, die lachten. Ich wußte nicht, warum. Sie haben mir auch nicht gesagt, warum. Das war Unsinn.«

Das ist eines von Walters zahlreichen Beispielen, in denen er sich lächerlich vorkommt, klein, bizarr, unreif. Aber ich fühle ihm auch die Anklage nach, die daraus spricht, die Kritik an menschlicher Überheblichkeit, an dem »Unsinn«, in dem viele Menschen erstarren.

Walter: »Ich will in diese zweite Welt, ins Weltall, das die Welt der Sonne ist. Dort gibt es keine Schulbänke. In der echten Natur kümmert man sich nur um die Gesundheit, und man bekommt Nahrung, direkt von den Pflanzen, ohne Zubereitung.

Ja, und man ist in diesem Leben auch vom Arzt abhängig.«

»Wenn ich weggehe, am Wochenende.«

Walter: »Ja, das tut weh, denn dann ist man ganz allein.«

»Und wenn ich mit den anderen Leuten hier im Saal rede.«

Walter: »Ja, dann fühlt man sich verlassen.«

»Jetzt verstehe ich es. Das tut alles weh, nicht wahr? In dieser anderen Welt ist man unabhängig, und da gibt es nicht so viel Schmerz.«

Walter: »Ja, genau.« Er lacht. »Das stimmt.«

Die Angst, Energie zu verlieren, zu desintegrieren, wird immer wieder geäußert. Die Koprophagie und das Urintrinken nehmen allmählich an Häufigkeit ab, aber Walter macht weiter im Saal Handstände, und manchmal hält er eiserne Gegenstände im Mund.

Immer wieder versucht er, mir die zweite Naturwelt zu erklären: »Ich persönlich glaube, daß sie existiert. Es ist eine Welt, in der alles rein und klar ist. Die Gegenstände, die es gibt, sind rein abstrakt, sind tot, aus sich selbst bestehend. Es ist wirklich schade, daß in dieser zweiten Naturwelt alles abstrakt ist und daß es keine feinen Nuancen gibt.«

Walter hat mir schon öfter erzählt, daß er mit den »feinen Nuancen« doch die Menschen meint und die Liebe zwischen Menschen. Mir fällt auf: er will mir zu verstehen geben, daß er schließlich doch nicht diese Naturwelt von völlig abstrakter Unabhängigkeit wählt. Manchmal sagt er fast tröstend zu mir:

»Dieses Leben ist schon auch gut, wissen Sie. Wir haben jetzt Zusammengehörigkeit. Dieses Waschbecken in der Ecke zum Beispiel ist von Ihnen. Ich sehe es, als ob etwas Fröhliches von ihm ausginge, als ob Musik darin wäre.«

Es ist ein Augenblick (es gibt so viele), in dem ich tief gerührt bin. Ich weiß, was er mit der »feinen Nuance« sagen will. Dieses unentwirrbare Ganze an Zartheit zwischen uns, eine Liebe, die nun bei mir viel väterlicher wird, die Sehnsucht nach einem Vater, die von ihm ausgeht. Eine Rührung auch über den Trost, den er mir bei meinen Versuchen spendet, ihn mit dem Leben, in dem er und ich leben, auszusöhnen.

Dann kehrt die zweite Naturwelt wieder.

»Die zweite Naturwelt ist eigentlich das Gegenteil von dieser Welt, in der wir leben. Die Menschen werden dort gerade durch harte Arbeit größer und stärker und männlicher. Jeder ist dort auf sich selbst gestellt.«

Ich beginne es nun besser zu verstehen. Die Menschen in dieser Phantasiewelt sind unabhängig voneinander, sie haben keine Haßgefühle, keine Mißtrauensgefühle gegeneinander, keine sexuellen Gefühle.

So ringen wir monatelang in unseren Gesprächen mit diesen verschiedenen Varianten der Einmannwelt, die Walter nicht verlassen will und dann wieder doch – dies letztere mit allen Risiken, die dem, was er die »faulige Wirklichkeit« nennt, innewohnen. Es ist unmöglich, hier alle Details seiner Erlebnisse in Indonesien, in den Lagern, in Holland auf dem Gymnasium, die er mir immer ausführlich erzählt, wiederzugeben. Das Gefühl, »verrückt« und »anders« zu sein, das zu einer Anhäufung von Erfahrungen führt, aus Gruppen ausgestoßen zu werden, an die er krampfhaft Anschluß suchte.

Sobald ihn das Gefühl von Schwäche und Abhängigkeit überwältigt oder er sich von einem anderen genötigt fühlt, beginnt Walter wieder über die echte Naturwelt oder, wie er es manchmal nennt, über »das große Weltall« zu sprechen. »Dort sind die Götter unzerstörbar, und die Menschen sind aus Eisen. Ja, dann glaube ich, daß ich Gott bin, manchmal.«

18. August:
»Ich finde es ekelhaft, geboren zu sein. Ich wollte unabhängig, frei geboren werden. Ich wollte in die weite Welt hinein, einen Weg direkt zum Mittelpunkt des Weltalls. Aber mein Weg war so, daß man wieder genau am Ausgangspunkt landete.«

Dann erwähnt er die Mutter und wieder das Hemdchen. Er erklärt, daß die Mutter seine »gerade Linie« immer in eine »gebogene Linie« veränderte. Die gerade Linie deutet eine völlige Selbständigkeit und Unabhängigkeit an. Dieser Weg ist wohl einsam. Er beschreibt ihn manchmal als einen Tunnel mit Eisenwänden, durch den er läuft, oder als Gips, in dem er sich gefangen fühlt. Aber manchmal wählt er diese statt der gebogenen Linie, womit er das Sich-getrieben-und-gezogen-Fühlen in seiner Begegnung mit Menschen symbolisiert.

Als ich zum erstenmal mit ihm in die Stadt gehe und wir ein Fußballspiel besuchen, erzählt er mir später, daß er sich wie ein Sohn mit einem Vater vorkam.

»Aber nicht frei. Ich fühlte mich geführt. Ich will alles nochmal machen und allein sein. Ich will meine Denkweise aus meinem vierten Lebensjahr aufrechterhalten. Jeder für sich allein. Sie wollen mich zurückhaben in das Leben mit anderen. Aber das will ich nicht. Herr Doktor, warum gehen Sie nicht mit mir mit in die echte Naturwelt?«

Manchmal drückt er seine Sehnsucht nach völliger Selbständigkeit mit den Worten aus: »Wohnen in dem Häuschen aus Flußlehm.« Aus Flußlehm macht er sein eigenes Haus, und jede Abhängigkeit oder jedes von Menschenhand geschaffene Produkt wird geleugnet und abgelehnt. Wenn diese Unabhängigkeitswelt und -phantasie bedroht werden, ist er wütend und verängstigt.

Walter: »Ja, ich würde Ihnen am liebsten einen Stoß geben. Wenn bloß das Licht zwischen uns weg wäre. Daß ich Sie nicht mehr sehen könnte. Früher, in meiner kleinen Welt, hatte ich wenigstens noch Scheinglück. Ich will keine Wunschgedanken haben, nur über Geometrie nachdenken. Ich würde Sie am liebsten erschießen. Ich tue es nicht, keine Angst. Ja, die Schwestern schon auch, alle der Reihe nach totschießen. Ich bin nicht frei, die Schwestern, das sind keine Menschen, das sind Frauen. Sehen Sie, eine gerade Linie, so muß der Mensch sein. Das ist göttlich, vollkommen, aber in dieser fauligen Wirklichkeit sind gebogene Linien und krumme.«

– »Brüste?«

Walter: »Ja, der Mensch darf kein Geschlechtsorgan haben. Sie geben Gefühle. Ich bin ein Schwein, ich will kein Schwein sein. Soll ich mal ein Schwein zeichnen?«

(Walter zeichnet ein Schwein mit einem großen Genitale. »Eine Schwester ist ein Schwein. Ich bin ein Schwein. Wenn ich ein Schwein sehe, habe ich immer große Angst.«

Einmal verbalisiert er die Angst vor der Abhängigkeitsbeziehung zu mir sehr dramatisch. Er schreit:

»Ich will weg, verdammt nochmal. Hauen Sie ab. Ich mache das nicht mehr länger mit. Ich will nicht mehr reden. Unser Gespräch war verrückt. Ich will eine gerade Linie sein, ohne Anfang oder Endpunkt. Direkt durch das Weltall. Ich will keine gebogenen Linien. Ich will nicht über das Schwein sprechen. Ich bin in einer geraden Linie von meiner Mutter weggegangen, und dann habe ich Zickzacklinien gemacht und bin wieder zurückgekommen. Ich bin einmal beim Viertagemarsch mitgelaufen, aber der ist auch in einer gebogenen Linie verlaufen. In Druten, da haben wir die Milch bekommen.«

– »Druten ist die Brust?«

Walter: »Ja, die Mutterzitze, davor habe ich Angst.«

Und am 20. Januar erklärt er mir die gerade Linie noch einmal. »Frauen sind gebogene Linien. Die gerade Linie hatte ich immer im Kopf. Ich wollte nie krumme Linien. Nein, auch das Gute ist die krumme Linie. Ich will weder böse noch gut. Die gerade Linie ist nicht von dieser Menschenwelt. Man schaut nicht rechts und nicht links; ich muß immer rechts und links schauen, das ist alles krumm.«

Trotzdem tritt eine Veränderung ein. Einmal sagte er: »Eigentlich kann man sich schwer in diese Naturwelt hineindenken. Ich würde sie gerne suchen, und dann ist es schön, wenn unsere Welt verschmolzen wird mit dieser zweiten Naturwelt. Dort würde ich schon leben wollen.«

Zum erstenmal berühren sich unsere Welten. Er will zwar seine Einmannwelt verlassen, bittet aber auch mich, einen Schritt in seine Richtung zu tun. Im Saal, diesem begrenzten Raum, versucht er manchmal herumzutollen, derbe Dinge zu treiben wie etwa »eine Zigarette drehen«, und er läuft mit einem schwarzen Schnürsenkel um den Hals, was seine Individualität, sein schwarzes Haar unterstreichen soll. Für einige Wochen zeigt er eine deutliche Besserung, und einmal höre ich, wie er einem lachenden Mitpatienten eine deftige »Barrasgeschichte« erzählt. »Ja, und ich habe gesagt, hau ab mit deinem Speckhals.«

Am 14. Januar notiere ich, daß die Koprophagie und das Urintrinken total aufgehört haben.

Walter hat auch seine lang ersehnten neuen schwarzen Schuhe bekommen. Er zieht sie voller Freude an. Denn das dauernde Pantoffeltragen hat ihm nicht recht behagt. Bei meiner Visite im Saal sagt er zu mir: »So, die Basis ist da.«

Ich muß hier für den Leser hinzufügen, daß die ganze Umgebung, in der sich unsere Beziehung abspielt, alles andere als günstig ist. Und das ist übrigens noch untertrieben.

Die Krankenhauskleidung, das häufige Im-Bett-Liegen (vor der Besuchszeit!), der enge Raum, eine blödsinnige Krankenhausatmosphäre, die der Psychotherapie keineswegs zuträglich ist.

Manchmal dringt während der Sitzungen der Straßenlärm ins Zimmer. Walter hört oft hin und sagt dann: »Das Leben ging dort so schnell. Ich habe eine solche Angst vor diesem Leben.« Eine neue Zeichnung, die er mir gibt, zeigt ein Fenster mit Blumen, und er zeichnet sich selbst, wie er durch das Fenster starrt. Er berichtet von einem neuen Gefühl der Sicherheit innerhalb der Krankenhausmauern, aber zugleich von der Angst, eines Tages wieder draußen anfangen zu müssen.

Viele psychotische Formulierungen, die er während des ersten Monats der Therapie verwendete, nimmt er jetzt zurück. »Ach ja, die Kügelchen, das waren natürlich Menschen.«

Seine Allmachtsphantasien scheint Walter mit dem Mut der Verzweiflung zu verteidigen:

»Ich will nicht von Vater oder Mutter sein. Ich bin ich selbst. Diesen Aschenbecher hier habe ich gemacht, das Essen, das ich bekomme, habe ich gemacht. Ich bin Gott.«

– »Du hast dich wie ein Stecknadelkopf in der Welt gefühlt, und jetzt fühlst du dich wie Gott. Du machst alles.«

Walter: »Ja, ich bin besser denn je. Ich weiß jetzt, daß ich denken kann. Ich lese. Hier.« (Er deutet auf ein Buch, das er seit einigen Tagen liest.)

– »Keine Verwirrung der Gefühle.«

Walter: »Ach, Gefühle, es gibt so viele, so viele.«

Als er eines Tages im Saal sieht, daß ich neue schwarze Schuhe trage, zieht er fünf Minuten später braune an! Er spricht jetzt flott in den Sitzungen, aber während eines Gesprächs reibt er sich die Brust.

– »Was soll das bedeuten?«

Walter: »Ja, daß ich keine Frau bin. Ich habe immer Angst vor der Verwandlung in eine Frau gehabt. Ich habe Angst gehabt, mein Geschlecht zu verlieren.«

– »Erzähl mir mehr darüber.«

Walter: »Ja, mit diesem Hemdchen. Diese ganze Zeit bis zu meinem zehnten Lebensjahr. Ich hatte Angst, kein Mann zu sein.

Ich habe Angst vor Frauen, weil ich Angst habe, daß ich dann auch bei ihnen Frau werde. Könnte ich eigentlich eine Frau werden? Könnte ich zu nichts werden? Ich hatte das Gefühl, daß ich nicht mit den Jungen spielen durfte, und ich wollte doch, und sie wollten vielleicht auch. Wissen Sie, ich habe mich später mit diesem Beil geschlagen, weil ich mich so sehr von Gott verlassen gefühlt habe. Jetzt fühle ich mehr Zusammengehörigkeit.«

– »Aber du hast auch Angst vor der Zusammengehörigkeit mit mir?«

»Ja, weil Sie mich umwandeln könnten. Dann würde ich blaue Augen kriegen. Ich sehe Ihnen überhaupt nicht ähnlich. Ich möchte gerne für mich bleiben.«

– »Sitze ich jetzt im richtigen Abstand?«

Walter: »Ja, es ist gut so. Wie geht es Ihnen eigentlich? Geht es Ihnen wieder besser?«

(Walter hat bereits mehrmals die Angst geäußert, daß ich verrückt werden könnte, daß er mich mit seiner »Verrücktheit« anstecken könnte.)

Damit beschließe ich das Thema der Abhängigkeit und gehe zu einem anderen Thema über, das damit eng zusammenhängt, aber eine eigene Besprechung verdient.

3. Die Beziehung zur Frau

Jetzt, da etwas von dem Thema des überwältigenden Unabhängigkeitsbedürfnisses und der Angst, verschlungen zu werden und sich im anderen aufzulösen, deutlicher wird, fängt Walter an, mehr über Frauen zu reden.

»Schauen Sie, Frauen gibt es eigentlich nicht. Die Frau, die aus der Rippe des Mannes geboren wurde, war eigentlich auch ein Mann. Ich will ganz unabhängig sein.«

Er erzählt mir in den folgenden Sitzungen, wie er in seinen ersten Lebensjahren oft allein auf einem kleinen holländischen Rasenplatz, umgeben von einer holländischen Backsteinmauer, spielte. Draußen waren die hohen Bäume des Dschungels und die Stimmen der indonesischen Kinder, die zusammen spielten, während er fühlte, daß er keinen Kontakt mit ihnen haben durfte. Unter großer Anstrengung und Angst erzählt er dann, daß er sich einer Angstphantasie erinnert. Die Phantasie war, daß die Bäume plötzlich mit einer peitschenden Bewegung auf ihn zuwehen und ihn dann in ihrer Blätterkrone verschlingen würden. Eine Phantasie, fortgesogen, aufgesogen zu werden, die er auch oft als Angst auf dem Klosett erlebte. Als wir nach einer Sitzung durch den Saal gehen, hören wir im Radio eine Frauenstimme singen. Walter sagt:

»Der Bursche hat eine schöne Stimme.«

– »Aber es ist eine Frau.«

Walter: »Nein, ich sage doch, Frauen gibt es nicht. Es sind verkleidete Männer. Frauen geben Gefühle.«

Damit sind wir bei Walters Bindung an seine Mutter gelandet. Die aufopfernde Liebe dieser Frau, das Fehlen eines Vaters, die Kriegsumstände, die die Mutter noch mehr zur Zentralfigur in Walters Leben machten, auch ihr Liebesbedürfnis und ihr Abscheu vor Vulgarität, Kraft und Aggression – das alles gab der Bindung den Anstrich eines Sich-nicht-lösen-Könnens von der Mutterfigur. In der Literatur wird das als »Symbiose« beschrieben. Sie führte zu noch größerer Verwirrung und Angst vor dem eigenen Jungesein.

Neben diesem beständigen Zweifel an seiner geschlechtlichen Identität hat sich auch eine ungeheure Ambivalenz gegenüber der Frau entwickelt.

Während der Sitzungen steht er oft auf, schaut in den Spiegel, auf sein Gesicht und betastet seine Haare. Er sagt: »Mein Haar ist verdammt schön, wissen Sie, es muß nur noch schwärzer werden. Ich bin schon recht froh, daß ich noch meinen Kopf habe. Der war gefährlich, wissen Sie, der Stoß gegen den Kopf und dann das Blut.«

(Er spricht jetzt zum erstenmal über den »Schock«, den er sich selbst zugefügt hat.)

– »Ja, der Kopf ist noch drauf.«

Walter lacht und stößt mich dann sanft gegen das Kinn. Eine treffende Beschreibung des Gefühls, winzig, molekular klein zu sein, und der Angst, ein abhängiges »Mädchen« zu sein, finde ich in einem Brief, den er mir in jenen Tagen überreicht. Er beschreibt sich darin selbst als ein Molekül, das durch den Weltraum treibt, und sagt dann:

»Ich selbst bin ein gewaltiger Frauenhasser, schon von meiner frühesten Jugend an, und helfe lieber den Kontakt zwischen Mann und Mann zu festigen und einander gegenseitig zu nähren als den zwischen einer fremden Frau und mir. Als ich in die

›doopsgezinde kerk‹* aufgenommen wurde, habe ich es als eine gottverlassene Abscheulichkeit empfunden, daß ein weibliches Gemeindemitglied daherkam und sich auf die Kanzel wagte. An mir selbst habe ich es nicht ausstehen können, daß man mich für ein Mädchen hielt. Ich bin ein Mann, von holländischer Abstammung, ein Pfadfinder, und glaube an Gott, das Ebenbild des Menschen, nach dem wir Menschen geschaffen sind!«

Von nun an beginnt Walter in seinen Gebärden, seiner Haltung und seiner Verbalisierung gegen Abhängigkeit und eine leichte Femininität in sich selbst anzukämpfen. Er hat das eigentlich von Anfang an getan, aber ich habe mir darüber unzureichend Rechenschaft gegeben. Er hat jetzt etwa 30 Pfund zugenommen und sieht allmählich wie ein Baum von einem Kerl aus. Oft tritt er in militärischer Haltung ein und gibt mir einen übertrieben männlich kräftigen Händedruck. Er spricht von »ringen« und »herumtoben« und möchte so gerne ein paar Schimpfwörter ausstoßen. Er zeigt mir erfreut einige Haare auf seinem Kinn, und sein Sich-hingezogen-Fühlen zur Frau bringt ihn in Wut. Eines Tages sagt er mit einem Seufzer: »Warum hat die Schwester keine Fußballbeine?« Er beschreibt wiederholt seine ungeheuren Ängste vor seinen sexuellen Gefühlen, die ihn immer wieder verfolgt haben, aber die er oft in der Art mitteilt, daß ich den Eindruck habe, seine sexuelle Sehnsucht nach einer Frau werde zur Folge haben, daß er als Individuum verschwindet und gleichsam in die Gebärmutter zurückgesaugt wird.

4. *Das Thema Wut*

Ich habe noch wenig über Walters aggressive Entladungen gesprochen, aber sie ereignen sich fortwährend. Natürlich ist es nicht nur Zorn über alle Verwundungen und Niederlagen. Es ist da auch eine ungeheure Wut zur Abwehr seiner zarten Abhängigkeitsgefühle mir gegenüber, Gefühle, die ihn so sehr ängstigen.

Dem hat Walter wahrscheinlich die Elektroschocks am Anfang zuzuschreiben, denn ich nehme an, daß die, die mit ihm zu tun hatten, sich vor diesem äußerst gespannten Patienten fürchteten. Ich habe schon öfters das Gefühl gehabt, daß man

*»doopsgezind« ist die offizielle Bezeichnung der Mennonitensekte in Holland (Anm. der Übers.).

schizophrenen Patienten Elektroschocks nach dem Prinzip gibt: »Angriff ist die beste Verteidigung.«

Walter beginnt, mehr aggressive Gefühle gegen mich zu formulieren. Manchmal will er nicht zur Sitzung kommen und sagt: »Nun, ich habe verdammt nochmal keine Lust dazu, daß Sie's nur wissen.« Er gibt mir beziehungsreich zu erkennen, daß er »von seiner Folgsamkeit die Nase voll« hat.

Walter: »Na ja, ich würde Ihnen am liebsten einen Schlag ins Gesicht geben, einen Tritt in den Arsch. Sie schenken mir soviel Aufmerksamkeit, und dann kriege ich das Gefühl, daß ich soviel weniger bin. Ich will kein Mitläufer werden.«

Die Angst, zu Nichts zu zerfließen, fordert ihn zu heftigen Protesten heraus, wenn er sich an die Regeln im Saal halten muß. Er erlebt jede Regel (und es gibt einige recht unsinnige Regeln in dieser traditionalistischen Universitätsklinik) als eine starke Bedrohung seiner Autonomie. Manchmal kommt es zu heftigen Wutausbrüchen. In der Arbeitstherapie stemmt er einen Mann samt Stuhl hoch und läßt ihn dann fallen.

Er macht mir deutlich, daß er keine Möglichkeit hat, seinen großen starken Körper mit sich selbst zu füllen. Er ist auch sehr unzufrieden mit seinem Körper, überreicht mir wiederholt Zeichnungen seines Kopfes, der seiner Meinung nach zu rund und zu infantil aussieht:

»Ich habe einen runden Kopf, er ist zu flach.«

18. Juni: Walter tritt ein und pfeift laut auf den Fingern. Als er mir gegenübersitzt, fährt er fort, auf seinen Fingern zu pfeifen und blickt mich herausfordernd an, als ob er mir zeigen wolle, daß er frei und unabhängig ist. Dann sagt er: »Wenn ich sterbe und mein Körper von den Pflanzen aufgenommen wird und mein Kind ißt diese Pflanzen auf, ißt es mich auf, und ich verschwinde nicht.« Er erzählt mir, daß er hundert Kilo wiegen will, um »mehr Gewicht auf die Waagschale zu legen«. Er beschreibt seinen Körper als ein Kügelchen und fragt mich: »Habe ich neben meinem Körper auch noch ein Kügelchen, das alles steuert? Meinen eigenen Steuerapparat?« Dann sagt er wörtlich: »Habe ich ein Ich? Bin ich etwas Eigenes?«

Er drückt auch die Angst aus, daß er schließlich in diesem Krankenhaus im Bett dahinsiechen wird, und schlägt sich während der Sitzung wütend auf den Kopf.

»Ich will hier meinen eigenen Schaltkasten haben.«

Am 19. Juni unternehme ich mit ihm zum erstenmal einen Spaziergang durch das Krankenhausgelände. Walter scheint glücklich: »Es ist, als ob man lange in einem dunklen Winter gesessen hätte. Man denkt: Werde ich geblendet sein, wenn ich wieder im Sonnenlicht stehe?« Immer wieder sagt er: »Wie schön, wie schön.«

Und nach dem Spaziergang: »Jetzt kann ich es wieder drei Monate aushalten.« Und ehe er in den Saal hineingeht, sagt er: »Herr Doktor, ich wünsche Ihnen Kraft für Ihre Arbeit.«

20. Juni: Er tritt wieder pfeifend ein und beginnt, sich »wie ein Mann« eine Zigarette zu drehen. Dann sagt er beinahe lässig: »Na, worüber wollen Sie reden? Ich würde am liebsten radfahren, reden hat keinen Sinn. Ich habe Hunger nach Selbständigkeit. Das ist das allerwichtigste. Wenn ich selbständig wäre, wären alle meine Probleme weg. Ich will meinen eigenen Weg gehen. Wenn ich mit Ihnen reden muß, bin ich unselbständig, und trotzdem würde ich nicht wollen, daß Sie mich einfach weggehen ließen.«

In dieser Sitzung formuliert er zum erstenmal die Übereinstimmung zwischen der hier entstandenen Beziehung und zu seiner Mutter.

»Ich bin immer nur zu ihr gelaufen, aber wenn ich dort war, bin ich schnell davongelaufen. Ja, ich wurde schon auch böse auf sie, ich hätte am liebsten ihr Haus zusammengeschlagen. Verdammt und zugenäht. Früher schon, mit diesem Hemdchen. Ich konnte nicht mit Freunden spielen. Ich bin einfach dagestanden, ich habe nichts gesehen, Herr Doktor, nichts als das Innere des Hauses; das große Land, ich habe nichts gesehen.«

Walter erfährt nun das Gefangensein im Krankenhaus und die Beziehung zu mir immer mehr als einen Umklammerungsgriff.

27. Juni: »Ich glaube Ihnen nicht, weil ich mir, wenn Sie etwas sagen, denke: Soll ich es annehmen? Macht mich das nicht unselbständig?« Er bezeichnet sich während dieser Sitzung als »ein ferngesteuertes Flugzeug«, das auf dem Flugplatz von Menschen mittels eines Schaltkastens bedient werden muß. Ich fühle, daß ich in diesen Sitzungen etwas von den Quellen dessen zu begreifen beginne, was man in der Psychiatrie den Beziehungswahn genannt hat, das Gefühl, völlig von anderen gelenkt zu werden.

Ende Juni wird er in die geschlossene Abteilung zurückverlegt, weil man seine Wutanfälle fürchtet. Nach großer Mühe gelingt es ihm zu sagen: »Ich hasse Sie. Nehmen Sie mich nicht ernst.«

– »Drück es raus. Wirf es nur heraus.«

Walter: »Ich habe solche Angst vor meinen knallverrückten Gefühlen!«

Walter hat eine Art Antenne am Ohr und erklärt mir, daß er sie dort habe, um besser hören zu können. Er ist sehr verängstigt und befürchtet Kontaktverlust. Er erklärt mir, daß er Angst davor hat, im Krankenhaus ein »zahmes Karnickel« oder ein »faules Schwein« zu werden. »Ich will Fußballer werden, Berufsfußballer. Man muß immer aktiv sein und arbeiten.« Das sind schwierige Stunden, weil ich ihm nicht ganz unrecht geben kann. Die kleine Abteilung, in der wir arbeiten, bietet Walter wenig Bewegungsmöglichkeiten. Die Arbeitstherapie findet in einem Keller statt. Es gibt keine Wiese, auf der er »herumtollen« kann, nirgends einen Platz, wo er seine Wut und seinen Bewegungsdrang ausdrücken kann, mit denen er die Erfahrung, zu Nichts zu versanden, zu bekämpfen sucht.

7. August: Walter wehrt sich mit aller Macht dagegen, seine Gefühle auszusprechen. Er will nur über Fußball reden und über Freiheit, nicht über Gefühle. Dann beginnt er, seine Aggressionen gegen mich zu äußern. »Diese Psychiater, die heizen einen auf wie ein Kohlenfeuer, und dann treten sie einen aus wie ein Häufchen verbrannter Asche.« Er artikuliert ein ungeheures Mißtrauen gegen Psychiater. Gegen den Psychiater, dem er früher begegnete und der alles mit »feinen kleinen Buchstaben« aufschrieb, und den Psychiater in Amsterdam, der ihm einen Elektroschock gab. »Sie sind vielleicht um eine *winzige* Idee besser.« »Ich will zu Ihnen kommen, und ich will nicht zu Ihnen kommen.« Er bezeichnet seine Wünsche als Gefahr. Das lenkt ihn ab und macht ihn schwach. »Ich habe Angst, darüber zu reden, daß es mich in seinen Griff bekommt, daß es mich herabzieht. Deshalb will ich Fußballspielen und Schach und Dame. Ach, Herr Doktor, jetzt machen Sie doch mal endlich einen Punkt.«

13. August: Walter bringt ein Damebrett mit. Er setzt seinen Stein in die Ecke des Bretts und sagt:

»Schauen Sie, das ist der wichtigste Stein im Spiel. Der muß in der Ecke bleiben. Wenn er herauskommt, zwischen die anderen Steine, dann verpatzt er das ganze Spiel. Ich habe immer Schwierigkeiten bekommen, wenn ich aus meiner Ecke kam. Nein, ich muß in der Ecke bleiben. Mit Ihnen über meine Gefühle reden, ist aus der Ecke kommen. Das will ich nicht, das ist nicht gut. Ich muß meine Gefühle in einem goldenen Kasten aufbewahren.«

Walter drückt jetzt auch aus, daß ihn die Vorstellung, er würde mein Leben ungünstig beeinflussen, immer stärker ängstige. So wie er sich selbst durch die Menschen beeinflußt und unfrei fühlt, hat er auch Angst, daß er mich beeinflussen und unfrei machen werde.

Am 7. September ereignet sich etwas, was mir seine Angst in bezug auf seine Mutter noch deutlicher macht. Er hat von seiner Mutter ein neues Hemd bekommen und tritt protestierend und ängstlich ein: »Schauen Sie mal, Herr Doktor, ich denke nicht daran, mich da reinzuzwängen. Ich brauche meine eigene Hose. So kann ich nicht arbeiten. Ich habe ein Hemd und eine Spielhose von meiner Mutter bekommen.« Er spricht jetzt wieder von dem Hemdhöschen mit dem Vogel, das ihm in seinem dritten Lebensjahr das Gefühl gibt, ein Mädchen zu sein.

»Ich fühlte mich wie ein Mädchen. Ich will mein eigenes Hemd machen.«

Ende September ist Walter imstande, mit mir seinen zweiten Spaziergang durch das Gelände zu machen.

»Alles ist jetzt schön und frisch. Ich habe nichts davon gewußt, ich habe es früher nicht gesehen. Ich bin an allem mit meinem Rad vorbeigerast. Ich wollte nicht weich sein. Die Menschen dünkten mich so hart wie ein Knöchel. Ich habe mich selbst wie mit Eisenplatten verrammelt gefühlt. Ich fühlte mich wie jemand mit wenig Möglichkeiten. Ich sah alles tot. Aber jetzt ist überall Leben, jetzt fühle ich mich auch etwas anders. Ich fühle mich zu 1 Prozent gut. Ich darf doch Gefühle haben, oder, Herr Doktor? Ich darf doch zart sein?«

Eine zweite Wechselwirkung, die ich zwischen Walter und seiner Mutter erkenne, bietet mir erneut Einsicht in das, was sich zwischen ihnen abspielt.

Sie bringt zur Besuchszeit zwei Birnen für ihn mit und beginnt, eine davon zu schälen. Er ißt die Birne folgsam auf, und die Mutter will ihm auch die zweite Birne schälen. Da wirft er die Birne an die Wand. Später sagt er zu mir: »Ich wollte meine eigene Birne haben. Ich wollte meine Birne vor mich hinstellen und in einem Kästchen aufbewahren. Herr Doktor, so wird es *doch nie meine eigene Birne.*«

5. Das Thema Einsamkeit

Der Grad der Einsamkeit, dem man als Psychotherapeut begegnet, ist manchmal beängstigend. Die Psychoanalytikerin Frieda Fromm-Reichmann hat sich damit in einer ihrer letzten Veröffentlichungen beschäftigt[2].

Am 29. Februar, etwa anderthalb Jahre, nachdem ich Walter zum erstenmal begegnet bin, erzählt er mir in wenigen Worten etwas über das Ausmaß seiner Einsamkeit.

»Es gibt Variationen. Wenn man Note 6 hat, kann man noch weinen, aber mit einer 4 oder mit einer 3 kann man nicht mehr weinen. Dann ist alles erfroren, alles ist Granit.«*

Als ich jetzt meine Notizen darüber wieder lese, fällt mir auf, daß ich nicht vermerkt habe, was ich während dieser Sitzung erlebte. Diese in gleichsam stammelnden Formulierungen ausgedrückte Einsamkeit ängstigte auch mich. Walter erzählt mir nun auch, daß er das Gefühl hat, ich sei ein wenig ungeduldig. »Das ist Ihr Fehler. Sie wollen zu schnell. Aber dann bleibe ich länger hier. Ich habe noch sehr viele Probleme. Meine Jugend ist erst vier Sekunden alt.«

Während vieler Sitzungen erzählt er mir über diese Einsamkeit. Und meine Beschreibung würde zu lang, wenn ich das alles in seinen eigenen Worten wiedergeben wollte.

Mit seiner Einsamkeit werde ich am meisten während einer Phase konfrontiert, in der er sich sehr gestört verhält. Später stellt sich heraus, daß eine Schwester ihm mitgeteilt hat, ich träfe Vorbereitungen für meine Abreise nach Amerika. Da ich von dieser Mitteilung nichts wußte, war mir sein plötzlicher regressiver Zustand zunächst völlig unerklärlich.

Eines Tages werde ich von einer besorgten Schwester an sein Bett gerufen, wo er mit dem Gurt fixiert liegt. Er erzählt mir, daß er Angst davor hat, die Schwester sexuell angreifen zu müssen. Abends besuche ich ihn wieder und verbringe einen Teil der Nacht neben seinem Bett, weil er sagt: »Nicht mehr fortgehen, ich bin immer allein geblieben, ich bin immer zurückgeblieben.« Wieder habe ich das Gefühl, als ob er sich erst jetzt seiner

* Das holländische Benotungssystem läuft von Note 10 – beste Note – abwärts zu Note 1. (Anm. der Übers.)

Einsamkeit bewußt würde. Glücklicherweise erfahre ich, was man ihm mitgeteilt hat. Diese Sitzung, die ich an seinem Bett verbringe, bildet für mich in vieler Hinsicht die rührendste Erfahrung, vor allem, wenn er immer wieder das Wort »zwei« ausspricht, als ob er die Welt der Einsamkeit verlassen wollte.

Eine Woche später befindet er sich wieder in einem regressiven Zustand, der viel ernster zu sein scheint. Nachdem er wieder einmal ein Pferd gezeichnet hat und über seine Neugierde spricht, erstarrt er plötzlich und beginnt erneut Kot zu essen – wie er es nennt: »für sein eigenes Brot sorgen«. Rückblickend ist mir nun »klar«, daß Walter mir zeigen wollte, daß er mich nicht entbehren könne, weil er noch mitten in einer tiefen beängstigenden Problematik steckt. Er verstummt nun praktisch und wirkt sehr depressiv.

1. Mai: Er verweigert die Nahrung und liegt starr im Bett, zieht sich langsam aus: »Ich bin null Jahre.« Er sagt etwas von »ertrinken«, und später läuft er zusammengefallen, den Kopf zwischen den Schultern, durch den Gang. Ab und zu stöhnt er mit geschlossenen Augen. Er trinkt einmal seinen Urin und läßt sich manchmal zu Boden fallen. Ich muß zu dieser Zeit einige Tage verreisen, und er bleibt währenddessen katatonisch (steif), ohne große verbale Kontaktmöglichkeit. Er liegt im Bett, führt ständig die Finger der rechten Hand zum Mund und leckt sich die Hand.

Er beißt auch auf seine Finger und leckt an seiner eigenen Hand.

»Das finde ich angenehm.«

Mir fällt auf, daß Walter mit diesem Hervorbringen des eigenen Atemhauchs und der Nahrungsverweigerung ausdrückt, er habe sich in die omnipotente Kugel eines sich selbst nährenden, jegliche Abhängigkeit abweisenden Kindes zurückgezogen. Alle seine Gebärden sind langsam und unsicher. Sein Gesicht ist ausdruckslos und traurig. Er bewegt sich wie in einem Zeitlupenfilm. Er versucht manchmal wieder Kot zu essen und spricht sehr schuldbewußt über Essen.

9. Juni: Er erklärt sich nun etwas ausführlicher.

»Ich halte mir die Nase zu, um meine Atmung zu verbessern. Ich will eine neue Atmung, dann bin ich besser. Die Atmung war früher nicht gut. Zu viel einatmen und zu wenig ausatmen. Ich muß meinen Atem anhalten können. Ich will nach Hause.«

Drückt er hier erneut das Zurückweisen der Abhängigkeit aus? Die Stimme ist kläglich und dünn. Er spricht mit einem Minimum an Worten. Sein Alter gibt er mit zehn Jahren an. Er schenkt mir auch seinen Nachtisch, den ich neben seinem Bett aufesse. Später gibt er mir auch seine Schachtel mit gesparten Süßigkeiten. Er besteht darauf, daß ich die Schachtel behalte. Als ich mich bedanke, macht er eine lässige Gebärde, die wohl sagen soll: »Ach, lassen Sie's gut sein.«

Heute verstehe ich besser, daß Walter damit vermutlich ausdrücken wollte, daß er an meiner geplanten Abreise schuld sei. Er hat zu viel von mir genommen und versucht, mir etwas zurückzugeben. Am 24. Juni geht mir allmählich ein größeres Licht auf. Er liegt mit dem Gurt fixiert, ist sehr gespannt und macht fortschiebende Bewegungen.

Walter: »Ich habe Scheißgefühle. Ich habe schmutzige Gefühle. Ich bin von einem Dampf umgeben, durch den ich nicht durchkomme.«

– »Du fühlst dich schuldig.«

Walter: »Ja.«

– »Wofür denn?«

Walter: »Ich habe einer Katze den Hals umgedreht. Einer zufriedenen Katze. Ich bin ein Mörder. Ich darf das nicht tun. Dann fällt mein Kopf runter. Sie sind ein Japaner. Ich habe gedacht, daß Sie mich auch hassen, daß Sie mich vors Kriegsgericht schleppen würden.«

Dann macht Walter mir noch mehr klar:

»Nein, nein, nein!« schreit er. »Ich hasse. Das war es. Fürchterlich. Meine Atmung taugt nichts. Dampf.«

– »Komm, atme mir mal ins Gesicht.«

Walter tut es zögernd, und ich beruhige ihn: »Du siehst, dein Atem tötet mich nicht.«

Dann sagt er, indem er die Worte während des Einatmens ausspricht: »Ich hasse Sie wegen ihres glatten Mauls, und ich hasse die Schwester wegen ihres Gesichts. Ach, ich habe ein solches Paket von Haß.«

– »Gib es mir nur. Händige es mir aus.«

Walter legt mir jetzt das Haßpaket auf den Schoß, und noch eines, 1, 2, 3, 4, 5. Er legt fünfzig Pakete Haß auf meinen Schoß nieder. Dann spuckt er auf den Boden und spuckt in meine Hände. Jetzt beginnt Walter sprudelnd über den Haß zu sprechen. Den Haß gegen seine Stiefmutter, seinen Vater, seinen Bruder, seine Mutter, die Freunde, die ihn auslachten. »Ich bin immer allein geblieben, ich konnte nicht darüber reden.« Er spuckt weiter in alle Richtungen und sagt: »Ich fühle mich jetzt etwas leichter.«

Manchmal wird er in dieser dramatischen Sitzung für kurze Zeit steif, aber das läßt sich schnell durchbrechen. Nun verstehe ich mehr. Ausatmen wird von ihm erfahren, als stoße er giftige Dämpfe aus. Wir wischen am Ende dieser Sitzung den ganzen Speichel am Boden auf.

Am 30. Juli 1960 geht es Walter viel besser, und er spricht wieder ganz geordnet. Er sagt: »Wie können wir über anomale Dinge sprechen, wenn ich nicht einmal das Normale weiß.« Dann erklärt er mir, wie er in Indonesien eigentlich nur zwei Buben kannte, die javanisch sprachen und die manchmal nur fünf oder zehn Minuten bei ihm blieben. »Ich sagte nichts. Ich wollte schon was sagen. Ich bin so lange in der Sahara gelaufen.«

Wieder fällt mir auf, daß ich in dieser Sitzung nicht auf das Zentralproblem eingehe, auf seine Angst nämlich, von mir verlassen zu werden. Es ist klar, daß ich dieses Problem wegen des Widerstandes in mir selbst meide. Ich kann vermutlich den Gedanken nicht ertragen, welchen Grad von Wichtigkeit ich für Walter habe (und er für mich). Allerdings fällt mir auf, daß ich während dieser Zeit viel Kontakt mit meinem Kollegen John Waage suche und mit ihm ausführlich über die Therapie spreche in dem Bestreben, für Walter einen Nachfolgetherapeuten nach meiner Abreise zu finden, die im Juli 1961 erfolgt.

6. Das Thema sexuelle Gefühle

Während einer Sitzung setzt sich Walter verstört zum Zeichnen (er zeichnet einen Schlittschuhläufer) hin, und nach einer langen Stille fragt er ganz nebenbei: »Warum lassen Sie mich eigentlich nicht gehen?« Dann sagt er:

»Ich habe Angst, daß Sie mich nach Veenhuizen mitschleppen, mich dort ins Heim stecken. Ich will ein normaler Junge bleiben. In dieser Welt will ich nicht leben, nur studieren, in der Idealwelt, wo ich nicht muß, nicht abhängig bin, nicht zu essen brauche, keine Frauen, völlig frei, ganz weit zu laufen oder lange irgendwo stillzustehen.«

Er läuft im Zimmer auf und ab.

»Ich will nicht denken. Mathematik.«

Dann kommt es:

»Diese Burschen beim Militär waren so unnormal. Sie haben über Geilheit geredet. Sie legten sich aufs Bett, und dann taten sie ... sie sagten ... so was wie Appetit auf eine Frau. Ich habe Angst. Ich will ich selbst sein.«

– »Es ist schwierig, nicht wahr, Soldat, diese Gefühle anzuerkennen?«

Dennoch beginnt er jetzt allmählich mehr von sexuellen Gefühlen zu sprechen, die ihn immer bedroht haben. Sie stehen in absolutem Widerspruch zu seiner Identität mit einem »Engelchen« und einem »reinen, unschuldigen Kind«, und er scheint manchmal auszusprechen, daß das Überwältigtwerden von Sexualgefühlen für ihn so etwas wie eine »Schlüssel-zur-Hölle-Erfahrung« darstellt.

»Ich will nichts von diesem sexuellen Zeug tun, das ist anomal. Samen, das sind doch Millionen. Wo geht er hin, in die Erde oder in den Himmel? Es ist eine Eiweißverbindung. Vergeht er? Ich will kein anderer werden. Ich will zum Beispiel nicht plötzlich so ein Hansdampf auf allen Fotzen werden oder ein Tier.«

Jetzt wird Walter deutlich gespannt.

»Ja, ich hasse schon. Sie in Stücke schneiden, den Kopf runterreißen und ein Bein ausreißen, den Hals abschneiden. Sie dürfen mich nicht festkleben. Ich muß beweglich bleiben. Ich darf nicht an ihren Hintern ran.«

Der wachsende Kontakt ermöglicht eine Vertraulichkeit, die Walter zum Aussprechen seiner sexuellen Gefühle und Gedanken bringt. Das Eingeständnis, so etwas wie sexuelle Gefühle zu haben, Worte auszusprechen wie »Samen« und »befruchten«, erlebt er als ein Umgeformtwerden durch mich, der ihn zu diesem Aussprechen verführt hat. Darum: »Ja, ich will Ihnen eigentlich den Hals abschneiden, aber ich glaube, daß Sie mir jetzt auch den Hals abschneiden werden, daß etwas Fürchterliches geschehen wird.«

In dieser Sitzung treffen mich wieder die Angstausbrüche, die mit den Erinnerungen an die Erfahrungen beim Militär und mit dem nunmehrigen Nicht-Fortschieben und Nicht-Leugnen, dem vertraulichen Mitteilen Hand in Hand gehen. Er erfährt mich plötzlich als jemanden, der ihm den Hals abschneiden will zur Strafe dafür, daß er sexuelle Gefühle hat.

»Es kam, als ich sechzehn war, in Utrecht, als ich im Krankenhaus war. Ich faßte meinen Pimmel an, und dann kam Geilheit heraus … Dieses Zeug. Da dachte ich: Jetzt ist alles aus, alle Erwartungen, ich selbst zu sein. Ich war zehn Monate in einem Internierungslager. Ich hatte zwar Minderwertigkeitsgefühle, aber das war nicht schlimm. Ich konnte denken, Mathematik, allein bleiben. Aber dann kam das.« Er erzählt mir, daß er in einem der Lager bereits sah, wie Jungen einem Mädchen ihr Geschlechtsorgan zeigten.

»Weil der Samenerguß in dem Augenblick kam, als die Psychiater mit mir in Utrecht sprachen, habe ich gemeint, daß das alles von dem Gerede der Psychiater kommt. Das war der Grund, warum ich nicht mit Psychiatern reden wollte. Mit Ihnen auch nicht. Ich wollte schon darüber reden, aber es war zu früh. Jetzt denke ich, daß Sie denken: ›Das ist die Höhe – du schlechter Bursche‹, daß Sie schlecht von mir denken.«

Was immer die Gründe für seinen Zusammenbruch im Alter von sechzehn Jahren sein mögen, klar ist, daß die nicht mehr aufrechterhaltene Leugnung des Geschlechtstriebs von ihm als eine Katastrophe erlebt wird. Er wird sich auch der Tatsache bewußt, daß die Anerkennung des Geschlechtstriebes unweigerlich ein Hingetriebenwerden zum anderen und eine Abhängigkeit mit sich bringt.

13. Februar: Er spricht positiv über die Entwicklung, die sich zwischen uns vollzieht.

»Ich will eigentlich doch mehr von der Frau wissen. Eine Frau ist nicht nur eine Fotze. Ich habe nie gesprochen, habe mich auch nie zu sprechen getraut, weil ich meinte, daß ich nicht sprechen könnte. Wenn ich jetzt mal kurz meinen Schwanz anfasse, dann kommt Samen heraus. Ist das gut? Er funktioniert gut, aber … Ich will auch nicht mehr in die Wirklichkeit, lieber in die Phantasiewelt. Da kann man über Motoren und Mathematik nachdenken. Ein Motor hat keinen Schwanz.«

Es stimmt tatsächlich, daß Walter eigentlich erst in dieser psychotherapeutischen Behandlung zu sprechen angefangen hat. Soweit ich es beurteilen kann, ist er bis zu seiner Aufnahme ein sehr stiller Junge gewesen, und was mich in meiner Begegnung mit ihm überrascht hat, ist seine Fähigkeit, seine Schwierigkeiten trotz dieser Isolierung so klar zu formulieren.

»Ich habe keine Lust zu reden. Ich lasse mich nicht verladen. Reden ist schlecht, Veränderung ist schlecht. Stellen Sie sich vor, daß ich wieder anfange, dann geht alles von vorn los. Ich verliere auch die *Sicherheit*, daß die Welt faulig ist. Wenn ich französisch spreche, dann bin ich ein Franzose, dann bin ich nicht mehr Walter. Wenn ich mich so verändere, dann habe ich mein Ich verloren.«

Hier erklärt Walter deutlich, wie der Kontakt zwischen uns und das Anschneiden des Themas der Sexualität eine unerhörte Veränderung bei ihm zu bewirken droht. Ich erkenne in dieser Phase eigentlich seine wachsende Angst davor nicht ausreichend.

Er bleibt während dieser Sitzung stehen.

»Ich will nicht sitzen, dann kommen mir Gedanken, Erektion. Dann bin ich stärker sexuell. Ich stehe – und dann einfach reden. Richtig weiterdenken.«

Er nimmt jetzt militärisch stramme Haltung ein. »So bin ich Walter. Ich selbst.« Er ist in dieser Sitzung sehr ängstlich und spricht wirr, ohne Punkt und Komma.

»Ich will ein Junge sein, gut, ich selbst. Ich war verzweifelt mit fünfzehn, ich glaubte, ich wäre der einzige, ein Lump. Kann ich es jemals aus meinem Hirn herauskriegen? Sehen Sie, ich war in der Schule so verzweifelt, denn ich konnte nicht mehr denken. Die Gefühle sind in mein Hirn gestiegen. Beim Militär war es ganz schlimm.

Sexualität ist schlimmer als Mord. Ich will keine Freundschaft mit Ihnen. Diese Gefühle müssen weg. Sie werden aus meinem Kopf rausgepreßt. Wollen Sie mir eine runterhauen? Wollen Sie raufen?«

Ich erkläre Walter ziemlich derb, daß ich ihn gut finde, wenn er sexuelle Gefühle zeigt.

»Wirklich? Aber das ist ... das ist ... Ich habe gemeint, daß Sie mich dann sofort in eine Anstalt schicken würden. Finden Sie es denn nicht schlecht? Das ist sehr wichtig. Ich habe nicht gewußt, daß die anderen Jungen es auch hatten. Dann will ich keine Feindschaft mit Ihnen. Ja, ich muß meinen Schwanz anfassen. Wie soll ich auch sonst pinkeln? Früher war mein Schwanz wohl ein Freund, als Urin rauskam, aber später nicht mehr.«

Die nächsten Male zeigt er mir immer wieder, daß er ein »Engel« und »Pfadfinder« sein will und daß er Todesangst davor hat, meine Achtung und Liebe zu verlieren, wenn er mir zeigt, »wie schlecht« (das heißt sexuell) er ist. Seine sexuellen Gefühle zwingen ihn auch zum Erwachsensein, und davor schreckt er zurück.

»Sie sind zu einseitig. Ich denke an die Zukunft, die Schule und meine Arbeit. So komme ich nicht weiter. Es macht mir Angst.«

Ich erkläre ihm wieder den Kampf, den er gegen sich selbst führt, gegen seinen Körper, seinen männlichen Körper, gegen den Geschlechtstrieb.

»Meine Güte, Sie können da so einfach drüber reden. Kommen Sie sich jetzt nicht schlecht vor?«

Ich gebe ihm das Beispiel eines Reiters und eines Pferdes, das durchgeht, und er antwortet begeistert:

»Ja, sehr gut, wenn das Pferd durchgeht, dann bin ich nicht mehr da. Mein Gehirn, das ist der Reiter, und dann füllt sich alles mit Sexualität. Das war auch so vor dem Samenerguß. Ich war voll von solchen Gedanken. Ich lag im Bett, und ich kämpfte dagegen.

Wissen Sie, ich habe auch gedacht, daß man es in meiner Stimme hören könnte, im Zittern meiner Stimme.«

– »Hast du deswegen früher deinen Mund vor der Sitzung mit Wasser ausgespült?«

Walter: »Ja, genau. Ich habe so große Angst davor. Todesangst. Ich glaubte, ich wäre der einzige. Ich glaubte, ich wäre verrückt.«

Am Ende des zweiten Jahres ist Walter imstande, mir völlig geordnet große Stücke aus seiner Erlebnisgeschichte zu erzählen, von seinem zweiten Lebensjahr bis zur letzten Phase beim Militär. So erzählt er mir von der schreckenden Entdeckung des Geschlechtsorgans eines Mädchens im Waisenhaus.

»Sie fragte, ob ich ein Stöckchen reinschieben wollte. Mein Herz, ach mein Herz. Ich hatte solche Angst, daß sie sterben würde. Nein, daß ich sterben würde. Mein Herz schlug so.«

Den Kampf gegen die anstürmenden Sexualgefühle im Waisenhaus beschreibt er in zahlreichen Varianten.

»Es war so ein unerhörtes Minderwertigkeitsgefühl, vor allem als ich diese Gedanken bekam. Ich glaubte, daß ich nicht normal wäre, ein Lump, ich war in der Schule verzweifelt, denn ich konnte nicht mehr denken. Ich wollte richtig denken, lernen, etwas leisten, aber diese Gefühle stiegen mir ins Hirn.«

Walter spricht hier aus, daß er das Paradies des »Nicht-sexuell-Seins« mit fünfzehn Jahren verlassen mußte. Ich lasse ihn wieder selbst zu Wort kommen.

»Dann kamen die sexuellen Gefühle, und meine Wahrnehmung machte aus Hanny, einem Menschen, plötzlich ein Mädchen. Auf einmal sah ich Sexualapparate statt Menschen. Das war falsch und schlecht. Ich konnte es nicht mehr aushalten. Und dann, auf dem Höhepunkt, als ich sechzehn war, begann die Illusionswelt wieder. Ja, es war wohl eine Flucht, zurück in mein zweites Lebensjahr, eine Flucht. Die Wirklichkeit war mir zu angstvoll, aber diese Illusionswelt wurde immer stärker und stärker, und davor bekam ich solche Angst. Ich wurde verrückt. Darum kam ich in die Klinik, aber niemand hat mich verstanden. Ich kam schnell aus dem Krankenhaus heraus und änderte mich kein bißchen. Die Illusionswelt wuchs, und so ist es geblieben, bis ich mich mit dem Beil schlug.

Und jetzt komme ich wieder in die Wirklichkeit zurück. Ich bin schon manchmal hin- und hergegangen von der Illusion in die Wirklichkeit!«

Diese kurze Zusammenfassung ist deshalb so besonders treffend, weil sie enthüllt, was mir immer wieder bei der Psychotherapie schizophrener Patienten aufgefallen ist: das Faktum, daß das, was wir psychotische Welt oder »Psychose« nennen, in vieler Hinsicht die Rückkehr in eine Welt bedeutet, die bereits sehr früh existierte und die reaktiviert wird, wenn die Forderungen der Wirklichkeit später nicht mehr erfüllt werden können.

Trotz seiner Angst spricht er weiter und nennt mir die Vornamen von Mädchen, mit denen er doch einen gewissen Kontakt gehabt hat.

»Maria hatte eine hübsche Figur. Ich war ... völlig ratlos. Ich habe sie auch geküßt. Ich fühle mich wie ein Geschoß von einem Ende zum anderen fliegen.«

– »Was meinst du damit?«

Walter: »Das eine Ende ist die Phantasiewelt und das andere die wahre Welt. Ach, ich habe solche Sehnsucht nach Maria gehabt, es kitzelte rechts und links in meiner Brust.«

Es scheint, als ob das Sich-Bewußtwerden und Mit-mir-Teilen ihm auch zum erstenmal den Grad seiner Einsamkeit und Isolierung bewußter macht.

»Ach, ich möchte so gern dazugehören. Schau, daß du Anschluß findest, haben sie beim Militär gesagt. Ich wollte so gern, aber ich konnte nie. Ich mußte auf die Menschen zukommen, aber ich habe meine eigene Stimme noch nicht, meinen eigenen Charakter. Wie finden Sie meinen Körper?«

– »Einen ausgesprochenen Walter-Körper.«

wichtig!

Walter (lacht erfreut): »Ja, Sie sind ausgesprochen Doktor Foudraine.«

Mir wird allmählich auch klar, daß die Angst vor der Sexualität eng mit seiner völligen Isolierung verknüpft ist. Er hat offensichtlich nie mit jemandem über seine sexuellen Wünsche sprechen können.

Seine Angst wächst stetig, trotz meiner Erklärungen, daß sich das Pferd zähmen lasse. Er läuft weiter während der Sitzungen hin und her und wagt sich offensichtlich nicht zu setzen. Beim Hin- und Hergehen bewegt er wild die Arme, wie in einem Versuch, Bewegungsfreiheit zu behalten und nicht zu erstarren. Es ist, als zweifle er, ob er in dieser Entwicklung fortfahren oder in seine Phantasiewelt zurückflüchten soll.

Trotzdem erzählt er mir, daß er mehr Bart haben will und jetzt auch rasiert werden möchte. Die Schwestern im Saal haben jetzt keine Fußballbeine mehr (diese Leugnung ihrer Weiblichkeit hat er aufgegeben). Aber seine Sexualgefühle bedrohen ihn weiter. In Augenblicken, in denen er sich zu einer Schwester hingezogen fühlt, glaubt er, die anderen errieten seine »bösen Gedanken«. Dennoch notiere ich am 23. März meinen Eindruck, daß ich allmählich zu einer »Einheit Walter« spreche. Walter hat sich sichtlich verändert.

In meinen Notizen finde ich: »Er wird normaler, menschlicher.«

Ein Gespräch über die sexuellen Gefühle beginnt er meist damit, daß er eine magische Formel ausspricht: »Wir müssen die gemeinsamen Gemeinschaftsinteressen wahren.« Diese Formulierung verwendet er immer, wenn es zum Aussprechen eines sexuellen Gefühls oder einer Erfahrung kommt, und mir wird allmählich klar, daß er immer Angst hat, unser »gemeinsames Gemeinschaftsinteresse« drohe durch das Reden über seine sexuellen Gefühle zerstört zu werden und ich würde ihn wegen seiner Offenherzigkeit, daß er mir seine Fleischlichkeit gezeigt hat, bestrafen. Beim Militär erzählten die Soldaten schmutzige Witze, und der sexuelle Aufklärungsfilm schlug wie eine Bombe ein. Alles war von Sexualität durchzogen. Wenn ein Soldat sagte: »Ich möchte mein Maschinengewehr am liebsten in den Berg leerschießen«, war das sexuell.

Er beginnt zögernd, die »schmutzigen Worte« auszusprechen. »Wonnepfropfen«, der »Genußbolzen«. Er erklärt mir auch, warum er Speichel aus seinem Mund laufen ließ, eine Erscheinung während eines seiner regressiven Zustände. Er erlebte Speichel als Samen und Sprechen als Ejakulation. Dabei erklärt er mir nun auch, daß er über die Onanie hatte sprechen wollen, aber daß das seinem Gefühl nach unweigerlich eine strafende, sehr abweisende Haltung bei mir hervorrufen würde.

Ganz zögernd und mit großer Angst testet er meine Reaktion. So tritt er einmal ein, und während er mich unverwandt anblickt, läßt er die Hand in seine Hose gleiten und betastet sein eigenes Geschlechtsorgan. Er erzählt mir, noch ängstlich, aber mit einem Anflug von zuversichtlich neu erworbener Männlichkeit den ersten »schmutzigen Witz«: »Abdullah läßt die Männer nackt antreten. Da kommt ein schöner Freund . . .« (Ich runzle jetzt die Stirn, lächle und ziehe die Augenbrauen hoch.) »Na ja, Herr Doktor, nein, kein Freund – ein Frauenzimmer, und die hat ein großes Schwert. Kein Geschlechtsorgan wird steif, nur das des vordersten Soldaten. Die Frau hackt es ab. Da fängt der Soldat an zu lachen. Das Geschlechtsorgan ist nicht seins, sondern das von Abdullah, der im hintersten Glied steht.«

Es zeigt sich, daß Walter diesen Witz nicht umsonst erzählt hat; er bildet den Anlaß für ein unverhüllteres Bekenntnis von Kastrationsangst.

»Mit siebzehn hörte ich eine Stimme, die sagte: ›Es ist gut, tu es nur, man darf es wirklich.‹ «

– »Eigentlich war das die Stimme deiner Wünsche, ein gesundes Stück deiner selbst.«

Walter: »Ja, ja, natürlich.«

Gleich darauf nimmt er ein Stück Papier und zeichnet das Geschlechtsorgan, das mit starken Bändern (er nennt sie die Ligamente) an seinem Knochengerüst befestigt ist. Er drückt aus, daß er Angst gehabt hat, das Geschlechtsorgan zu verlieren, oder daß es abgeschnitten würde.

Obwohl er nun doch schon viel mehr über Mädchen zu reden wagt und auch Fotos von Mädchen ausschneidet, die er »fünffach vergrößern« will, bleibt er noch sehr ängstlich und sagt: »Ich bin eine Frau. Ich habe eine Gebärmutter. Ich will nicht auf die Männerseite. Wenn ich ein Mädchen wäre, hätte ich Freundinnen gehabt, und ich könnte an sie herankommen. Wenn ich an meinen Pimmel kam, hatte ich immer das Gefühl: Der gehört mir nicht.«

Nun stellt er klar den Zusammenhang zwischen der Mädchenkleidung und der Verwirrung über seine Geschlechtlichkeit her.

2. August: Heute morgen ist Walter imstande, mir mitzuteilen, daß er masturbiert hat. Er hat erst das Geschlechtsorgan mit Zahncreme eingeschmiert »zum Auffrischen«. Er spricht viel freier über Onanie, sagt, daß er sein Geschlechtsorgan für sehr groß hält: »Eigentlich ganz gut, oder? Ich habe die Masturbation als ein Ventil erlebt, ich habe mich erfrischt gefühlt.«

Aber am nächsten Tag, als ich zufällig die Arbeitstherapie besuche, ist er wieder angstvoll-erregt, tritt nach mir und verletzt sich. Nach großem Zögern erzählt er mir, daß er gestern, nicht mit Zahncreme, sondern unter der Dusche (er muß immer noch die Sünde abwaschen), masturbiert hat. Dabei hörte er draußen jemanden sagen: »Das ist wieder mal Walter«, und ein ungeheures Schuldgefühl überkam ihn.

Als er mich in der Arbeitstherapie auftauchen sah, hatte er Angst vor Strafe, und die Werkzeuge in der Arbeitstherapie bekamen plötzlich den angsterregenden Charakter von Folterwerkzeugen.

Walters Mutter besucht ihn regelmäßig, und ich führe viele Gespräche mit ihr. Auch sehe ich die beiden manchmal zusammen. Der Vater besucht ihn nur einige Male, aber als Walter den Wunsch äußert, eine kurze Ferienzeit bei seinem Vater verbringen zu dürfen, und Vater und Sohn ein klärendes Gespräch miteinander führen, in dem Walter seinem Vater zum erstenmal viel über sein Leben erzählt, verläßt er erstmals das Krankenhaus.

Es entsteht jetzt eine schwierige Situation, weil der Vater mich nach einer Woche anruft und nicht dazu zu bewegen ist, seinen Sohn ins Krankenhaus zurückzubringen. Er will aber alles unternehmen, um den psychotherapeutischen Kontakt fortzusetzen.

In den folgenden Gesprächen mit Walter habe ich das klare Gefühl, daß etwas von unserem Kontakt zerbrochen ist, und mir scheint, daß Walter sich vermutlich von mir im Stich gelassen gefühlt hat, als ich seinem Vater erlaubte, ihn in den Ferien bei sich aufzunehmen. Der erste Kontakt mit Altersgenossen aus der Nachbarschaft des Hauses seines Vaters zeigt deutlich, welche großen Schwierigkeiten ihn noch erwarten.

Zu allem Übel macht seine Großmutter, die Mutter seines Vaters, es ihm nicht leicht, weil sie Walter zu einem Magnetiseur schleppt. Er wagt nicht, sich zu weigern, aber er ist eigentlich wütend. »Das ist doch keine Art, Herr Doktor.«

Beim Magnetiseur hat er natürlich viel Angst ausgestanden. »Ich dachte: Jetzt macht er doch wieder ein Mädchen aus mir.«

Am 1. Oktober scheinen die Enttäuschungen immer größere Ausmaße anzunehmen, und er fängt wieder von der Einmannwelt zu sprechen an: »Ein gerader Weg, das ist mein Lebensweg, ein Stück Brot in der Tasche zum Essen und ein Gewehr zum Jagen.«

Die Unfähigkeit, leicht Kontakt herzustellen, daß die Menschen nicht auf ihn zukommen, daß die Mädchen unerreichbar scheinen, all das gibt ihm ein Gefühl der Ohnmacht. Trotzdem erkennt Walter klar die Gefahr einer Rückkehr in seine Phantasiewelt: »Es schließt einen ab von der Wirklichkeit, es ist gefährlich, o ja, das weiß ich schon.«

Am 7. Oktober habe ich die letzte Sitzung mit ihm. Während einiger Sitzungen war er niedergeschlagen und still. Manchmal wurde diese Stimmung von einem einzelnen Satz durchbrochen, wie: »Ich bin ganz gesund« und: »Ich will mehr Freiheit, meine Welt ist zu klein.« Dann zeigt sich, daß er gegen Sexualwünsche und die Masturbation ankämpft: »Wenn man es anfaßt, beginnt die Sünde.« »Ich bin müde und traurig, ich glaube, daß sie mich nicht im Fußballverein haben wollen, weil ich so bin. Ich habe Angst, daß Sie mich hinauswerfen oder denken: ›Was für ein hoffnungsloser Bursche.‹«

Er macht mir deutlich, daß er eigentlich doch in die Zeit vor der Geschlechtlichkeit, in die Kindheit zurück will. Ich versuche, ihm zu erklären, wie sehr er sich noch gegen sein unerbittliches Wachstum sträubt.

Walter: »Wachsen? So habe ich die Sache nie angesehen. Wachstum. Ach ja, Wachsen.«

Und später während der Sitzung:

»Aber früher war ich unabhängig, Herr Doktor, und jetzt bin ich abhängig. Denn wenn man die sexuellen Gefühle akzeptiert, dann hat man Wünsche, also ist man abhängig.«

Ich wollte in dem ganzen Vorhergehenden etwas von dem veranschaulichen, was sich in dreieinhalb Jahren abgespielt hat. Viel konnte ich nicht berichten. Meine eigenen Gefühle während dieses Ringens waren sehr intensiv. Die letzte Phase war schmerzhaft für uns beide.

Walter konnte sich eine Zeitlang außerhalb der Klinik behaupten, fand eine Stellung, wurde jedoch eines Abends angetroffen, wie er verzweifelt an einer Gracht stand, und er wurde daraufhin wieder eingeliefert.

Zu dieser Zeit bereitete ich meine Abreise nach Amerika vor. Nach meiner Abreise hatte er es sehr schwer, landete in der

Isolierzelle, lebte aber auf, als er schließlich in die psychiatrische Anstalt verlegt wurde. Er kam dort unter die Obhut eines Freundes und Kollegen. Auch die beiden sprachen viel miteinander, unter anderem über die Trennung und das Verlassenwerden, das meine Abreise nach Amerika für ihn bedeutet hatte.

Eine Zusammenfassung und ein Theoretisieren über unsere Beziehung scheint mir überflüssig. Die Tiefe von Walters Einsamkeit, seine Verwirrung über seine geschlechtliche Identität, das Ausmaß seiner Ich-Schwäche und seine Angst vor sexuellen und aggressiven Gefühlen, das Problem der Symbiose und so vieles mehr – jeder Interessierte wird in meinem Bericht Aspekte erkennen, die sich mit vielen psychoanalytisch-theoretischen Anmerkungen versehen lassen, und in der Literatur die Bestätigung dafür finden.

Ich habe viel durch ihn begriffen. Außer dem einen: wie man ihn anfänglich so »behandeln« konnte – mit den »feinen kleinen Buchstaben« und ... Elektroschocks.

Anmerkungen

1. Aus den vielen wichtigen Abhandlungen, die über Abhängigkeitsangst geschrieben wurden, wähle ich eine Veröffentlichung aus: H. F. Searles: Dependency processes in the psychotherapy of schizophrenia. In: Collected papers of schizophrenia and related subjects. 1965.
2. F. Fromm-Reichmann: On loneliness. In: Psychoanalysis and psychotherapy. Selected papers. Chicago 1959.

Dem Leser wird klar geworden sein, daß es nicht gerade immer leicht gewesen ist, einen eigenen Weg innerhalb einer traditionellen psychiatrischen Universitätsklinik zu verfolgen. Das Pflegepersonal – das übrigens hart arbeitete – begriff von meiner Beziehung zu Walter wenig oder nichts. Wenn sie mich mit ihm zusammen unter Mitführung seines Stuhlgangs zur Toilette gehen sahen und wir hinunterspülten, währenddessen sie Fetzen unserer für andere völlig unverständlichen Dialoge auffingen, müssen sie wohl gedacht haben: »Wer ist hier verrückt? Er oder sein Patient?« Außerdem fiel meinen Ausbildern allmählich meine Weigerung auf, mich am »Klassifizieren« und am Ausfüllen von Krankenblättern zu beteiligen. Ich wurde zum Professor zitiert, und man hielt mir vor, ich solle nicht »John Rosen« spielen, sondern mich an die Spielregeln der Klinik halten. Durchaus keine ungefährliche Situation, denn es war die erste Drohung, die meine Spezialisierung zum Psychiater gefährdete.

Jetzt, wo ich das beschreibe (1970), habe ich eine neuere Veröffentlichung von Rosen zur Hand, in der er eine amüsante Anekdote erzählt.

Rosen selbst arbeitete 1943 als Assistent in der Psychiatrie im Brooklyn State Hospital. Zu jener Zeit war die Elektroschockbehandlung die »große Entdeckung« zur »Behandlung« psychotischer Menschen. Rosens Versuche, die psychoanalytischen Erkenntnisse anzuwenden, hielt man für lächerlich! Rosen beschreibt, wie sich die Angehörigen dieses Krankenhauses damit brüsteten, daß bei ihnen mehr Elektroschockbehandlungen vorgenommen würden »als in jeder anderen Anstalt der Ostküste«! Rosen, der zunächst ebenfalls Hunderte von Elektroschocks vornahm, versuchte den psychotischen Menschen zu verstehen und begann mit psychoanalytisch orientierter Psychotherapie. Dabei bekam er Schwierigkeiten. Ich zitiere:

»Während eines denkwürdigen Gesprächs mit mir schlug der Chefarzt mit der Faust auf den Tisch: ›Ich will hier im Krankenhaus nichts von diesem freudianischen Geschwätz wissen. Von jetzt an nehmen Sie nur körperliche Untersuchungen vor – Urin, Lumbalflüssigkeit und Blut und mehr nicht.‹«[1]

Für wie »riskant« man die rein psychologische und psychotherapeutische Behandlungsweise des psychotischen Menschen hält, fand ich auch in einem Zitat von Schultz-Hencke. 1952 schreibt der sechzigjährige Psychiater, der bereits 1913 mit der Psychotherapie psychotischer Menschen begonnen hatte: »So will ich dann auch einmal ruhig sagen, was ich über die fernere Entwicklung der Psychiatrie vorauszusehen glaube. Ich weiß sehr wohl, daß ich meinen guten Ruf, soweit ich ihn habe, damit in gewisser Weise riskiere. Ich weiß, daß man mir sehr heftig widersprechen wird. Aber ich bin der Meinung, es geht hier eben wirklich um die Zukunft der Psychiatrie, und jeder, der darüber etwas Fundiertes glaubt sagen zu können, sollte sich an der heutigen und an der kommenden Diskussion beteiligen. Ich werde mich bemühen, so genau wie nur immer möglich, zu entwickeln, was ich meine, und zu schildern, was mir vorschwebt. Ich wüßte nicht, was ich als nunmehr Sechzigjähriger Besseres tun könnte, als die in einer mehrere Jahrzehnte dauernden analytisch-psychotherapeutischen Tätigkeit erworbenen Erfahrungen in den Dienst auch der psychiatrischen Forschung zu stellen. Darüber hinaus aber weiß ich, daß ich auf diese Weise den jungen Ärzten, der jungen Generation, manche Last abnehmen werde.«

Er setzt seinen »guten Ruf« aufs Spiel und schreibt ein Buch, das tatsächlich vieles enthält, was in einer künftigen Psychiatrie zum Tragen kommen kann[2]. Daß er einer jüngeren Generation mit seinem Buch die Last eines Berges von Vorurteilen über die »Schizophrenie« abnehmen könnte, hat sich leider als unrealistischer Optimismus erwiesen.

Um auf die Situation zurückzukommen, in der ich mich befand, so entdeckte ich lediglich eine Strategie zur Abwendung der »Gefahr«. Ich beschloß, die in der Klinik veranstalteten Referatsabende zu benutzen, um meiner wachsenden Überzeugung und meinen psychotherapeutischen Erfahrungen mit Karl, Walter (und anderen, mit denen ich inzwischen begonnen hatte) Ausdruck zu verleihen. Kurzum, »Vorträge halten« schien mir die geeignetste Art, um gleichsam »zwischen den Zeilen« meine Meinung zu äußern. Ich habe diese Vorträge wiedergefunden und wollte ursprünglich zwei davon im Wortlaut vorlegen, aber bei näherer Einsicht schien es besser, Form und Inhalt zu ändern und einige klärende Fußnoten anzufügen.

Ich gebe also nun etwas Basisinformation.

Der Begriff »Schizophrenie« stammt von Eugen Bleuler, der

1911 ein Buch veröffentlichte: ›Dementia praecox oder Gruppe der Schizophrenien‹[3].

Der Begriff »Dementia praecox«[4] war schon früher von Kraepelin verwendet worden. Dieser machte es sich zur Lebensaufgabe, Menschen, die sich verrückt verhielten, äußerst genau (aber mit Abstand) zu betrachten und zu belauschen. Kraepelin[5] hatte sich vorgenommen, eine Art Lehrbuch psychiatrischer »Krankheitsbilder« zu schreiben, und er hoffte, daß all diese Krankheitsbilder nach dem Muster der körperlichen Krankheiten jeweils ihre eigene Verlaufsform und Entstehungsweise (Ursache) hätten. Er dachte an körperliche Ursachen (eine Art Stoffwechselstörung). So beschrieb er Menschen, die jeden menschlichen Kontakt zurückwiesen und in der psychiatrischen Anstalt allmählich völlig isoliert dahinvegetierten. Das nun nannte er »Demenz« (in Anlehnung an die Demenz, die bei Greisen infolge eines Schwundes von Hirngewebe entsteht). Aus diesen Beschreibungen wurde dann das monumentale Werk, auf dem die klinische Psychiatrie aufbaute. Eine Psychiatrie, verfaßt von einem ziemlich pedantischen deutschen Professor, der den zahlreichen »Krankheitsbildern« eine große Zahl von Namen gab.

(Über die Herkunft dieser Begriffe erschien vor kurzem eine leicht verständliche Übersicht.)[6]

Bleuler tat mit seiner neuen Bezeichnung – »Schizophrenie« – im Prinzip dasselbe, aber er bezog bereits viel von Freuds Ideen in seine Beobachtungen ein. Das Verhalten (»Symptome« wie Wahnvorstellungen, Halluzinationen, bizarre und wirre verbale Ausdrucksformen usw.) erhielt in seinem Werk bereits wesentlich mehr *Gewicht.* Der Mangel an Gefühlsäußerung, die (augenscheinlich) wirren Gedankenassoziationen und das Dominieren der »Phantasie« über die Anpassung an die »Realität« (der Autismus) waren bei Bleuler die fundamentalen oder »primären« Symptome. Die auffälligen Verhaltensformen, die einen Menschen als »verrückt« abstempeln, bezeichnete er als akzessorische (oder »sekundäre«) Symptome.

Bleuler engagierte sich menschlich gewiß stärker mit den Patienten, die er »betrachtete« und »schilderte«. Er ging sogar so weit zu sagen, daß selbst normale Menschen eine Reihe schizophrener Symptome aufweisen, wenn sie emotional voreingenommen sind. Sie haben zum Beispiel keine Aufmerksamkeit mehr, wenn sich ihre Aufmerksamkeit ausschließlich auf einen bestimmten Menschen konzentriert. Unter diesen Symptomen gibt es bestimmte »eigenartige« Assoziationen, inkomplette Einfälle und Ideen, Ersatz durch andere Ideen, logische Schnitzer und Stereotypien.

Bleuler kam auch auf den Gedanken, daß die Art des individuellen Symptoms (oder Verhaltens) hin und wieder weniger wichtig sein kann als vielmehr dessen *Intensität und Ausmaß*. Dabei (und das war neuartig) betonte er die Relation dieses Symptoms (oder Verhaltens) zum psychologischen »setting«, der Situation also, in der der Mensch sich im Augenblick der Untersuchung befand. Bleuler humanisierte den Begriff »Schizophrenie« und begann damit, die traditionelle Krankenbilderabgrenzung (die Nosologie) abzubauen.

Aber in Bleulers Werk steckt noch viel mehr. Dem Zusammenhang mit den heutigen Auffassungen hat Helm Stierlin zwei wichtige Aufsätze gewidmet[7].

Stierlin – ich begegnete ihm später in Chestnut Lodge – machte sich ein Hobby daraus, sich noch einmal tiefer in die Geschichte zu versenken und die Gestalt Bleulers und seine tatsächlichen Vorstellungen von »Schizophrenie« zu erforschen. Es zeigt sich dabei, daß das Buch ›Dementia praecox oder Gruppe der Schizophrenien‹ sechs Neuauflagen erlebt hat und daß Bleuler als Leiter einer großen psychiatrischen Klinik allmählich doch viel verworrener geworden ist. Bleuler war Zeitgenosse Freuds, steckte aber tief in einer von Kraepelin und anderen geprägten Tradition. Dieser war nun einmal ein Mensch, den man respektierte. Kraepelins Überzeugungen mußte Bleuler irgendwie mit den großen Einsichten von Freud, Jung und Adler verbinden, Einsichten in die menschliche Problematik innerhalb einer bestimmten Kultur. Es geht die Sage, daß Bleuler dies gelungen sei. Auch er ist eine hochgeschätzte Autorität geworden. Es wimmelt von »Autoritäten« in der medizinischen Wissenschaft (und auch in der Psychiatrie), und das war der kritischen Stellungnahme, zumindest in Europa, nicht förderlich.

Anfänglich stellt sich Bleuler auf die Seite Freuds und wird infolgedessen heftig von den offiziellen klinischen Psychiatern kritisiert, die dieses Herumwühlen im menschlichen Gefühlsleben und seinen Konflikten ablehnten. Dieser Kritik konnte er nicht standhalten, und wenn Bleuler wohl auch auf dem Wege war, das »Schizophren-Sein« als Ausdruck menschlicher Problematik zu sehen, so rückte er später wieder von dieser Einsicht ab und kommt zu halb entschuldigenden Formulierungen wie: daß die Kritiker sich doch klar machen sollten, daß viel zu viel in seinen Ansichten als Freudianisch angesehen werde.

In den später von ihm bearbeiteten Neuauflagen seines berühmten Werks (ich folge noch immer der Betrachtung Stierlins) betont er auch die »Erblichkeit« stärker. Er behauptet: »Jedenfalls sind Heredität bzw. angeborene Anlage von ausschlaggebender Wichtigkeit.«

In späteren Ausgaben seines Werkes findet man Formulierungen, die Stierlin »Bleulers Rückzug« nennt.

Bleuler schwenkt allmählich mehr auf die Linie der »offiziellen Psychiatrie« ein, und damit gewinnt auch seine Überzeugung an Festigkeit, daß das ganze sogenannte »Merkwürdige« (Halluzinationen, Wahnvorstellungen, Gespaltenheit im Denken, Fühlen, Realitätsabwehr) eine *körperliche Ursache habe*. So sagt er z. B.: »Anatomisch findet man in akuten Stadien verschiedene Arten von Ganglienzellenveränderungen.«

Bleuler fällt dann in eine ausführliche Untersuchung des Gehirns zurück und spricht wieder ganz die Sprache des Neurologen.

Seine Position wird also immer pessimistischer (oder »angepaßter«, wenn man so will), und auf dem Gebiet der Behandlung schwört er sogar später der ganzen psychoanalytisch-psychotherapeutischen Methode ab: »Zu warnen ist vor allen teuren Kuren, die doch nichts nützen. Überhaupt soll man nicht die ökonomischen und moralischen Interessen der gesunden Familienmitglieder einer aussichtslosen Therapie opfern.« Und Bleuler weist nun auf das »Arbeitstraining« als bestes Heilmittel hin.

Wenn man, wie im obenstehenden Zitat, Formulierungen über die »moralischen Interessen« der »gesunden Familienmitglieder« vernimmt (eine Trennung zwischen »gesunden« und »kranken« Familienmitgliedern, die in völligem Widerspruch zu den neueren Untersuchungen über die Familienproblematik des zukünftigen »Schizophrenen« steht), scheint Stierlins historische Untersuchung ausgesprochen wichtig.

Ich glaube, daß die öffentliche Meinung – in diesem Fall seine Fachkollegen – Bleuler stark beeinflußt hat. Die Zeit war noch nicht reif dafür, und den eigenen Namen mit dem Freuds zu verbinden, war offensichtlich eine erregende Angelegenheit.

So landete Bleuler schließlich bei der »Radioapparat«-Theorie, wenn er auch einen sehr wichtigen Ansatz zum Verständnis von Menschen geliefert hatte, die man »schizophren« nennt, einem Verständnis, das von unbewußten Konflikten als »Krankheitsursache« ausgeht.

Dasselbe Phänomen sehen wir bei einem anderen Zeitgenossen Freuds, der auch mit Bleuler zusammenarbeitete. Jung schrieb 1907 ein aufsehenerregendes Buch: ›Über die Psychologie der Dementia praecox‹ – ein Buch voller Einsicht in die unbewußten menschlichen Komplexe und Triebfedern, den Sinn und die Bedeutung von vielen augenscheinlich bizarren Verhaltensweisen. Der Psychoanalytiker van der Waal beurteilt Jung gerecht. Ich lasse ihn in seinem Überblick selbst zu Wort kommen:

»Jung kann den Ruhm für sich beanspruchen, der erste Psychiater gewesen zu sein, der, von Freuds Entdeckungen geleitet, einen wichtigen Beitrag zu einem psychodynamischen Verständnis der schizophrenen Symptomatologie leistete.

Freuds Begriff der Symbolisierung erwies sich in Jungs Händen als äußerst fruchtbar. Nach diesem Begriff werden die Symptome nicht länger auf phänomenologischer Ebene ›at face value‹ akzeptiert, sondern als Ersatz für etwas anderes, das sie symbolisieren. Die verdrängenden Kräfte des Ich beeinflussen die Symptombildung in einer Weise, die die Symptome für den Patienten als Strebungen zur Erfüllung unannehmbarer Wünsche unerkennbar macht. Jungs Ausweitung des Studiums der Symbole auf das Gebiet der Schizophrenie brachte eine reiche Ernte.«

Aber auch Jung wagt nicht, die Konsequenz seines Gedankenganges zu ziehen, und sucht die »Ursache« weiterhin in einer Art Stoffwechselstörung. 1939 beginnt er daran zu zweifeln, und erst 1959 schließt er sich den Anhängern der Psychogenese an. Unter Psychogenese versteht man den ursächlichen Einfluß psychisch verwundender Wechselwirkungen in der Jugend, die einen Menschen zu einer großen Anfälligkeit in seinem Vermögen bringen, sein eigenes Leben zu leben und eine befriedigende Beziehung zum Mitmenschen einzugehen. Jung erklärt, daß er vom Wert der Psychotherapie als wesentlichem Behandlungsweg überzeugt sei. Er gesellt sich nun einer großen Reihe von Psychotherapeuten zu, deren Pioniere Alfred Adler, Medard Boss, Christian Müller, H. Schultz-Hencke, Harry Stack Sullivan, Frieda Fromm-Reichmann, Federn, John Rosen und Sechehaye waren und denen sich eine wachsende Zahl anderer angeschlossen hat.

Auch Jung steckte also anfänglich zurück aus Angst vor der herrschenden Lehrmeinung. Der Psychoanalytiker Schultz-Hencke urteilt darüber: »Liest man heute, nach 44 Jahren, noch einmal die Schrift C. G. Jungs aus dem Jahre 1907 ›Über die Psychologie der Dementia praecox‹, so fragt man sich immer wieder erschüttert: Wie war es nur möglich, daß Jung diesen damaligen, großartigen Ansatz nicht weiter verfolgte und schließlich zu einer folgerichtigen Lehre von der Psychologie der Schizophrenie ausbaute?«

Sowohl Bleuler wie Jung waren also in den traditionellen Auffassungen der sie umgebenden klinischen Psychiatrie gefangen.

Einige Male ist der Name Freud gefallen. Freud setzte sich mit dem Begriff des Psychotischen in seiner Analyse des ›Falles Schreber‹ auseinander. Man hat sich später vielfach gefragt, was wohl geschehen wäre, wenn Freud sich mehr für das Psychotischsein interessiert hätte. Freud war bezüglich der Kommunikationsmöglichkeit sehr pessimistisch. Sein Wort, daß diese »narzißtische Libido-Organisation« keine »Übertragungsmöglichkeit« kenne und daß daher jeder psychotherapeutische Kontakt ausgeschlossen sei, hat sich gewiß hemmend auf die Entwicklung der Psychotherapie ausgewirkt.

Der Begriff »narzißtische Libido-Organisation« ist typischer Fachjargon. Das ganze läuft darauf hinaus, daß Freud mit seinem Libidomodell (eine Art »Energie«-gesteuertem Drang zur Kontaktaufnahme mit dem Mitmenschen) glaubte, die völlige Kontaktabwehr und das »Sich-auf-sich-selbst-Zurückziehen« erklären zu können. Die »Libido« zieht sich auf die Person zurück, und diese wird so unerreichbar; der Mensch wird völlig selbstbezogen (»narzißtisch«). Ein emotionaler Kontakt, in dem der Psychiater jeweils Vater, Mutter, Bruder usw. für seinen Patienten sein kann, ist nicht möglich.

Freud hat seine Auffassung zwar revidiert, aber zweifellos hat sein Pessimismus hemmend gewirkt.

Ich verzichte hier auf eine ausführliche Analyse von Freuds Beitrag zum Problem psychotischer Daseinsweise. Es genügt festzustellen, daß das Werk von Freud, Adler und Jung jedenfalls die Basis bildete, auf der alle späteren Psychotherapeuten aufbauen konnten.

Allerdings sei an dieser Stelle betont, daß Freud sich hinsichtlich des Psychotischen in einer besonders schwierigen Lage befand. Vor allem Zilboorg hat auf Freuds Unklarheit bezüglich der Beziehung zwischen der Psychoanalyse und der traditionellen klinischen Psychiatrie seiner Zeit hingewiesen[8].

Kraepelin und Freud gehörten derselben Generation an. Freuds Lehrer Meynert hielt zum Beispiel das Psychotisch-Sein für eine Erkrankung des Vorderlappens des Gehirns. Meynert hatte kein Verständnis für die Vorstellung, daß es so etwas wie eine Persönlichkeit und psychische Schwierigkeiten geben könne, die zu einem gewissen, augenscheinlich unverständlichen Verhalten führen. So befand sich Freud inmitten einer Generation, die in der hippokratischen Tradition der Medizin nur in »Krankheiten« und »Krankheitsbildern« dachte und deren Entstehen in körperlichen Ursachen suchte. Zilboorg sieht das Merkwürdige darin, daß Freud zwar an den alten klinischen Etiketten festhielt, daß aber diese Sprache doch offenbar für ihn nicht ausreichte: »He couldn't care less about names.« Für Zilboorg ist es klar, daß Freud trotz allem in seiner Vorbildung verankerten Widerstand der Meinung war, daß »neurotisch« oder »psychotisch« zu sein (vom leichtesten bis zum schwersten Grad) letztlich eine differenzierte Abstufung von Integration und Desintegration der Gesamtpersönlichkeit ist. Dennoch gab es schon früh Psychiater, die Freuds Pessimismus nicht so ernst nahmen.

Der Psychoanalytiker Medard Boss fragte Freud 1935, ob dieser noch immer auf seinem alten Standpunkt beharre, und als Freud ihm von der Psychoanalyse einer schizophrenen Patientin abriet, um der Sache der Psychoanalyse nicht zu schaden, tat Boss genau das Gegenteil und begann mit der Analyse. Er begann mit der Babyflasche und dem Gespräch über die Kastrationsangst (durch Walters Geschichte hoffe ich, Ihnen etwas von dieser Angst sichtbar gemacht zu haben). Bezeichnend für die Atmosphäre jener Tage war die Reaktion eines berühmten Psychiaters der »klassisch«-klinischen Linie, der sagte: »Sie sind ein Witzbold, Herr Boss, und Sie haben sich bereits manchen Scherz mit der klassischen Psychiatrie erlaubt. Aber daß Sie mit der Babyflasche und einem Gespräch über die Kastrationsangst den organischen schizophrenen Prozeß beeinflussen können, das geht denn doch zu weit.«

Diese Reaktion versetzt uns mitten in das Problem, das durch die Psychotherapie von Schizophrenen entstanden ist. Die Absolutheit der Standpunkte, die stark antithetischen Formulierungen fallen auf. Überspitzt formuliert: Es gibt Psychiater, die den »Skandal der Psychiatrie« in der Tatsache sehen, daß der »körperliche Prozeß« noch nicht gefunden ist, und es gibt Psychiater, die den »Skandal der Psychiatrie« in der Tatsache sehen, daß man noch immer an den körperlichen Krankheitsprozeß glaubt.

Manfred Bleuler (der Sohn Eugen Bleulers) wies in einem ausführlichen Referat auf die tragikomische Sprachverwirrung unter den Psychiatern hin. Ihre Meinungen liegen ungeheuer weit auseinander. Er schreibt: »... ohne die nötige Ehrfurcht auch vor den scheinbar befremdlichsten Ansichten anderer können wir nicht mehr versuchen, uns gegenseitig zu verstehen.«[9]

So haben sich zwei Typen von Psychiatern (und »Psychiatrien«) herausgebildet, und wenn ich eines nicht beabsichtige, so dieses: sie miteinander auszusöhnen. Ich bin nämlich der Ansicht, daß das nicht möglich ist.

Wir wollen uns die beiden Typen und Strömungen noch einmal ansehen. Die erste wird gut durch meinen im ersten Kapitel vorgestellten Leiter einer psychiatrischen Klinik charakterisiert. Der Mann meinte es blutig ernst, als er sagte: »Psychiatrie« ist Naturwissenschaft, der Psychiater primär naturwissenschaftlicher Forscher und darüber hinaus Arzt, und man darf nicht um jeden Preis alles verstehen wollen. Es gibt eine Grenze für dieses einfühlende Begreifen, das »Verstehen«, und nach dieser Grenze (der springende Punkt ist natürlich die Grenzziehung) fängt man an, von der (noch immer mysteriösen) körperlichen Ursache aus »zu erklären«. Man kann zwar dieses oder jenes begreifen, so behaupten diese Psychiater. Natürlich, die Lebensgeschichte ist sehr wichtig, die Strebungen, die Bedürfnisse, aber die Form, in der ein Mensch sich äußert (vor allem wenn diese Form unter den Begriff »verrückt« oder »komplett verrückt« fällt), die ist unbegreiflich. Das sind »primär unbegreifliche Erlebnisformen«, und man kann sie sich doch am sinnvollsten als Ausdruck eines den psychischen Zusammenhang störenden körperlichen Krankheitsprozesses vorstellen.

Es ist wohl selbstverständlich, daß diese Kategorie von Psychiatern eine solche Prämisse auch in ihrer Einstellung gegenüber Patienten manifestiert. So etwas läßt sich nicht verleugnen. Und wenn man als Mensch in ungeheurer seelischer Not mit einem solchen Psychiater spricht, dann durchschaut man das auch sofort. Wie ist diese Haltung? Sie ist mehr oder minder patriarchalisch, sie ist »untersuchend« und »betrachtend«. Es ist eine Haltung des »Ausfragens« und »Aufschreibens«. Nicht nur Kraepelin, sondern auch Bleuler, der Philosoph und Psychiater Jaspers (und eine unabsehbare Reihe von Psychiatern) haben so »geschaut« und ellenlange Beschreibungen von der »Welt des psychotischen Menschen« gegeben.

Man hat für diese Art von Aktivität den Begriff Phänomenologie geprägt, die auf ein sehr genaues Beschreiben, Darstellen und Hören abzielt und in minutiösen Beschreibungen des Verhaltens und der Erlebniswelt des »Untersuchten« mündet. Vor allem die

Deutschen waren darin groß. Man hat diese »statische Phänomenologie« merkwürdig hoch veranschlagt. Man schwelgt zuweilen in Genugtuung – nicht darüber, was ein Mensch über sein inneres Leid zu sagen hat, sondern über die literarische Begabung der Psychiater, die beobachtend, »einfühlsam« alles mögliche über ihre Patienten zu sagen und zu schreiben wissen.

Auch Ludwig Binswanger war das Beispiel eines solchen Philosophen und Psychiaters, der die Papiere durchlas, die seine Assistenten mit Bemerkungen der Patienten über ihre Erlebnisse und Lebensgeschichte vollgeschrieben hatten.

Binswanger schrieb damals ein großes Werk, in dem er das Leben und »Sein« dieser Patienten in der »luzidesten« Weise durchleuchtete. Nur tat er es von seinem Schreibtisch aus. Ob Binswanger die Patienten selbst »sah«, mit ihnen als Psychotherapeut beschäftigt war, weiß ich eigentlich nicht.

Dieser selbe Binswanger hat ein wichtiges »Bekenntnis« abgelegt, und zwar anläßlich eines Treffens von Psychiatern, die es für möglich hielten, daß Schizophrene »verstanden« werden können. Die von der Hypothese ausgingen, daß diese Menschen an ihrem Menschsein und an dem, was Mitmenschen ihnen angetan haben, leiden. Als Achtzigjähriger sagte dieser Zeitgenosse Freuds auf dem Kongreß: »Für mich bedeutet der Einbruch der Psychotherapie der Schizophrenie in die Psychiatrie das zweite große Ereignis in meiner mehr als 50jährigen Mitarbeit an der Geschichte der Psychiatrie. Das erste, an das mich die jetzige Situation lebhaft erinnert, war der Einbruch der Psychoanalyse Freuds. Deren Siegeszug möge die jetzige Generation insofern trösten, als die damaligen Jünger dieser Lehre nicht nur, wie die Pioniere der Psychotherapie der Schizophrenie, auf Widerstand stießen, sondern wissenschaftlich verfemt, ja mancherorts sogar als ›Verbrecher‹ gebrandmarkt wurden.«

Ein bemerkenswerter Ausspruch eines Mannes, der im hohen Alter seine Meinung änderte.

Kehren wir zurück zu unseren »Phänomenologen«. Ob es sich nun um diese verfeinerte Beschreibung von »Weltbildern« handelte oder um eine minuziöse Beschreibung von Verhaltensformen – es geht darum, daß sich diese »Phänomenologen« doch mit dem *Beobachten auf Distanz* begnügten. *Sie gingen keine Beziehung ein, waren nicht wesentlich beteiligt und engagiert als hilfeleistender Mensch.*

Man sieht mit Staunen, daß diese Wissenschaftler offensichtlich nicht realisierten, daß zwischen »knowing« und »the known« eine Beziehung besteht, *jedenfalls dort, wo es sich um Menschen handelt*[10]. Die Aktion des Beobachtens (so freundlich die Intonation des Interviewers oder Untersuchers auch sein mag) beeinflußt den Menschen, der sich zum Objekt der Beobachtung (und endlich der Klassifikation) gemacht fühlt, in hohem Maße, und er reagiert darauf mit einem Verhalten, das der Psychiater seinerseits wiederum als »typisch« interpretiert und zu allem Überdruß in einer Menge von Worten fixiert.

Zunächst verweise ich auf das Werk von Ronald Laing, der sich ausführlich mit dieser Problematik des beobachtenden Zum-Objekt-Machens beschäftigt hat[11].

Ich variiere ein von Laing angeführtes Beispiel. Stellen Sie sich einen Hörsaal vor, wo ein Professor in weißem Kittel einen Patienten »vorführt«. Der Professor redet über den Kopf des Patienten hinweg zu den Studenten und setzt ihnen auseinander, welches »Krankheitsbild« der Patient aufweist. Er beschreibt das Verhalten und die Erlebniswelt des Patienten in allen Farben. Da ruft der Patient plötzlich aus: »Ich bin aus Holz, ich bin aus Holz!« Der Professor kann jetzt den Studenten in glühender Begeisterung erklären, daß dieser Ausdruck gleichfalls sehr typisch ist für das Krankheitsbild (zum Beispiel für die »Schizophrenie«). Man kann sich tatsächlich (mit Laing) in einer solchen Situation fragen: »Wer ist nun eigentlich aus Holz, der Professor oder der Patient?« In seiner distanzierten, objektivierenden (das heißt verdinglichenden) Untersuchungs- und Beschreibungshaltung und vor dem enthumanisierenden Hintergrund des Hörsaals (entwürdigend kann man es auch nennen) fällt dem Professor überhaupt nicht auf, daß der Mensch, der dort, von Studenten angestarrt, sitzt, etwas sehr Sinnvolles zum Ausdruck bringt, nämlich: »Ich fühle mich behandelt wie ein Stück Holz!« Im Gegenteil, dem Professor liegt so wenig an tieferer Kommunikation und menschlichem Engagement, daß er für die Ironie dieser Worte taub ist und seiner interessierten Hörerschaft neuerlich erklärt, inwiefern der Ausspruch des Patienten seiner Annahme dessen entspricht, was es alles »ist«, was der Patient »hat«.

Wenn sich der Leser jetzt erstaunt fragt: »Aber sowas passiert doch nicht«, dann muß ich ihm diese Illusion rauben. Es passierte und passiert leider noch immer. Auch in der Klinik, in der ich während meines sogenannten »neurologischen« Praktikums arbeitete, wurde regelmäßig auf diese von mir beschriebene Weise im Hörsaal »vorgeführt«. Und wenn sich Assistenten das Schicksal ihrer Patienten so zu Herzen nahmen, daß sie mit ihnen zu reden begannen (das heißt psychotherapeutisch arbeiteten), klopfte man ihnen auf die Finger, weil infolge ihrer Aktivitäten das »Krankheitsbild« nicht »rein« gehalten und so die Vorlesung verpatzt wurde.

Wenden wir uns nun jener anderen Kategorie von Psychiatern zu. Es sind die Psychotherapeuten. Sie stellen Beziehungen her, sie setzen sich ein, sie »vergessen« die Etiketten. In der Beziehung entblößt sich der Mensch, der neben oder gegenüber seinem Psychotherapeuten sitzt. Er offenbart sich, aber nun ganz anders. Er deckt sein Mißtrauen auf und seine Einsamkeit, sein Leben, wie er es gelebt hat, Erinnerungen und Gefühle »von früher« (mit Vater, Mutter und anderen »emotionally significant adults«) und erlebt sie aufs neue in der wachsenden, sich vertiefenden Beziehung zu diesem einen Menschen, der sich Psychotherapeut nennt.

Der Psychotherapeut greift aktiv ein, er drängt sich kraft seines persönlichen Einsatzes seinem Patienten auf, nimmt *keinen* Fehlschlag in der Kommunikation hin und beweist einem Mitmenschen damit eine Präsenz von einer niemals zuvor erlebten Intensität, Ehrlichkeit, von Verständnis und Wärme. In dem so entstehenden menschlichen Verhältnis offenbart der Patient viel mehr von seinen subtilen »intrapsychischen« Prozessen. Diese Offenbarung der eigenen Erlebnisgeschichte geschieht nun aus einem wachsenden Vertrauen, daß das Interesse des Psychiaters hier primär das Interesse eines Psychotherapeuten ist.

»Einen Schizophrenen verlassen heißt ihn töten«, ist ein Ausspruch, der auf die maximale, wenn man will, libidinöse Investierung in den Patienten hinweist. In einer solchen Beziehung *wird immer mehr einsichtig.* Die Psychiater Siirala und Benedetti verweisen hier erneut auf die Tatsache, daß Verständlichkeit nicht diese oder jene Eigenschaft eines »verrückten« Phänomens ist, das wir »beobachten«, »*Verstehen wird uns im Aufbau einer mitmenschlichen Beziehung gegeben. Verstehen verläuft durch uns hindurch.*«[12]

Siirala geht übrigens weiter und nimmt bereits ein Thema vorweg, das später bei Ronald Laing so zentrale Bedeutung erhält. Er (Siirala) fragt sich, ob lediglich Verständnis entsteht oder ob nicht auch der sich als »gesund« bezeichnende Psychiater Fragen an sich selbst zu stellen beginnt, mit anderen Worten, sich selber weniger verständlich wird.

Eingehend auf das, was sich zwischen dem Psychotherapeuten

und seinem »schizophrenen« Patienten abspielt, sagt er etwa: Oder haben wir *alle* an jener Krankheit, an jener *Gespaltenheit* teil, von der unsere Gesellschaft, unser *Gemeinschaftsorganismus* befallen ist?[13]

Wenn »Schizophrenie« Gespaltenheit bedeutet, Zerbrochenheit, dann wird *unsere eigene* Gespaltenheit, *unser* Stück nicht gelebtes Leben in unserem Ringen um Kontaktwiederherstellung sichtbar.

In diesem »teilnehmenden Beobachten« (der Amerikaner Sullivan sagt es etwas trockener: »participant observation«) strukturieren Psychotherapeuten eine zwischenmenschliche Situation, in der erst der Mensch sich artikulieren kann aus der Sicherheit heraus, die sie ihm aufgrund ihrer Bereitschaft und Fähigkeit bieten, ihm Hilfe durch Antwort zu geben. Winkler spricht hier von »dynamischer Phänomenologie«. Das ist keine freischwebende Aktivität. Sie ist dialogisch. Es gibt hier keinen Untersuchenden, sondern einen Mitmenschen, der manchmal in seiner Freiheit begrenzt wird, zeitweise sogar gezwungen, körperlich mit seinem Patienten zu ringen, und der manchmal selbst das eigene Leben nach ihm ausrichtet. Psychotherapie und dynamische Phänomenologie sind hier eine Einheit und bilden eine Erkenntnisquelle der psychiatrischen Wissenschaft.

Unter diesem Aspekt bekommen viele »schizophrene« Verhaltensweisen eine ganz neue Bedeutung. Die Abwehr jeden Kontakts, das völlige Versinken in sich selbst (Autismus), Gefühlsstumpfheit, eine Haltung totaler Erstarrung (Katatonie) können jetzt als sehr besondere Abwehrdynamismen gesehen werden. Sie sind keine in einer »Materie« verankerten »Eigenschaften«, sondern können aus der Dynamik zwischen »Patient« und dem anderen (Welt) verstanden werden. Sie sind Beziehungsformen, und auf diese Weise besteht die Möglichkeit, daß sie beeinflußbar sind. Stumpfheit ist von diesem Blickwinkel aus eine Scheinstumpfheit, Abwehr der intensivsten Gefühlsäußerung, Gleichgültigkeit ist eine Pseudogleichgültigkeit zur Abwehr überwältigender Abhängigkeitsbedürfnisse.

Wenn man Autismus, der jahrelang bestanden hat, wie Schnee in der Sonne dahinschmelzen sieht und wenn sich der sogenannte »defekte Zustand« in der Beziehung zum Psychotherapeuten in einer reichen Fächerung von Gefühlen entfaltet (wir haben das bei Karl gesehen), fühlt man sich als Psychotherapeut von der noch immer üblichen Terminologie der Psychiatrie nicht befriedigt. Diese Terminologie, in der unsere Erkenntnis psychopathologischer Phänomene zum Ausdruck gebracht wird, macht deutlich, *auf welche Weise wir diese Kenntnis erlangt haben.* Ist nicht die Stellung, die der »Untersucher« *gegenüber* dem schizophrenen Patienten eingenommen hat, schuld daran, daß diese Terminologie so sehr den Charakter des »Verlorengegangenen« trägt?

Nun etwas über die Psychotherapie psychotischer Menschen im allgemeinen.

Wenn man von den Entwicklungsmöglichkeiten auf dem Gebiet der Psychotherapie »psychotischer« Menschen spricht, stößt man immer wieder auf die Kritik, daß sich Psychotherapie in der Praxis so schwer verwirklichen lasse. Man verweist dabei besonders auf die im Rahmen einer psychoanalytisch orientierten Psychotherapie zustandegekommene Psychiater-Patient-Bindung, die zu äußerst schwer zu bewältigenden Situationen führe. Die interpretierende Erhellung dieser Bindung (das Durcharbeiten der »Übertragungsneurose« oder »Psychose«) sei überdies sehr langwierig. Viele fragen deshalb, ob die Mühe und Zeit, die ein solcher therapeutischer Prozeß erfordert, sich überhaupt ökonomisch (!) verantworten lasse.

Im Ausbau der Psychotherapie wird auf diese praktische Kritik gewiß eine angemessene Antwort gegeben werden müssen. Die Antwort liegt bereit. Wir erleben eine Entwicklung der Familienpsychotherapie, bei welcher also der Akzent nicht auf dem Individuum liegt, das sich verrückt verhält und für verrückt erklärt wird, sondern auf dem *Gesamtsystem*; wir erleben eine Entwicklung von Veränderungsstrategien in größeren Subsystemen der Gesellschaft, und wir erleben eine Entwicklung neuer Anstaltstypen, in denen die äußerst schwierige Arbeit der individuellen Psychotherapie nur Teil einer »total-effort-around-the-clock«-Fürsorge ist, an der viele psychotherapeutische Assistenten (und Mit-»Patienten«) teilhaben. So wird der psychotherapeutische Prozeß intensiviert.

Während der Ausbildungsphase in Amsterdam war ich schon der Ansicht, daß vor allem dieser letzte Aspekt, die fundamentale Reorganisation der psychiatrischen Anstalt (und der »Station« im besonderen) dazu große Möglichkeiten bieten würde. Dieser Aspekt wird in weiten Teilen dieses Buches behandelt. Ehe wir uns damit beschäftigen, will ich Sie aber noch einmal konkret mit meinen Erfahrungen während einer kurzen, aber intensiven psychotherapeutischen Intervention bei einem Mann bekannt machen, dem ich gleichfalls in Amsterdam begegnete.

Anmerkungen und Nachtrag

1. J. N. Rosen: Direct psychoanalysis, II. New York 1968, S. 8.
2. H. Schultz-Hencke: Das Problem der Schizophrenie, analytische Psychotherapie und Psychose. Stuttgart 1952.
3. E. Bleuler: Dementia praecox oder Gruppe der Schizophrenien. Leipzig/Wien 1911.
4. Der Begriff »démence précoce« wurde zum erstenmal von dem belgischen Psychiater Morel verwendet, und was er an einem vierzehnjährigen Jungen beobachtete, erklärte er mit der erblichen Form von »psychologischer Degeneration«: B. A. Morel: Études cliniques, traité théorique et pratique des maladies mentales. Paris 1852–1865.
5. E. Kraepelin: Compendium der Psychiatrie. Leipzig 1883. E. Kraepelin: Psychiatrie. Ein Lehrbuch für Studierende und Ärzte. Leipzig [5]1896; [6]1899; [8]1909–1915.
6. R. Cancrio und P. W. Pruysen: A historical review of the development of the concept schizophrenia. In: Bull. Menninger Clin., 1970, S. 61–70.
7. H. Stierlin: Bleuler's concept of schizophrenia in the light of our present experience. In: Psychother. schizophrenia, 3rd Int. Symp., Lausanne 1964. Basel/New York 1965, S. 42–53. Ders.: Bleuler's concept of schizophrenia, a confusing heritage. In: Am. Journal of Psychiatry, 1967, S. 996–1002.
8. G. Zilboorg: Freud's fundamental psychiatric orientation. In: Int. Journal of Psychoanal. 35, 1954, S. 90–95.
9. »Zweites internationales Symposium über die Psychotherapie der Schizophrenie«, Zürich 1959. Hrsg. von G. Benedetti, Basel, und Ch. Müller, Basel/New York 1960.
10. Dewey und Bentley sagten: »The transactional is in fact that point of view which systematically proceeds upon the ground that knowing is co-operative and as such is integral with communication.« – J. Dewey und A. Bentley: Knowing and the known. Boston 1949.
11. R. Laing: The divided self. Chicago 1960.
12. Diese Passage entstammt einer großen Übersicht Benedettis während des ersten internationalen Symposiums über die Psychotherapie der »Schizophrenie«: »Man darf sich fragen, – und hier weise ich auf die grundlegenden Gedanken von Siirala – ob die Grenze des Verständlichen einfach zwischen bestimmten, in sich abgeschlossenen Reihen von Krankheitsbildern gezogen werden kann oder ob sie nicht vielmehr durch uns hindurch verläuft. Verständlichkeit wäre, im letzteren Sinne verstanden, keine an sich objektiv gegebene, erkenntnistheoretisch verfügbare ›Eigenschaft‹ dieses oder jenes psychopathologischen Phänomens, sondern sie würde sich erst aus dem helfenden ›Vorausspringen‹ (Heidegger) als mitmenschliches Ereignis ergeben. Sie wäre erst dann zu erfahren, wenn wir uns vom ›unverständlichen‹, mitmenschlich mangelhaft artikulierten Leben des Kranken persönlich in Anspruch nehmen und zu einer helfenden, z. B. deutenden Antwort auffordern lassen.«
   G. Benedetti: Die soziologische, psychologische und psychotherapeutische Schizophrenieforschung 1951–1956. Internat. Symposium über die Psychotherapie der Schizophrenie, Lausanne, Okt. 1956. In: Acta Psychotherapeutica 5, 1957, S. 106–128.
13. M. Siirala: Probleme der Begegnung in chronischer Schizophrenie. 2. Int. Symp. Psychother. Schizophrenie, Zürich, Bd. 2. Basel/New York 1960, S. 70–83.

M. Bleuler: Forschungen und Begriffswandlung in der Schizophrenielehre 1941–1959. In: Fortschritte der Neurologie und Psychiatrie 19, 1951, S. 385–453.

Manfred Bleuler wertet innerhalb von vier Jahren etwa 1100 Veröffentlichungen aus, besucht diverse psychiatrische Kliniken im In- und Ausland, nimmt an Kongressen teil und ist betroffen von der ungeheuren Verwirrung, die herrscht, sobald das Wort »Schizophrenie« fällt. Jeder versteht darunter etwas anderes. Für manche ist es eine körperliche Krankheit, für andere eine »psychologisch zu verstehende Reaktion«. Manche nennen die psychoanalytische Behandlungsmethode Humbug und andere den wichtigsten Weg, um weiterzukommen. Es gibt Psychiater, die die ganze Idee von der Erbkrankheit als mittelalterliches Märchen bezeichnen, und andere, die sie für die einzige wissenschaftliche Grundlage halten. Ganz zu schweigen von der Verwirrung über die »Behandlungen«.

Die allgemein gültige Auffassung vor 1941 faßt Bleuler (zutreffend) einfach so zusammen: Schizophrenie ist ein Krankheitsbild; sie besteht aus einer Kerngruppe (die echte!) und Randgruppen mit »anderen« Ursachen (nicht gesagt wird, was das »andere« eigentlich ist). Aber die Kerngruppe ist erblich, eine Art Stoffwechselkrankheit, sie hat keine »psychischen Ursachen«, wird jedoch von diesen beeinflußt. Es wird körperliche Behandlung angewendet.

Dann kommt der Umschlag, der die zehn Jahre, die Bleuler in seiner Literaturstudie behandelt, als eine Zeit wachsenden Zweifels charakterisiert. Die Schizophrenie wird *nicht mehr* für eine Krankheit gehalten, sie ist *keine* Erbkrankheit, *kein* Ausdruck eines die körperlichen Funktionen störenden mysteriösen Krankheitsprozesses. Sie kommt *nicht* in Betracht für diese oder jene spezifische organische medizinische Behandlung. Von der früher und noch heute bestehenden Vererbungstheorie bleibt wenig übrig. Man kann höchstens noch vage von »Anlage«, »Bereitschaft«, »schizoider Disposition« (eine Neigung, sich zurückzuziehen und abzukapseln) sprechen. Hoch bewertet Bleuler die Studien über das Familiensystem, die bereits einen völlig neuen Blick auf die Dinge ermöglichen, die die psychogene Hypothese unterstützen und die Vererbung in einem anderen Licht sehen. Nicht »genetische«, sondern von Generation zu Generation übertragene (angelernte!) Verhaltensmuster, »Wahnvorstellungen«, Denkweisen usw. räumen dem Begriff der sozialen Vererbung mehr Platz ein.

Die ganze pathophysiologische Forschung, die Versuche also, eine organische Krankheit nachzuweisen, faßt Bleuler in der Bemerkung zusammen, daß sie uns keinen Schritt weitergebracht habe. Wesentlich mehr Möglichkeiten sieht er in der Auffassung, daß lang andauernder emotionaler »Stress« auch zu physiologischen Veränderungen führt.

Nach einem ausführlichen Überblick über alle körperlichen Behandlungen (Insulin-, Schlaf-, Elektroschockkur) landet Manfred Bleuler mit Recht bei der Psychotherapie und nennt das Werk von John Rosen und Madame Sechehaye an erster Stelle.

Alles in allem ein sehr bedeutender Aufsatz, in dem Manfred Bleuler mit seiner persönlichen Stellungnahme nicht hinterm Berg hält.

Neben dieser Veröffentlichung bietet auch die Übersicht von Gaetano Benedetti: ›Die soziologische, psychologische und psychotherapeutische Schizophrenieforschung 1951–1956‹ (Acta Psychotherapeutica 5, 1957, S. 106–128) ausführliche Information.

Basisliteratur über die Problematik des Schizophrenen (Psychotischen) findet sich in der nachfolgenden Auswahl von Veröffentlichungen zu diesem Thema:

S. Arieti: Interpretation of Schizophrenia. New York 1951.
Harry Stack Sullivan: The interpersonal theory of psychiatry. New York 1953.

Ders.: Conceptions of modern psychiatry. London 1955. Ders.: Clinical studies in psychiatry. New York 1956. Ders.: The psychiatric interview. The fusion of psychiatry and the social sciences. New York 1964. Ders.: Schizophrenia as a human process. New York 1962.

F. Fromm-Reichmann: Psychoanalysis and psychotherapy. Selected papers. Chicago 1959.

H. Schultz-Hencke: Das Problem der Schizophrenie. Stuttgart 1952.

Gertrud Schwing: Ein Weg zur Seele des Geisteskranken. Zürich 1970.

John N. Rosen: Direct analysis. New York 1953. Ders.: Direct psychoanalysis, II. New York 1968.

M. A. Sechehaye: Symbolic realization. New York 1950.

Lewis B. Hill: Psychotherapeutic intervention in schizophrenia. Chicago 1955.

M. A. Sechehaye: Autobiography of a schizophrenic girl. New York 1951.

Weitere Basisliteratur:

S. Freud: Psychoanalytische Bemerkungen über einen autobiographisch beschriebenen Fall von Paranoia (›Dementia Paranoides‹). In: Ges. W., VIII. London 1943.

C. G. Jung: Über die Psychologie der Dementia praecox. Halle 1907. Ders.: Die Inhalte der Psychose. Leipzig 1908.

Für die statische Phänomenologie kann verwiesen werden auf:

K. Jaspers: Allgemeine Psychopathologie. Berlin 1946.

Gisela Pankow: Dynamische Strukturierung in der Psychose. Bern 1957.

P. Federn: Ich-Psychologie und die Psychosen. Bern 1956.

4. Jaap

Ich begegnete in der Klinik einem 32jährigen, seit vier Jahren verheirateten Mann, von Beruf Schreiner, der nach der Geburt seines ersten Kindes psychotisch geworden war. Bereits einige Monate vor der Hospitalisierung war der Ehefrau aufgefallen, daß ihr Mann »wild aus den Augen blickte« und sich allmählich isolierte. An seinem Arbeitsplatz sprach er mit niemandem, arbeitete mal mit sehr großem Tempo, schlenderte dann wieder über das Fabrikgelände. In den letzten Tagen sang er pausenlos Lieder und war hin und wieder unberechenbar aggressiv.

Die Frau erzählte mir, daß ihr Mann während der Vorbereitungen für die Entbindung sehr nervös geworden sei. Sie sagte, er sei immer sehr von ihr abhängig gewesen und sie habe ihm während der Ehe in vielen praktischen Lebensfragen helfen müssen. Sie hatte ihm auch, im Hinblick auf seine unzulängliche Schulausbildung, Rechen- und Sprachunterricht gegeben. Er sei sich dadurch sehr minderwertig vorgekommen.

Als Jaap aufgenommen wurde, zeigte sich als Hauptsymptom neben einer überwiegend manisch getönten Stimmung ein ausgedehntes »Stimmenhören«. Der simple, äußerst konkrete und in drollig-infantiler Weise wiedergegebene Inhalt seiner »Stimmen« rief bei einem Psychiater, der Jaap als erster sah, zweierlei Reaktionen hervor.

Erstens hatte dieser Kollege von Anfang an den ausgesprochenen Eindruck, es mit einem »debilen Menschen« zu tun zu haben, und außerdem forderte Jaap zum Lachen heraus. Dieser Psychiater, befangen im traditionellen System des »Beobachtens« und »Diagnostizierens«, ließ zunächst noch einen Intelligenztest anfertigen, und als Jaap auf die bekannten Fragen und Rechenaufgaben die Antwort schuldig blieb und auch erzählte, daß er dreimal in der Volksschule sitzengeblieben war, hatte der Psychiater ein erstes Etikett parat: »Debilitas mentis«, ein gewichtiger Ausdruck für »sehr dumm«!

Daraus folgte der Schluß, daß man Jaap, weil er wohl auch als psychotisch zu bezeichnen war, die Diagnose »Debilitätspsychose« verleihen konnte.

Aber ... man kann die Sache auch anders sehen. Jaap funktionierte in seiner Beziehung zum anderen (in diesem Fall zum Psychiater) in der Weise, daß er den Eindruck erweckte, er sei

»sehr dumm«, und durch die Lachlust, die er hervorrief, vergrößerte er den Abstand zwischen sich und dem anderen nur noch mehr. Man darf sich fragen, ob nun nicht gerade das seine Absicht war – Abstand zu schaffen aus Angst vor einem tieferen Kontakt, zu einer Art Zurückweisung aufzufordern (man nennt diesen Verhaltenstyp »rejection-courting«), damit man ihm nicht zu nahe käme.

So fragte ich mich, ob das »Dumme« und das »Lächerliche« nicht als Verteidigungsmanöver von Jaap eingesetzt wurden. Im allgemeinen Gelächter über alle dummen Bemerkungen schuf der Mann eine Distanz im Sinne eines Nicht-ernst-genommen-Werdens, während beim Psychiater eine Neigung zu »therapeutischem Nihilismus« entstand: Der Mann ist zu dumm, als daß man mit ihm sprechen könnte.

Diese pseudodebile Dynamik gilt meines Erachtens für viele Menschen, die sich ängstlich und minderwertig vorkommen. Das Wort »schwach begabt« erstirbt vielen Psychiatern und Psychologen nicht ohne Folgen auf den Lippen.

Es scheint immer angebracht, sich bei dummem Verhalten zu fragen, ob sich jemand nicht »dumm stellt«, um »übersehen« zu werden. Die Psychoanalytikerin Mahler-Schönberger sprach in diesem Zusammenhang einmal von »Pseudoimbezilität, um sich unsichtbar zu machen« (»pseudo-imbecility as the magic cap of invisibility«).

Zurück zu Jaap. *Die spätere Untersuchung ergab, daß er nicht einmal schwach begabt zu nennen war.* Und sein »debiles Funktionieren« schien unter anderem auf der Tatsache zu beruhen, daß seine Mutter ihm bereits früh die Rolle eines »Debilen« in der Familie zuerteilt und ihn in dieser Rolle fixiert hatte. Nach der Anfangsphase in der Klinik, in der Jaap unter dem Einfluß der ausgedehnt auftretenden Halluzinationen sehr ängstlich war, entzog er sich mehr und mehr jeglichem Kontakt. Er erhielt Beruhigungsmittel, und man nahm wieder (wie üblich) zu dem Mittel des Elektroschocks Zuflucht. Die Situation schien sich dadurch zu verschlechtern.

Im Lauf der Monate wurde er immer inaktiver. In der Arbeitstherapie saß er den ganzen Tag lächelnd und sichtlich in eine innere Welt versunken auf seinem Stuhl. Man erwog bereits die Überweisung in eine Pflegeanstalt, als ich nach einiger Zeit ein Gespräch mit ihm führte, das Anlaß zu einer plötzlichen Kontaktwiederherstellung wurde.

Das Gespräch begann folgendermaßen:

– »Es ist mir aufgefallen, daß Sie in der Arbeitstherapie überhaupt nicht arbeiten.«

Jaap: »Ja, ich will nicht mehr schreinern. Ich will Tambour beim Militär werden.«

– »Wie meinen Sie das?«

Jaap: »Ich will trommeln. Beim Militär, mit einer schönen Uniform an.«

– »Aber Sie sind doch Schreiner?«

Jaap: »Ich will nicht mehr schreinern. Ich will zum Militär als Tambour, um der Königin in einer schönen Uniform, mit geputzten Schuhen zu dienen.«

– »Aber Sie können doch nicht so einfach ins Berufsheer. Dazu benötigen Sie eine Ausbildung.«

Jaap: »Ich werde Tambour mit einer schönen Uniform an.«

Das ist ein typisches »dummes« Gespräch, aber vor allem meinerseits. Ich bleibe der objektive »Frager«.

Ich nahm die Worte Jaaps in ihrer realen Bedeutung, und offensichtlich wurde die Kommunikationsstörung dadurch nur noch größer. Jaap sprach eine Sprache, die entziffert werden mußte, und die Absicht dazu fehlte mir.

Es ist hier nicht der Ort, auf das Problem des sehr eigenen Sprachgebrauchs des psychotischen Menschen einzugehen. Ich will mich nur mit dem beschäftigen, was zwischen Jaap und mir geschah, mit unserer »Transaktion«. Es war unter anderen Bachrach, der auf einen sehr interessanten Aspekt dieser Transaktion hingewiesen hat. Der Mensch, der eine bizarre Idee, wenn man so will, eine Wahnidee formuliert, stellt dem Psychiater dabei auch die Aufgabe, *zu raten, was dahintersteckt.* Das heißt, daß der Psychiater veranlaßt wird, seinen Versuch aufzugeben, den Patienten dazu zu bewegen, sich dem allgemein geltenden Sprachgebrauch anzupassen. *Der Psychiater wird aufgefordert, auf das Niveau herabzusteigen, auf dem der Patient steht,* auf dem Kommunikationsniveau, verschiedentlich, wenn man so will, »unter« dem Niveau des verbalisierten Ausdrucks zu antworten. Das ist es, was Lewis Hill »to schizophrenese« nannte und Sullivan »to talk oblique«. In diesem Herabsteigen ist – und darum geht es – eine sehr bedeutsame *Hinwendung* enthalten. Es ist letztlich die Bitte an den Psychiater, *kein* Untersucher zu sein, sondern Psychotherapeut, das heißt derjenige, der helfen und darum tiefer verstehen will. Man sieht in der Kommunikation bei psychotischen Menschen, wie auf dieses »Herabsteigen« mit einem plötzlichen Erhellen verhüllter Formulierungen reagiert wird.

Der Patient, so sagt Sullivan einmal, läßt für einen Augenblick seinen »schizzy talk« fahren und spricht in normaler Sprache, ein Ereignis, das vom Psychotherapeuten nicht selten als ein Geschenk erfahren wird. So trifft uns die Aussage Bachrachs, wenn er sagt, daß in der allegorischen oder symbolischen Ausdrucksweise *ein Test enthalten ist*. Der Psychiater wird auf seine »Bereitschaft zu begreifen« getestet. Bachrach kommt hier zu der sehr interessanten Formulierung, daß zum Beispiel der »Wahn« als »eine Vorstellung betrachtet werden kann, die von einem Patienten geäußert wird, wobei der Therapeut in die Versuchung gerät, diese wörtlich zu nehmen«. Er erwähnt in seinem Aufsatz das Beispiel einer Patientin, die immer wieder äußerte, »daß sie auf keinen Fall nach Rom zu gehen wünsche«. Die Antwort, daß sie das auch gar nicht zu tun brauche und niemand sie dazu zwinge, war sinnlos. Es drehte sich darum, daß sie in ihrer Jugend gezwungen worden war, genauso wie die anderen zu sein und sich den »Menschen aus der Nachbarschaft« konform zu verhalten. Sie protestierte in diesem Ausspruch gegen die Bedrohung ihrer Identität in Form einer Variante auf die Redensart: »When in Rome, do as Romans do!«[1]

So hatte es bei Jaap auch nicht viel Sinn, ihn auf die Schwierigkeiten hinzuweisen, die der Eintritt ins Berufsheer mit sich bringen würde.

Unser Gespräch bekam nun eine dramatische Wendung durch eine an sich überraschend einfache »Übersetzung«.

– »Sie wollen zum Militär, um zu trommeln?«

Jaap: »Ja, und um der Königin in einer schönen Uniform mit geputzten Schuhen zu dienen.«

– »Sie wollen für die gute Mutter arbeiten?«

Jaap: »Ja.«

– »Ein lieber Sohn, der der guten Mutter dient.«

Jaaps Augen füllten sich mit Tränen. Er umklammert die in diesem Augenblick von mir ausgestreckte Hand krampfhaft.

Jaap: »Ja, so ist es. Die Königin ging mir immer im Kopf rum.«

– »Die gute, ideale Mutter, die du immer gesucht hast.« (Auf einmal duze ich ihn!)

Jaap: »Ja, so ist es.«

Die bizarr-abwehrende Haltung ist verschwunden. Unser Kontakt ist herzlich und eng. Einige Minuten nach diesem Gespräch bekommt Jaap im Saal einen heftigen Weinkrampf. Auf meine Frage nach dem Grund antwortet er: »Wegen der guten Mutter, ich habe solche Sehnsucht nach ihr.«

Die Wirkung dieses Gesprächs war überraschend. In der nächsten Sitzung begann er mir *spontan* mitzuteilen, daß er schon seit drei Monaten unablässig Stimmen hörte. Die Stimmen sagten ihm, daß er der Sohn von Charles Lindbergh und der Königin sei und daß er sich jetzt auf seine Aufgabe als Kronprinz vorbereite, zu der er ausersehen ist. Es stellt sich heraus, daß er einen Aufsatz über Lindbergh gelesen hatte und dieses Bild aufgriff, um damit seinen Wunsch nach einem idealen Vaterbild zum Ausdruck zu bringen. Jaap beschrieb mir seinen eigenen Vater als einen Mann, der ihm dauernd jede Arbeit aus der Hand nahm und es nicht zugeben konnte, daß sein Sohn unabhängig zu irgendeiner Leistung kam.

»Wenn ich mein Fahrrad reparierte und einen Augenblick fortlief, fing mein Vater an, meine Arbeit zu beenden. Wenn ich dann zurückkam, war alles fertig. Zwei Wochen vor seinem Tod machte ich einen Schrank. Ich wollte ihn innen austapezieren. Dieser Schrank war ganz allein meine Leistung. Ich erinnere mich, wie ich die Treppe zum Speicher hinauflief und den Schrank öffnete. Er war schon tapeziert. So krank er auch war, Vater hatte in meiner Abwesenheit wieder meine Arbeit fertig gemacht. Die Stimmen sagen jetzt, daß Lindbergh mir die Leitung eines technischen Arbeitsplatzes geben wird.«

Unsere Gespräche über dieses Thema führten zu starken emotionalen Entladungen, wobei ohnmächtige Wut und Äußerungen von Kummer abwechselten.

Während der folgenden Sitzungen erzählte er mir, wie er auch die Stimmen der Prinzessinnen hörte. Sie machen ihn glücklich und geben ihm das Gefühl, Teil einer glücklichen Familie zu sein. Das veranlaßt ihn, über die ungeheure Einsamkeit zu sprechen, in der er in seiner Jugend lebte. Als jüngstes von drei Kindern fehlte ihm jeder Kontakt zu seinen beiden Brüdern und seinen Eltern. Im Moment, als Jaap über diese Einsamkeit spricht, sagt er, »daß die Stimmen ihm jetzt sagen, daß ich eigentlich sein Bruder bin«. Diese Sehnsüchte nach brüderlicher Verbundenheit werden durchgesprochen, und das wird der Auftakt zu einer aggressiven Entwicklung.

»Die Stimmen machen mich glücklich. Ist das alles meine Sehnsucht? Ich will nicht, daß das Phantasie ist.« Am Ende der

Sitzung überreicht Jaap mir eine Zigarre: »Für Ihren Bruder oder vielleicht Ihren Vater.«

Daß Jaap der auserwählte Kronprinz seiner Mutter, der Königin ist, konzentriert unser Gespräch schnell auf die Beziehung zu seiner eigenen Mutter. Er drückt aus, daß seine Stimmen eigentlich eine bereits seit langem bestehende Phantasie verwirklichen.

In seiner Jugend fühlte er sich sehr zurückgesetzt und so isoliert, daß Phantasien, in denen er ein Findling war und der eigene Vater und die Mutter nur pflichtgemäß für ihn sorgten, häufig als Abwehr gegen ein überwältigendes Einsamkeitsgefühl eingesetzt wurden. Die Mutter wurde von ihm als eine sehr kindliche Frau beschrieben, die ihm immer das Gefühl vermittelte, sehr dumm zu sein.

»Ich versuchte meine Hausaufgaben zu machen, aber wenn ich sie vorzeigte, fing meine Mutter so merkwürdig an zu lachen und von der Nachbarin zu sprechen. Sie hat mir bei nichts geholfen.«

In seinen vielen Beschreibungen wurde deutlich, daß die Mutter ihrem Sohn eine Art debil-infantile Identität aufdrängte und ihn in dieser stereotypen Rolle fixierte. Zusammen mit dem Einfluß des Vaters bewirkte das ein lähmendes Gefühl der Dummheit, an das er einerseits zu glauben und das er als Halt zu benutzen begann, gegen das er aber andererseits verbissen ankämpfte.

»Die Königin, also meine echte Mutter, ist ganz anders. Die sagt, nein Junge, nicht fortgehen, ehe du deine Hausaufgaben vorgezeigt hast. Laß mich mal eben nachsehen. Das ist gut. Denn sie möchte, daß ich was werde und etwas leiste.«

Bald darauf beschreibt er seine Mutter als jemanden, der ihn entschlossen bei jeder Art von Leistung entmutigte und ihn zugleich mit der Redensart tröstete, daß es »eben auch dumme Buben geben muß«.

Es wurde immer deutlicher, wie die Mutter jegliche Form von Mehr-Wissenwollen zu blockieren versuchte und besonders bei jedem Versuch ihres Sohnes, mehr über Sexualität zu erfahren, starke Angstreaktionen zeigte.

Daß diese Form der Blockierung ein wesentlicher Faktor bei der Entstehung von Pseudodebilität ist, wurde bereits früh in der psychoanalytischen Literatur beschrieben. Am auffälligsten war, daß der Einfluß der Mutter bei ihrem Kind so etwas wie eine »selige Unwissenheit« in jeder Beziehung bezweckte.

Ehe ich meinen Bericht über die Begegnung mit Jaap fortsetze (ich erreichte, daß die Elektroschocks wieder eingestellt wurden), will ich eine ausführliche Beschreibung seiner Mutter geben. Ich habe nicht selbst mit ihr gesprochen, aber mein Freund und Kollege Pier Engelsman führte auf meinen Wunsch hin eine Reihe von Gesprächen mit ihr.

Der folgende Bericht über seine Bekanntschaft mit ihr stammt von ihm.

Die Mutter ist eine eigenartige Frau. Sie spricht permanent ein Bekenntnis aus: »Daheim ist es immer gemütlich, ruhig, lustig und fidel.« Alles, was sie im übrigen erzählt, soll diese Tatsache unterstreichen.

Fragen nach dunkleren Seiten des Lebens, früher oder jetzt, weicht sie erfinderisch aus.

So zeigte sie zum Beispiel eine Menge Familienfotos, alle durcheinander, nur mit dem einzigen Ziel: zu zeigen, was für einen Spaß sie immer gehabt haben, sie und die Buben.

Als ich fragte, ob ihr Mann auf den Fotos nicht etwas finster dreinblickte, antwortete sie das erste Mal nicht, und beim zweiten Mal ohne Zögern: »Ja, er war immer so gemütlich, er konnte so trocken daherreden, da mußte man einfach loslachen ...«

Sie selbst spielt in diesem Ganzen die Rolle der tüchtigen, robusten Person, der vortrefflichen, stets fröhlichen Mutter. Sie demonstriert das mit zahlreichen witzig gemeinten Anekdoten, die sie wie zum Beweis mit ihrem merkwürdigen Gekicher beschließt.

Diese Welt, in der es keinen Platz für Zweifel oder Probleme gibt, wird, trotz des Anscheins von Einfältigkeit, mit fester Hand entworfen, sehr detailliert, und man kann nirgends einhaken. Es ist ermüdend, sie anzuhören.

Nach einer gewissen Zeit hatte ich längst nicht mehr den Eindruck, daß mir eine mütterliche Frau sehr bereitwillig viele Daten und Auskünfte gab, sondern daß sie unablässig nach Beifall, Rechtfertigung und Bestätigung heischte oder zumindest bestrebt war, sich ununterbrochen Aufmerksamkeit zu verschaffen.

In ihren Anekdoten und deftigen Geschichten klingen die versteckte Aufregung, das Interesse und die Angst einer sehr infantilen Frau durch. Die Angst vor der unbegreiflichen, komplizierten, faszinierenden Erwachsenenwelt. So stellt sich die Funktion dieses Mütterlichkeitssyndroms nach außen dar: das

Sich-Haltung-Geben. Aber die Funktion nach innen, die Abwehr der eigenen Konflikte, ist gleichfalls nachweisbar.

Sie wehrt in ziemlich umfassender Weise das Erlebnis einer unglücklichen Jugend ab, über die man denn auch nur mit großer Mühe etwas erfahren kann. Schließlich gibt sie, unruhig beim Reden darüber, zu, daß sie es früher als Kind durchaus *nicht* fidel, gemütlich, ruhig usw. hatte. Im Gegenteil, es gab immer Aufregung und Streit. Der Vater schlug die Mutter. Der Vater starb, ach nein, zuerst lief der Vater davon, als sie zehn, als sie zwanzig, ach nein, als sie fünfzehn war. Sie gerät in Verwirrung. Mit elf endet ihre Jugend ziemlich abrupt. Sie bekam ihre Menstruation, erschrak darüber sehr, blieb lange Zeit still und düster, ihre Mutter erklärte ihr nichts. Gleichzeitig mußte sie ihre erste Stellung antreten, also die Schule verlassen. Sie hatte nicht gut lernen können, war einmal sitzengeblieben. Sie kichert sehr, als sie über die Schule redet. Mit den Händen war sie überraschend geschickt, sie strickte an einem Nachmittag das, wozu die anderen Mädchen drei Monate brauchten.

Sie war sich übrigens durchaus bewußt, daß das Sexuelle ein sehr unheimliches und großes Rätsel für sie geblieben war. Eines schönen Tages sagte die Dame, bei der sie als Dienstmädchen arbeitete: »Wäre denn dieser Schreiner, der dort gegenüber arbeitet, nichts für dich? Er macht dir solche Augen, und er scheint ein netter Bursche zu sein.« – Sie heiratete. – Am Hochzeitsabend – sie war mit ihrem Mann allein in der neuen kleinen Wohnung – lief eine Grammophonplatte, und es wurde nach der Melodie von Händels Largo gesungen – aber die Worte lauteten: »Ich will zu meiner Mutter!« Das war zuviel. Sie bekam große Angst und einen Weinkrampf, so daß ihr Mann freundlich sagte: »Zieh dich nur an, und geh nur zu deiner Mutter.« Aber dazu war sie doch zu vernünftig.

»Ja, ich bin immer sehr kindlich geblieben«, so schließt sie diese Bekenntnisse, die erst ganz zu Ende der Gesprächsreihe kommen. Man hielt sie als Kind für dumm, wenn auch für geschickt und heiter. Eine Parallele zum Patienten, ihrem Sohn, drängt sich also auf.

Bleibt man unter dieser Schutzhülle nicht mit einem Bein in dem frühen Paradies stehen, das vor der »Erkenntnis von gut und böse« liegt? In dieser kleinen Welt von Mutter und Kind, der Welt, bevor der böse Vater auftritt? Einer Welt, die vielleicht das ursprüngliche Modell für die matriarchalische Familienwelt ist, welche diese Mutter mit einem gewissen Erfolg selbst zu errichten versuchte und in welcher der stille, enttäuschte Magenkranke, der Jaaps Vater war, die zweite Geige spielte?

Jaap war anders, so nervös. Sie konnte kein Essen in ihn hineinkriegen, mußte es immer hineinstopfen, eine Nachbarin kam zu Hilfe, aber es gelang nie. Er war also sehr nervös. Schon als er zwei Jahre alt war, wußte sie, daß Jaap nichts aushalten würde. Wenn sie ihn abends auf Besuch mitnahm, wurde er so lebhaft und lästig, daß sie ihn daheim wieder in sein Bett legen mußte. Und er verfärbte sich immer ganz weiß, oder bekam so blaue Ringe unter den Augen, wenn er mit irgend etwas beschäftigt war. Darum nahm sie – und auch der Vater tat das – ihm oft die Dinge aus der Hand. Besonders, wenn ihm etwas nicht gleich glückte, denn das konnte der Junge überhaupt nicht ertragen. Und wenn Vater und Mutter dann das vollendet hatten, was er selbst hatte tun wollen, na ja, dann hüpfte er immer vor Freude. Und was das Lernen angeht: Nach vielem Ausweichen und Kichern gibt die Mutter zu, daß sie, was die Schulaufgaben betraf, immer zu ihm gesagt hat: »Ach, Junge, hör doch auf, mach dich doch nicht so verrückt damit, morgen ist auch noch ein Tag.« Von ihr aus durfte er ruhig dumm sein.

In etlichen anderen Anekdoten soll Jaap auch deutlich genauso gesprochen haben, wie es ihm die Mutter beigebracht hatte. Sie ist unverhohlen stolz auf einige Geschichten, in denen sie sich mit dem Lehrer verbündet hatte, um Jaap gewisse Unannehmlichkeiten zu ersparen, und wo sie ihn genau das tun oder sagen lassen konnte, was sie wollte.

Wenn sie darüber spricht, wie sie ihn in seiner Psychose gesehen hat, fällt einem auf, wie plastisch und sensationsgeladen sie das beschreibt. Nicht lieblos, wohl aber, als ob es sich um ein geliebtes Haustier handle, das sich merkwürdig, kläglich und komisch gebärdet. Sie zeigt keine persönliche Erschütterung, nicht das Respektvolle, das jemand zeigen würde, der sich wirklich mit seinem Sohn als einem anderen, als einer Persönlichkeit identifizieren kann.

Sowohl damals, als Jaap als Soldat nach Indonesien ging, wie nun, als er selbst Vater wurde, sah er sich vor Aufgaben gestellt und mußte sich mit ihnen identifizieren und selbständig auseinandersetzen. Seine Funktion als ein Teil der mütterlichen Welt bot ihm dabei keinen Halt mehr, nicht einmal mehr den negativen Halt. Zwar litt Jaap schon seit langem unter der sehr unbefriedigenden Beziehung zu seinen Eltern, die ihm durchaus bewußt war, und formell lehnte er sich gegen die Eltern auf, aber faktisch lebte er noch völlig in kindlicher Abhängigkeit, wie aus der ganzen Vorgeschichte zu ersehen ist.

So ist er denn auch gerade auf diesem Höhepunkt notwendig gewordener Auflehnung und Loslösung in einen Zustand zurückgefallen, in welchem er mehr denn je hilflos ist, keine eigene innere Realität besitzt, auf primitives, phantasierendes Denken angewiesen und einer totalen Abhängigkeit (von Krankenhaus und Arzt) ausgeliefert ist. Verrät die Struktur dieser psychotischen Welt nicht gerade wieder etwas von der alten Struktur des »Mit-der-Mutter«-Seins, des Seins, so wie es einem die Mutter gibt? Nun aber anders, als die Mutter es je beabsichtigte – karikiert, verzerrt und im übrigen auch nicht mehr auf die wirkliche Mutter oder auf deren Bild in Jaap bezogen. Denn wenn es sich in dieser Loslösung auch um einen Sturz, einen Zusammenbruch handeln mag, auf jeden Fall ist es auch der erste Schritt *aus* der Symbiose, aus dem »Paradies«. Daß Jaap die Kräfte seines eigenen Lebens noch ganz und gar nicht in eigener Regie handhaben kann, besonders die Sexualität, die ihm Todesangst einflößt (über die er aber doch zumindest mutig und offen phantasiert), das macht verständlich, daß er *nach* diesem Schritt und *durch* ihn die äußere Realität fallen lassen und sich vorläufig noch der alten Abhängigkeitsstrukturen bedienen mußte in der neuen Beziehung zu neuen Menschen, einer Beziehung, die er jetzt suchte und die ihn dann, wenn alles gut ginge, etwas anderes lehren würde, als es die Mutter tun konnte.

(Ich bin Pier Engelsman sehr dankbar, daß er mir gestattet hat, seine Beschreibung der Mutter in dieses Buch aufzunehmen.)

Weil das »Stimmenhören« so wichtig war, begann ich jedes Gespräch mit der Frage: »Was haben die Stimmen heute gesagt?«, worauf er den Inhalt seiner »Halluzinationen« immer ausführlicher erzählte. So teilt er im Laufe der Sitzungen mit, daß die Stimmen ihm sagten, seine Zeugung habe in dem Augenblick stattgefunden, als Lindbergh und die Königin miteinander im Regen spazierengingen. Dieser Ausspruch erinnert mich an die Tatsache, daß Jaap bereits am ersten Tag seiner Hospitalisierung über »sexuelle Provokation im Bad« gesprochen hatte und auch, daß unter den Stimmen, die ihm Sexualgenuß in Aussicht stellten, viele bekannte Schwimmerinnen vorkamen. Offensichtlich hatten Wasser und Sexualität etwas miteinander zu tun. Als ich darauf direkt einging, äußerte Jaap (unter großer Angstentwicklung), daß ihm seit seiner ersten Masturbation eine bestimmte

Phantasie vor Augen stand: Mädchen, die bekleidet im Wasser lagen. Diese Phantasie drängte sich ihm auch jedesmal während der Versuche zum Koitus auf. Er kam dabei nur zum Orgasmus, wenn er sich vorstellte, daß seine Frau bekleidet im Wasser lag. Er erzählte, wie er einmal seine Frau ins Wasser stoßen wollte, um einen sexuellen Erregungszustand hervorzurufen. Diese Phantasie war von großen Schuldgefühlen begleitet, und er hatte sehr darunter gelitten.

Sie merken, daß ich den Begriff »Halluzination« bereits in Anführungszeichen gesetzt habe. Ich erfuhr, wie Jaap seine halluzinatorische Welt benutzte – jetzt in der Beziehung zu mir –, um mir allerhand bedrängende Probleme und Gefühle gleichsam in verhüllter Form zu erzählen.

Als ich das Protokoll der ersten Tage studierte, zeigte sich, daß er schon damals (aber viel verhüllter und »witziger«) dasselbe Problem artikuliert hatte. Er sagte nämlich, als er über seine »Wahnwelt« sprach: »Sie waren noch zu dritt bei mir, sie sind beim Staffelschwimmen, aber wenn sie mal eine Bahn aussetzen, kommen sie zu mir. Ich habe ein Lied darüber gemacht. Darf ich es Ihnen vorsingen?

Pong, pong, pong,
hier ist der Harem,
pong, pong, pong,
lauter nasse Haare,
pong, pong, pong,
lauter nasse Röcke,
pong, pong, pong,
hier ist Greta Garbo,
sie schwimmen rum,
pong, pong, pong,
lauter verrückte Mädchen,
schwimmen hier herum,
pong, pong, pong, usw.«

Wieviel verhüllter und »unschuldiger« scheint dieses Lied zu sein! Es klingt wie ›Alle meine Entchen schwimmen auf dem See!‹ Und so hatte es der Kollege, der ihn zum erstenmal sah, auch aufgefaßt. »Verrücktes« und »komisches« Verhalten, extrem lebhaft (manisch), »dumm« und »kindisch«. Faktisch aber war es entsetzlich *viel Leid und ein ungeheures Problem, das Jaap bereits am ersten Tag seiner Hospitalisierung auf seine Weise zu äußern versucht hatte.*

Zugleich mit dem Aussprechen dieser Phantasien offenbarte Jaap während unserer Gespräche einen großen Teil seiner sexuellen Problematik. Seine Impotenz in der Ehe (wo die unerfahrene Frau ihm wenig helfen konnte), schwere Schuldgefühle wegen der Masturbation. Während dieser Gespräche traten unverhüllte Kastrationsängste in den Vordergrund.

»Ich stand an sie gelehnt. Das erste Mal, so ein großes Verlangen, der erste Kuß war so lange. Ich spürte ihre Zähne. Ich bekam Angst. Ich glaubte: Sie kann mir ja die Nase abbeißen.«

Das Tempo meiner erklärenden, einfühlend verstehenden Interpretationen während dieser Phase war so groß, daß Jaap in Zusammenhang mit der sich entwickelnden Angst vorübergehend heftig aggressiv reagierte und mich tätlich angriff. Später erzählte er, daß er nicht allen meinen Erklärungen folgen konnte und dadurch neuerlich von einem Gefühl der Dummheit übermannt wurde. Zugleich erfüllte ihn panische Angst, daß ich mit seiner Frau durchgehen könnte. »Ich glaubte: Gleich rennen sie miteinander davon.«

Während der Sitzung, in der er diesen Satz formulierte, entstand ein sehr tiefer Kontakt zwischen uns. Er äußerte sein Gefühl der Nichtigkeit (besonders in intellektueller Hinsicht) gegenüber mir und seiner Frau und nannte sie bei dieser Gelegenheit sehr bezeichnend »Pascal«. Es stellte sich heraus, daß die Frau ihren Mann manchmal mit dem Rat aufzumuntern suchte: »Ich bin der Kopf und du die Hände«, was für ihn mehr oder minder die definitive Bestätigung seines Mangels an Intellekt bedeutete. Wieder sprachen wir über die Wurzeln seines Dummheitsgefühls.

Auffällig war, wie reich variiert und intelligent Jaap über seine Erlebnisse zu sprechen verstand. Er äußerte dabei auch, wie die Geburt seines Sohnes ihm das Gefühl gab, daß dieser »wohl genauso idiotisch werden könnte« und daß er das auch in den Augen des Kindes zu sehen glaubte. Die Situation an seinem Arbeitsplatz verschärfte sich nun ebenfalls. Krampfhaft versuchte er dort zu beweisen, daß er kein »dummer Schreiner« war, und dieses überspannte Leistungsstreben rief bei seinen Kollegen, die oft von seiner originellen Art, die Dinge anzupacken, überrascht waren, entsprechende Frustration und Aggression hervor. In diesem Circulus vitiosus wurde seine Isolierung immer größer.

Bei einer unserer folgenden Begegnungen antwortete Jaap auf meine übliche Frage: »Was haben die Stimmen heute gesagt?«, daß seine »Halluzinationen« verschwunden seien. »Sie sind verschwunden nach unserem gestrigen Gespräch über mein Dummheitsgefühl.«

Was mir besonders auffiel, war, daß Jaap seine »Halluzinationen« als *Kommunikationsbrücke* benützte, als die für ihn einzig mögliche Methode zu kommunizieren. Dabei war auffällig, wie er unter dem Einfluß meiner Interpretationen »die Stimmen« allmählich als »meine eigenen Stimmen« zu bezeichnen begann und sie als Projektionen seiner *eigenen Problematik* erkannte. Die als ein beängstigender »Fremdkörper« erfahrenen »Stimmen« wurden von mir unmittelbar als »Stimmen Ihres Gefühls« oder »Stücke Ihrer selbst« interpretiert. Das Stimmenhören akzeptierte ich auch als Methode zur Mitteilung von Gefühlen, Wünschen und Problemen, die infolge der damit verbundenen Angst nicht als zu ihm selbst gehörig anerkannt werden konnten.

Ein gutes Beispiel dafür war folgendes:

Jaap wollte mich gerne als seinen Bruder sehen, seinen Freund, und drückte sein Abhängigkeitsbedürfnis aus, indem er sagte: »Die Stimmen sagen jetzt, daß Sie eigentlich mein Bruder sind.« Ich mache, vielleicht überflüssigerweise, wieder auf den großen Unterschied zwischen der von mir angewandten Methode und der sogenannten »objektiven Untersuchungsmethode« mit ihrem Aufspüren der vorhandenen »Psychopathologie« aufmerksam. Bei dieser Untersuchungsmethode fragt man nach der Art der Stimmen, ihrem Charakter und ihrem Inhalt, registriert sie als pathologische Erfindungen und praktiziert so die statische Phänomenologie (Winkler). Der Patient merkt, daß der Untersucher seine Symptome nicht als Kommunikationsversuch würdigt, sondern sie eher als Äußerungen eines Krankheitsprozesses, einer zerebralen Entgleisung ansieht. Diese sogenannte objektive, neutrale Untersuchungshaltung ist für einen Menschen in Schwierigkeiten höchst provozierend und abstoßend. Man merkt bei einer solchen Form des Gesprächs auch deutlich, wie der Informationsstrom versiegt und der Patient stark defensiv zu reagieren beginnt. Auffällig anders ist die Situation im psychotherapeutischen Gespräch, in welchem der Psychiater die Stimmen (Symptome) unmittelbar in ihrer kommunikativen Bedeutung akzeptiert, sie als Aussage der Problematik würdigt und infolgedessen mit einer sinnvollen, psychotherapeutisch ausgerichteten Antwort darauf reagiert. Hier sieht man, wie der Informationsstrom anschwillt. Was Jaap über seine Stimmen mitteilte, wurde immer reicher und deutlicher. Jaap deckte seine Problematik auf, weil er merkte, daß ich seine Symptome nicht als »sinnlos« abtat.

Das meinte Winkler, als er von dynamischer Phänomenologie sprach. Ich bekam bei der Fortsetzung solcher Gespräche immer wieder den Eindruck, daß Jaap auf die Frage »Was haben die Stimmen dir heute gesagt?« große Teile seiner Problematik mitteilen konnte, gleichsam auf dem Umweg über die »Stimmen«. In den ersten Tagen nach seiner Einlieferung halluzinierte Jaap unentwegt die Stimmen von Filmstars, die ihm ihre Bereitschaft mitteilten, ihm sexuelle Erfahrungen zu bieten. Während unserer letzten Besprechungen, als die »Halluzinationen« verschwunden waren, erzählte Jaap von *seinen* starken Sexualwünschen, die vor allem auftraten, wenn er hübsche Mädchen in der Stadt sah. Diese Sexualphantasien erfüllten ihn mit großen Schuldgefühlen gegenüber sich selbst und seiner Frau.

So wurde mir auch eine Funktion der »Halluzinationen« klar. Es war eine schuldentlastende Prozedur, die als Abwehrleistung im Rahmen des innerseelischen Kräftespiels beschrieben werden kann. Diese Funktion der Halluzination ist in der Literatur ausreichend belegt. Hier will ich noch kurz theoretisch darauf eingehen; mehr über die Literatur im Anhang zu diesem Kapitel.

Neben dieser innerseelischen Funktion hat die Halluzination auch eine zwischenmenschliche Bedeutung, die Kommunikation auf einem Umweg. Es war das große Verdienst der Schule Sullivans und seiner Mitarbeiter, auf diese zwischenmenschliche Funktion des »Symptoms« besonderen Nachdruck gelegt zu haben.

Zusammenfassend läßt sich also sagen, daß die innerseelische Regulationsfunktion und die Kommunikationsfunktion von Anfang an vorhanden waren und daß die innerseelische Funktion während der psychotherapeutischen Beziehungen abnahm und die zwischenmenschliche Kommunikationsfunktion proportional dazu zunahm.

Nach dem Verschwinden der »Halluzinationen« habe ich die Psychotherapie fortgesetzt, aber es würde zu weit führen, hier in extenso darauf einzugehen. Ein Punkt erscheint mir noch wichtig. Mit zwanzig Jahren beim Militär (in Indonesien) war Jaap zum erstenmal desintegriert und war für fünf Monate psychotisch. Er hatte sich freiwillig gemeldet und machte sich durch seinen großen Geltungstrieb und sein übertriebenes Pflichtbewußtsein bald lächerlich. Auch dort geriet er in völlige Isolierung zur Gruppe, die ihn als »fremd« ausstieß. Nach Injektionen, Fixierungsgurt und Elektroschocks wurde er, bereits halluzinierend, nach Holland überführt. Diese »Halluzinationen« hatten denselben Inhalt wie in der Anfangsphase seiner zweiten psychotischen Krise. Wir konnten auch diese Phase ausführlich durchsprechen, und auch gegenüber seiner Ehefrau sprach Jaap diese bisher ängstlich verborgene und als schwere Bürde getragene Erfahrung vollständig aus.

»Es war dasselbe Problem, worüber meine Stimmen sprachen. Ich für mich habe diese Zeit einfach ›Tropenkoller‹ genannt. Ja, eigentlich nur, um einen Halt zu haben. Was hätte ich sonst tun sollen? Meine Stimmen schwiegen eines schönen Tages, und ich verließ die Anstalt, ohne je ein Wort über meine Probleme und meine Gefühle gesagt zu haben. Später erhielt ich den Bescheid, daß ich dienstuntauglich sei. Ich dachte: Jetzt bis du dreimal sitzengeblieben, und du bist ausgemustert wegen Tropenkoller. Von diesem Augenblick an begann ich, noch härter zu arbeiten, um zu beweisen, daß ich doch noch etwas wert war.«

In dieser Zeit bestand Jaap als einziger seiner Gruppe die Meisterprüfung, lernte seine Frau kennen und kaufte von seinen Ersparnissen ein Hausboot. Als alles aufgebaut und das Kind geboren war, desintegrierte er dort zum zweiten Mal. Nach seiner Entlassung aus der Klinik gab ich seinem hartnäckigen Drängen nach und besichtigte einmal sein Hausboot. Bald wurde klar, warum. Jaap zeigte mir die verschiedenen technischen Verbesserungen, die er vorgenommen hatte. Sie waren durchaus originell und erfindungsreich. Das Zimmer seines Sohnes war in verschiedenen Farbtönen gehalten, und Jaap legte mir bei dieser Gelegenheit die funktionelle Bedeutung von Farben dar. Wir kamen hier zu dem Schluß, daß das ganze Hausboot, alles was er darin an Schöpferischem niedergelegt hatte, ein typisches Symbol für seinen Protest gegen das Etikett der Dummheit war, das ihn so lange verfolgt hatte. Und ich erinnerte mich, daß die Diagnose bei seiner ersten Einlieferung gelautet hatte: »Manisch-depressiver, debiler Psychopath«, und in der Anfangsphase der zweiten Einlieferung: »Typische Debilitätspsychose«.

Das Etikett hatte ihn bis ins Krankenhaus verfolgt. Wer war aus Holz? Wer war »dumm«? Jaap jedenfalls nicht.

Noch einige Randbemerkungen. Die Bedeutung, die diese psychotherapeutische Behandlung für Jaap hatte, darf nicht überschätzt werden. Das Ziel der Psychotherapie bei psychotischen Zuständen besteht in der Veränderung der Persönlichkeitsstruktur in dem Sinne, daß nicht nur das psychotische Ausweichen vor der Lebensproblematik angegangen wird, sondern vor allem, daß der Mensch sich von defensiven Strukturen befreit, die der Selbstverwirklichung und der Vertiefung der Beziehung zum Mitmenschen im Wege stehen. Das ist eine der Aufgaben intensiver Psychotherapie.

Wenn wir dieses Ziel betrachten, fragen wir uns, was wir für den psychotischen Menschen in der Praxis tun können. Wir begegnen Menschen, die akut psychotisch geworden sind und bei denen es binnen kurzem zu einer Remission kommt. Diese kurzfristigen psychotischen Zustände zeichnen sich durch eine zeitweilige und nichtprogressive Unterbrechung der Kommunikationsmöglichkeiten aus. Ich bin davon überzeugt, daß wir bei unserem heutigen Wissensstand über die Psychodynamik des psychotischen Menschen falsch liegen, wenn wir Patienten, sobald sie wieder zur »Realität« zurückgekehrt sind, als »geheilt« entlassen. Wenn wir die Psychose als eine *Begegnung des Menschen mit jenem Teil seines Lebens sehen, den er nicht zu leben wagte,* so stellt sie den Patienten und seinen Psychiater unweigerlich vor die Frage nach dem Sinn dieser Katastrophe. Man kann dieser Frage ausweichen. Der Psychiater kann das tun (Tranquillizer verschreiben und Etiketten aufkleben ist weniger zeitraubend – und weniger bedrohlich), und der Patient wird dann versuchen, alles schnell zu vergessen, den beängstigenden Traum, der ihn überfallen hat.

Die Psychose bleibt ein »Ereignis«. Dieses Ereignis »überkam« dann den Patienten, verpflichtet zu nichts, man versucht, wieder derselbe zu werden, der »alte«. Die Psychose wird als ein »corpus alienum« verdrängt, und was nach Integration verlangte, bleibt verbannt. Es ist allerdings fraglich, ob der Patient auf diese Weise der »alte« wird. Es ist eine Narbe entstanden, eine stärkere Lebensverstrickung, eine neue Defensivstruktur, die eine Wiederholung der Desintegration zu vermeiden trachtet. Leider tat und tut der Psychiater manchmal nicht viel anderes. Er neigt dann dazu, das Persönlichkeitsfremde zu betonen: »Es war Überanstrengung, eine Krise, hervorgerufen durch Ihre labile Konstitution, die dieser Krisensituation in Ihrem Leben nicht gewachsen war.«

In Begriffen wie »Disposition«, »Konstitution«, »Endogenese«, »zerebrale Dysregulation« sucht der Psychiater einen Halt gegen diesen Versuch einer Selbstentäußerung des während der Psychose Erlebten. Und natürlich macht der Patient dabei mit.

So ringt ein Mensch um Integration und kann in seiner Psychose entweder entscheidend unterstützt oder im Stich gelassen werden.

Die psychotischen Erfahrungen in einer psychotherapeutischen Beziehung zur Integration zu bringen, das nannte Bodenheimer einmal »Erlebnisgestaltung«. »Ereignis« kann zu »Erlebnis« transformiert werden. Der Sinn des psychotischen Geschehens kann nachdrücklich erfragt werden. Die Psychose kann als stille Stimme der eigenen Existenz aufgefaßt werden, auf die man hören muß. Es gibt Menschen, die diesen Versuch zur Integration nach dem Abklingen der Psychose ganz allein unternehmen. Sie haben den Mut, das Absurde, Nicht-Verpflichtende zum Eigenen, Persönlichen, Verpflichtenden zu transformieren. Viele aber wagen diese Konfrontation nur im Rahmen einer psychotherapeutischen Beziehung.

Bei Jaap dauerte die Psychotherapie nur kurze Zeit, und sie hat wahrscheinlich nur geringe Veränderungen in seiner Persönlichkeitsstruktur bewirken können. Dennoch wurde eine autistische Entwicklung in ihrem Fortgang gebremst, und es entwickelte sich eine Gefühlsbeziehung, in deren Rahmen er über sein Gefühlsleben sprechen konnte. Seine Phantasien blieben existent, aber sie wurden ausgesprochen, auch gegenüber der besonders taktvollen und mitfühlenden Ehefrau, mit der Jaap nun über das sprechen konnte, was ihn innerlich beunruhigte. Einer der wichtigsten Punkte bleibt, daß diese psychotische Phase kein sinnloses Chaos von »Halluzinationen«, Ängsten und Isolierungen bedeutete. Es gelang Jaap, eine gewisse Einsicht in die Tatsache zu gewinnen, daß diese Psychose (und die vorhergegangene) kein beängstigender »Fremdkörper« war, *sondern ihn selbst betraf;* daß sie aus der Entwicklung seiner Gefühle gegenüber Mutter und Vater, seinen Abhängigkeitsgefühlen gegenüber der Ehefrau, seinem Gefühl der Dummheit und seinen sexuellen Ängsten zu verstehen war.

Diese Psychose war *seine* Flucht aus der Wirklichkeit, infolge *seiner* Angst vor dem anderen und sich selbst. Sein Königskind-Wahn war *sein* Wunsch nach idealen und liebenden Eltern, eine

Phantasie, die auch vor der Psychose bestanden hatte und Realitätscharakter annahm. Jaap konnte sehen, daß sich seine Vorstellung von der Welt *vor* und *während* der Psychose nicht wesentlich unterschied.

Hier berühren wir das, was zwei so verschieden orientierte Forscher wie Ludwig Binswanger und Frieda Fromm-Reichmann stets betont haben.

Die Psychose ist ein tiefgehender Bruch im Leben des Betroffenen, und dieser Bruch muß überwunden werden. An uns wird die Bitte gerichtet, dabei helfend die Hand zu reichen. Es geht um eine Wiederherstellung der Lebenskontinuität. Neben den Einsichten und Erfahrungen, die diese kurze Psychotherapie Jaap und mir bot, wurde zumindest ein Versuch dieser Wiederherstellung unternommen. In der psychotherapeutischen Begegnung wurde ein Teil des »Fremden« als das »Eigene« erkannt und teilweise integriert.

Die Vorträge, in denen ich vieles von dem formulierte, was ich in diesem und dem vorhergegangenen Kapitel behandelt habe, wurden in dem Konferenzraum der Universitätsklinik gehalten – der Professor am Kopfende des Tisches, Ausbilder und Assistenten darum herum; diesmal niemand in weißem Kittel, die Atmosphäre relativ wohlwollend.

Die Vorträge hatten glücklicherweise eine sehr positive Wirkung. Sie kamen gut an, und von da an bis zu meiner Abreise nach Amerika hatte ich »freie Hand«. Ich konnte mich dem Beginn der eigenen psychoanalytischen Ausbildung zuwenden und setzte die psychotherapeutische Arbeit mit einer Reihe psychotischer Patienten in der bisher praktizierten Weise fort. Zu meinem Erstaunen legte mir niemand einen Stein in den Weg.

Mittlerweile schrieben wir das Jahr 1960. Bibliothek und Zeitschriften vermittelten mir viel Wertvolles, und in einer dieser Zeitschriften, ›Psychiatry, Journal of Interpersonal Processes‹, stieß ich wiederholt auf Aufsätze, die mit »Chestnut Lodge«, Rockville (Maryland) gezeichnet waren. Dieser Ort war mir bekannt. Harry Stack Sullivan hatte dort eine Reihe von Vorträgen gehalten, die später in ›Clinical cases in psychiatry‹ gesammelt wurden; Frieda Fromm-Reichmann hatte dort von 1935–1957 gearbeitet. Chestnut Lodge war ein psychoanalytisches Sanatorium, das sich ganz der intensiven Psychotherapie schizophren Gestörter widmete. Es schien eine Art Mekka der

Psychoanalyse zu sein. Sullivan und Fromm-Reichmann waren bereits meine Vorbilder; nun arbeiteten ihre Schüler (Otto A. Will, Harold F. Searles, Donald L. Burnham und andere) in Chestnut Lodge.

Meine Arbeit wurde in Amsterdam zwar schmunzelnd als enthusiastischer Seitensprung eines jungen Mannes geduldet (der sich schon noch die Hörner abstoßen würde), aber die Atmosphäre war dort alles andere als anregend. Ich hatte mir neben einem gewissen »good-will« auch das Image eines unklugen Nonkonformisten mit revolutionären Zügen erworben. Von Kontrolle war natürlich nicht die Rede – es gab niemand mit einer gewissen Erfahrung auf diesem Gebiet.

Auf gut Glück schrieb ich dem Direktor von Chestnut Lodge, Dexter M. Bullard, und erhielt umgehend eine außerordentlich freundliche Antwort. Im Verlauf unseres Briefwechsels tauchten allerdings zwei Hindernisse auf, die überwunden werden mußten. Ich mußte mindestens drei Jahre in Chestnut Lodge arbeiten und ein medizinisches Examen ablegen, das mir erlaubte, als »foreign medical graduate« in einer amerikanischen Klinik zu arbeiten.

Das zweite Hindernis war das Geld. Ich bewarb mich um ein Stipendium, aber weder die holländischen noch die amerikanischen Autoritäten waren geneigt, mich über einen so langen Zeitraum zu finanzieren. Der Plan war zum Scheitern verurteilt.

Dexter Bullard unternahm damals eine Ferienreise nach Europa, und ohne meine »Heldenverehrung« für ihn wäre ich sicher nicht weiter gekommen. Wir vereinbarten ein Treffen in der Rue de Rivoli in Paris, und ich berichtete zehn Minuten lang über meine Erfahrungen. Über Walter, Karl, Jaap, die Atmosphäre, in der ich arbeitete, und wie alles angefangen hatte. Ich nahm an, daß unser Gespräch ein Abschiedsgespräch sei, aber Bullard unterbrach mich plötzlich und sagte: »I guess you smell all right with me. You're a staff-psychiatrist of Chestnut Lodge. I pay the salary. It's a deal?«

Das ganze Gespräch hatte nicht länger als eine halbe Stunde gedauert. Die Zukunft stand mir offen.

Ich beendete meine Arbeit in Amsterdam, erhielt meine Facharztzulassung, übergab meine Patienten meinen Freunden und zog 1961 in ein Dorf in der Umgebung von Washington D. C., nach Rockville (Maryland).

Meine Zielvorstellung war klar. Einige Jahre Ausbildung, Kontrolle, Erfahrung und dann ...

Ich emigrierte nicht. Es gab in Zukunft, wenn alles anders geworden wäre, so viel für den psychotischen Menschen zu tun. Jedenfalls ... glaubte ich das.

Anmerkung und Nachtrag

1. A. J. Bachrach: Notes on the psychopathology of delusions. In: Psychiatry 16, 1953, S. 375–380.

Einige weitere philosophische Werke, die im Kapitel erwähnt wurden, sind:
A. R. Bodenheimer: Erlebnisgestaltung, Darstellung eines Verfahrens zur Psychotherapie von Psychosen. Basel-Stuttgart 1957.
M. Siirala: Die Schizophrenie des Einzelnen und der Allgemeinheit. Göttingen 1961.

Von den Publikationen, die psychotherapeutische Erfahrungen und technische Probleme behandeln, nenne ich nur eine sehr kleine Auswahl. Die Literatur darüber ist stark angewachsen.
Christian Müller: Die Psychotherapie Schizophrener an der Zürcher Klinik. In: Der Nervenarzt 32, 1961, S. 354–368.
Müller meint in diesem Artikel, es sei an der Zeit, eine Übersicht über das zu geben, was in der Periode zwischen 1950 und 1960 auf dem Gebiet der Psychotherapie »Schizophrener« erreicht wurde.

Die Publikation befaßt sich mit einer Nachuntersuchung von 94 Patienten (56 Frauen und 38 Männern), die während eines Jahres in psychotherapeutischer Behandlung waren und nach fünf Jahren wiederuntersucht wurden.

Müller vermeidet (zu Recht) den Begriff »Heilung«. Er hat den Eindruck, daß die Psychotherapie (die von vielen Assistenten der Klinik angewandt wurde), zwar schwierig und langwierig, aber durchaus möglich ist.

Über die Problematik der Psychiater, die diese schwierige Arbeit auf sich nehmen, sagt Müller Entscheidendes. Vor allem von den Psychotherapeuten werde ein großes Einfühlungsvermögen verlangt, ungeheuer viel Geduld und ... viel Selbsterkenntnis, um in der Beziehung zu dem Patienten keine Lösung für eigene ungelöste innere Konflikte zu suchen.

Auffällig ist übrigens, daß Müller jungen Psychiatern (aufgrund ihres »hohen Maßes an Begeisterungsfähigkeit und Einsatzfreudigkeit«) viel mehr Einsatz zuschreibt, eine Begeisterung, die zu einer tieferen Gefühlsbeziehung führen kann. Das Paradoxe ist, daß der »reifere« Psychiater (der seine eigene Psychoanalyse durchgemacht hat) zwar mehr Übersicht hat, sich selbst weniger schnell in diesen sehr engen Beziehungen verliert, aber ... einiges an Begeisterung verloren hat.

Christian Müller ist ein erfahrener Psychiater, und auch die nächste Veröffentlichung dieses Pioniers auf dem Gebiet der Psychotherapie »Schizophrener« lasse ich mit einem Kommentar folgen:
Christian Müller: Is the genesis of schizophrenia psychogenetic, multifactorial or unknown? In: The Internat. Journal of Psychiatry 31, 1967, S. 411–413.
In der Diskussion polemisiert Müller ziemlich heftig gegen diejenigen, die im Hinblick auf das Entstehen von Schizophrenie Fortschritte in unserem Denken

dadurch verzögern, daß sie mit achtungsgebietender Würde verkünden: »Wir wissen es nicht.« Das Wort »Psychogenese« wird oft mit Lebens- und Erlebniserfahrungen gleichgesetzt (vor allem den in der Jugend gemachten Erfahrungen) und bekommt dadurch häufig die Bedeutung von »traumatisierend«.

Mit Recht verweist Müller auf den Umstand, daß wir erst jetzt allmählich Einsicht in die Komplexität dessen bekommen, was Don Jackson einmal als »chronic enduring traumatizing influences« bezeichnet hat. Gerade die Vorgänge innerhalb einer Familie sind sehr komplex.

Die folgenden Veröffentlichungen und Bücher beschäftigen sich mit der Psychotherapie psychotischer Menschen. Auch hier wiederum eine kleine Auswahl:

Ch. Müller: Über Psychotherapie bei einem chronischen Schizophrenen. In: Psyche 9, 1955, S. 350.

G. Benedetti: Psychotherapie einer Schizophrenen. In: Psyche 8, 1954, S. 1.

Ders.: Psychotherapie einer Schizophrenen. In: Psyche 9, 1955, S. 23.

Ders.: Analytische Psychotherapie der Psychosen. In: H. Hoff: Lehrbuch der Psychiatrie 2, S. 787.

P. C. Racamier: Psychothérapie psychanalytique des psychoses. 1956.

W. Th. Winkler: Zum Begriff der Ich-Anachorese beim schizophrenen Erleben. In: Arch. Psychiatr. Z. chr. Neur. 192, 1954, S. 234.

Ders.: Krisensituation und Schizophrenie. In: Nervenarzt 25, 1954, S. 500.

Ders.: Dynamische Phaenomenologie der Schizophrenien als Weg zur gezielten Psychotherapie. In: Z. Psychother. med. Psychol. 7, 1957, S. 192.

Ders.: Indikation und Prognose zur Psychotherapie der Psychosen. In: Z. Psychother. med. Psychol. 16, 1966, S. 41.

W. Th. Winkler und H. Häfner: Kontakt und Übertragung bei der Psychotherapie Schizophrener. In: Z. Psychother. med. Psychol. 4, 1954, S. 179.

W. Th. Winkler und S. Wieser: Die Ich-Mythisierung als Abwehrmaßnahme des Ich. In: Nervenarzt 30, 1959, S. 75.

S. Arieti: Psychotherapy of schizophrenia. In: Archives of General Psychiatry 6, 1962, S. 112–123. Eine klare Übersicht mit guter Bibliographie.

Über die Familienproblematik des »schizophrenic to be« verweise ich auf meine Literaturübersicht zu diesem Thema:

J. Foudraine: Schizophrenia and the family, a survey of the literature 1956–1960 on the etiology of schizophrenia. In: Acta Psychotherapeutica 9, 1961, S. 82–110.

Teil II – Amerika

5. Chestnut Lodge

Von New York fuhr ich mit meinem Volkswagen nach Maryland. Ein Tankwart in Rockville zeigte mir den Weg, und plötzlich sah ich das kleine Hinweisschild an der Montgomery Avenue: Chestnut Lodge.

Ein großes Hauptgebäude aus Backstein unter Bäumen, ein Verwaltungsgebäude und Räume für die Therapeuten, Konferenzsaal und Bibliothek, ein zweiter, dritter und vierter Stock für Patienten. Um 1930 inserierte der damalige Direktor Dexter M. Bullard (den ich in Paris traf) für seine Klinik unter der Bezeichnung »Sanatorium for the psychoanalytic treatment of psychoses«. Als Privatklinik war die Klinik ein Beispiel für »private enterprise« mit Aktionären und – wie jedes Privatsanatorium – »profit-making«.

Zu Anfang arbeiteten neben Bullard noch zwei Psychoanalytiker. Das Eintreffen von Frieda Fromm-Reichmann (1935) war der erste Schritt zum Bekanntwerden der Klinik. In rascher Folge schrieb diese kleine, zerbrechliche Frau eine Reihe klassischer Publikationen. Von ihr stammt der Begriff »schizophrenogenic mother«.

Das Team vergrößerte sich rasch. Die Zahl von fulltime-Psychoanalytikern betrug bei meiner Ankunft 22, die Zahl der Patienten etwa 90, die des Personals (Verwaltungspersonal, psychiatrische Pfleger, psychiatrisch ausgebildete Sozialarbeiterinnen und Schwestern) etwa 150.

Chestnut Lodge wäre übrigens ohne die vielen reichen Väter oder Mütter von Patienten undenkbar gewesen, die bereit waren, praktisch unbegrenzte Geldsummen in eine solche Form der Therapie zu investieren. Der Großteil der Patienten stammte aus Amerika, und eine Reihe von ihnen hatte bereits Jahre in »State-Hospitals« zugebracht, wo sie unter sehr ungünstigen Bedingungen und mit Hilfe von Elektroschock- und Insulinbehandlungen in einen noch schlechteren Zustand geraten waren. An die psychoanalytische Therapie dachte man in jenen Tagen erst, wenn die Familie nach vielen Elektroschock- und Insulinbehandlungen vor die Entscheidung gestellt wurde, als letztem Rettungsmittel der Lobotomie (einer chirurgischen Durchtrennung der Gehirnbahnen) zuzustimmen. Dann erst entdeckte meist ein entfernter Verwandter, daß es so etwas wie ein Sanatorium für psychoanalytische Psychotherapie gab, und der Patient kam nach Chestnut Lodge, um auch diese Form der »Behandlung« wenigstens auszuprobieren.

Das von Otto A. Will und Dexter Bullard herausgegebene Buch ›Psychoanalysis and psychotherapy, selected papers of Frieda Fromm-Reichmann‹* enthält die Fülle ihrer psychotherapeutischen Erfahrungen. Ihre »philosophy of mental disorder«, teilweise beeinflußt und befruchtet von Sullivans Einsichten, soll an dieser Stelle in einer Reihe von Zitaten beleuchtet werden.

Eine eindrucksvolle Zusammenfassung von Fromm-Reichmanns Theorie über das, was sie sichtlich lieber »disorder« als »illness« nennt, findet man in dem Aufsatz ›Remarks on the philosophy of mental disorder‹[1].

Ihre wichtigsten Thesen sind:

1. Psychotherapie (eine modifizierte Form der Psychoanalyse) ist möglich und durchführbar. Sie kann lange dauern, aber »disorder« kann zu einem Reifungsprozeß werden, Desintegration kann produktiv gemacht werden und zu Individualität und dem Vermögen zu tieferer und dauerhafter emotionaler Beziehung zum anderen führen.

2. »Unverständlichkeit« wird verständlich durch den Einsatz des Psychotherapeuten, bizarres Verhalten ist Abwehr von Angst vor Kontakt mit dem anderen. Dies wird durchsichtig aus der Lebens- und Erlebnisgeschichte des Patienten.

Es steht natürlich viel mehr in dieser intelligent geschriebenen Studie. Frieda Fromm-Reichmann berichtet von einer Frau, die acht Jahre lang in einem katatonen schizophrenen Zustand mit Anfällen von Gewalttätigkeit und Selbstzerstörung lebte. Neben Zeugnissen konkreter Erfahrungen mit Margherita, kurzen historischen Betrachtungen über die Geschichte der »Schizophrenielehre« – gekennzeichnet durch Pessimismus und (psycho)-therapeutischen Nihilismus – tritt in diesem Aufsatz eine Reihe psychologischer Einsichten zutage, die durch ihre Originalität und Menschlichkeit beeindrucken. Für wirklich visionär halte ich die Behandlung des Themas im letzten Teil dieses Aufsatzes. Es ist das Problem der »sane«, der »seelisch Gesunden«, die vielleicht doch nicht so durch und durch »sane« sind (»Karikaturen dessen, was sie hätten sein können«, würde Sullivan gesagt haben), und der »insane«, der »Verrückten«, die mit sich selbst

* Chicago, University of Chicago Press, 1959.

ringen, aber in ihrem Ringen auch ein *Spiegel* sind, der uns vorgehalten wird.

Wir könnten, so Fromm-Reichmann, viel von der *Unfähigkeit* des sogenannten Schizophrenen lernen, menschlichen Problemen auf magische Weise zu entfliehen, anstatt sie durch Rationalisierung zu lösen. Gerade Menschen, die sich so aus jedem menschlichen Kontakt zurückgezogen haben, verhalten sich auch erfrischend kompromißlos gegenüber den scheinheiligen Anpassungen, die der sogenannte »Gesunde« sich von unserer Kultur aufzwingen läßt. Wir könnten mit Respekt von dem Menschen lernen, der sich nicht anpaßt (und dafür den Preis zu zahlen hat), und wir, die wir uns für »right minded« halten, könnten wieder einmal den Grund unserer Existenz, unserer tiefsten Gefühle in der direkten Konfrontation mit dem »Geistesgestörten« entdecken, der »außer sich geraten« ist. Dieses Thema (für die Zitate verweise ich auf den Nachtrag) wurde später von Ronald Laing eingehend behandelt.

In Frieda Fromm-Reichmanns Gedanken und Ansichten ist eine Entwicklung deutlich erkennbar. Grundlage bleibt die Ansicht, daß sogenanntes schizophrenes Verhalten zum größten Teil Abwehr der überwältigenden, in der zwischenmenschlichen Beziehung entstandenen Angst ist. Angst, die aus einer traumatisierenden Jugendsituation herrührt und später vor allem bei den Versuchen, »erwachsen zu werden«, hervortritt.

Ursprünglich glaubte auch Frieda Fromm-Reichmann, daß ein dauerndes Sich-abgewiesen-Fühlen durch die Mutter die Quelle der Abwehr jedes tiefen Gefühlskontakts sei. So folgte auch sie zum Beispiel den Einsichten von Gertrud Schwing und Sechehaye und versuchte in der Psychotherapie gleichsam eine korrigierende, »gute mütterliche Fürsorge« zu realisieren. Ihre Haltung tiefen Mitgefühls (»empathy«), der Wärme, des Takts und der Achtung vor dem aus der Wirklichkeit Geflüchteten (Regression) blieb bestehen. Aber ihre Einsichten in die Konflikte (in die Psychodynamik) änderten sich. Nach 20jähriger Erfahrung hat sie ihre Einsichten sehr knapp in einer Veröffentlichung, ›Psychotherapy of schizophrenia‹, zusammengefaßt[2].

Zunächst verweist sie auf das Kontinuitätsprinzip. Sie zielt hier auf die Integration dessen, was während der psychotischen Phase durchlebt wurde: darauf, es zu akzeptieren, anstatt die Psychose als abscheuerregenden »Fremdkörper« aus der Erinnerung zu verdrängen. Diesem Grundsatz sind wir bereits früher begegnet, zum Beispiel bei Bodenheimer. Das zweite Prinzip ist die tödliche Angst des »Schizophrenen« vor Abweisung, Verlassenwerden und Vernachlässigung. Schon früher hatte Fromm-Reichmanns psychotherapeutische Grundeinstellung in unendlicher Geduld, mütterlicher Liebe, Toleranz und Verständnis bestanden. Abweisung und Vernachlässigung hingegen – oder welche Form von Obstruktion menschlicher Entfaltung auch immer – produzieren intensive Feindseligkeit und Wut und das überwältigende Gefühl eigener Schlechtigkeit als Folge dieser Feindseligkeit. So sagt sie:

»Schizophrene leiden wie wir alle mehr oder minder an dem Konflikt zwischen Abhängigkeitsbedürfnissen und dem Wunsch nach Freiheit. Zwischen Anklammern an Geborgenheit und gegen sich selbst gerichtete Feindseligkeit. Das Ausmaß des Abhängigkeitsbedürfnisses, das Ausmaß, in dem diese Bedürfnisse abgewiesen werden, die Farbe und das Ausmaß der feindseligen Neigungen und Phantasien gegen sich selbst und andere – dieses Ausmaß ist anders, größer, intensiver als bei anderen. Diese heftigen inneren Konflikte können unerträglich werden und den Menschen überwältigen.«

Sie weist hier also deutlich auf den quantitativen Unterschied zwischen der Angst des sogenannten Schizophrenen und diesen selben Konflikten bei Menschen hin, die weniger gelitten haben, denen es besser gelang, Selbstvertrauen aufzubauen. Diese Quantität an Angst macht tatsächlich den Eindruck einer anderen Qualität, drückt sich in zahllosen »Symptomen« aus, die sowohl Ausdruck wie Abwehr dieser Angst sind.

Die »fear of closeness« sieht sie nun vornehmlich als Angst vor der Aufdeckung geheimer und intensiver Haß- und Wutgefühle besonders gegenüber den Menschen, von denen sich der Patient in überwältigender Weise abhängig fühlt und bei denen er Geborgenheit sucht.

Das gilt auch für den katatonen stuporösen Zustand, der keine totale Abweisung und kein Sich-Zurückziehen bedeutet, sondern: »das Sich-Zurückziehen in den stuporösen Zustand entsteht vor allem durch die Angst des Patienten, der sich des Ausmaßes gegen sich selbst gerichteter Feindseligkeit bewußt wird, wie sie sich bei Formen der Vernachlässigung durch Menschen manifestiert, bei denen gerade eine tiefe Geborgenheit und Anhänglichkeit gesucht wird oder bereits besteht.«

Dieser Aufsatz legt den Akzent ganz auf intensive Abhängigkeitsbedürfnisse, intensiven Haß (und die grandiose Überschätzung seiner vernichtenden Wirkung auf den anderen) sowie die Abwehr der aus diesem Konflikt gewachsenen Angst durch verschiedene Formen »schizophrenen Verhaltens«.

Das hat Folgen für die psychotherapeutische Behandlung. »Mütterliche Liebe« und Beachtung (aus dem Wissen, daß gerade dort der Mangel in frühester Jugend zu suchen ist), um dadurch jene Feindseligkeit und das tiefe Mißtrauen zu überwinden, erwiesen sich als unrealistisch.

Wir können nicht wirklich das geben, was einem Kind früher vorenthalten wurde. Viele Patienten von Fromm-Reichmann gaben später an, daß die Wärme und die endlose Geduld nur darum wichtig für sie waren, weil ihnen das bewies, daß sie in den Augen des Psychotherapeuten nicht so schlecht, so furchterregend feindlich waren, nicht so schlecht, wie sie selbst zu sein glaubten. Man gewinnt den Eindruck, daß ihre Behandlungsweise derber, weniger interpretierend und erhellend (wichtig ist, was der Patient *selbst* herausfindet, es kommt der eigenen Selbstachtung zugute) geworden ist und daß sie die sogenannte Fragilität des psychotischen Menschen anders zu sehen gelernt hat.

Die Arbeit in Chestnut Lodge, die Arbeitsideologie, wurde auch weitgehend durch die Einsichten von Harry Stack Sullivan bestimmt. Man muß das Werk dieser überragenden Gestalt der amerikanischen Psychiatrie, die meines Erachtens auch die zukünftige Entwicklung der Psychiatrie beeinflussen wird, selbst lesen.

Sullivan arbeitete in einer psychiatrischen Klinik bei Baltimore (Sheppard Pratt Hospital) und wurde aufgefordert, in Chestnut Lodge eine Reihe von Vorträgen zu halten. Auch seine Philosophie besagt, daß »mental disorder« nichts qualitativ anderes ist als die Konflikte bei jedem Menschen. Sullivan geht davon aus, daß das Fremde, das Bizarre, die oftmals bestürzende Angst faktisch Erfahrungen sind, die jeder in früheren Stadien seiner eigenen Entwicklung durchgemacht haben kann. Nur erfahren wir diese Prozesse fragmentarisch, als unverständliche Erlebnisse in Träumen oder »in our feeling glimpses of what I call anxiety«.

Über die Vererbungstheorien sagt Sullivan in aller Kürze: Nicht bewiesen. Ironisch fügt er hinzu: »Wenn jemand über die Vererbung seiner Augenfarbe reden will, meinetwegen. Ich finde es nur kein sehr interessantes Thema.« Hinsichtlich der Vererbung sogenannter psychotischer Zustände äußert Sullivan sich sehr zurückhaltend. Er sagt: »Ich habe nicht den leisesten Zweifel, daß Geisteskrankheiten die Folgen von Lebens- und Erlebniserfahrungen sind.«[3]

Neben dem Hauptgebäude befanden sich auf dem Gelände von etwa 50 Hektar eine Reihe von Bungalows im Kolonialstil, Stationen für Patienten, jeweils mit ihrem eigenen Betreuerteam. In der Nähe des Hauptgebäudes lag »Upper Cottage«, ein Stückchen weiter »Little Lodge«, mit Verbindungswegen, die zum Arbeitstherapiegebäude führten, dann der kleine Kiosk (von Patienten geführt) und ganz hinten »Hill-top« mit zwei getrennten Krankenstationen im ersten und zweiten Stock. Zusammen sieben separate Stationen, drei im Hauptbau, die anderen im Gebäude verteilt. Rasenhänge, viele Bäume. Die Atmosphäre einer »Southern plantation«, gedämpft in der feuchten Hitze, die für den Sommer Marylands charakteristisch ist. Das Dorf Rockville einen Kilometer entfernt. Neben der reichhaltigen Bibliothek im Hauptgebäude ein großer Konferenzraum, viele Sekretärinnen, Tonbandgeräte und Diktaphone.

Das Team

Neben dem medizinischen Direktor gab es einen »Director of Psychotherapy« ein Amt, das Frieda Fromm-Reichmann ursprünglich innehatte und das von Otto Allen Will übernommen worden war. Er hatte einzugreifen, wenn ein Psychotherapeut in zu große Schwierigkeiten geriet, und war für Beratung, »Verteilung« der Patienten und ihre Zuweisung an die für sie geeignetsten Psychotherapeuten zuständig. Unter den Ärzten waren fünf Lehranalytiker des »Washington Psychoanalytic Institute«, einige waren Institutsmitglieder oder Kandidaten, und von der jüngeren Generation war jeder in psychoanalytischer Ausbildung.

Eine meiner ersten Aktivitäten bestand darin, Ausbildungskandidat dieses Instituts in Washington D. C. zu werden, und während der folgenden vier Jahre absolvierte ich eine Lehranalyse und psychoanalytisches Training.

Ich kehre zur ärztlichen Besetzung von Chestnut Lodge zurück. Es gab den »senior clinical administrator«, der täglich die Psychiater, die die Stationen leiteten, bei sich empfing. Jede Station hatte ihren eigenen »administrator« (Stationsarzt wäre die bei uns übliche Bezeichnung). Ein »clinical director« nahm allgemeine Führungsaufgaben wie »public relations«, Kontakte zu anderen Kliniken wahr und war zugleich mit der Supervision der Psychotherapeuten betraut. Neben dem Zahnarzt und Internisten (in Teilzeitbeschäftigung) und fünf psychiatrischen Sozialhelferinnen gab es die behandelnden Psychiater. Die meisten bekamen sechs Patienten zugewiesen, jeder Patient hatte vier- bis fünfmal wöchentlich fünfzig Minuten lang seine »psychoanalytic hour«. Eine Reihe von Psychiatern wurde als »administrator« angestellt und hatte daneben drei, manchmal vier Patienten in Psychotherapie. Dieser letzten Gruppe sollte ich angehören. Aber darüber später.

Die Aktivitäten

Konferenzen waren keine Seltenheit. Neben der täglichen Zusammenkunft der Stationsärzte wurde für jeden neu aufgenommenen Patienten eine »intake conference« anberaumt.

Der betreffende Therapeut hatte seinen Patienten in diesem Fall bereits einen Monat lang regelmäßig getroffen, berichtete über seine Anfangseindrücke, die psychiatrische Sozialarbeiterin berichtete von ihren Eindrücken über die Familie, der Lebenslauf des Patienten, frühere stationäre Behandlungen in anderen Instituten wurden referiert. Während der Konferenz kam man zu einem vorläufigen Resümee, einer Art psychotherapeutischem Schlachtplan, und gegen Ende der Konferenz war es meist Aufgabe des »senior clinical administrator«, auszurufen: »What about the diagnosis!« Dann wurde vage etwas gesagt wie: »Schizophrene Reaktion« oder: »Verdammt paranoid, würde ich sagen« oder: »Akzentuieren Sie die starke Kontaktabwehr« – und damit hatte es sich. Wasser auf die Mühle meiner antinosologischen Einstellung! Ein Etikett war von untergeordneter Bedeutung.

Einmal pro Woche die große »therapeutic conference«. Ein Psychotherapeut berichtete über ein Jahr psychotherapeutischer Arbeit mit seinem Patienten, dann anderthalbstündige Diskussion ohne Umschweife.

Zweimal wöchentlich trafen sich die Psychotherapeuten in kleinen Gruppen. Unter Leitung der erfahreneren Analytiker wurde diskutiert, ein Therapeut steckte in Schwierigkeiten, man reagierte sich ab, kritisierte sich gegenseitig, unterstützte sich. Es waren Diskussionen über Technik, und man referierte Literatur.

Neben der Lehrerfahrung waren diese Gruppenzusammenkünfte vor allem ein Stück »mental hygiene« für die Therapeuten, ein Gruppenventil für den Stress und die Einsamkeit, mit der der Therapeut in seiner täglichen psychotherapeutischen Arbeit mit Schizophrenen konfrontiert wurde.

Alle diese Konferenzen, »small groups« und Gespräche während der Mittagspause garantierten ein hohes Maß an Informationsfluß. Was mir am stärksten auffiel, war die unkonventionelle Art, die die Besprechungen charakterisierte. Man nannte einander beim Vornamen. Das Verhältnis zum »Pflegepersonal«, Pflegern (»psychiatric aides«), Schwestern (mit und ohne Diplom), war völlig anders, als ich es gewöhnt war. Man aß gemeinsam. Die Schwestern wurden meistens mit dem Vornamen angesprochen, aber das galt nicht auch für diejenigen, die in jeder psychiatrischen Anstalt das letzte Glied der Kette ausmachen – die »psychiatric aides«.

Das Pflegepersonal

Eine eigene Abteilung, das »department of nursing«, wurde von einer Direktorin und Assistenten geleitet, die im allgemeinen eine ausgezeichnete Ausbildung in bezug auf die psychodynamischen, beziehungsorientierten und sozialpsychologischen Grundvoraussetzungen besaßen.

Auffällig war der Mangel an Kompetenz auf der darunter liegenden Ebene. Undiplomiertes Personal, vor allem die »psychiatric aides« (die Pfleger), die sich aus den umliegenden Dörfern Rockvilles rekrutierten, besaß praktisch keine Ausbildung. Sie kommen in meinem Bericht noch so häufig vor, daß ich mich zunächst mit dieser Beobachtung begnüge. Wahrscheinlich hatte die geringe Beachtung, die dem Pflegepersonal zuteil wurde, etwas mit der Philosophie von Chestnut Lodge zu tun. Das wurde mir im Lauf der Jahre klar. Die Psychoanalytiker, die sich (während der »analytic hours«) mit ihren schizophrenen Patienten beschäftigten, erwarteten die fundamentale Besserung als unmittelbare Folge dieser psychotherapeutischen Beziehung. »Individual therapy« stand im Zentrum. Die Stationierung in den Abteilungen sollte offensichtlich als stützender, beschirmender, möglichst neutraler, Bewegungsfreiheit bietender oder begrenzender *Hintergrund* dienen. So entstand eine Atmosphäre des »waiting for the analytic hour« mit der Hoffnung, daß der tief regredierte oder paranoide oder jeglichen Kontakt abweisende schizophrene Patient schließlich wie ein Phönix aus der Asche wieder erstünde, daß er mit ein bißchen Unterstützung und begleitet von der psychiatrisch ausgebildeten Sozialarbeiterin in die Gesellschaft zurückkehren würde – geläutert durch die Erfahrung, mit einer tiefen Einsicht in die eigene Problematik, die ihn immun gegen einen weiteren »psychotic break« machen würde.

Nach drei Monaten begriff ich, daß man vielleicht auch in Chestnut Lodge bei allem Korpsgeist, dem Talent der Psychotherapeuten, ihrer Erfahrung, Einsicht, ihrem Respekt vor der psychotischen Daseinsform und last not least ihrer großen Menschlichkeit, auf dem falschen Weg sein konnte.

Anmerkungen und Nachtrag

1. F. Fromm-Reichmann: Remarks on the philosophy of mental disorder. In: Psychiatry 9, 1946, S. 293–309.
2. Dies.: Psychotherapy of schizophrenia. In: Am. Journal of Psychiatry, Bd. 3, 1954, S. 410–420.
3. H. Stack Sullivan: Clinical studies in psychiatry. New York 1956. Ders.: Schizophrenia as a human process. New York 1962.

Das Zitat von Frieda Fromm-Reichmann über das, was uns der sogenannte Schizophrene vermitteln kann, lautet: »If society could learn something from the schizophrenic's lack of any need or wish for plausibility or magic use of apologetic rationalization, it would make for much greater directness and frankness in human interrelationships.

Mentally disturbed persons who have withdrawn their interest from their environment are refreshingly abhorrent of all kinds of cultural compromises, hence, they inevitably hold the mirror of the hypocritical aspects of the culture in front of society. For all these reasons, it can be exceedingly valuable to deal with psychotic people for all those psychiatrists who are willing to learn from their psychotic fellow men. Considering relationships with mental patients from this viewpoint, it is no overstatement to say that the mentally sick, who allegedly have lost their minds in their interpersonal struggles, may be useful to the mentally healthy in really finding their minds which are all too frequently lost, as it were, in the distortions, dissociations, the hypocritical adaptations, and all the painful hide-and-seeks which modern culture forces upon the mind of man.«

Und sie fährt fort: »However this may become possible only if ›mentally disturbed‹ and ›mentally stable‹ people are no longer considered different in kind but only in degree, and if no moral disqualification is attached to mental disorder. Then and then only will so-called healthy but too well adjusted people become capable of hearing with respect, and with a consequent gain in growth, maturation, and inner dependence, the message which comes to them from some of the culturally uncompromising and mentally disordered persons – a message none the less valuable because at times the price of their nonconformity is painful episodes of mental disturbance.«

Über das Kontinuitätsprinzip sagt sie wörtlich: »... *part of the work which a patient has to accomplish during treatment and at the time of his recovery is, in my judgement, to learn to accept and to integrate the fact that he has gone through a psychotic illness, and that there is a ›continuity‹, as one patient called it, between the person as he manifested himself in the psychosis and the one he is after his recovery.* The discussion of the history of patient's illness and treatment after their recovery serves of course the same purpose. This is in contrast to the therapeutic attitude of some psychiatrists who hold that recovering patient should learn to detest and eject their psychotic symptomatology, like a foreign body, from their memory.«

Über die psychotherapeutische Methode sagt sie: *»If our hypothesis about the interrelatedness between craving for and recoiling from dependency, dangerous hostility and violence against themselves and others, overwhelming anxiety and schizophrenic symptomatology* is correct, we must ask how the therapeutic approaches of consistent love and permissive care, as they used to be given to schizophrenic patients by some therapists, including myself, could be helpful. *We used to think that they were successful (1) because they gave a patient the love and interest he had missed since childhood and throughout life; (2) because his hostility could subside in the absence of the warp which had originated it; and (3) because the patient was helped to reevaluate his distorted patterns of interpersonal attitudes toward the reality of other people.*

We now realize that what we have long known to be true for neurotic patients also holds true for schizophrenics. *The suffering from lack of love in early life cannot be made up for by giving the adult what the infant has missed. It will not have the same validity now that it would have had earlier in life. Patients have to learn to integrate the early loss and to understand their own part in their interpersonal difficulties with the significant people of their childhood.*

I also know now, and can corroborate this with spontaneous statements of recovered patients, that the love and consideration given to them is therapeutically *more significant because they interpret it as proof that they are not as bad, as hostile in the eyes of the therapist, as they feel themselves to be.«*

Über Harry Stack Sullivans Ansichten dieses Zitat: »In approaching the subject of mental disorder, I must emphasize that, in my view, persons showing mental disorder do not manifest anything specifically different in kind from what is manifest by practically all human beings. The only exceptions to this statement are those people who are very badly crippled by hereditary or birth injury factors.

There is probably no particular difficulty in grasping this notion except when the disorder picture includes the reappearance of processes that properly pertain to late infancy and early childhood.

From my viewpoint, we shall have to accept as a necessary premise that what one encounters in various stages of schizophrenia – the odd, awe-inspiring, terror-provoking feelings of vastness and littleness and the strange strewing-about of relevance – are part of the ordinary experience of these very early stages of personality development in all of us. Most of us, however, experience these processes in later life only as strange fragments carried over from sleep or in our fleeting glimpses of what I call anxiety.«

6. Upper Cottage (1)

Bei meiner Ankunft in Chestnut Lodge wurden mir nicht nur psychotische Menschen zugewiesen, mit denen ich als Psychotherapeut eine Beziehung anknüpfen sollte, sondern ich wurde auch mit der Leitung einer kleinen Station von dreizehn chronisch schizophrenen Frauen betraut. So war meine Aufgabe also eine doppelte. Neben der des Psychotherapeuten bestand meine Tagesaufgabe auch in der Führung dieser Station, und für diese Funktion hatte man in Chestnut Lodge schon seit Jahren den Titel »administrator« benützt[1].

In Chestnut Lodge hatten alle Patienten zwei Psychotherapeuten. Vier- oder fünfmal wöchentlich trafen sie sich für eine Stunde mit ihrem Psychoanalytiker, dessen Aufgabe es war, mehr oder minder orthodox zu »analysieren«. Ihr übriges Leben auf der Station wurde vom »administrator« geregelt.

Dieser hatte die Entscheidungen über persönliche Freizügigkeit zu treffen, Erlaubnis oder Verbot für einen Ausgang in das nahe Dorf Rockville oder noch weiter nach Washington zu erteilen, und gleichzeitig unterstand ihm das psychiatrische Pflegepersonal. Darüber hinaus mußte er in Zusammenarbeit mit der Sozialhelferin den regelmäßigen Kontakt mit der Familie aufrechterhalten.

Diese Aufgabenteilung zwischen dem Psychiater-Psychotherapeuten und dem »administrator« war seit jeher gehandhabt worden. Einer der meistgenannten Vorteile dieser Teilung war evident. Sie ermöglichte es dem Psychotherapeuten, sich ganz mit seinem Beruf als Psychoanalytiker zu identifizieren. Er wurde der Verpflichtung enthoben, von außen in das Leben seines Patienten einzugreifen. In diesem Zusammenhang wurde auch die Möglichkeit einer zeitweise gespaltenen »Übertragung« häufig als ein Vorteil der Aufgabenteilung herausgestellt. Die heftigen negativen Gefühle, die sich im Verlauf der Psychotherapie manifestieren können, würden leichter abgebaut und durchgearbeitet, wenn sie zum Teil auf den »administrator« abgewälzt werden könnten. Dieser bildete durch seinen täglichen Umgang mit den Patienten auf der Station ein dankbares Projektionsfeld für die intensiven Gefühle, die der Patient gegen seinen Psychotherapeuten und die Eltern zum Ausdruck brachte. Das erlaubte wiederum dem Psychotherapeuten, eine neutrale und analytisch klärende Position einzunehmen, und das positive Band zwischen Therapeut und Patient, so wurde theoretisiert, würde weniger schnell bedroht, wenn ein Teil der Wutgefühle auf den »administrator« und das Pflegepersonal abfließen konnte. Die früher in der Familie des Patienten herrschenden Spannungen konnten in den Verhältnissen auf der Station wiedererlebt werden, und die Funktionsteilung ermöglichte es dem Psychotherapeuten, seinen Patienten zu einer Erkenntnis des Zusammenhangs zwischen dem Familiendrama von früher und dem Leben auf der Station zu führen, da er – der Therapeut – weniger ins Tagesgeschehen einbezogen war.

Diese Erklärungen über den Nutzen einer Trennung der Funktionen in die des Psychotherapeuten und des »administrator« sind meiner Meinung nach im nachhinein gegebene Erklärungen. Eher bin ich davon überzeugt, daß die Aufgabenteilung vorgenommen wurde, weil das dem Therapeuten viel Arbeit abnahm und ihm damit erlaubte, sich auf die zwischenmenschliche und innerseelische Dynamik seines Patienten zu konzentrieren. Das System lief faktisch darauf hinaus, daß die »Schmutzarbeit« in die Hände eines meist jüngeren Kollegen gelegt wurde. Sein Auftrag war es, den Patienten am Leben zu erhalten und ihn gegen sich selbst und die möglichen schädlichen Einflüsse anderer zu schützen.

Wenn er diese Aufgabe zwei Jahre erfüllt hatte, fügte sich der »administrator« meistens in die Reihen derer ein, die nur noch Psychotherapeuten waren, und übergab seine meist wenig dankbare Aufgabe mit einem Seufzer der Erleichterung einem jüngeren Kollegen, der dem Team erst kürzlich beigetreten war. Die Funktion des »administrators« genoß 1961 sogar in einem so fortschrittlichen Zentrum wie Chestnut Lodge auffallend wenig Ansehen. Es war nicht viel Prestige damit verbunden, und das charakterisiert besonders das geringe Interesse, das man in Chestnut Lodge für die administrative Psychiatrie hatte. Die individuelle psychoanalytische Psychotherapie stand von Anfang an in so hohem Ansehen, daß der Aspekt der Soziotherapie dabei in der Praxis weit nachhinkte. Dieser Rückstand in der Entwicklung der Soziotherapie war für mich bei meiner Ankunft in Chestnut Lodge eine merkwürdige Entdeckung. Ich hatte in diesem Punkt ganz andere Erwartungen. Stanton und Schwartz hatten in Chestnut Lodge ihr klassisches Buch ›The mental hospital‹ geschrieben. In diesem Buch wurden ausführlich die verschiedenen positiven und negativen Kräfte behandelt, die während »the other 23 hours of the day« auf der psychiatrischen Station die Entfaltung und Entwicklung des Patienten entweder förderten oder ernstlich behinderten. Von Sullivan wußte man, welch entscheidende Bedeutung er dem Milieu, in dem seine Patienten lebten, für das Gelingen der Psychotherapie zuschrieb!

Sullivan war faktisch einer der ersten, der den Versuch einer Milieutherapie unternahm, einer bewußten Mobilisierung entwicklungsfördernder Kräfte auf der psychiatrischen Station. Er nannte seinen Versuch »institutional therapy«[2]. Obwohl Fromm-Reichmann in ihren allgemeinen Betrachtungen die Frage der Milieutherapie nicht detailliert zur Diskussion stellte, war ihr deren Bedeutung gewiß nicht entgangen[3]. Ich hatte also erwartet, daß in einem Sanatorium, welches ungewöhnlich günstige Voraussetzungen für die Entwicklung einer verantwortlichen Milieutherapie bot und das deutlich von einer psychotherapeutischen Ideologie getragen war, für diesen Aspekt der Therapie nicht nur ein theoretisches, sondern ein auch auf die Praxis gerichtetes aktives Interesse vorhanden wäre. Auf der Station herrschte eine recht traditionelle Atmosphäre; die Organisation besaß einen ziemlich ausgeprägt hierarchischen Charakter.

Eine Oberschwester und – als Assistentin – eine diplomierte Schwester, beide in weißer Tracht, die die Anordnungen des Stationsarztes entgegennahmen, sie auf ihre Weise interpretierten und an das »niedere Personal« weitergaben. Dieses niedere Personal bestand aus »psychiatric aides«, männlichen und weiblichen Pflegehilfen, die im allgemeinen keine Fachausbildung hatten. Beide bezeichnenderweise in der niedrigsten Position bezüglich Prestige und Bezahlung. Auf der untersten Sprosse der Leiter – die Patienten. Die Station befand sich, wie gesagt, in einem kleinen, freistehenden Bungalow namens »Upper Cottage«.

Eine Steintreppe führt auf eine kleine heckenumrahmte Terrasse und zur Haustüre des überwiegend weiß gestrichenen Holzbaus. Beim Eintritt ein kleiner, ziemlich schmaler Gang und rechterhand eine Tür mit der Aufschrift »nursing office«. Gegenüber links eine Tür, die in den Aufenthaltsraum führt, der mir beim Eintreten zu dunkel und klein erscheint. Die Wände hier sind blaßgrün, und die beiden Fenster lassen wegen der Baumgruppen rund um das Haus zu wenig Licht ein. An einer der Wände befindet sich ein Fernseher, in den ein Pfleger und zwei Patienten schweigend starren. Einige Korbstühle mit plastikbezogenen Kissen sind im Raum verstreut, außerdem besteht das

Mobiliar aus einem runden Korbtisch und einer dreisitzigen Bank, gleichfalls aus Korbgeflecht.

Eine Patientin lehnt in der Türöffnung und scheint sich nicht hereinzutrauen: als ob es zu beengend und zu klein wäre, oder weil sie den andächtig vor seinem Fernseher versunkenen Pfleger nicht stören will.

Folgt man dem Gang weiter, geht rechts, neben der Tür des »nursing office«, eine recht schmale Treppe zum Obergeschoß. Dahinter führt der Gang nach rechts an einem ziemlich geräumigen Einzelzimmer vorbei und gabelt sich anschließend. Hier, in diesem kleinen, ziemlich dunklen Raum befinden sich zwei Patientenzimmer und zwei Toiletten, eine davon mit einer Badegelegenheit.

Beim Rückweg zum Haupteingang stößt man am Ende auf eine Tür, die zur Küche führt, einem hellen, weißgestrichenen Raum mit großen Fenstern, die auf die rückwärtige Terrasse hinaussehen. Ein einfacher Holztisch mit Stühlen, Elektroofen, Kühlschrank und Spülbecken mit Anrichte vervollständigen den Raum.

Im zweiten Stock befinden sich die Patientenzimmer. Hinterm Haus ist eine Terrasse mit Steinfliesen, auf der einige Patienten in der Sonne sitzen.

Ich will Ihnen meine Bekanntschaft mit dieser Station und ihrer Geschichte im folgenden in weiteren Einzelheiten beschreiben. Eine solche Darstellung der Ausgangssituation vermittelt einen guten Eindruck von der Arbeit, die mich auf dieser Station erwartete.

Mein Vorgänger als Stationsarzt, Dr. Fraser, erzählt mir mehr über Upper Cottage. In einem Anflug von Mutlosigkeit über den geringen Fortschritt, den die Patienten auf dieser Station machten, hatte er den klinischen Direktor gebeten, ihn von seiner Aufgabe als »administrator« zu entbinden, damit er sich ganz der individuellen Therapie zuwenden konnte. Da man wußte, daß ein neuer Kollege erwartet wurde, ging man sofort auf seinen Wunsch ein. Nach einigen Tagen bedauerte er seinen Vorschlag, weil er, wie er mir später berichtete, sehr an dieser Station hing. Er kam auf sein Gesuch zurück, aber man teilte ihm mit, daß die Entscheidung bereits gefallen war. So steht mir Dr. Fraser recht ambivalent gegenüber.

Upper Cottage ist in Chestnut Lodge als eine schwierige Station und in vieler Beziehung als »unterentwickeltes« Gebiet bekannt. Das liegt vornehmlich an der Art der Patienten, von denen sieben zu den am schwersten schizophrenen Frauen gehören, die in Chestnut Lodge zu finden sind. Dr. Fraser gibt eine kurze Beschreibung von ihnen.

Phyllis, eine ziemlich korpulente Frau von 50 Jahren, ist bereits 25 Jahre in Chestnut Lodge. Fünf Jahre vor ihrer Einlieferung, mit 20 also, sei sie psychotisch geworden. Lange Zeit sei sie bei Frieda Fromm-Reichmann in Psychotherapie gewesen, die in ihrer Arbeit mit Phyllis wenig Fortschritte verbuchte. Nach ihrem Tod sei die Therapie von einem älteren Analytiker übernommen worden, der noch immer mit ihr arbeitet. Phyllis kann zweifellos als »chronisch schizophren« gelten und ist jetzt also in Chestnut Lodge bereits 25 Jahre in psychoanalytischer Psychotherapie.

Phyllis spricht manieriert kindlich, mit hoher Stimme, und was sie sagt, ist meist unverständlich. Sie ist zu dick für ihre Größe und watschelt an mir vorüber. Ich treffe sie später auf dem Rasen, wo ich meinen ersten Versuch unternehme, mit ihr in Kontakt zu treten. Als ich sie frage, was der Grund ihres Aufenthalts in Chestnut Lodge ist, antwortet sie: »Weil ich einen Minderwertigkeitskomplex habe.« Ich kenne sie noch nicht und durchschaue auch das Karikierende dieser Antwort nicht ganz, und so setze ich meinen Kontaktversuch fort, indem ich sage: »Na, ich glaube, daß ich schon auch Minderwertigkeitsgefühle habe«, worauf Phyllis mich einen Augenblick ansieht und sagt: »O ja? Na, wenn Sie es geschafft haben, dann geben Sie mir Bescheid«, und prompt davongeht, während ich fassungslos dastehe.

In dieser Interaktion wurde eine neue Anekdote über Phyllis geboren, und von diesen geistreichen Bemerkungen scheint sie Hunderte auf Lager zu haben; sie ist dafür bekannt. In der Gemeinschaft von Chestnut Lodge hat ihr clownhaftes Verhalten ihr einen gewissen Ruhm eingebracht. Ihre Isolierung gilt als unantastbar. Alle Versuche, sie in einen engeren menschlichen Kontakt einzubeziehen, sind eindeutig gescheitert. Und wie sie über das Gelände geht, stellt sie in der Tat eine Verhöhnung der psychoanalytischen Psychotherapie von Psychosen dar. Auch in ihrem Verhalten bringt sie eine große Verachtung zum Ausdruck. Dr. Fraser, der mich näher über sie informiert, macht aus seiner Mutlosigkeit kein Hehl. Er vergleicht sie mit einem Fort, das uneinnehmbar ist, und ich bekomme den Eindruck, daß ihre heutigen Besuche bei ihrem Analytiker für diesen mehr eine

Form des Zeitvertreibs und der Entspannung darstellen als einen ernsthaften Versuch, Phyllis zu dieser späten Stunde noch aus ihrer schizophrenen Lebensweise herauszuhelfen. Phyllis ist deutlich eingebürgert, hat in Chestnut Lodge ihre eigene Rolle, ihren Bekanntenkreis, ihr Zimmer und ihre bescheidenen Vergnügungen. Sie spielt jeden Abend mit dem Fräulein aus der Haushaltsabteilung Karten, und sie ist dafür berüchtigt, daß sie sich einfach nicht abgewöhnen kann, Abfall in die Toiletten von Upper Cottage zu werfen. Alle Versuche, sie davon abzubringen, alle Interpretationen über die symbolische Bedeutung dieses Zeitvertreibs sind offensichtlich gescheitert. Ihr Verhalten ist in der Tat äußerst störend und hat wiederholt zu recht ausgedehnten Kanalisationsarbeiten geführt, manchmal bis ins Dorf Rockville. Im übrigen tut sie niemandem etwas zuleide, obwohl sie früher für ihre unbändigen Wutausbrüche bekannt war, bei denen sie blau angelaufen sei. Dem habe sie den Spitznamen »the blue bull« (der blaue Stier) zu verdanken, und auch heute noch naht man sich ihr mit einer gewissen Ehrfurcht.

Die zweite Bewohnerin, die mir Dr. Fraser vorstellt, ist *Julia.* Wieder bin ich erschüttert, als ich höre, daß auch sie schon 25 Jahre in Chestnut Lodge und also auch 25 Jahre in psychoanalytischer Psychotherapie ist.

Julia habe zu Beginn ihrer Psychose einige Jahre in einer anderen Klinik verbracht, wo sie Elektroschock- und Insulinbehandlungen erhielt, und wurde danach in Chestnut Lodge aufgenommen. Hier sei sie innerhalb kurzer Zeit völlig regrediert, habe jahrelang im Bett gelegen, ohne zu reden, und sei als absoluter Pflegefall von Schwestern versorgt worden. Fünf Psychoanalytiker hatten im Lauf der Jahre ihre Kräfte an Julia gewendet, aber sie konnten nur wenig verbalen Kontakt mit ihr bekommen. Julias Krankengeschichte besteht aus mehreren Bänden mit Protokollen von Therapeuten, die manchmal wieder einen Funken Hoffnung sehen, Berichten von therapeutischen Konferenzen, Beobachtungen zahlreicher Schwestern und Pfleger. Sie ist jetzt in der Therapie bei ihrem sechsten Analytiker, der offensichtlich mit ihr doch etwas erreichen konnte. Er ist ein begeisterter, aktiver Kollege, der bereits einige Jahre in Chestnut Lodge arbeitet und im Hauptgebäude eine eigene Station leitet. Er erreichte, daß sie aufstand, und während einiger Phasen hatte er deutlich erkennbaren Kontakt mit ihr. Als ich Julia in jenen ersten Tagen zu Gesicht bekomme, ist sie eine Frau, die jünger wirkt, als sie ist, und die mit hoher, matter, kindlicher Stimme spricht. Sie läuft im Gang auf und ab und streckt die Hände ohne Grund gefaltet von sich. Ihr Gesicht ist ängstlich verzogen, und sie vermeidet jeden Kontakt mit mir. Chestnut Lodge ist auch für sie eindeutig zu einem Zuhause geworden. Ihre Eltern haben sich damit allem Anschein nach abgefunden. Aus noch ungeklärten Gründen hat sie ihren Vater seit zehn Jahren nicht mehr gesehen und wird außer von ihrer Mutter auch noch von ihrer älteren Schwester besucht, wenn auch mit langen Zwischenpausen.

Die dritte Bewohnerin von Upper Cottage ist *Sylvia*, die mir in vieler Beziehung sofort als die Gestörteste auffällt. Sie hält sich jetzt 14 Jahre in Chestnut Lodge auf und ist 46 Jahre alt. Sie wirkt ziemlich verwahrlost – Essensreste auf einem schlampigen Kleid, das nicht richtig zugeknöpft ist – und geht halb vornüber gebeugt. Sie bewegt ihre Hände mit ruckartigen, geschraubten Bewegungen und stößt in regelmäßigen Abständen laute, hustende, teilweise ächzende Töne aus. Die Augen sind halb zugekniffen, als ob sie nicht mehr richtig sehen könnte, und sie hat offensichtlich nur noch wenige Zähne.

Als ich zu ihr trete, ergreift sie meine Hand und bringt unter gewaltiger Anstrengung und unterbrochen von stoßenden, ächzenden Lauten die Bemerkung heraus: »Blood count, if at all possible.« Später höre ich sie sagen: »Medical treatment, if at all possible«, und wieder später: »Methyolate, if at all possible«. Ihr Gesicht verzieht sich in heftigen Grimassen, und Dr. Fraser informiert mich weiter über sie. Sie verlangt, erklärt er mir, »methyolate«, weil sie wiederholt primitive Wutanfälle hat, bei denen sie mit Vorliebe ein Fenster mit der Hand einschlägt. Das trägt ihr Verletzungen ein, die glücklicherweise meistens nicht genäht zu werden brauchen, die aber mit einem Verband und »merthiolate« (einem Desinfektionsmittel) versorgt werden können. Sylvia spielt eindeutig die Rolle einer medizinisch Kranken oder medizinischen Invalidin und bittet auch immer um medizinische Behandlungen. Dr. Fraser erklärt mir, daß sie sich bei diesen Wutanfällen auch oft zu Boden fallen läßt, und einmal erlebe ich dieses Schauspiel mit. Im Tobsuchtsanfall dreht sie sich herum und schlägt heftig mit beiden Händen zu Boden. Dabei läuft ihr Speichel aus dem Mund, und erst nach einer Weile kann eine Schwester sie endlich beruhigen.

Die Menschen, die ich bis jetzt vorgestellt habe, werden von Dr. Fraser alle als »chronisch schizophren« bezeichnet, aber bei

Sylvia macht er offensichtlich eine Ausnahme. Er erwähnt mit einem gewissen Stolz, daß man ihr die Diagnose »erwachsener Autismus« gestellt hat. Es scheint, daß er damit auf die Tatsache anspielt, daß Sylvia als Kind als »infantile Autistin« diagnostiziert wurde und jetzt, als Erwachsene, also als »erwachsene Autistin« bezeichnet werden muß.

Sylvia wird mir also als eine infantile Autistin, die erwachsen geworden ist, vorgestellt und trägt deshalb ein anderes Etikett als die übrigen Bewohnerinnen von Upper Cottage. Ich höre, daß sie, ehe sie nach Chestnut Lodge kam, in einer psychiatrischen Klinik war, dort mit Elektroschocks behandelt wurde und auch Insulinkuren erhielt. Nach ihrer Ankunft in Chestnut Lodge sei es mit ihr schnell bergab gegangen. Auch sie hat bereits eine Menge von Psychoanalytikern gehabt und war ständig von Schwestern und Pflegern umgeben. Die Zahl der Worte, die über Sylvia in zahllosen Konferenzen gesprochen wurden, und die Theorien, die über ihren Zustand von vielen Kollegen aufgestellt wurden, füllen wiederum Bände.

Sie wird auch heute noch von den Schwestern gebadet, größtenteils gefüttert und angekleidet. Darüber hinaus unternimmt sie hin und wieder einen kleinen Spaziergang am Arm einer Schwester, an den sie sich krampfhaft klammert. Eine Brille kann sie nicht tragen, weil sie alles zerstört, und an ein neues Gebiß hat man überhaupt nicht gedacht. Sie leidet häufig an Verstopfung und formuliert dann die Bitte: »Enematreatment, if at all possible.« Vor allem später wird mir klar, wie ungeheuer demoralisierend die Anwesenheit Sylvias für diese Station ist. Sie gibt dort den Ton an, und mir wird nun auch deutlicher, warum Upper Cottage vom Rest der Gemeinschaft in Chestnut Lodge tatsächlich als »unterentwickeltes Gebiet« der Psychotherapie von Schizophrenie betrachtet wird, um das man lieber einen weiten Bogen schlägt.

Sylvia arbeitet nun bereits vier Jahre mit einem Psychoanalytiker, der auf einer anderen Station gleichfalls eine mehr oder minder erwachsene Autistin viermal wöchentlich eine Stunde lang »sieht«. Sylvia geht mit ihrem Psychotherapeuten spazieren, unternimmt hin und wieder eine kleine Autofahrt mit ihm, scheint an ihm zu hängen und kann die Worte »analytic hour« formulieren, wenn er die Station betritt. Was dieses »analytic hour« genau bedeutet, ist für mich bei dieser ersten Begegnung nicht eindeutig auszumachen, aber im Lauf der Monate entdecke ich, daß ihr Analytiker versucht, einen verbalen, wenn auch äußerst fragmentarischen Kontakt mit ihr zu unterhalten und mit Hilfe einer bestimmten psychoanalytischen Psychologie doch Versuche zu einer Interpretation ihres Verhaltens unternimmt.

Die nächste, der ich begegne, ist *Leslie.* Auch sie ist bereits eine ehrwürdig lange Zeit in Chestnut Lodge, nämlich 15 Jahre. Sie ist eine große Frau mit ausgesprochen männlichem Habitus. Ihr Gesicht ist scharf geschnitten, die Nase ziemlich groß, das Kinn stark behaart. Es bedarf keiner großen Phantasie, um festzustellen, daß Leslie ein großes Problem in bezug auf ihre sexuelle Identität haben muß. Sie hat dichtes und festes Haar, und Dr. Fraser macht mich darauf aufmerksam, daß sie dazu neigt, das Haar um ihre Finger zu wickeln und es dann auszureißen. Deshalb ist auf ihrem Hinterkopf eine Art Tonsur entstanden, ein kahler runder Fleck, der trotz aller Aufsicht und Fürsorge nicht verschwunden ist. Als ich sie zum erstenmal sehe, läuft sie mit merkwürdig eckigen und geschraubten Bewegungen herum. Sie gleicht einem männlichen Füllen, das zum erstenmal auf die Weide kommt. Die Bewegungen sind scheu, haben jedoch auch etwas herausfordernd Munteres. Leslie hat lange Beine, die gewiß nicht unweiblich aussehen, aber stark behaart sind. Obwohl sie im allgemeinen in einer aggressiv-herausfordernden Gemütsverfassung zu sein scheint, kommt sie mir bei unserer ersten Begegnung ziemlich freundlich entgegen. Als sie zu mir zu sprechen beginnt, verstehe ich kein Wort. Sie benützt offensichtlich eine reine Symbolsprache, und Dr. Fraser erklärt mir, daß man noch immer bemüht sei, diese Sprache zu entziffern, und daß vor allem ihr Psychotherapeut den größten Teil seiner Sitzungen mit Leslie auf das Dechiffrieren ihrer mündlichen Geheimschrift verwendet.

Als ich ihn nun bitte, mir etwas mehr über Leslie zu erzählen, erfahre ich, daß sie mit 21 Jahren akut psychotisch geworden sei und anderthalb Jahre in einer psychiatrischen Anstalt verbrachte. Sie bekam dort die bekannten Elektroschocks und Insulinkuren und soll in sehr schlechtem Zustand gewesen sein. Bei ihrer Ankunft in Chestnut Lodge war sie für viele so etwas wie eine dämonische Erscheinung. Sie war wild-aggressiv und stieß offensichtlich jeden von sich. Sie hat jetzt ihren zweiten Psychoanalytiker, der schon seit zehn Jahren mit ihr zusammenarbeitet. Er kommt viermal wöchentlich und hält seine Sitzungen mit ihr auf Leslies Zimmer ab. Als ich sie später auf ihrem Zimmer sehe, kommt sie schmachtend auf mich zu, macht dabei halb männliche, halb weiblich-verführerische Bewegungen mit ihrem Unterleib und sagt mit einer Stimme, die mich an Marlene Dietrich erinnert: »Where is the key?«

Sie scheint, wie Phyllis, die ich Ihnen als erste beschrieb, die unangenehme Angewohnheit zu haben, alles zu zerreißen, vor allem ihre Kleidung. So herrscht im Umkreis von Leslie fortwährender Kleidermangel, und überdies zerreißt sie auch Papier, so daß ihr Zimmer oft eine chaotische Sammlung zerrissener Zeitschriften ist.

Es fällt mir auch auf, wie ungeheuer kindlich Leslie sich benimmt. Sie wird größtenteils gepflegt und hat offensichtlich eine eigene Schwester, die diese Pflege übernimmt. Die Schwester geht mit ihr spazieren, steckt sie ins Bad, kämmt ihr die Haare und versucht, sie ein bißchen herzurichten. Soweit ich erkennen kann, tut Leslie selbst gar nichts.

Wir setzen unseren Gang durch Upper Cottage fort, und bei unserer nächsten Begegnung bestätigt sich einmal mehr, daß ich auf einer besonderen Station von Chestnut Lodge gelandet bin.

Wir treffen *Cathy*. Diese ist jetzt dreißig Jahre und seit acht Jahren in Chestnut Lodge. Sie ist viel zu dick, klein von Wuchs und hat ein rundes, kindliches Gesicht. Im großen und ganzen unterscheidet sich Cathys Geschichte nicht sehr wesentlich von den vorigen. Auch sie gilt als chronisch schizophren, und auch sie war einige Jahre vor ihrer Aufnahme in Chestnut Lodge in einer anderen Anstalt. Ihre Geschichte in Chestnut Lodge ist sehr düster. Bis vor etwa drei Jahren war Cathy einer der gefürchtetsten Menschen, und dieser Mythos umgibt sie noch immer. Man hat noch immer vor ihr Angst. Cathy habe während all dieser Jahre schwere Tobsuchtsanfälle produziert, die in den unerwartetsten Augenblicken ausbrachen und in denen sie Menschen lebensgefährlich angriff. Sie habe vielen Personen Verletzungen beigebracht und nur zu einigen Pflegern und Schwestern eine etwas bessere Beziehung unterhalten. Ihre Angriffstechnik stempelte sie als »dirty fighter« ab, und die »student nurses«, die in viermonatlichem Turnus ein Praktikum in Chestnut Lodge ablegten, werden denn auch sogleich auf ihre Wutanfälle und »Gefährlichkeit« hingewiesen. Dr. Fraser erzählt mir, daß sich Cathy im Lauf der letzten Jahre gebessert habe.

Als ich sie in diesen ersten Wochen beobachte, läuft Cathy viel hin und her und sitzt sonst dauernd vor dem Fernseher. Sie macht einen sehr passiven Eindruck und verwendet ihr Taschengeld zum Einkauf großer Mengen Süßigkeiten, die sie in einem Kiosk erhalten kann. Sie ist meistens in einer etwas mürrischen Stimmung und scheint sich mit der Rolle eines Menschen zu identifizieren, der »falsch« ist.

Sie werden über Cathy und die anderen Bewohnerinnen noch viel mehr erfahren, aber es scheint mir nun besser, zur nächsten Patientin überzugehen, die ich auf meinem Rundgang getroffen habe: Isabel.

Isabel ist eine kleine, nicht unattraktive Frau von 42 Jahren; sie lebt bereits zwölf Jahre in Chestnut Lodge. Sie hat dort bereits einige Psychotherapeuten verschlissen, arbeitet aber jetzt schon acht Jahre mit dem Analytiker, der auch mit Leslie zusammenarbeitet.

Wie die meisten der Patienten in Chestnut Lodge ist auch Isabel Tochter reicher Eltern. Als ich ihr begegne und mich der anderen Patientinnen erinnere, drängt sich unwiderstehlich der Gedanke auf, daß Isabel sich in Chestnut Lodge total verschanzt hat und daß die Rolle des »dauernden Verrücktseins« ihr die Sicherheit bietet, auch dort zu bleiben.

Sie beschäftigt sich fortwährend mit ihrem Körper. Regelmäßig badet sie ihre Augen mit Wasser, schneuzt die Nase, wozu sie eine Unmenge Papiertaschentücher benötigt, und scheint besessen zu sein von dem Gedanken an ihren Stuhlgang.

Sie hat oft Wutanfälle, während deren sie einen Strom von Verwünschungen ausgießt und ihre Stimme einen heftigen, scharfen Klang bekommt. Was sie dann sagt, ist besonders verworren, aber es ist auffällig, daß sie immer auf Geschehnisse zurückgreift, die sich in der Vergangenheit ereignet haben. Vor allem während dieser Wutanfälle scheint sie diese Vergangenheit absolut nicht loslassen zu können. Sie hat offensichtlich einen großen Teil der Umgangsformen über Bord geworfen, läßt ungeniert Winde und kann manchmal in einem Wutanfall schreien: »The shit is sticking, somewhere it's got to come out!«, wobei sie mit der geballten Faust auf ihren Unterleib drückt. Manchmal macht sie ihre starken sexuellen Wünsche in grober Form deutlich, indem sie ihre Faust auf ihr Geschlechtsteil preßt und unter wirrem Geschrei Beachtung für dieses Problem fordert.

Ich sehe sie in den nächsten Wochen häufig über den Rasen von Chestnut Lodge schlendern, meist mit einem Papiertaschentuch, einem Becher Fruchtsaft und ihrer Tasche am Arm. Sie hält dann oft lange Selbstgespräche, und manchmal sehe ich, wie sie allerhand Dinge in den blauen Himmel hinausschreit. Gleichzeitig aber scheint ihr Verhalten darauf berechnet, eine Rolle zu festigen, die ihr offensichtlich während der Jahre zugewachsen ist. »Crazy Isabel« ist nur eine vage Andeutung dieser Rolle. Mir fällt auf, daß man Isabel erlaubt, sich so aufzuführen, so öffentlich auf dem Rasen »verrückt zu spielen«; es überrascht mich, daß man dieser Situation nicht tatkräftiger zuleibe rückt.

Der Analytiker sieht sie ebenfalls viermal wöchentlich und empfängt sie, wie Leslie, nicht in seinem eigenen Zimmer. Beide benehmen sich dort offensichtlich zu unmanierlich, und darum besucht er sie jetzt in ihrem Zimmer in Upper Cottage.

Diese sechs Frauen stellen zweifellos den Kern der Station dar. Ich verstehe jetzt allmählich besser, warum Dr. Fraser mir während dieses Rundgangs hin und wieder aufmunternd und vielleicht auch mit einer gewissen Schadenfreude auf die Schulter klopft und mir rät, »alles mit Ruhe anzupacken«. Er wiederholt seinen Ausspruch, daß »brillante und gut ausgebildete Psychoanalytiker jahrelang versucht haben, diese Menschen und ihr Verhalten zu analysieren und sie so in die Realität zurückkehren zu lassen«, und die Tatsache, daß sie keinen Erfolg gehabt haben, ist für meinen Kollegen der Beweis, daß man als künftiger »administrator« keine allzu hoch gesteckten Ideale bezüglich des Beitrags haben darf, den man in dieser Funktion leisten kann.

In den nächsten Monaten werde ich sowohl durch Dr. Fraser als auch durch die Gerüchte, die ich hier und da aufschnappe, allmählich etwas näher über die Geschichte von Upper Cottage informiert.

Sie beginnt in der vierten Station des Hauptgebäudes von Chestnut Lodge, im »fourth floor«, einem Obergeschoß, wo, wie ich höre, die sechs Damen ebenfalls den Kern der Abteilung bildeten. Diese Station hatte eine Reihe von »administrators« gehabt, und schließlich kam ein Psychoanalytiker, der aus Europa emigriert war und sich dem Team von Chestnut Lodge anschloß. Dieser Stationsarzt war einer der wenigen, der nicht nur etwas von der Psychoanalyse verstand, sondern auch eine soziotherapeutische Ausbildung genossen hatte. Er kannte das Werk von Maxwell Jones und begann in seiner ersten Zeit als »administrator« allmählich eine gewisse Ordnung in die Dinge zu bringen. Auf seine Initiative hin zogen die Patienten nach Upper Cottage, und ein Jahr lang versuchte er dort, den Schwestern und Pflegern eine neue Ausbildung zu geben und etwas aufzubauen, was einem »therapeutischen Milieu« nahekam. Diese Arbeit kostete ihn viel Energie, weil er auf sehr großen Widerstand stieß, sowohl bei der Klinikleitung als bei seinen analytischen Kollegen, denen Dr. McBrides Interventionen wahrscheinlich zu aktiv erschienen. Aus der Erzählung erhielt ich den Eindruck, daß Dr. McBride sich offensichtlich etwas unpopulär gemacht hatte. Er beschloß, seine Laufbahn als »administrator« aufzugeben und sich fortan nur mehr der individuellen Psychotherapie zuzuwenden, eine Wahl, die ihm weitere Schwierigkeiten ersparte.

Danach folgte Dr. Fraser, der mit großer Energie ans Werk gegangen war. Dennoch bekam ich den Eindruck, daß das seinen Mangel an Kenntnis der Grundsätze des therapeutischen Milieus kompensieren sollte.

Ich kam allmählich dahinter, daß sich die Direktion von Chestnut Lodge von einem neuen Europäer wenn auch nicht gerade ein Wunder, so doch eine originelle Arbeitsweise erhoffte.

Nach einigen Wochen übergab mir Dr. Fraser die Station, und es schmerzte ihn sichtlich. Seither habe ich ihn nie mehr auf der Station gesehen. Ich begann meine Laufbahn als »administrator«, indem ich etwas erstaunt zusah, wie die Oberschwester, die Schwestern und die Pfleger die Sache anpackten, und tat in den ersten Monaten nicht viel mehr, als die Situation zu beobachten und die Meinungen und Ansichten des Pflegepersonals zu peilen. Ich organisierte einige Versammlungen, bei denen das ganze Team zugegen war, und kam zu der erschreckenden Entdekkung, daß manche Pfleger so wenig aufgeklärt waren, daß sie glaubten, »Schizophrenie« sei tatsächlich eine Art Hirnkrankheit! Das war in der Tat eine erstaunliche Entdeckung in einem Sanatorium, das sich etwas darauf zugute tat, diese Hypothese vom organischen Ursprung der Schizophrenie als völlig absurd zu verwerfen. Die beiden Pfleger waren junge und wenig zuverlässige Kräfte. Sie waren recht aggressiv in ihrem Auftreten, auch mir gegenüber, und hatten sehr wenig Ausbildung genossen. Die Oberschwester, eine ziemlich junge Frau, hatte vor vier Jahren als »student nurse« ihr Praktikum in Chestnut Lodge gemacht, war nach ihrem Schwesternexamen zurückgekehrt und hatte es schnell zur Oberschwester gebracht. Sie war herzlich, entgegenkommend, aber auch sehr gereizt und klagte über zu hohen Blutdruck. Ich bekam den Eindruck, daß sie dieser schwierigen Aufgabe eigentlich nicht gewachsen war.

So machte ich an den darauf folgenden Tagen Bekanntschaft mit dem Pflegepersonal. Die »day-shift« begann ihre Arbeit morgens um acht und beendete sie um halb fünf, die »evening-shift« fing um halb fünf an und arbeitete bis zwölf Uhr, und die »night-shift« arbeitete von Mitternacht bis zum nächsten Morgen um acht. Das gesamte Personal bestand einschließlich der Ersatzleute aus etwa 15 Mann, was also für die etwa 13 Patientinnen dieser Station eine sehr große Personalbesetzung bedeutete.

Meine erste Schlußfolgerung war, daß dieses Personal aufs ganze gesehen sehr demoralisiert war. Das lange Arbeiten in einem derart »unterentwickelten Gebiet«, ohne eine deutlich sichtbare Besserung im Verhalten der Patienten, und die oft geringschätzige Weise, in der sie vom Personal der anderen Stationen behandelt wurden, hatten dazu in reichem Maße beigetragen. Das übrige Personal von Chestnut Lodge machte kein Hehl daraus, daß man den Einsatz in Upper Cottage gewiß nicht als einen Vorzug betrachtete.

Auch der plötzliche Weggang von Dr. Fraser war der Moral abträglich.

Deshalb betrachtete das Pflegepersonal den neuen »administrator« mit gemischten Gefühlen. Neben einem gewissen Mitleid über die Aufgabe, die mir in Upper Cottage bevorstand, herrschte auch das Gefühl, im Stich gelassen zu werden, und man hatte wenig Vertrauen zu einem neuen Stationsarzt. Es scheint mir wichtig zu beschreiben, wie das Personal und auch Dr. Fraser mit dieser Demoralisierung fertig wurden. Ich nannte bereits den Rückgriff auf eine »körperliche Krankheitsideologie«, die mir vor allem bei den beiden Pflegern auffiel. Daneben schien sich das Personal so gut wie möglich gegenseitig zu stützen, etwa indem sie hinter den geschlossenen Türen des Zimmers der Oberschwester lange Gespräche miteinander führten. Auch der Fernseher im Aufenthaltsraum stellte für das Personal eindeutig eine Ablenkung dar. Die Pfleger konnten gespannt die Baseballwettkämpfe verfolgen und sich so zeitweise von den Patienten freimachen. Eine andere Art, sich inmitten der Entmutigung zu behaupten, beobachtete ich während eines Picknicks, das Dr. Fraser organisiert hatte und an dem ich teilnahm. Ich beschreibe das ganze etwas ausführlicher, weil es typisch für die Situation war, die ich vorfand.

Die Schwestern und Pfleger beteiligten sich unter Führung Dr. Frasers »begeistert« an der Organisation dieses Picknicks. Die Küche lieferte alle Lebensmittel, und diese wurden zusammen mit den Kohlen und dem Freiluftgrill in einem von Chestnut Lodge zur Verfügung gestellten Auto verstaut. An all diesen Vorbereitungen beteiligte sich kein einziger Patient.

Nachdem alle Vorbereitungen getroffen waren, wurden die Patienten wie Schafe zu dem bereitstehenden Auto gebracht. Nach einstündiger Fahrt erreichte man einen kleinen See, wo Dr. Fraser und sein Personal zuerst die Patienten und dann alle Eßwaren ausluden. Binnen kurzem lagerten sich einige Patientinnen auf der Wiese, andere wurden von einer Schwester zum Kanufahren mitgenommen. Dr. Fraser war mit seinen beiden psychiatrischen Pflegern in seinem Element und wurde dabei von der Oberschwester und der Sozialhelferin unterstützt, die die »hot dogs« und die »hamburgers« vorbereiteten und auf den Picknicktisch stellten. Ein Pfleger machte Feuer, und dann brieten Dr. Fraser und seine Sozialhelferin das Fleisch. Die Patienten rührten keinen Finger.

Phyllis machte sich schon bald darauf an die Erkundung des Geländes, nahm unter den Augen des Pflegepersonals drei noch rohe »hamburgers« in die Hände und verspeiste sie sofort. Man unternahm nicht den leisesten Versuch, der sowieso schon sehr korpulenten Phyllis dieses Vergnügen zu versagen, weil man offensichtlich nicht bereit war, einen Wutanfall zu riskieren, der die Stimmung hätte verderben können.

Vielleicht deutet diese kurze Beschreibung an, worauf ich hinaus will. Ein Modus, durch den die Entmutigung und Demoralisierung bekämpft wurden, war die große *Aktivität,* die das Pflegepersonal unter Leitung des Stationsarztes an den Tag legte. Man unternahm hin und wieder zwar den Versuch, die Bewohnerinnen von Upper Cottage zur Aktivität zu bewegen, aber es waren schwache Versuche, wenig strukturiert und darum zum Scheitern verurteilt.

Es dauerte etwa drei Monate, ehe ich mit meinen Beobachtungen und Erkundungen fertig war und meinen ersten Anpassungsschock überwunden hatte. In dieser Zeit war ich nicht mehr als der Lehrling der Oberschwester und wandte mich in meiner Unwissenheit, falls nötig, an sie um Unterstützung und Erklärung.

Meine erste wirkliche Aktion war die Abfassung eines Berichts über meine Eindrücke. Ich konzentrierte mich dabei auf die Innenarchitektur von Upper Cottage. Durch das Zitieren einiger Aussprüche von Patienten und Pflegepersonal versuchte ich, meine Empfehlung eines Umbaus akzeptabel zu machen. Ich schlug vor, daß die Mauer, die den kleinen Sitzraum vom Gang trennte, ganz entfernt würde, damit man gleich beim Eintreten einen größeren Raum vor sich hätte. Ferner schlug ich den Bau eines Isolierzimmers vor, das für seine Aufgaben richtig ausgestattet sein sollte. Zugleich bat ich um die Anschaffung von neuem Mobilar und schlug vor, die ganze Station in helleren und freundlicheren Farben zu tapezieren und zu bemalen. Ferner plädierte ich für Umbau des Speichers in einen großen Konferenzraum und dafür, daß der Fernsehapparat statt im Aufenthaltsraum in diesem neuen Raum aufgestellt würde.

Ehe ich meinen Bericht einreichte, besprach ich ihn mit dem Pflegepersonal, das ihn mit Hohnlachen quittierte. Vor allem der Abbruch der Mauer schien durchaus keine neue Idee zu sein. Dr. Fraser hatte das seinerzeit auch schon beantragt, übrigens ohne Erfolg. Ich reichte den Bericht trotzdem ein, und zur allgemeinen Überraschung, auch der meinen, wurde er nicht nur ernst genommen, sondern es erschien alsbald ein Architekt zusammen mit der Sanatoriumsleitung. Man stimmte allen vorgeschlagenen Veränderungen zu, und zwei Wochen später war die Arbeit in vollem Gang. Offensichtlich hatte ich den Zeitpunkt für mein Gesuch richtig gewählt, und ich nehme an, daß man mir als »Neuling« eine möglichst große Erfolgschance einräumen wollte.

Während des Umbaus setzte ich meine Beobachtungen über den Gang der Dinge in Upper Cottage fort. Im nächsten Kapitel gehe ich darauf noch ausführlicher ein.

Jetzt schon läßt sich ein Schluß ziehen: In diesem psychoanalytischen Sanatorium, das von einer Ideologie getragen war, mit der ich mich völlig identifizieren konnte, hatten sich Zustände entwickelt (sie bestanden gewiß nicht nur in Upper Cottage), die das Verharren in stark abnormem Verhalten eher förderten als bekämpften.

Diejenigen, die als Patienten bezeichnet wurden, legten einen unwahrscheinlichen Grad von Passivität an den Tag und waren umgeben von einer großen Zahl Arbeitender, deren Aktivitätsdrang als ein Handeln für, Sorgen für, Organisieren für und Denken für diese passiven »Kinder« zusammengefaßt werden konnte.

Anmerkungen

1. Für die Originalpublikationen verweise ich auf: D. M. Bullard: Problems of clinical administration. In: Bull. Menninger Clinic 16, 1952, S. 163–201.
   M. L. Adland: Problems of administrative psychotherapy in mental hospitals. In: Psychiatry Quarterly 27, 1953, S. 246–271.
   Der »administrative service« wird von Adland als ein Strukturieren der Stationswelt umschrieben, damit diese fungiert: »... first as a positive agent in itself and second as a stimulus to the patients work with his individual therapist. These goals can be further defined as: first, nurturing the dependent needs and fostering the personality growth of the patient; second, through recognition of the total problem, setting reality limits; and third, structuring the environment so as to relieve the anxiety generated in the psychotherapy rather than forcing the psychotherapy to relieve the anxiety generated on the ward.
   By nurturing dependent needs the writer means: first, offering the patient relief from the burden of managing all aspects of his daily living; second, having recognition of his wants, responding to them, and if possible anticipating them; and third, giving the patient an opportunity to express wishes which are truly his own.«
   Hier wird die Philosophie der »permissiveness« und sogar das *Antizipieren* von Nöten und Bedürfnissen beschrieben. Wenn man realisiert, daß dieser Aufsatz 1953 veröffentlicht wurde, und wenn man schließlich die Resultate dieser Philosophie sieht, wie sie mir 1961 begegneten – die zu völlig passiver Abhängigkeit regredierten Patienten von Upper Cottage –, fängt man an zu begreifen, wo der Fehler liegt. Bullard scheint die Probleme übrigens wohl vorausgesehen zu haben. Er signalisiert nicht nur die Spannungen, die in seinem Sanatorium als Folge des Führungsstils der verschiedenen »administrators« entstanden (manche zwangen den Patienten, sich den »hospital needs« anzupassen, andere Stationspsychiater verhielten sich unabhängig und schufen eine Art »hospital-within-the-hospital«), aber er zeigt auch Besorgnis über das Problem des »chronischen Patienten«, der in völliger Abhängigkeit dahinvegetiert. So sagte er: »It would seem that there might be developed over a period of years an administrative psychiatry that has as its core the view that many of the patient's symptoms, especially the chronic ones, are in some way expressive of a pattern of interaction with the hospital staff and personnel, for which the hospital is as much responsible as is the patient.«
   Man fragt sich, warum es, wenn diese Einsicht so nahe lag, »a period of years« dauern mußte, ehe sie in die Praxis umgesetzt wurde. In der folgenden Beschreibung wird diese Frage (und die mögliche Antwort) deutlicher werden.
2. Harry Stack Sullivan: Sociopsychiatric research. In: Am. Journal of Psychiatry 87, 1930–1931, S. 977–991.
3. Obwohl sie schreibt: »A psychoanalytic hospital should be a therapeutic community«, und die Zusammenarbeit zwischen Psychotherapeut-Analytiker und »administrator« betont, spricht F. Fromm-Reichmann doch in erster Linie als Psychotherapeutin, und ihre Betrachtungen über die Beziehungen auf der Station bleiben ziemlich oberflächlich.
   Frieda Fromm-Reichmann: Problems of therapeutic management in a psychoanalytic hospital. In: Psychoanalytic quarterly 16, 1949, S. 325–357.

7. Upper Cottage (2)

Im vorigen Kapitel habe ich die Situation in Upper Cottage grob skizziert. Dabei habe ich auf den Tatendrang des Pflegepersonals hingewiesen. Diesen will ich nun ausführlicher beschreiben.

Die Mahlzeiten

Das Essen wurde, wie in jeder psychiatrischen Klinik üblich, in der großen Küche des Hauptbaus zubereitet.

Der Speisesaal befand sich in einem Untergeschoß des Hauptbaus, und die Patienten suchten ihn zumeist unter Führung eines Pflegers oder einer Schwester auf. Dort angekommen, wurde ihnen fast immer ein Tablett in die Hand gedrückt, das sie auf einen vor dem Buffett angebrachten Rost legten. Ich beobachtete, daß sich die meisten Patienten von Upper Cottage damit begnügten, schweigend auf die von ihnen gewünschten Gerichte zu deuten. Die Bedienung hinter dem Buffett hatte im Lauf der Jahre genügend Erfahrung gesammelt und interpretierte das Murmeln oder die Geste einwandfrei.

Sobald das Essen auf dem Teller lag, sollte der Patient offensichtlich sein Tablett nehmen und damit an einen Tisch gehen. Weil dabei oft ziemlich getrödelt wurde, nahm der Pfleger häufig kurzentschlossen selbst das Tablett und begab sich mit dem Patienten zu einem Tisch. Soweit ich sehen konnte, machten die Schwestern und Pfleger während der Mahlzeit oft ermunternde Bemerkungen, und eine Schwester übernahm, vor allem bei Sylvia, häufig das Füttern der Patientin. Die Tischmanieren der Patienten waren schlecht. Nach dem Essen mußten die Patienten ihr Tablett zu einem bereitstehenden Wagen bringen. Manche taten es, aber vor allem Leslie und Sylvia hielten von dieser Form der Aktivität nicht allzu viel. Meistens trug der aufsichthabende Pfleger ihr Tablett mit fort. Das beanspruchte offensichtlich weniger Zeit. Darauf gingen alle wieder nach Upper Cottage zurück. Für die restlichen Mahlzeiten wurde der Kühlschrank der Station regelmäßig mit Fruchtsäften und Milch aufgefüllt. Die Oberschwester schrieb morgens ihre Bestellung auf und das Essen wurde meist von einem weißgekleideten Küchenjungen gebracht. Tee und Kaffee wurden gleichfalls in der Küche des

Hauptgebäudes gekocht und vom Personal der Küchenstation nach Upper Cottage gebracht. Auch das Abendessen wählte die Oberschwester aus, und die diensthabende Schwester holte es aus der Küche des Hauptgebäudes.

Die Kleidung

Wenn man wirklich wissen will, wie die elementarsten Lebensbedürfnisse der Patienten auf einer Station befriedigt werden, was das Pflegepersonal wirklich tut und wie es das tut, muß man praktisch auf einer solchen Station leben. (Der Anthropologe William Caudill und der Soziologe Erving Goffman haben das auch tatsächlich getan. Caudill hat sich sogar eine Zeitlang als Patient aufnehmen lassen.) Ich befand mich mehr oder minder zufällig in der Situation, einen Großteil meiner Zeit auf der Station zuzubringen, und trotzdem war es immer noch schwierig genug, hinter die verschiedenen speziellen Aktivitäten des Pflegepersonals zu kommen.

Eine meiner überraschendsten Entdeckungen war die Aktivität, die das Nachtdienstpersonal entfaltete. Diese Leute hielten sich natürlich an die Routine, die in so vielen psychiatrischen Krankenhäusern besteht, sie machten Rundgänge während der Nacht. Dabei betraten sie die Zimmer und benützten Taschenlampen, »um sich davon zu überzeugen, daß alle schliefen«. Aber sie taten mehr. Beim Betreten der Zimmer sammelten sie routinemäßig auch die überall verstreut liegende schmutzige Unterwäsche ein und verbrachten einen Teil ihres Nachtdienstes mit dem Sortieren, Nähen und Ausbessern derselben. Wenn dieses Unterzeug sauber aus der Wäscherei zurückkam, kümmerte sich das Tagespersonal darum, daß es wieder in den Schränken und Schubladen der einzelnen Patienten landete.

Das Personal der Abendschicht half nicht nur beim Ausziehen, sondern legte auch die für den nächsten Tag bestimmte Kleidung auf einem Stuhl bereit. Dadurch konnte die Nachtschicht nach dem Wecken und der Hilfe beim Waschen sofort die Kleidung für den nächsten Tag finden. Ein eigens geschaffenes Kleidungsbudget wurde von der Oberschwester – in Zusammenarbeit mit der psychiatrischen Sozialarbeiterin – verwaltet, und der Kauf neuer Kleidung wurde den jeweiligen Familienangehörigen mitgeteilt. Um die Anschaffung neuer Oberbekleidung kümmerten sich zu meiner Überraschung im allgemeinen die

Schwestern der Tagschicht, die allerdings bei diesen »shopping-trips« von der betreffenden Patientin begleitet wurden, welche sich übrigens im Laden meist völlig passiv verhielt. Auch das Bereitlegen der Oberbekleidung für die Reinigung lag ganz in Händen des Pflegepersonals. Die gereinigten Stücke wurden von Schwestern in die Schränke der Patientinnen geräumt.

Das Geld

Die Buchhaltungsabteilung schickte den Eltern der Patienten die Rechnung für den Heimaufenthalt, und diese bezahlten außer der Rechnung auch das Extrabudget für Kleidung und Taschengeld. Eine Rechnungsabschrift wurde den Patienten nicht zugestellt.

Mit einiger Mühe kam ich dahinter, über welche Organisation das Taschengeld lief. Ein Mitarbeiter der Haushaltsabteilung verwaltete einen Teil davon und kaufte dafür in Zusammenarbeit mit der Oberschwester von Upper Cottage eine Reihe von Kuponheften. Diese wurden im Kiosk hinterlegt. Während ihres täglichen Spaziergangs zum Kiosk konnten die Patienten ihre Naschereien »kaufen«, indem sie von dem Patienten, der den Kiosk führte, den gewünschten Artikel entweder mit Worten oder mit denselben stummen Gesten verlangten, mit denen sie auch ihre Essenswahl anzeigten. Der gewünschte Artikel wurde ausgehändigt, und vermutlich merkten die Patienten nicht einmal, daß diese »finanzielle Transaktion« mit dem Abreißen eines Kupons aus ihrem Kuponheft abgeschlossen wurde. Keine der Patientinnen trug das Kuponheft mit sich, und unter den sechs Bewohnerinnen, über die ich Sie informiert habe, war nur eine, Cathy, die etwas Geld in der Tasche hatte und es selbst ausgab.

Die übrigen verfügten nicht über Geld. Das Errechnen der Summe des ausgegebenen und zurückerhaltenen Geldes wurde in diesem System also überflüssig, und damit erübrigte sich auch die Notwendigkeit der Mitnahme eines Geldbeutels oder einer Tasche.

Als ich um eine Erklärung für dieses System bat, zeigte es sich, daß vor einigen Jahren ein erboster Vater die Direktion von Chestnut Lodge davon in Kenntnis gesetzt hatte, daß seine Tochter eine Anzahl von Dollarscheinen zerrissen hatte. Nun nahm dieses Organisationssystem die Aufgabe eventuell besorgter Eltern oder Angehöriger wahr, und es funktionierte schnell und wirksam, jedenfalls vom Standpunkt des Sanatoriums und seiner »public relations« aus.

Diese Beschreibung dürfte wohl klarmachen, mit wieviel Entschlossenheit und Tatendrang das Personal von Upper Cottage, unterstützt vom Personal der verschiedenen Abteilungen, die Patienten in ihrer völligen Passivität gefangenhielt. Das scheint mir beispielhaft dafür zu sein, wie das Kompetenzgefühl psychotischer Menschen untergraben wird, so daß ein Zustand beinahe restloser Lähmung der Ich-Funktion und damit parallel laufender völliger Abhängigkeit gegenüber den verschiedenen Betreuern und der Klinik im allgemeinen eintritt. Dieses Phänomen wurde vielfach mit Begriffen wie Institutionalisierung, »institutional dependency«, »institutional neurosis« usw. beschrieben. Übrigens sollte man diese Erscheinung nicht allzu einseitig sehen, denn die schizophrenen Menschen meiner Station lehnten ihre Selbständigkeit in jeder Hinsicht ab und forderten durch ihr passives Verhalten (»keinen Finger rühren« wäre die richtige Bezeichnung dafür) die verschiedenen Betreuer auch nachgerade dazu auf, ihr Bedürfnis nach Hilfeleistung auszuleben.

Mir fiel auf, daß sich der ganze Umbau und die Ausstattung ohne jegliche Mitsprache der Patientinnen von Upper Cottage vollzogen und eigentlich unter Mißachtung der spezifischen Wünsche und Bedürfnisse des Pflegepersonals.

Die Leiterin der Haushaltsabteilung betrachtete die Station offensichtlich als Teil ihres Eigenbesitzes. Meine Meinung wurde hin und wieder flüchtig eingeholt, aber das Pflegepersonal, vor allem die Oberschwester, wurde in eine solche Überlegung kaum einbezogen. Man könnte sagen: Die Station als solche wurde als unmündiges Kind betrachtet, das die Renovierung gelassen über sich ergehen ließ.

Hier traf mich das Phänomen der unzulänglichen Selbständigkeit der Station als ganzes und das Paradox, daß man Schwestern ein großes Maß an Verantwortung übertrug, ihnen aber nicht gleichzeitig zugestand, diese Verantwortung tatsächlich auszuüben. Praktisch waren auch die Schwestern und die ganze Station in Händen der verschiedenen »departments«. Die Buchhaltung hatte das ganze Geld in der Hand, die Küche kümmerte sich um Anlieferung und Zubereitung des Essens, und die Haushaltsabteilung (alle diese Abteilungen waren im Hauptgebäude untergebracht) führte das große Wort u.a. bezüglich der Verschönerungsaktivitäten auf der Station.

Die Haushaltsabteilung beschäftigte auch eine Reihe von

Dienstmädchen, von denen einige bereits jahrelang in Chestnut Lodge arbeiteten. Eine von ihnen, Carol, konnte man allerdings schwerlich als Dienstmädchen bezeichnen. Sie war eine ältere Negerin und arbeitete schon 25 Jahre in Chestnut Lodge. Faktisch war Carol eines der stabilisierendsten Elemente des Personals. Sie kannte die Patienten durch und durch, und diese schienen Carol – eine etwas scheue, aber freundliche Frau – zu respektieren. Carol war also zwar Upper Cottage als Dienstmädchen zugeteilt, gehörte aber nicht zum »nursing department«, das vom Hauptgebäude aus den Personalbedarf der Station regelte. Schon bald erkannte ich, daß Carols Tätigkeiten sehr umfangreich und wichtig waren. Sie war es, die den Aufenthaltsraum, die Küche, die Gänge und Toiletten sauberhielt. Sie putzte die Fenster, pflegte das Mobiliar, wischte die Böden und hielt gemeinsam mit den Schwestern die Räume der Patienten sauber.

Wenn Sie sich nun etwas irritiert fragen, was das eigentlich alles mit der »Schizophrenie« oder der Psychiatrie zu tun hat, so bitte ich Sie noch um ein wenig Geduld. Ich versuche als Amateursoziologe oder -anthropologe ein bestimmtes »Milieu« zu umreißen, und das ist notwendig als Ausgangspunkt für meinen weiteren Bericht, in dem ich den Aufbau des »therapeutischen Milieus« oder der »therapeutischen Gemeinschaft« beschreiben will.

Die Beobachtungen kamen übrigens nicht so geordnet zustande, wie sie jetzt mit Hilfe meiner Notizen und Erinnerungen aufgeschrieben werden. Im Gegenteil, vieles von dem, was ich entdeckte, offenbarte sich während einer Phase, in der ich das Personal ermutigte, einen ganz anderen Kurs einzuschlagen. Dabei ergaben sich dauernd Widerstände, und auf der Suche nach deren Ursachen häuften sich meine Wahrnehmungen und vergrößerte sich meine Einsicht in die formelle und informelle Struktur der Station.

Die Transaktion zwischen den Schwestern und Pflegern einerseits und den Patienten auf der Station andererseits können das Bild weiter abrunden.

Es gab eine spezielle Schwesternhelferin, eine Frau mittleren Alters, die Leslie schon seit Jahren unter ihre Fittiche genommen hatte. Ich nenne sie der Einfachheit halber Leslies »Mutter«. Sie steckte Leslie ins Bad, wusch sie, bürstete ihr widerspenstiges Haar, drehte es auf Lockenwickler und ging mit Leslie spazieren. Ihre Tätigkeiten wurden am besten von Cathy charakterisiert, die mir alles einmal kurz und bündig mit der einzigen Bemerkung erklärte: »Mrs. Care thinks for us.« Mrs. Care war in der Tat ein Musterbeispiel an Sorge, Tun und Denken für die Patienten, und in der Beziehung zu Leslie lebte sie sich darin völlig aus. Übrigens wurde sie dazu von Leslie selbst stark stimuliert, die jegliche Manifestation von Selbständigkeit und Verantwortung unerhört geschickt in sich selbst unterdrücken zu können schien und damit ein strategisch kluges Abhängigkeitsverhältnis produzieren konnte, so daß jede Schwester, Hilfsschwester oder jeder Pfleger darauf ganz automatisch mit der Übernahme der Verantwortung reagierte.

Einen Zwischenfall, den ich im Speisesaal beobachtete, gebe ich als Beispiel: »Leslie hat ihre Mahlzeit beendet, und auf dem Tablett befinden sich ihr leerer Teller, Tassen und Besteck. Der beaufsichtigende Pfleger sitzt neben ihr. Sie erhebt sich in ihrer typischen Art. Beim Aufstehen schiebt sie mit der Linken das Tablett fast unbemerkt in die Richtung des neben ihr sitzenden Pflegers. Dieser ergreift automatisch das ihm zugeschobene Tablett, steht auf und trägt es zu dem dafür vorgesehenen Wagen. Leslie geht inzwischen wie eine ›grande dame‹ gelangweilt aus dem Speisesaal, worauf ihr der Pfleger folgt.« Das ist ein sehr klug ausgeführtes Manöver.

Wie Leslie ganz von Mrs. Care »übernommen« wurde, so wurde Sylvia speziell von Mrs. Fee versorgt, die hauptsächlich Nachtdienst machte und ihr deshalb beim Wecken, Anziehen, Sortieren der Kleider und Waschen weitgehend helfen konnte. Auch nahm Mrs. Fee sie oft tagsüber zu einem kleinen Ausflug mit, und Sylvia hing eindeutig an ihr. Sowohl ihr Psychoanalytiker wie Mrs. Fee wurden von Sylvia oft mit den Worten begrüßt: »Ride in a car, if at all possible«, oder »Peppermint-candy, if at all possible«, zwei Aussprüche, in denen sie ihr Bedürfnis nach Herumgefahrenwerden und nach Süßigkeiten bündig auszudrücken wußte.

Die fürsorglichen, bemutternden Handlungen von Mrs. Care und Mrs. Fee unterstrichen nur das, was sich auf der ganzen Linie zwischen dem Pflegepersonal und den Patienten abspielte. Klarer Beweis dafür war – wie schon gezeigt – auch die Art der Organisation von Ausflügen zum Freilichttheater oder ins Kino.

In dem kleinen Zimmer der Oberschwester befanden sich zwei Telefone, wovon eines die Verbindung mit den verschiedenen Abteilungen unterhielt und das andere die mit der »Außenwelt«. Im allgemeinen nahm die Oberschwester die Gespräche an, und es gab eine Regel, daß Patienten nie ein Telefon berühren durften. Die Bestellung von Kino- oder Theaterkarten wurde von der Oberschwester telefonisch einer der Leiterinnen der Arbeitstherapie übermittelt, und gleichzeitig bestellte die Oberschwester das Auto von Chestnut-Lodge.

Der Umbau war bald beendet. Ich organisierte etliche Konferenzen mit dem Pflegepersonal, um sie über die Entwicklung von Schizophrenie aufzuklären. Ich machte anhand vieler Beispiele klar, daß ich das Pflegepersonal in Transaktionen engagiert sah, die ich als »Mutter-Kind«-, »stark-schwach«-, »gesund-krank«-Beziehungen zu umschreiben versuchte. Ich stellte meine Literaturkenntnis über das Syndrom der »institutional dependency« unter Beweis, sprach von der merkwürdigen Tatsache, daß der Großteil der Patienten jegliche Verantwortung und Selbständigkeit ablehnte, und davon, wie das Tun und Denken für den anderen die Patientinnen immer stärker in die Rolle des hilflosen Invaliden drängte. Ich versuchte dem Personal die Bedeutung des Rollenbegriffes näher zu erläutern und erwähnte die Möglichkeit, daß das Verhalten eines »Verrückten, der nichts kann und für seine Taten nicht verantwortlich zu machen ist«, zur *Rolle* werden kann, in der ein Mensch seine Zuflucht sucht, eine Rolle als Quelle der Sicherheit, die zugleich immer wieder in der herrschenden Organisation Bestätigung findet. Ich sprach auch über das an sich schon unbegreiflich geringe Maß an Selbstvertrauen, das jeden schizophrenen Menschen vor den Aufgaben und Anforderungen seines täglichen Lebens zurückschrecken läßt.

Das Personal hörte sich meine Erklärungen aufmerksam an, aber die beiden jungen Pfleger verweigerten wortreich jegliche Zusammenarbeit auf einer neuen Basis. Ich reagierte ziemlich emotional und entließ die beiden. Zu meiner Verwunderung nahm das die Leitung des »nursing department« sehr positiv auf. Offiziell war ich nicht befugt, Personal einzustellen oder zu entlassen. Nach der Anstellung zweier neuer Mitarbeiter schlug ich vor, meine theoretisch dargebotenen Einsichten in die Praxis umzusetzen. Von diesem Augenblick an war das Chaos komplett.

1. Die Reaktion des Pflegepersonals

Diese läßt sich am besten als wachsende Rollenverwirrung umschreiben. Jetzt, wo die einzelnen gezwungen wurden, sich während jeder Transaktion zu fragen, inwieweit der Patient ihnen die Verantwortung übertrug und wieweit sie die Verantwortung übernahmen, gerieten sie in einen Zustand großer Unsicherheit. Ich lief dauernd durch Upper Cottage und belehrte sie »on the spot«, aber trotz meiner Unterstützung und Ermunterung wurde ihre Angst immer größer. Für sie war die Rolle der Schwester identisch mit »Sorgen und Denken für«. Wiederholt kamen sie mit der Frage zu mir: »Was können wir tun? Ich weiß nicht mehr, was ich tun soll.« Sie entwickelten starke negative Gefühle gegen mich, und anstatt allmählich in den Hintergrund zu treten und die Patienten zu ermutigen, eine gewisse, wenn auch noch so geringe Verantwortung zu übernehmen, zogen sich viele mit der offenkundigen Absicht zurück, das Experiment völlig versanden zu lassen. Dabei fürchteten sie schon bald, entlassen zu werden. Während der häufig abgehaltenen Konferenzen mit dem Pflegepersonal (Zusammenkünfte, die sich später zu einer Form der Gruppentherapie entwickelten) erklärten sie diese Angst näher. Sie fühlten sich so in ihrer beruflichen Identität bedroht, der Verlust ihrer alten Rolle war eine so unterminierende Erfahrung, daß sie sich selbst und ihre Funktion zeitweise als sinnlos erfuhren. Dabei sprachen sie den Gedanken aus, daß die Anzahl der Schwestern bald auf die Hälfte reduziert werden könnte, falls eine solche Behandlungsweise zu wirklicher Selbständigkeit und Verantwortung bei den Patienten führte und meine Einsichten richtig wären. Ich nahm an, daß diese Angst vor Entlassung vor allem mit der intensiven Rollenverwirrung während einer Phase zusammenhing, in der ein neues Rollenverhalten aufgebaut werden mußte, das ihnen eine neue Sinngebung ihres Berufes ermöglichte.

2. Die Reaktion der Patienten

Die Bewohnerinnen von Upper Cottage machten es dem Pflegepersonal in dieser Anfangsphase keineswegs leichter. Jetzt, wo sie wiederholt: »I think you can do this for yourself« hörten, entwickelte sich auch bei ihnen Angst. Denn ihre Rolle, zusammengesetzt aus Verhaltensformen, die man als »verrückt«, »hilflos«, »unverantwortlich«, »invalid«, »inkompetent« umschreiben könnte, wurde bedroht. Diese Rolle war auch ihre Sicherheit, und in ihrer Angst stürzten sie sich fanatisch in ein beinahe noch regressiveres und passiveres Verhalten. Eine Reihe von ihnen, besonders Leslie, konnte ihren Kot und Urin nicht mehr kontrollieren. Vor allem Leslie begann ins Bett zu machen, eine Angewohnheit, die sie offensichtlich schon vor einigen Jahren abgelegt hatte.

Ein Beispiel für Leslies Verhalten:

»Es wird beschlossen, daß Mrs. Care Leslie nicht mehr ins Bad setzen, ihr aber wohl noch beim Ausziehen helfen soll. Man soll ihr Seife und Waschlappen geben, darauf das Badezimmer verlassen und die Tür hinter sich schließen. Nach wenigen Augenblikken hören Leute, die an Upper Cottage vorübergehen, Leslie lauthals aus dem Fenster brüllen: »Is there nobody to wash me anymore!«

Ein anderes Beispiel für die nun entstandene Situation ist eine Beschreibung, die von einer der Schwestern stammt. Man beschloß, ein kleines Essen draußen auf der Terrasse zu organisieren, und die Schwester berichtet darüber folgendes: »Es wurde verabredet, daß die Patientinnen eine Mahlzeit im Freien hinter Upper Cottage selbst zubereiten sollten. Sylvia nahm sofort die Stühle und trug sie auf die Terrasse. Isabel sah den Grill und fing über einen Polizisten namens Mr. Grill zu schreien an. Julia sagte, daß sie nicht kräftig genug sei, um zu helfen. Jemand warf einen Topf mit Bohnen auf den Boden. Netty machte die »hamburgers« fertig, und Isabel begann sofort, sie herumzuschmeißen. Sie warf sie in die Luft und fing sie wieder auf. Cathy rührte die Bohnen um. Leslie und Netty schrien: ›Mord‹, und Isabel verteilte unterdessen rohe Zwiebeln. Cathy bat Leslie, die Finger aus dem Salat zu lassen, und Phyllis sagte: ›Leslie, bis du mit dem Essen fertig bist, ist der Rest von uns verhungert.‹ Leslie machte darauf Anstalten, Tee über den Salat zu gießen, aber Cathy konnte das verhindern. Dann verspeiste Leslie eine rohe Zwiebel. Julia stand herum und fuhr sich übers Gesicht.

Eine Schwester lief davon, weil sie das ganze nicht mehr länger mitansehen konnte.

Phyllis kam in die Küche und sagte: ›Leslie macht draußen wieder was Verrücktes.‹

Die Bohnen brannten an, und Cathy nahm sie vom Feuer. Isabel sagte zu Netty, daß sie von nun an ihr Prestige in Upper Cottage verloren habe. Die Patienten liefen hin und her und aßen Frikadellenbrocken und Salat.«

Nach einigen Konferenzen kam man überein, von den Patienten zu verlangen, daß sie den ganzen Bungalow selbst saubermachten. Sie wurden nicht nur verpflichtet, ihr eigenes Zimmer in Ordnung zu halten und ihr eigenes Bett zu machen, sondern auch die verschiedenen Teile des Hauses wurden der Verantwortung bestimmter Patienten unterstellt, die diese »Pflichten« abwechselnd übernehmen sollten.

Carol, das Dienstmädchen, sollte dabei »assistieren«, die Arbeit aber nicht mehr selbst verrichten.

Zugleich wurde ein tägliches »community-meeting« eingeführt. Alle Patienten, das Pflegepersonal (Mitarbeiter der übrigen Schichten turnusmäßig) und das Dienstmädchen nahmen daran teil. Die auftretenden Schwierigkeiten wurden in dieser Sitzung besprochen. Um zehn Uhr sollte jeder mit seiner Reinemacheaufgabe beginnen.

Selbstverständlich stieß dieser erste Teil des Arbeitsprogramms zunächst auf ungeheure Schwierigkeiten. Die Patienten weigerten sich, einen Finger zu rühren, und demonstrierten auf bizarrste Weise, bis zu welchem Grad der Unfähigkeit (und Widerspenstigkeit) sie gediehen waren. Das Pflegepersonal fühlte sich gelähmt, wütend und frustriert. Es sah absolut nicht ein, daß diese Tätigkeiten von Patienten übernommen werden könnten, und immer klarer zeichnete sich ab, daß es einen großen Teil dieser Aktivitäten *überhaupt nicht* aus der Hand geben *wollte*.

Um das ganze noch etwas zu komplizieren, verlangte ich von denen, die noch immer weiße Uniformen trugen, diese abzulegen und von nun an ihre Aufgabe in Zivilkleidung zu verrichten. Das Personal, noch stets der Verwirrung, Angst und Wut ausgeliefert, fühlte sich dadurch immer noch unsicherer. Dabei führte ich die Reformen nicht sehr demokratisch ein. Praktisch diktierte ich sie. Die Schwierigkeiten waren zeitweise so groß, daß die gesamte Belegschaft (ohne mein Wissen) zwei Versammlungen einberief, auf denen man allen Ernstes erwog, gemeinsam zu kündigen und Versetzung auf eine andere Station zu beantragen. Über diese Pläne wurde ich nicht informiert.

Eine Beobachtung aus der Anfangsphase gibt den Streit gut wieder: »Leslies Aufgabe ist es, den Aufenthaltsraum sauberzumachen. Sie steht mitten im Zimmer mit dem Besen in der Hand und kreiselt darum herum wie ein Kind. Mrs. Care steht neben ihr und ermuntert sie ohne große Überzeugung. Leslie drückt Mrs. Care den Besen immer wieder in die Hand, und diese versucht, Leslie den Besen wieder zurückzugeben. Mrs. Care ist offensichtlich todunglücklich, und man teilt mir mit, daß sie in letzter Zeit sehr depressiv geworden sei.«

Während eines Gespräches, das ich nach einer gewissen Zeit mit jedem Belegschaftsmitglied einzeln führte, erzählte Mrs. Care mir mehr darüber: »O ja, ich hoffte, Sie würden entmutigt und aufstecken. Ich stand mit Leslie im Aufenthaltsraum, und sie hielt den Schrubber in der Hand. Sie fing mit dem Saubermachen an. Sie sah mich an und weinte, und ich mußte mich schwer zusammenreißen, um ihr den Schrubber nicht aus der Hand zu nehmen und es selbst zu tun. Ja, ich haßte Sie.

Leslie und ich waren immer viel zusammen. Ich zog sie an und brachte sie ins Bett. Ich machte auch ihr Bett und bürstete ihr Haar. Ich tat alles für sie. Manchmal schaute sie mich an und sagte: ›Mama hat sowas nie für mich getan‹, und das machte mich glücklich. Ich lebte für jemanden, für jemanden, den ich umsorgen konnte. Später, als Leslie das Saubermachen besser konnte, erinnere ich mich, daß ich dachte: Sie wird selbständiger. Jetzt verliere ich sie. Es war wirklich, als ob Sie uns auseinanderrissen (It was as if you were pulling us apart)!«

Diese Beschreibung sagt meiner Meinung nach mehr aus als viele Seiten Theorie. Mrs. Care erzählte mir bei dieser Gelegenheit noch viel mehr, das sehr bedeutsam erscheint.

Ehe sie mit 43 Jahren Schwesternhelferin in Chestnut Lodge wurde, hatte sie ihren Mann und zwei Töchter versorgt. Die Älteste lief, mehr oder minder von einem jungen Mann dazu angestiftet, von daheim fort, und Mrs. Care war darüber sehr deprimiert. Sie erzählte mir, daß sie ihre jüngste Tochter nicht loslassen wollte, und nannte eine Menge Beispiele, aus denen ihr überbesorgtes Sich-Festklammern an diese Tochter deutlich wurde. Sie habe der Tochter nie erlaubt, einmal selbst zu kochen, berichtete sie und erzählte mir, daß sich ihre Tochter noch als Erwachsene das Kleid von der Mutter zuknöpfen und sich auch die Schuhe zubinden ließ. Trotz solcher »Verwöhnung« gelang es auch der jüngeren Tochter, aus dem Hause zu kommen und eine Ehe einzugehen, worauf Mrs. Care wieder sehr depressiv wurde und glaubte, jeden Lebensinhalt verloren zu haben. In diesem Augenblick wurde der Wunsch in ihr wach, Schwesternhelferin zu werden, und sie erzählte, wie sie bereits am ersten Tag im vierten Stock des Hauptbaus ihre Aufgabe begann.

»Ich erinnere mich, daß ich als erste Patientin Leslie sah, die in der Ecke stand und weinte. Da überkam mich wieder dieses Gefühl, daß ich eine Mutter für sie sein könnte. Ich erinnere mich sogar, daß ich dachte, jetzt hast du doch wieder eine Tochter. Von diesem Augenblick an habe ich immer für Leslie gesorgt.«

Dieser Ausspruch von Mrs. Care hat mir mehr über die Bedeutung einer guten Interpretation zwischen individueller Psychotherapie und der Bildung eines therapeutischen Milieus (und das bedeutet vor allem Bildung und Ausbildung einer Gruppe von Mitarbeitern, die wir vorläufig einmal weiterhin psychiatrische Schwestern und Pfleger nennen wollen) klar gemacht als alle theoretischen Betrachtungen in Büchern, die ich zu diesem Thema gelesen habe.

Stellen Sie sich die Situation einmal vor: Ein ausgezeichneter Psychoanalytiker, der durch seine Publikationen, in denen Leslie und seine Arbeit mit ihr eine wichtige Rolle spielten, weltberühmt wurde, sieht seine Patientin zehn Jahre lang viermal wöchentlich und interpretiert, was sich in ihr und zwischen ihnen beiden abspielt. Er hofft, daß sie zu sich selbst findet, sich differenziert aus dem Nährboden ihres gegenseitigen Kontakts und die Kraft zum Aufbau ihrer eigenen Selbständigkeit findet.

Und gleichzeitig, praktisch vor seiner Nase, arbeitet Mrs. Care die restlichen 23 Stunden des Tages in entgegengesetzter Richtung. Das Band zwischen diesen beiden ist eine Art Symbiose, aber von einer Qualität, die wir als statisch und pathologisch bezeichnen müssen. Das ganze muß viel Ähnlichkeit mit dem haben, was Leslie früher mit einer ihrer Elternfiguren mitgemacht hat, das Drama eines ängstlichen Sich-Aneinanderklammerns von Mutter und Kind, eine Beziehung, die jede Entwicklung hemmt bzw. aufhebt. Das Ringen, das Mrs. Care mir beschrieb, schien nur quantitativ stärker zu sein als das, was ich überhaupt um mich herum bei den Schwestern wahrnahm.

Gerade in dieser Phase, in der neuere entwicklungsfördernde Beziehungsformen gesucht wurden, begann das hervorzutreten, was der Autor Lipsitt einmal »the conspiracy of symbiotic interdependent relationships, which destroy both, the staff's and the patient's opportunity for growth and development of autonomy«[1] genannt hat.

Zu meinem Erstaunen war Carol, diese ältere, kluge Frau, durchaus imstande, meine Ratschläge in der richtigen Weise zu interpretieren, und sie änderte, mit kleinen Schönheitsfehlern natürlich, ihre Rolle von der eines Dienstmädchens – die alles für jeden tut – in die der Erzieherin und Lehrerin ab. Aber auch Carol durchlief infolgedessen eine Phase eindeutiger Rollenverwirrung.

Sie gehörte als eine der ältesten zur Gruppe der zwölf »coloured maids«. Diese Leute aßen zusammen und verdienten das gleiche. Jetzt, wo Carol die Arbeit nicht mehr in der gewohnten Weise tun durfte und allmählich zur »psychiatric aide« heranwuchs, gehörte sie der Gruppe des Pflegepersonals an.

Einige Beobachtungen Carols erwähne ich hier. Sie erzählte mir, wie ungeheuer ängstlich die Patienten in der Anfangsphase um das Wohlergehen des Personals besorgt waren und wie sie die Angst der verschiedenen Schwestern beobachteten. So sagte Cathy, als sie den Konferenzraum auf dem Speicher putzte, zu Carol: »If I do this job well, you will be fired.«

In vieler Hinsicht stimmte die Beobachtung Cathys, und auch andere Patientinnen machten diese Bemerkung. Beim Pflegepersonal bestand, wie bereits erwähnt, eine eindeutige Angst vor Entlassung, die Angst, überflüssig und sinnlos zu werden. Es schien sich wieder einmal das zu wiederholen, was sich in der ursprünglichen Familiensituation zwischen dem zukünftigen Schizophrenen und einem Elternteil zugetragen hatte, wie das so oft in der Literatur beschrieben wurde.

Das vormittägliche »community-meeting« war während dieser ganzen Periode starker Verwirrung eine besonders gespannte Angelegenheit. Bei beiden Parteien hatte sich eine ungeheure Wut angestaut, und oft herrschte ausdauerndes Schweigen. Das Pflegepersonal fühlte sich jetzt, da es die Sicherheit der weißen Uniform verloren hatte, besonders unsicher. Die diplomierte Schwester berichtete mir später:

»Für mich war die weiße Tracht die Krönung meiner Laufbahn. Ich habe mich dafür ausbilden lassen und mein Diplom dafür bekommen. Als Sie uns baten, die weiße Schwesterntracht auszuziehen und in normaler Kleidung zu erscheinen, dachte ich: Habe ich vielleicht dafür die ganzen Jahre gearbeitet?«[2]

Unterdessen wurde das Arbeitsprogramm allmählich erweitert. Um meinen Bericht einigermaßen übersichtlich zu machen, unterteile ich die Tätigkeiten in die Kategorien, die ich bereits früher benutzte.

Die Mahlzeiten

Eine der Patientinnen stellte mit Hilfe und unter Leitung der Oberschwester die Liste der benötigten Lebensmittel zusammen, und alles wurde von den Patienten selbst aus der Küche des Hauptgebäudes geholt. Nach vieler Mühe gelang es, statt eines vorbereiteten kleinen Imbisses am Abend (aus der Küche) einen Geldbetrag zu bekommen, und von nun an bestimmten die Patientinnen selbst, was sie am späten Abend essen wollten. Sie kauften dann diese Lebensmittel tagsüber oder abends im Dorf Rockville ein und bereiteten sie auf der Station zu.

Im zweiten Jahr kam auf Initiative eines der Pfleger ein gemeinsames Samstagmorgenfrühstück auf der Station zustande. Lebensmittel wurden eingekauft, die Patientinnen bereiteten das Frühstück selbst zu und deckten auch den Tisch. Es wurden auch regelmäßig Mahlzeiten auf der Station organisiert. An dieser gemeinsamen Mahlzeit auf der Station nahmen alle teil, und das war eine gute Gelegenheit, die Tischmanieren zu verbessern.

Die Kleidung

Die Patientinnen kümmerten sich selbst um ihre schmutzige Unterwäsche und die notwendigen Ausbesserungsarbeiten. Frisch gewaschene Sachen wurden von ihnen selbst sortiert und in den Schrank geräumt. Viele Patientinnen wuschen nun ihre Unterwäsche selbst, und während einer Phase des zweiten Jahres, in der die Moral ungeahnte Höhen erreicht hatte, erfolgte die Anschaffung einer automatischen Wasch- und Trockenmaschine, die auf der Station installiert wurde. Man brachte den Patientinnen die Bedienung bei, und unter Anleitung einer der Schwestern wurde von nun an die ganze Unterwäsche auf der Station selbst gewaschen und getrocknet. Sorgfältige Beaufsichtigung verhinderte, daß einige Patientinnen die Maschine beschädigten – eine durchsichtige Strategie, die zu erwarten war und die uns davon hätte überzeugen sollen, daß unsere Bestrebungen sinnlos seien.

Es war interessant, festzustellen, daß das Waschmaschinen-Experiment auf den anderen Stationen *nicht ernst genommen wurde,* weil man dort fest davon überzeugt war, daß keine der Patientinnen in Upper Cottage eine solche Maschine würde bedienen können.

Die Patientinnen bekamen Geld und gingen nach Rockville oder Washington, um ihre Kleider selbst auszusuchen und auch eigenhändig zu bezahlen. Natürlich spielten sich in zahlreichen Geschäften Rockvilles dramatische Szenen ab, die ich nicht im einzelnen behandeln werde.

Das Geld

Das einst mit großer Hingebung von Mrs. Smith vom »housekeeping department« verwaltete Taschengeld wurde ihrer Obhut entzogen. Diese Mrs. Smith, die jahrelang so hingebungsvoll gearbeitet hatte, fühlte sich durch diese Maßnahme sehr gekränkt, und trotz all meiner Erklärungen, »daß es doch so gut sei für die Menschen«, hat sie mir das nie verziehen. Eine der Patientinnen wurde Stationssekretärin und übernahm nach eingehender Anleitung und Beaufsichtigung durch die Oberschwester die ganze Verwaltung der Taschengelder. Die Szenen, die sich abspielten, als die Bewohnerinnen von Upper Cottage ihr Taschengeld in Dollarscheinen in die Hand bekamen, lassen sich kaum mit Worten schildern. Phyllis warf sie sofort in die Toilette, Leslie zerriß sie, und Julia legte verträumt ihr ganzes Geld auf die Kiosktheke, um sich dafür einen Riegel Schokolade zu kaufen. Niemand außer Cathy konnte mehr mit Geld umgehen oder war bereit, zu rechnen und auf die Summe des Wechselgeldes zu achten. Die Patientinnen wurde gezwungen, Taschen und Geldbeutel zu kaufen, und diese verflüchtigten sich wie Schnee unter der Sonne. Das Personal brauchte monatelang, um Julia beizubringen, was sie mit einem Dollarschein anfangen konnte, und Leslie konnte monatelang keine Süßigkeiten essen, weil sie ihr ganzes Taschengeld genüßlich zerriß.

Auch bei den Hausputzarbeiten entstanden verschiedene Schwierigkeiten.

Zwei wichtige Widerstandsquellen wurden bereits erwähnt: Die Schwestern und die Patientinnen. Aber es gab noch mehr – und ich will sie im einzelnen aufführen.

Dabei wird ein Punkt hervortreten, der von großer Bedeutung für jeden ist, der sich mit der Bildung einer sogenannten »therapeutic community« in einem im übrigen noch ziemlich traditionell organisierten psychiatrischen Krankenhaus beschäftigt. Ein solcher Versuch zur Neuorganisation hat für die übrige Anstalt zahlreiche negative Auswirkungen zur Folge, und er gleicht einem Stein, den man in der Illusion ins Wasser wirft, es entstünden keine Kreise.

1. Zu Beginn unseres Programms waren die Leiterinnen des »housekeeping department« wohlwollend interessiert und zeigten angesichts meiner Begeisterung und der gleichfalls wachsenden Begeisterung des Pflegepersonals eine gewisse sympathisierende Anteilnahme. Sie nahmen in etwa eine Haltung toleranten Abwartens ein, in der unterschwelligen Erwartung, »daß die Sache schließlich doch schiefgehen würde«. Aber schon bald ergaben sich Schwierigkeiten, vor allem als sich herausstellte, daß die Station allmählich ernstlich verschmutzte. Die Patientinnen versuchten verzweifelt, sich vor ihren Aufgaben zu drücken, und das Pflegepersonal, einschließlich Carol, konnte sich nur sehr mühsam beherrschen, die Aufgaben nicht zu übernehmen. Die Folge waren ein völliges Vakuum und eine totale Verschmutzung der Station. Der Zufall wollte es, daß während einer solchen Verschmutzungsperiode die Leiterin der Haushaltsabteilung in Begleitung einer Inspektorin, die für die Überwachung der hygienischen Zustände in Krankenhäusern – also auch in psychiatrischen Krankenhäusern – zuständig war, eine Inspektion durchführte. Man würde sie bei uns vermutlich als eine Mitarbeiterin des Gesundheitsamtes bezeichnen. Die Folgen blieben nicht aus, und es wird Sie kaum wundern, daß diese beinahe katastrophal für unser Programm geworden wären. Die Inspektorin war entsetzt, zeigte keinerlei Kenntnis und Einsicht in das Werk von Maxwell Jones und schrieb dem Direktor von Chestnut Lodge einen äußerst negativen Bericht, in welchem sie namentlich auf die »herrschenden Zustände in einer Station namens ›Upper Cottage‹« hinwies.

Damit war ein ernster Zwischenfall entstanden, denn die Zukunft dieser besonderen psychiatrischen Anstalt (auch wenn sie als psychoanalytisches Sanatorium bezeichnet wurde) hing von der Vergabe einer Konzession ab, und die wiederum war abhängig von der Inspektorin für das Krankenhauswesen! In Allgemeinkrankenhäusern bestehen natürlich eine Menge hygienischer Vorschriften, und da psychiatrische Anstalten noch immer als »Krankenhäuser« bezeichnet werden, müssen sie prinzipiell diesen Vorschriften entsprechen. Zu meiner Verwunderung lernte ich hier in der Praxis, wie die Teller, von denen Leslie, Cathy und andere aßen, nach der Mahlzeit sterilisiert werden mußten. Als ob »Schizophrenie« eine Art »ansteckender Krankheit« wäre!

Natürlich war mein Plädoyer beim Direktor von Chestnut Lodge wenig erfolgreich. Er sah die Gefahr, daß ihm die Konzession für die gesamte Klinik entzogen werden könnte.

Wir waren gefangen in einem Institutionen-»Milieu« mit Gesetzen und Vorschriften, wie sie für Krankenhäuser gelten. Infolgedessen war eine Inspektorin auf dem besten Weg, meiner therapeutischen Gemeinschaft ein vorzeitiges Ende zu bereiten.

Bald kam die Nachricht, daß die Haushaltsabteilung plante, eine Anzahl Dienstmädchen nach Upper Cottage in Marsch zu setzen, um der Verschmutzung tatkräftig zuleibe zu rücken. Das Pflegepersonal, in diesem Stadium überraschend loyal gegenüber meinen Ansichten, scharte sich mit großer Solidarität um seinen »Anführer«, und wir diskutierten die entstandene Krise in einer Reihe von kurzfristig einberufenen Konferenzen. Beim »community-meeting« sahen unsere schizophrenen Bewohnerinnen die Krise mit kaum verhohlener Freude, und sie ließen deutlich durchblicken, daß sie glaubten, den Kampf gewonnen zu haben. Die Stimmung der um mich gescharten »Erzieher« wies in dieser Situation die Mentalität einer paranoiden Gruppenbildung auf, welche die Außenwelt als einen drohenden Belagerer von sich fernzuhalten versucht.

Schließlich kam eine recht einfache Lösung zustande. Das Pflegepersonal reinigte selbst das ganze Haus, und wir forderten die Haushaltsabteilung zu regelmäßigen Inspektionen auf. Durch diesen Beweis unserer Kooperation war jeder versöhnt, und die Konzession des Krankenhauses war danach nicht mehr gefährdet.

2. Ich bin bei der Aufzählung dessen, was ich vorläufig einmal Widerstandsquellen genannt habe. An zweiter Stelle müssen dabei der Gärtner und sein Personal erwähnt werden. Unter den verschiedenen, im vorhergehenden aufgeführten Abteilungen Chestnut Lodges fehlt noch jene, die in Chestnut Lodge als »groundskeeping department« bezeichnet wurde. Chestnut Lodge bestand, wie schon geschildert, aus einem Hauptbau und drei Villen, die in ziemlich großem Abstand voneinander lagen, dem Grund darum herum, gepflegten Rasenflächen und Baumbestand, einem Freibad, einem Gebäude für Arbeitstherapie und Gemüsegärten.

Für die Unterhaltung dieses Komplexes, besonders der

Gärten, sorgte Willy, der das bereits seit 25 Jahren voller Hingabe tat. Er hatte meistens Gelegenheitsarbeiter als Hilfskräfte, die er im Dorf Rockville anheuerte. Dieser Willy nun wurde zur Quelle des Widerstandes. Als einen Punkt unseres Programms hatte ich bestimmt, daß das um Upper Cottage gelegene Gelände zu »unserem« Garten erklärt wurde. Damit wurden die Patienten nicht nur für ihr Haus verantwortlich, sondern auch für den Garten darum herum. Dieser Punkt wurde eingehend mit Willy erörtert, dem dieser Plan zusagte, der allerdings in den abgelaufenen 25 Jahren selbstverständlich auch schon früher mit Reformversuchen in Berührung gekommen war.

Im Herbst rechten dann die ersten schizophrenen Patienten von Upper Cottage unter Beaufsichtigung und Ermunterung des Pflegepersonals die Kastanienblätter von der weiten Rasenfläche. Schon bald bekam diese Gruppe von zunächst sehr widerspenstigen Arbeiterinnen den Namen »holländische Blätterrechmannschaft«, und soweit ich sah, machte die Tätigkeit nur Sylvia Spaß. Anstatt »medizinische Behandlung, wenn sich's machen läßt«, sagte sie jetzt oft, »Blätter rechen, wenn sich's machen läßt«.

Ich will nicht noch einmal ausführlich beschreiben, was die schizophrenen Patienten auf dieser Wiese an Wutanfällen und Kapriolen produzierten.

Wenn sich die 22 psychoanalytischen Kollegen diese von zunächst nur mäßig begeistertem Pflegepersonal geleitete »holländische Blätterrechmannschaft« ansahen, nahm der Spott natürlich kein Ende. Die Dinge komplizierten sich aber im Winter noch etwas, als man Schnee schaufeln und die Wege räumen mußte. Schon bald wurde »unser Garten« (oder »our land«, wie es hieß) von einigen Hilfskräften Willys betreten, die, mit Schaufeln bewaffnet, an die Arbeit gingen.

Der Bericht einer der Schwestern zeigt, was dann geschah: »Ich sah, wie die Oberschwester aus Upper Cottage daherrannte. Sie rief ihm zu: ›Das ist unser Grundstück.‹ Der Gärtner schien nichts zu kapieren und sagte: ›Aber Schwester, ich muß meine Arbeit tun.‹ Die Oberschwester wollte jetzt seine Schaufel haben. Er weigerte sich.«

An einem Wintermorgen stehen sie sich nun gegenüber: ein entgeisterter schwarzer Hilfsarbeiter, der kommt, um seine Arbeit zu verrichten, und eine Oberschwester, die ihm seine Schaufel und seine Arbeit streitig zu machen sucht. Als wir diesen Zwischenfall näher unter die Lupe nehmen, stellt sich heraus, daß sich Willy auch bei anderen Tätigkeiten im Garten wenig um unser Programm scherte. »Our land« war 25 Jahre lang »his land« gewesen, und es ist mir während der ganzen Zeit nicht gelungen, ihn dazu zu bringen, daß er anders darüber dachte.

Der Zwischenfall lehrte uns übrigens noch mehr. Dieser Schneeräumer kämpfte in der Tat buchstäblich um sein Brot. Ich begann zu begreifen, daß aller Grund zu der Annahme besteht, in einer gut organisierten »therapeutic community« werde viel Personal einer psychiatrischen Anstalt *tatsächlich überflüssig und stehe damit auf der Straße.* Ich will diesen Punkt hier nicht weiter ausführen, möchte Ihnen diese Überzeugung aber als These vortragen. (Wenn die psychiatrische Anstalt überhaupt noch eine Zukunft hat – was ich bezweifle –, besteht in der Tat aller Anlaß, das Personal drastisch zu *verringern* und nicht zu vermehren, wie oft propagiert wird.) Willy hat, wie gesagt, nie dem Bedürfnis der Station nach größerer Autonomie entsprochen. Vier Jahre lang hat er regelmäßig mit seinem Rasenmäher den von uns gemähten Rasen noch einmal dünn nachgemäht, und keiner meiner Proteste konnte daran je etwas ändern. Aber wenn ich ihn traf, hat er mich immer von seiner Sympathie für das, »was ich mit diesen armen Menschen anstellte«, überzeugen wollen.

Ich beschrieb zwei Fälle von Widerstand gegen die Organisation eines »therapeutischen Milieus«. Die Verschmutzungskrise und Willys Unfähigkeit, einen Teil seiner Arbeit anderen zu überlassen, waren Beispiele dafür. Das »housekeeping department« und das »groundskeeping department« waren Institutionen einer Krankenhausorganisation, die dadurch, daß sie immer größer wurde, zur Aufgabenteilung kommen muß. Das scheint *ein notwendiges Charakteristikum für eine bürokratische Organisationsform zu sein,* aber es dürfte klar sein, daß sie das Ringen um größere Selbständigkeit und Verantwortung für die Patienten nicht unbedingt förderte.

Mehr noch: Man kann daraus ablesen, daß diese kleine Abteilung eine Selbständigkeit anstrebte, die ihr kaum zugestanden werden konnte. Je mehr Upper Cottage als ganzes an Selbständigkeit gewann, desto stärker wurden die Widerstände bei den »departments«.

Es ist verführerisch, hier wiederum von statisch-pathologisch-symbiotischen Bindungen zu sprechen, diesmal zwischen der Mutter Krankenhausorganisation und der Station als ihrem Kind, das völlig abhängig von der Zufuhr der »departments« geworden war und damit praktisch unmündig. Ein typisches

Beispiel für die Unmündigkeit war auch das Fehlen von Geräten, die man sowohl für den Garten wie für das Saubermachen brauchte[3].

3. Dem »nursing department« stand ein weiblicher »director of nursing« vor, die zusammen mit ihren Assistenten die ganze Organisation der Personalbesetzung der einzelnen Stationen von Chestnut Lodge verwaltete. Obgleich die Oberschwestern der verschiedenen Stationen ein Stück eigener Organisation übernahmen, befand sich die Dachorganisation in Händen der Direktorin. Sie war für alle Gehaltsfragen zuständig und fungierte zugleich als Beraterin der Oberschwestern und der diplomierten Schwestern der einzelnen Stationen. Ich bin mir bewußt, daß ich im Begriff stehe, dieses »department« als weitere Widerstandsquelle zu beschreiben. Die Wahrheit gebietet mir aber, vorher festzustellen, daß wir beim Aufbau unserer »therapeutischen Gemeinschaft« in Upper Cottage nicht die geringsten Schwierigkeiten mit dieser besonders fortschrittlichen Direktorin hatten, die sehr schnell davon überzeugt war, daß das von uns unternommene Experiment rückhaltlose Unterstützung verdiente. Daraus entstand faktisch eine besonders glückliche Form der Zusammenarbeit.

Die Arbeit in Upper Cottage lief von Anfang an unter der Bezeichnung »Experiment«, und unter dieser Flagge erhielt die Station bezüglich ihrer Entscheidung in Personalfragen bald einen mehr oder minder selbständigen Charakter.

Die Oberschwester von Upper Cottage war für die Organisation der unter ihr arbeitenden Dienstkräfte selbständig verantwortlich. Alle auftretenden Konflikte innerhalb des Personals wurden in meinem Beisein in den wöchentlichen Sitzungen besprochen.

Der Umstand, daß wir die Konflikte innerhalb des Pflegepersonals *auf der Station selbst* behandelten, verlieh dem Team von Upper Cottage allmählich einen hohen Grad von Selbständigkeit. Ferientermine von Pflegern oder Schwestern wurden auf der Station intern geregelt.

Auf der Station beschäftigte männliche und weibliche Pflegehilfen (»psychiatric aides«) wurden nicht mehr an andere Stationen ausgeliehen, und das hatte zur Folge, daß sich eine viel größere Solidarität und Verbundenheit mit der Station entwikkelte.

Die Oberschwester und ich konnten auch neu einzustellende

Kräfte selbst auswählen und den festen Mitarbeitern von Upper Cottage vorher zur Begutachtung vorstellen.

Die Direktorin des »nursing department« stand unseren Bemühungen sehr verständnisvoll gegenüber. Immer wenn sie von einem der Mitarbeiter in ihrer Funktion als Beraterin aufgesucht wurde, hörte sie zu und verwies das Problem schließlich an die Station zurück mit Bemerkungen wie: »Warum besprechen Sie diesen Punkt nicht mit Ihrem Stationsarzt weiter?« oder: »Ich würde diesen Antrag auf eurer nächsten Sitzung vorbringen.« Die Direktorin überließ mir auch die eigene Ausbildung unseres Teams, und sie verzichtete damit sogar auf ihre Lehrfunktion, die sie für das Personal von Upper Cottage offiziell innehatte.

Nachdem ich bis jetzt Mitarbeit anstelle von Widerstand geschildert habe, will ich aber doch eine Quelle von Schwierigkeiten erwähnen, die direkt mit dem »nursing department« in Verbindung stand.

Für die Abendstunden gab es in Chestnut Lodge das Phänomen der »supervising nurse«. Das war eine Art Oberschwester, die in einem kleinen Zimmer im Hauptgebäude residierte und deren Aufgabe es war, regelmäßige Visiten in den einzelnen Stationen zu machen und bei auftretenden Schwierigkeiten Ratschläge zu erteilen. Es handelte sich also um eine Schwester, die »über den Patienten« stand und keiner bestimmten Station angehörte. Ich vergaß, diese Schwester namens Mrs. Sycamore zu informieren.

Wenn Mrs. Sycamore abends Upper Cottage betrat, traf sie das Abendschichtpersonal meistens im Zimmer der Oberschwester an. Bei ihrem Eintritt stand man üblicherweise auf. Sie erwartete und erhielt dann einen »Rapport«, den der Chef der Abendschicht mündlich ablegte. Die verschiedenen Patienten passierten revue, und Mrs. Sycamore gab gelegentlich Anweisungen. Wenn sich ein Patient in einem aggressiven Erregungszustand befand, mußte Mrs. Sycamore konsultiert werden, die dann entweder den diensthabenden Arzt zurate zog oder selbst bestimmte Richtlinien vorschrieb.

Mrs. Sycamore begann allmählich Veränderungen während ihrer Besuche in Upper Cottage festzustellen. Sie traf die Schwestern und Schwesternhelferinnen nicht mehr im »nursing office« an, sondern meistens im Aufenthaltsraum oder draußen, mit einer Reihe von Arbeiten beschäftigt. Auch stellte sie fest, daß bei ihrem Eintritt niemand mehr aufstand. Vom Chef der Abendschicht wurde sie regelmäßig »Lou« genannt und nicht mehr, wie früher, mit Mrs. Sycamore angesprochen. Auch bemerkte sie, daß ihr kein spontaner »Rapport« mehr erstattet wurde. Wenn sie sich nach dem Ergehen der Station erkundigte, bekam sie meistens zur Antwort, daß man die Dinge gut im Griff habe, und mußte sich eine Beschreibung der verschiedenen Aktivitäten anhören, die für diesen Abend vorgesehen waren. Manchmal erhielt sie überhaupt keine Antwort auf ihre Fragen, weil das Pflegepersonal von Upper Cottage zu beschäftigt war und seine Arbeit nicht unterbrechen wollte. Dann wurde sie einfach mit einer Armbewegung aufgefordert, die für diesen Abend vorbereiteten »snacks« mitzuessen.

Die Schilderung einer Schwester der Abendschicht gibt die entstandene Situation gut wieder: »Eine ganze Zeitlang verließen wir uns sehr auf die Abenddienstchefin, Mrs. Sycamore, wenn wir irgend etwas entscheiden mußten, und wir fragten sie um Rat usw. Jetzt belästigen wir sie nur noch selten mit einer Frage, außer wenn es sich um ein rein medizinisches Problem handelt. Zunächst hatten wir das Gefühl, zwischen dem Programm und der Chefin vom Dienst zu sitzen. Jetzt gilt in Upper Cottage als Faustregel, daß kein Außenstehender dazwischenfunken soll. Ich glaube, es wäre viel besser gewesen, Sie hätten das alles selbst Mrs. Sycamore erklärt, statt daß sie es von uns zu hören bekam. Aber zugleich ist eine viel entspanntere Atmosphäre zwischen der Abendschicht und ihrer Chefin entstanden. Früher stand die Chefin auf einem Podest, jetzt ist sie einfach Lou.

Wir regeln die Sache jetzt mehr oder minder selbst. Ich glaube, daß Mrs. Sycamore laufend Telefongespräche von anderen Stationen bekommt, in denen sie gefragt wird: ›Können wir dies tun, können wir jenes tun?‹ Sie brauchen ihre Zustimmung, ehe sie etwas tun können. Wir haben das Gefühl, daß wir unsere Patienten besser kennen als andere, und deshalb tun wir, was gut für sie ist.«

Mrs. Sycamore fühlte sich nun tatsächlich von ihrem Thron gestoßen und hatte größte Schwierigkeiten, diese neue Selbständigkeit des Teams von Upper Cottage zu akzeptieren. Sehr richtig beobachtet die Schwester, daß ich diese Konflikte hätte voraussehen und ihnen vielleicht hätte begegnen können, wenn ich Mrs. Sycamore gründlich informiert hätte. Das hätte den entstandenen Rollenkonflikt gewiß günstig beeinflußt, während so das geänderte Verhältnis stark nachtragende Gefühle bei der Inspektorin hervorrief, die dies auch wiederholt zu erkennen gab.

Anmerkungen

1. Der Begriff »conspiracy« stammt von Klapman, der in einer Diskussion über das Problem des »chronic hospital patient« sagte: »... If we seek to make hospitalization truly therapeutic we shall not overlook to what extent hospitalization itself, as it is now so often constituted *conspires with the patient* to produce a state which robs him of all incentive.« Auch Dennis Martin (Institutionalization. In: Lancet 2, 1955, S. 1188) behauptet das, wenn er schreibt, daß »the institution has a strong power to mould patients into the type best suited for its purpose; and those who are predisposed stand in the most acute danger.«
   Lipsitt erklärt das Problem der extremen Abhängigkeit, welche manche Patienten der Anstalt gegenüber entwickeln, die sie aufnimmt und versorgt (»institutional dependency«), von einem bestimmten Menschentyp her, bei dem bereits extreme Abhängigkeitsbedürfnisse vorhanden sind. Daran knüpft dann die Anstaltsorganisation an. Eine relativ neue Idee ist der Versuch dieses Autors, das ganze als eine Form von Kooperation zu sehen. Abhängiges konformistisches Verhalten wird von der Anstalt belohnt, Manifestationen von Unabhängigkeit und Nonkonformismus werden eingedämmt.
   (Don. R. Lipsitt: Dependency, depression and hospitalization: toward an understanding of conspiracy. In: Psychiatric Quarterly 36, 1962, S. 537–554.)
   J. Waage: On Symbiosis and symbiotic relations in the mental hospital. In: Psychiatr. Neurol. Neurochir. 71/2, 14, 1968.
2. Arnold Goldberg und Daniel Offer: The role of the uniform in a psychiatric hospital. In: Comprehensive Psychiatry 11, 1961, S. 35.
   Die Autoren beobachten, wie wenig eigentlich die Bedeutung der »Uniform« (der weiße Kittel, die Schwesterntracht) in der psychiatrischen Anstalt erforscht wurde. »Uniform dress worn by certain professional and specialist classes of people helps to reduce role confusion and makes for an economy of relations.« Beziehungen werden auf diese Weise standardisiert. Allein aus diesen Gründen darf man annehmen, daß normale Kleidung eine größere Variabilität in der Beziehungsbildung erlaubt und möglich macht. Durch Interviews mit dem Pflegepersonal erfahren diese Autoren etwas mehr über das *Bedürfnis,* das die *Schwestern* nach der weißen Uniform als Rückendeckung für ihre berufliche Identität hatten. Daß die *Patienten gleichfalls* ein solches Bedürfnis danach hätten (wie eine Reihe von Schwestern behaupteten), »appeared to be a projection of their own needs«. Manche Schwestern waren kaum imstande, ohne Tracht innerhalb der umschriebenen Rolle als Schwester zu funktionieren. Sie standen einer Veränderung äußerst feindselig gegenüber. »To members of this group the lack of uniform means being naked.« Die Patienten erklärten, daß sie die Situation, nachdem sie sich allmählich daran gewöhnt hatten, viel positiver erlebten. »Nurses« und »aides« werden mehr zu Personen. »I could tell Miss B's moods the first thing in the morning by looking on the type of dress she wore«, sagte ein schizophrener Mann.
3. Vor allem Merton Kahne verweist u. a. auf diesen Aspekt der bürokratischen Organisationsform. Die Organisation als ganzes ist Besitzerin von »necessary tools, property and instruments«, die im Bedarfsfall an die aufgabenspezialisierten »departments« ausgeliehen werden.
   M. Kahne: Bureaucratic structure and impersonal experience in mental hospitals. In: Psychiatry 22, 1959, S. 363–377.

8. Upper Cottage (3)

Es ist Mai 1963. Das Programm in Upper Cottage ist ein Jahr und sieben Monate alt.

Seit einem halben Jahr gibt es eine neue Oberschwester, die voller Begeisterung arbeitet, und Mrs. Care hat vor einem halben Jahr ihre Versetzung auf eine andere Station beantragt. Sie konnte mit den Veränderungen letzten Endes doch nicht fertig werden und wurde um so depressiver, je mehr die Moral stieg und die Patienten sich in ihrem Verhalten besserten. Das Pflegepersonal kommt nun einmal, statt bislang zweimal wöchentlich für eine Stunde unter meinem Vorsitz zusammen.

Kommunikationskanäle zwischen den drei Schichten sind offen, und infolgedessen haben sich die Konflikte zwischen den verschiedenen Personalmitgliedern, die früher häufig waren, aber nie ausgesprochen oder gelöst wurden, auf ein Minimum reduziert. Kollegiale Konflikte – die über die Köpfe der Patienten hinweg ausgefochten werden – sind wichtig genug.

Klassisch wurde zum Beispiel die Studie von Stanton und Schwartz, in der sie auf das Feld konfliktgeladener Spannungen zwischen Kollegen untereinander (oft gerade »hidden disagreement«) hinweisen, in das der Patient hineingerät und auf das er mit »Symptomen« wie Erregungszuständen, aggressiven Entladungen usw. reagiert. Es ist klar, daß Patienten durch ihre Neigung, die »guten« von den »schlechten« Menschen zu trennen, Kollegen, die sowieso nicht miteinander auskommen können, gegeneinander ausspielen. Die Lösung von Konflikten zwischen Kollegen – die diese Konflikte in jedem Fall aufdecken – führte nach Stanton zu einer wesentlichen Besserung im Verhalten des Patienten[1].

Es beginnen sich freundschaftliche Bande zwischen den Personalmitgliedern zu entwickeln. Die Gruppensolidarität ist auffallend; das Team spricht wiederholt über »unser Programm« und bezeichnet sich gegenüber den anderen Angestellten von Chestnut Lodge als »wir von Upper Cottage.«

Sie werden von den Kollegen anderer Stationen nicht mehr so oft verspottet. Bei diesen scheint sich eher eine Atmosphäre der Billigung und manchmal des Neides zu bilden. Oft statten Schwesternhelferinnen und Schwestern dieser Stationen Upper Cottage einen Besuch ab. Das Team empfängt die »Spione« mit

Freuden, und mit einigem Stolz werden verschiedene Neuerungen erklärt.

War mein Verhältnis zum Personal infolge der durch das autoritäre Diktat von Reformen hervorgerufenen Schockwirkung zunächst ziemlich schlecht, so entwickelte sich allmählich ein besseres Verhältnis. Ich stehe sogar auf einem etwas zu hohen Podest, aber das gibt sich mit der Zeit. Das Personal wagt, mich stärker zu kritisieren, und es gibt zahlreiche Augenblicke, in denen ich mich in den Kreis als ihresgleichen aufgenommen fühle. Die Atmosphäre des »doctor-knows-best« beginnt zu schwinden, und von einer hierarchischen Status- und Prestigeordnung ist immer weniger spürbar. Die Personalmitglieder arbeiten nun schon geraume Zeit in Zivilkleidung, und man wird sich zunehmend dessen bewußt, daß zwischen einer »nurse« und einer »psychiatric aide« keine Unterschiede bestehen (außer in der Bezahlung!).

Während dieser Phase hatte ich das Bedürfnis, die entstandene Situation zu peilen. Ich interessierte mich vor allem dafür, wie die Schwestern und Pfleger den Zustand erlebten und wie ihr Vergleich mit der Anfangssituation ausfiel. Dabei machten mir zahlreiche Äußerungen des Personals den Eindruck, daß ein Schatz an Einsichten bei ihnen offenlag, der mir auch ein tieferes Verständnis für die Problematik des psychiatrischen Pflegepersonals der Station im allgemeinen vermitteln konnte.

Auch war ich neugierig auf die Wirkung in den anderen Stationen und die Reaktion derer, die nicht direkt mit Upper Cottage verbunden waren (Verwaltungs- und Küchenpersonal, Pflegepersonal der anderen Stationen).

Mir kam sogar der Gedanke einer möglichen Buchveröffentlichung darüber. Aber zur Verwirklichung dieser Idee brauchte ich mehr Material. Der Sozialpsychologe der Forschungsabteilung von Chestnut Lodge stand mir nicht zur Verfügung. Er bearbeitete, zusammen mit dem damaligen Direktor der Forschungsabteilung, Donald L. Burnham, Materialien, die später veröffentlicht wurden[2]. Einen anderen »objektiven« Außenstehenden gab es nicht. Ich entschloß mich deshalb, die »Wissenschaft« ad acta zu legen und unter Zuhilfenahme eines Tonbandgerätes das Personal von Upper Cottage und die Angestellten anderer Stationen von Chestnut Lodge selbst reden zu lassen. Ich lasse sie nachfolgend also selbst zu Wort kommen. Mir erschienen ihre Bemerkungen ehrlich, und das genügte mir. Sie sprachen dabei über die Reformen, die neuen Organisationsformen, und ihre Bemerkungen machen es mir zugleich möglich, diese oder jene theoretische Randbemerkung anzufügen. Zunächst etwas Theorie.

1. Die offene Station

Jahrelang erschienen in der Literatur zahllose Veröffentlichungen, in denen die Worte »open-door policy« und »open ward« vorkamen. Man zielte damit unter anderem im wörtlichen Sinne auf ein Öffnen der Türen und die Entfernung von Schlössern und Schlüsseln. Ich meine, daß das Geschlossen- oder Nicht-Geschlossensein einer Station keine entscheidende Bedeutung für die Atmosphäre hat, die auf einer solchen Station herrscht. Die Idee einer Politik der offenen Tür ist an sich zwar richtig, aber sie trifft nicht den Kern der Sache. Eine »offene Station« ist keine Station mit Türen, die offen stehen und kein Schloß haben. Offene Türen haben wenig mit Offenheit zu tun. Offen ist ein Milieu, in dem Menschen (Personal und Patienten) allmählich zu »offenen« zwischenmenschlichen Beziehungen, zu Artikulation von Gefühlen und zum Austausch von wesentlicher Information gelangen. Was in einem therapeutischen Milieu geöffnet wird, ist die Dimension menschlichen Vertrauens und menschlicher Kreativität. Was aufgeschlossen werden muß, sind nicht die Türen, sondern die Spontaneität, die zu persönlichen zwischenmenschlichen Beziehungen führt, im Gegensatz zu den geschlossenen, rollenabhängigen, professionellen Interaktionen. Eine offene Station ist eine Station, auf der man die Dinge im Beisein aller offen beim Namen nennt. Eine Station, auf der Schwestern hinter verschlossener Tür des »nursing office« »Bericht erstatten« und auf der Patienten voller Mißtrauen einige Laute aufzuschnappen versuchen, ist eine geschlossene Station, selbst wenn alle Türen offenstehen. Eine Station, auf der die weißuniformierten Pflegenden (die »Gesunden«) durch eine Mauer von einer Gruppe von »Pflegefällen« (den »Kranken«) getrennt sind, ist eine geschlossene Station, denn sie schließt Möglichkeiten persönlicher Begegnung aus und hemmt dadurch Persönlichkeitsentfaltung bei beiden Gruppen.

Greenblatt und Levinson haben das Thema der »offenen Tür« behandelt. Sie kommen zu folgendem Schluß:

»Obwohl eine beträchtliche Verbesserung in den Verhältnissen zwischen Personal und Patient notwendig erscheint, ehe die

Tür geöffnet werden kann, lassen sich ideale Verhältnisse erst erreichen, *nachdem* die Tür geöffnet ist, denn nur die offene Tür kann das Personal aus der verwirrenden Konfliktsituation befreien, daß es gleichzeitig Pfleger und Wärter ist.«

Mit diesem Schluß stimme ich nur teilweise überein. Das Interesse am buchstäblichen Aufschließen der Türen wird hier meiner Ansicht nach übertrieben. Schon eher deckt sich ihre abschließende Feststellung mit meiner eigenen Erfahrung: »Schließlich müssen wir nachdrücklich betonen, daß die offene Tür nur eines der möglichen Symbole einer Anstalt ist, die sich auf dem Wege zu größerer Freiheit, zu sinnvolleren Personal-Patient-Beziehungen und einem besseren therapeutischen Klima befindet. Eine offene Tür ohne einen offenen Geist ist zum Scheitern verurteilt. Eine offene Tür, die bloß ein Fetisch ist, ist sinnlos.«[3]

Auch Rubin und andere geben eine ausführliche Darstellung der »open-door policy« (die 1855 von Dorothea Dix propagiert wurde und wie so viele andere gute Aspekte des »moral treatment« in der Periode zwischen 1850 und 1940 verschwand!). Zwar sei die Tür ein wichtiges Symbol, aber dieses müsse auf ein »open-to-something« – »participation in normal living« oder »protected from something« verweisen.

Die Relation zum therapeutischen Milieugedanken wird hier herausgearbeitet, und »openness« wird in dieser Veröffentlichung auch mit »Freiheit«, »Würde« und »Verantwortung« in Beziehung gesetzt, während die »closed unit« vor allem mit starren Verhaltensmustern von Personal und Patienten und der daraus folgenden Mißachtung der Patienten in Verbindung gebracht wird[4].

Ein Beispiel für den Zusammenhang etwa zwischen Schlüsseln und Offenheit kommt in dem Ausspruch eines Pflegers zum Ausdruck. Ehe ich ihn wörtlich zitiere, muß ich erwähnen, daß auf der Station als Regel eingeführt wurde, die Schlüssel bei jeder Gelegenheit den Patienten auszuhändigen. Obwohl also das Pflegepersonal Schlüssel bei sich trug, öffneten sie nie selbst eine Tür. Immer wurden den Patienten Schlüssel ausgehändigt oder »freundschaftlich zugeworfen«, damit sie selbst eine geschlossene Tür oder einen Schrank öffnen konnten. Damit wurde mit einer starren »Anstaltsregel« gebrochen, die besagte, daß man seine Schlüssel niemals Patienten überlassen dürfe.

Diese ziemlich sinnlose Regel wurde durch unsere Maßnahme

aufgehoben, und die Wirkung war überraschend. Anfänglich schienen die Patienten kaum geneigt, die Schlüssel auch tatsächlich zu benützen, und viele brauchten eine halbe Stunde, ehe sie überhaupt eine Tür mit einem Schlüssel öffnen konnten.

Mit Sylvia beispielsweise übte man monatelang, und sie schaffte es, eine ganze Reihe von Wutanfällen zu produzieren, ehe sie bereit war, den Schlüssel ins Schloß zu stecken und umzudrehen.

Der Pfleger: »Ich arbeite manchmal auch auf anderen Stationen. Hier – in Upper Cottage – herrscht doch eine freiere Atmosphäre, die einem das Gefühl gibt, Selbstverantwortung übernehmen zu können. Es ist geradeso, als ob die Station dadurch größer würde ... Ich meine ... ohne alle diese Regeln. Man muß Risiken auf sich nehmen. Patienten Schlüssel geben ... das ist auf anderen Stationen nicht erlaubt.

Ich hüte mich dort davor (»I'm on guard«), die Schlüssel aus der Hand zu geben. Aber weil ich meine Schlüssel nicht hergeben darf, fühle ich mich auch in meinen anderen Möglichkeiten gehemmt. Diese Schlüssel sind doch sehr wichtig. Es ist geradezu – wie soll ich sagen ... der Schlüssel zur Freiheit, aber auch für mich.

In Little Lodge (eine andere Station) gebe ich nie meine Schlüssel her, und das gibt einem ein überwältigendes Gefühl an Unfreiheit.«

Die Aussage dieses Pflegers ist interessant. Die simple Tatsache, daß er auf anderen Stationen durch eine bestimmte Vorschrift gezwungen wird, die Schlüssel zu behalten und nie aus der Hand zu geben, hemmt seine Spontaneität. Er hütet sich, und dieser Pfleger glaubt sogar, daß auch seine spontanen menschlichen Gefühle »eingesperrt« werden.

Eine diplomierte Schwester sagt dazu folgendes: »Als ich in Chestnut Lodge zu arbeiten begann, wußte ich, daß man die Schlüssel nie aus der Hand geben durfte. Man durfte sie nie einem Patienten geben. Man durfte sie nicht einmal einem anderen Kollegen ausleihen. Als wir hier anfingen, die Schlüssel den Patienten zu geben, waren wir alle sehr ängstlich. Wir hatten einfach Angst, daß wir unsere Stellung verlieren würden, wenn wir unsere Schlüssel nicht mehr wiederbekämen. Zu Anfang – als wir die Schlüssel ausgehändigt hatten – standen wir direkt hinter dem Patienten. Sobald die Tür auf war, sorgten wir dafür, daß wir unsere Schlüssel wieder bekamen. Die Patienten fanden es sehr angenehm, Schlüssel zu kriegen. Sie begannen darum zu bitten, und einige wollten auch einen Schlüssel für ihr eigenes Zimmer. Zunächst, als sie den Schlüssel schon in der Hand hatten, waren sie so daran gewöhnt, daß jemand anders ihnen die Tür öffnen würde, daß sie einfach vor der Tür stehen blieben. Und jedesmal ertappte ich mich dabei, in die alte Gewohnheit zurückzufallen und die Tür tatsächlich selbst für sie zu öffnen.«

Eine Schwester, die von einer anderen Station gekommen ist, bezeichnet die Überlassung der Schlüssel an Patienten als ein *Weggeben ihrer eigenen Autorität* und schildert damit beispielhaft ihre Rollenverwirrung: »Ich war ziemlich überrascht, als ich sah, daß die Patienten hier selbst Kaffee kochen und austeilen. Anfangs fand ich es verrückt – diese ganze Saubermacherei.

Wenn man es selbst tut, ist es im Handumdrehen fertig. Mein Gott, es ist schwierig, das alles aufzugeben. Als sich Leslie wieder einmal den Lippenstift übers Gesicht schmierte, hatte ich große Lust, ihr zu helfen. Es geht doch so viel schneller und besser.

Und jeder läuft hier einfach rein und raus. In Hill-top (eine andere Station) arbeitete ich im Zimmer der Oberschwester. Arzneilisten aufstellen, Medikamente bestellen. Als ich hierher kam und damit anfing, sagte die Oberschwester: ›Nein, laß nur, das macht bei uns Cathy.‹ Und sie machte es.

Ich fühlte mich so nutzlos. Ich dachte: Drei Jahre Schwesternausbildung, und jetzt darf ich nicht einmal die Arzneiliste machen. Die Grenze zwischen den Schwestern und den Patienten verschwindet. *Wenn ich meine Schlüssel abgebe, besteht noch weniger Unterschied.«*

In dieser Beschreibung, stellt sich die Problematik einer »Schwester« dar, die während ihrer Ausbildung eine Reihe von Verhaltensformen gelernt hat, welche sie nun als Mitarbeiterin einer therapeutischen Gemeinschaft wieder verlernen muß. Tatkräftig und schnell dasein für den anderen, verschanzt hinter ihrer Autoritätsrolle in weißer Uniform, persönlichen Kontakt (und Konflikt) vermeidend, indem sie sich in das Zimmer der Oberschwester zurückzieht, wo sie ihre technischen und administrativen Aktivitäten erledigen kann, und nun ängstlich bei der Vorstellung, in einer menschlichen Gemeinschaft persönlich erzieherisch (aber infolgedessen auch persönlich mehr preisgegeben) arbeiten zu müssen.

Es fand nicht nur täglich von neun bis zehn ein »community-meeting« statt, an dem Patienten und Personal gemeinsam teilnahmen, es wurde auch beschlossen, die Tür, die zum Zimmer der Oberschwester führte, permanent offen zu halten. Die Folge war, daß Patientinnen frei in dieses Zimmer hinein- und auch wieder herauslaufen konnten und daß sie eine Reihe von Aufgaben in diesem Heiligtum der Oberschwester übernahmen. Eine von ihnen erhielt die Aufgabe, Telefongespräche anzunehmen, eine andere, die Taschengelder zu verwalten, und eine weitere wurde als Sekretärin und Assistentin der Oberschwester bei deren verschiedenen administrativen Tätigkeiten angestellt.

Diese Invasion von Patienten in die Sphäre des Pflegepersonals rief natürlich beim Team viel Angst hervor. Die Schwester, deren Ausführungen ich soeben zitierte, gab den Konflikt gut wieder. Das »nursing office« war damit als Zufluchtsort für das Pflegepersonal noch nicht endgültig verloren, aber die Schwestern mußten nun lernen, es selbst zu entscheiden, wenn sie einen Augenblick »privacy« haben wollten. Man konnte sich in dieser Organisation nicht länger infolge einer in der formellen Struktur verankerten Institution (das geschlossene Zimmer der Oberschwester) zurückziehen, sondern »privacy« war das Ergebnis einer persönlichen Selbstbehauptung, des Wunsches nach Zurückgezogenheit, und damit wurde die Schwester ein Mensch, der im Aussprechen seines Wunsches nach Zurückgezogenheit besonders dem schizophrenen Patienten ein besseres Identifikationsmodell bot.

Gerade schizophrene Menschen haben ja mit diesem Markieren eigener Persönlichkeitsgrenzen, dem Formulieren des Bedürfnisses nach Zurückgezogenheit, ungeheure Schwierigkeiten infolge der ständigen Invasion, der sie in ihrer Jugend durch ihre Elternfiguren ausgesetzt waren.

So wurde also das »open nursing office« statt einer »defensiven Institution« zum Terrain persönlicher menschlicher Wechselbeziehung, in der sich für beide Partner Möglichkeiten zum Erlernen und Beherrschen zwischenmenschlicher Strategien eröffneten. Zunächst einige Bemerkungen über das »open nursing office«.

Carol gibt eine hübsche Beschreibung: »Mir hat es gefallen, als sich diese Tür öffnete. Jahrelang horchten die Leute an der Tür, und sie sagten oft: ›Warum ist denn nur diese Tür zu? Ihr sagt bestimmt nicht die Wahrheit.‹«

Eine Oberschwester (von einer anderen Station), die manchmal als Inspektorin fungierte, erzählt: »Ich bin für Offenheit. Auf anderen Stationen ist die Tür zu, wenn mir bei meinem Rundgang Bericht erstattet wird. Das ist hier nicht der Fall. Mir ist allerdings nicht ganz wohl dabei.« (»It makes me feel somewhat uncomfortable.«)

Ich führte auch zwei Gespräche mit diensthabenden Psychiatern, die ein- oder zweimal wöchentlich den Abenddienst in Chestnut Lodge übernahmen, jedoch nicht zum Stammpersonal des Sanatoriums gehörten. Es sind zwei ganz verschiedene Eindrücke, die hier wiedergegeben werden.

Dr. S.: »Ich habe gemerkt, daß ich in Upper Cottage immer etwas länger bleibe als auf anderen Stationen. Ich glaube, daß das mit dieser anderen Art von Beziehung zusammenhängt, die hier zwischen Personal und Patienten entstanden ist. Über das, was sich hier ereignet, wird viel offener gesprochen, während auf anderen Stationen das Personal oft miteinander flüstert. Dort herrscht mehr Abstand, die Patienten sind mehr ›outsider‹. Man hat mich bei meiner Visite in Upper Cottage oft eingeladen, abends eine Kleinigkeit mitzuessen, und hin und wieder nehme ich diese Einladung an und fühle mich hier sehr wohl.

Ich mache meine Visite zwei- bis dreimal monatlich. Auf anderen Stationen habe ich den Eindruck, daß die Patienten das Zimmer der Oberschwester nicht betreten dürfen, und wenn sie hereinkommen, hat man die Vorstellung, daß sie die Vorschriften übertreten. So geht es mir dann auch. In Upper Cottage hat man das Gefühl, daß das Zimmer der Oberschwester eine Art Heiligtum ist, einfach nicht. Patienten sind da offensichtlich gern gesehen. Mir gefällt das Herein- und Herauslaufen eigentlich recht gut. Wenn ich auf eine andere Station gehe, erlebe ich so eine Art pseudointellektueller Konversation mit dem Pflegepersonal über die Probleme. Hier sehe ich mehr Gefühlsaustausch, man hat Spaß zusammen oder Ärger miteinander.«

Diese Beschreibung zeigt uns einen Psychiater, der offensichtlich mit der Idee der therapeutischen Gemeinschaft sympathisiert. Darum ist es interessant, die Meinung eines anderen diensthabenden Arztes zu hören, der ebenfalls nicht zur Stammbesetzung von Chestnut Lodge gehörte.

Dr. V.: »Ja, während des letzten Jahres betraten immer mehr Patienten das Zimmer der Oberschwester. Das war mir eigentlich nicht so angenehm. Während der fünf Minuten meiner Anwesenheit ist mir aufgefallen, daß das Personal mehr an der Beziehung zu den Patienten interessiert ist. Sie verspüren kein Bedürfnis, mir und der Inspektorin Bericht zu erstatten. Das Pflegepersonal hier fängt an, seinen Job richtig gut zu finden (!).

Auf anderen Stationen erstattet das Personal viel offizieller Bericht. Mir macht Upper Cottage in dieser kurzen Zeit, die ich dort verbringe, einen ziemlich verschlampten Eindruck. Irgend etwas passiert hier immer. Patienten tun etwas, das Team tut etwas. Little Lodge ist dagegen totenstill. Die Patienten sind sicher niedergedrückt. Allerdings fühle ich mich auf den anderen Stationen als Arzt behandelt. In Upper Cottage komme ich mir wie ein Eindringling vor. In den anderen Stationen existieren klare Vorschriften. Wenn das Personal in Upper Cottage mit mir spricht, geschieht das immer mit lauter Stimme, beinahe als ob sie darauf Wert legten, daß jeder sie verstehen kann. Es ist fast übertrieben. Mir ist das geschlossene Zimmer der Oberschwester doch lieber.«

Wenn man sorgfältig prüft, was dieser Psychiater dazu zu sagen hat, so fällt auf, wie bedroht er sich durch die unkonventionelle Atmosphäre fühlt. Er fühlt sich eindeutig in seiner Rolle als »Mediziner« bedroht und zeigt sich verärgert, wenn er nicht höflich und ehrfürchtig behandelt wird. Die Schwestern der Station verstießen in ihrem neuen Verhalten tatsächlich auch gegen viele Spielregeln des »doctor-nurse game«, wie Stein das einmal bezeichnet hat. Der Arzt wird in diesem Spiel in seiner autoritär-omnipotenten Rolle durch eine Transaktion bestätigt, die von der Schwester Initiative verlangt, die Erteilung von Information und Ratschlägen, jedoch ohne Lösung aus ihrer passiv-hingebungsvollen Rolle[5].

Und so geht dieses Spiel:

Arzt (bei seiner Visite): »Sie schlafen also schlecht. Tja. Aha.« (Arzt weiß so schnell kein Medikament und ebensowenig die Dosierung auswendig!)

Schwester: »Was würden Sie in diesem Fall von Amytal halten, Herr Doktor?«

Arzt (nachdenklich, als ob er etwas anderes wüßte): »Ja, das ist wohl am besten. Augenblick mal, was sollen wir geben?«

Schwester: »Bei Dr. X. habe ich 250 mg gegeben, Herr Doktor.« (Deutlicher Hinweis. Die Schwester weiß, daß dem Arzt die Dosis nicht so schnell einfällt.)

Arzt (nach einigem Nachdenken): »Ausgezeichnet. Tun wir das also.«

Schwester (»dankbar« für den »Ratschlag«): »Gewiß, Herr Doktor, wie Sie meinen.«

In der vorangegangenen Beschreibung äußert sich ein etwas autoritärer, auf die Rolle des Arztes fixierter Kollege, der alles ein bißchen zu »verschlampt« findet. Es geht zu unoffiziell zu, und überraschenderweise führt er an, daß »das Team zu viel Spaß an seinem Job hat«.

Die Beschreibung bestätigt einen Punkt, auf den Maxwell Jones wiederholt hingewiesen hat, daß nämlich die Organisation der therapeutischen Gemeinschaft zu einem Durchbrechen der traditionellen Autoritätshierarchie führt und daß das für die Schwestern und die Ärzte am schwersten zu verdauen ist[6].

Der offene Bericht

In traditionell organisierten psychiatrischen Stationen ist es üblich, daß sich die Schwestern gegenseitig »Bericht« erstatten. So war es auch in Upper Cottage. Um vier Uhr nachmittags versammelte sich die abgelöste »day-shift« im geschlossenen Zimmer der Oberschwester und informierte die »evening-shift« über die Vorkommnisse des Tages und die Anweisungen für den Abend. Es war eine »Geheimsache«, und die Patienten horchten meistens an der Tür und schauten durch das Glasfenster hinein. Auch das wurde geändert, und wir beschlossen, daß die Tagschicht der Abendschicht ihren Bericht öffentlich im Aufenthaltsraum gab, daß die Patienten das Recht hatten, diese Diskussion mitanzuhören, und daß sie, falls ihnen das nötig erschien, den Rapport mit ergänzenden Bemerkungen versahen oder korrigierten.

Auch durch diese Maßnahme fühlte sich das Pflegepersonal zunächst bedroht. Die Tatsache, daß Patienten anwesend und Zeugen der Beschreibung bestimmter Ereignisse waren, bewirkte, daß sich das Pflegepersonal immer stärker bewußt wurde, wie subjektiv der Bericht zuweilen war, und wiederholt kam es vor, daß Patienten unterbrachen und Aspekte eines bestimmten Vorfalls anführten, der einer Pflegehilfe oder einer Schwester entgangen war.

Durch diese Maßnahmen und die morgendlichen »open community-meetings« entstand eine fast überstarke Atmosphäre offerner Kommunikation und Informationsstreuung. Das hatte unter anderem ein rasches Verschwinden ausgesprochen paranoider Reaktionen seitens der Patienten zur Folge. Daß hinter ihrem Rücken geredet wurde, gehörte der Vergangenheit an. Die psychiatrische Sozialhelferin beschreibt die entstandene Atmosphäre:

»Bericht wurde immer hinter verschlossenen Türen erstattet. Das geschah immer geheim. Aber trotzdem ... es gab nichts, was sie nicht in den meisten Fällen bereits gewußt hätten.

Diese Offenheit habe ich auch in meiner Arbeit mit den Familien eingeführt. Vor einigen Tagen aß ich mit Leslie und ihrer Mutter zu Mittag. Die Mutter erzählte mir eine Menge über sich selbst – und das alles im Beisein Leslies. Auch die Funktion der Großmutter in dieser Familie wurde mir verständlicher. Leslie hörte mit gespannter Aufmerksamkeit zu – ganz anders als üblich. Am nächsten Tag sagte sie zu mir: ›Das war ein prima Gespräch, nicht wahr?‹

Die Mutter sagte mir, daß ihre letzten Gespräche mit mir die besten gewesen seien, die sie in all diesen Jahren geführt habe.

Ich bin wirklich überzeugt, daß das in unmittelbarem Zusammenhang mit der Offenheit und der öffentlichen Berichterstattung in Upper Cottage steht.«

Die Sozialhelferin legt hier einen direkten Zusammenhang zwischen der Aufdeckung von »family secrets« und dem Verschwinden der Atmosphäre von Geheimniskrämerei auf der Station. Die zu paranoiden Reaktionen führenden Interaktionen in der Familie wiederholen sich in der Tat auf der traditionell organisierten Station, wo Ärzte und Schwestern mit gedämpfter Stimme und in der Abgeschiedenheit ihres Zimmers über die Patienten reden.

Die Oberschwester von Upper Cottage gibt über die Institution des öffentlichen Rapports folgenden Kommentar:

»Während des öffentlichen Rapports saßen alle Patienten zunächst (um vier Uhr) im Kreis um uns herum. Jetzt haben sie sich daran gewöhnt. Es hat mich anfänglich recht seltsam berührt. Einfach so öffentlich zu sagen, was wir bis dahin abgesondert unter uns besprochen hatten. Einen bestimmten Vorfall, einen Aggressionsausbruch und seine Vorgeschichte im Beisein aller Patienten zu besprechen. Die Patienten unterbrechen oft und kommentieren. Die Abendschicht kann sich nun also auch ein Bild davon machen, wie die Patienten die Situation tagsüber gesehen haben. Mir ist das ganze jetzt sehr angenehm.«

Und das Dienstmädchen Carol: »Wissen Sie, die Pfleger müssen ihren Bericht jetzt besser machen, denn er wird korrigiert. Eine Menge Patienten haben bei dieser öffentlichen Berichterstattung einfach gesagt, daß das, was die Tagschicht erzählte, nicht stimmte.«

Offenes Reden und Gefühlsaustausch

In dieser ganzen Periode, sowohl während des »in-service«-Trainings des Pflegepersonals als auch während der diversen Konferenzen, hielt ich zahlreiche Vorträge und gab praktische Beispiele von Persönlichkeitsentwicklung, schizophrenogenen zwischenmenschlichen Situationen, symbiotischen Beziehungen und den Grundlagen der therapeutischen Gemeinschaft.

In erster Linie wollte ich dem Team allmählich die Sicherheit geben, als »einfache Menschen« ihre Gefühle auszudrücken, die Menschen zu sein, die sie waren. Menschen mit ihren eigenen Ängsten und spezifischer Sensitivität. Das Verschwinden der »weißen Uniform« war innerhalb dieser Reform nur ein Symbol, und in der Ausbildung des Personals hatte ich die Chance, mein Team als Menschen kennenzulernen und sie zu größerer Selbstbejahung zu führen. Zugleich boten die Zusammenkünfte des Teams die beste Möglichkeit zur Unterrichtung in Persönlichkeitsentwicklung und zwischenmenschlicher Dynamik.

Man mag Schwestern das ganze Gebäude der Psychoanalyse erklären, aber ich halte das für keine sehr sinnvolle Unterrichtsmethode. Sie mußten selbst entdecken, was Angst eigentlich ist, in der ad-hoc-Situation der »Gruppentherapie«. Wie jeder Psychoanalytiker letztlich in seiner ganz persönlichen Analyse am eigenen Leib erfährt, was theoretisch beschrieben wird, so erlebte auch das Pflegepersonal in diesem Milieu die Wirklichkeit von Begriffen wie Abwehrmechanismen, Angst, Selbstvertrauen, Schuldgefühl usw.

Was mir vor allem vorschwebte, war nicht nur die Persönlichkeitsentwicklung des Pflegepersonals, sondern besonders die Tatsache, daß sie sich in der Beziehung zu den Patienten als die Menschen geben sollten, *die sie in diesem Augenblick waren, und nicht so, wie sie sein mußten und sein sollten.*

Die Schwester, die in einer spezifischen Situation eine Reihe von Handlungen vollzieht, weil sie meint, daß diese mit »doctor's orders« oder »hospital rules« übereinstimmen, oder »weil das die Oberschwester sagt«, und die sich dabei auch noch hinter der defensiven Fassade ihrer weißen Uniform versteckt, handelt in diesem Augenblick für den Patienten äußerst undurchsichtig. Sie handelt wie ein Roboter mit einem unglaublichen Grad von Überheblichkeit.

Schizophrene Menschen haben dieses Verhalten schon einmal früher erlebt, innerhalb der Familie, in der sie aufwuchsen und in der sie der verwirrenden emotionalen Wechselwirkung mit ihren Eltern ausgesetzt waren. Die ganze Literatur über die schizophrenogene Familie betont die intensive Gefühlsverwirrung, die die schlecht integrierten Eltern bei ihren Kindern bewirken.

Vor allem Carl Rogers hat auf die Bedeutung des »Seins, wie man ist«, für die psychotherapeutische Erziehung hingewiesen. Er verwendet den Begriff »congruence«, den er folgendermaßen umschreibt: »Wenn eine aktuelle Erfahrung, die der Psychotherapeut von sich selbst und einer bestimmten Beziehung hat, zu dem Bewußtsein seiner selbst und der Beziehung paßt, ist der Therapeut sich selbst kongruent.«

Eine solche Bedingung ist das genaue Gegenteil einer defensiven Fassade in der Beziehung zum Patienten. Wenn der Therapeut die Beziehung auf eine bestimmte Weise erlebt, aber etwas anderes sein will, dann ist die Bedingung, die Rogers zu definieren versucht, nicht erfüllt. Für Rogers stellt dieser Zustand des Nicht-Doppeldeutigen oder der »Kongruenz« eine Grundbedingung für alle Psychotherapie dar[7].

Gerade schizophrene Patienten sind besonders empfindlich für das, was sich in der Beziehung faktisch vollzieht. Brody hat 1950 im Symposium über die Psychotherapie der Schizophrenie auf diese Sensitivität des schizophrenen Patienten für die nicht verbalisierten und nur teilweise bewußten Gefühle seines Therapeuten hingewiesen[8], und auch von Harold Searles gibt es zu diesem Thema einen interessanten Aufsatz[9]. Rogers meint, daß der Therapeut dadurch, daß er sich offen und frei zu sich selbst bekennt, bereit ist, sich der Möglichkeit einer existentiellen Begegnung zwischen zwei wirklichen Menschen zu öffnen. Im Zusammenhang damit hält Rogers es für therapeutisch wirkungsvoller, wenn der Therapeut seine Angst oder Wut seinem schizophrenen Patienten mitteilt, anstatt solche Gefühle zu verbergen. »Aber«, so sagt er, »einer der ermutigenden Aspekte der Psychotherapie ist es, daß der Therapeut innerhalb der Grenzen der therapeutischen Beziehungen lernt, daß das Risiko, er selbst zu sein, innerhalb dieser Grenzen gefahrlos ist. Ein mir befreundeter Psychiater hat gesagt, daß er sich nie so vollkommen, so klar als ›er selbst‹ fühlt wie in der therapeutischen Beziehung, und ich bin sicher, daß viele von uns diese Erfahrung teilen.«

Diesen Zustand der Kongruenz nun versuchte ich beim Pflegepersonal in der Beziehung zu den schizophrenen Menschen auf meiner Station zu erreichen.

Die nun folgenden Interviews zeigen, was das Team selbst darüber zu sagen hat. Sue und Mary, zwei Schwesternhelferinnen, berichten auf Tonband:

»Vor zwei Jahren gab es viel Lärm, es wurde allerhand kaputt gemacht, und es gab oft Raufereien. Die Packung mit nassen Tüchern wurde automatisch angewandt. Danach benützten wir die Isolierzelle. Wenn jemand sich schließlich beruhigt hatte, gingen wir hinein und redeten mit ihm. Aber all das kommt jetzt seltener hier vor.

Ja, auch innere Wärme können wir jetzt eigentlich besser äußern, und die Gefühle scheinen mir jetzt echter.

Mary: Das ist für mich eine ganz große Veränderung. Menschen zeigen zu können, daß man sie mag.

Sue: Früher fragten die Patienten schon mal: ›Was ist heute los mit Ihnen?‹ Und dann sagten wir: ›Nichts.‹ Oder: ›Mir geht's gut.‹ Aber die Patienten durchschauen einen trotzdem.

Ich fühle mich jetzt doch freier, geradeheraus zu sagen, was mich wurmt. Wenn zu Hause etwas nicht stimmt oder wenn ich Kopfweh habe oder Krach mit meinem Mann. Die Patienten scheinen das viel besser zu finden; wenn ich sage: ›Es ist nichts mit mir los‹, fühlen sie sich direkt schuldig. Sie beziehen es unmittelbar auf sich.«

Sue gibt dafür noch ein anderes Beispiel:

Isabel kommt zu ihr und fragt sie, ob sie sich nicht wohl fühle. Sue antwortet, daß sie tatsächlich schlechter Laune sei, weil sie Streit mit ihrem Mann gehabt habe. Sie sagt wörtlich zu der Patientin: »Sie müssen mir heute ein bißchen aus dem Weg gehen, denn ich habe schlechte Laune wegen des Krachs daheim«, worauf Isabel antwortet: »Ich bin froh, daß Sie das sagen, sonst hätte ich den ganzen Tag geglaubt, ich wäre daran schuld.«

Hier werden frühere Haltungen deutlich beschrieben und mit den wachsenden »kongruenten« Haltungen des Pflegepersonals und ihrer günstigen Wirkung auf die schizophrenen Patienten verglichen. Mary sagt im Verlauf des Interviews darüber:

»Ich kam von Hill-top, und mir fiel es sehr schwer, Wärme, Liebe zu zeigen. Ich konnte sie auch in meiner Umgebung nicht entdecken. Ich spreche auch daheim mehr über meine Arbeit, und mein Mann ist jetzt auch eher daran interessiert. Als ich in Hill-top arbeitete, habe ich das nicht getan. Mein Mann fragt mich jetzt, was ich gemacht habe, was die Patienten gemacht haben und so.« Dann sagt sie (ich lasse es unübersetzt): »I was trained that I should never loose my temper, never raise my voice and never show my emotions in relation and during work with patients.«

»Nichts über meine Familie, meinen Hintergrund, meine Hobbies – nichts darüber durfte ich den Patienten erzählen.«

Diese Bemerkung ist beispielhaft für eine Indoktrinierung, die dem Verhalten der Schwester seinen roboterhaften, undurchsichtigen Charakter gibt.

2. Selbständigkeit und Verantwortlichkeit des Pflegepersonals

Um die Selbständigkeit des Pflegepersonals weiter zu entwikkeln, nahm ich als »administrator« die Haltung eines Menschen ein, der grundsätzlich keine Vorschriften macht. Ich schrieb keine »orders« in das »doctor's order book« (außer einigen medikamentösen Vorschriften), und ich bemühte mich, während des Unterrichts konsequent meine Ablehnung jeglicher Routinehandlung, also auch des sklavischen Befolgens von Regeln (gemeinhin als »hospital policy« umschrieben) zu artikulieren. Worauf das alles hinausläuft, ist: Verantwortung nach unten zu delegieren. (Über diesen Grundsatz hat sich die Literatur über die »therapeutic community« ausführlich verbreitet.)

Auf einer psychiatrischen Station ist »unten« die Schwesternhelferin, die »psychiatric aide«. Sie hat den unmittelbarsten Kontakt mit den Patienten, und um kongruent zu handeln, muß sie ihre Aufgabe selbstverantwortlich und in dem Bewußtsein ausführen, daß sie dazu auch befugt ist. Die Statushierarchie, die in traditionell organisierten psychiatrischen Anstalten vertikalen Charakter hat, weil dort Verantwortung im allgemeinen nach oben, statt nach unten delegiert wird, führt gerade bei jenen Mitarbeitern zu Unmündigkeit und einem Minderwertigkeitsgefühl, die so viel mit dem Patienten in Kontakt kommen. Nachdem das Personal die gefährliche Zone der Rollenverwirrung, den Verlust der alten beruflichen Identität (und der dazugehörigen Angstentwicklung) durchlaufen hatte, entwickelten sich unter Einfluß der oben beschriebenen Grundsätze allmählich Selbständigkeit und Verantwortlichkeit. Ich zitiere dafür eine Reihe von Beispielen aus den Interviews, die ich mit verschiedenen Mitarbeitern machte.

Stephanie: »Sobald man Anordnungen ausführt, hat man einfach nicht das Gefühl, selbst etwas beizutragen. Ich bin davon überzeugt, daß die Patienten sehr genau spüren, daß man die Anordnungen eines anderen ausführt.« – Eine knappe Zusammenfassung einer Flut von Literatur zur Rolle der psychiatrischen Schwester.

Don, ein Hilfspfleger, der nach einjähriger Arbeit Versetzung auf eine andere Station beantragte und jetzt seine Erfahrungen auf seiner neuen Station mit der in Upper Cottage vergleicht:

»Es sind beinahe extrem verschiedene Stationen. Wo ich jetzt bin, erläßt der Psychiater Anordnungen, und wir führen sie buchstabengetreu aus. Wir richten uns nach dem Buch und müssen nicht viel denken. Das geht einfach. Ist aber schon recht trocken.

Ich komme mir wie eine Art Roboter vor. Aber in Upper Cottage wurde es mir zu anstrengend. Jetzt ist der Psychiater das Gesetz, und die Oberschwester ist der Spieß.

Man hat keine Verantwortung.«

Sue: »Ich sehe diese Bosheit jetzt anders. Wenn früher jemand um sich schlug, standen wir schon mit einer ›Packung‹ bereit. Aber warum – wenn der Patient schon wieder beruhigt ist?

Netty kann ruhig weiterschlagen und treten, ich habe nichts dagegen. Wenn sie sich nicht beherrschen kann, braucht sie es einfach. Aber wenn Patienten es wollen (sie meint eine »Pakkung«), muß man mit ihnen reden und herausfinden, warum sie glauben, diese ›Packung‹ so nötig zu haben.«

Sues Beobachtung zeugt deutlich von ihrem gestiegenen beruflichen Prestigegefühl. Sie beginnt, ihre eigenen Ideen zu entwickeln, und ihr erhöhtes Selbständigkeitsgefühl setzt Kreativität frei. Ihre Bemerkungen sind überdies originell und interessant. Sue impliziert, daß Gewalttätigkeit ihre eigene Phänomenologie besitzt. Wie eine Mutter auf die Laute ihres Babys hören kann und durch Versuche und Fehler die verschiedenen Bedeutungen erlernen muß, um ein korrektes feed-back zu geben, so muß auch die psychiatrische Schwesternhelferin auf die verschiedenen Formen von Aggression hören. Nach Meinung Sues ist plötzlich auftretende Gewalttätigkeit viel häufiger Ausdruck des Wunsches, gehört, gesehen und beachtet zu werden. Das bedeutet, daß es sich in diesen Fällen nicht um Verlust von »ego-control« handelt. Wenn sich also der Patient nach einem plötzlichen Gewaltausbruch beruhigt und zugleich zwei Schwesternhelferinnen dabei sind, das »cold wet sheetpack« vorzubereiten, entsteht ein Zustand von falschem feed-back. Wenn ein solcher Patient eine Stunde lang mit den nassen Laken umwickelt liegt, bekommt er also faktisch zu hören: »Du hast diese Kontrolle gefordert, weil du selbst sie verloren hast. Du hast um eine Art Behelfs-Ich (»auxiliar ego«) gebeten, das dein schwaches Ich unterstützen kann.«

Eine solche Maßnahme *schwächt das Ich, statt es zu stärken.* Der Verlust von Selbstbeherrschung kommt natürlich vor, aber ohne richtiges Beobachten und Hören bleibt die Gefahr bestehen, daß der schizophrene Patient ein falsches und infolgedessen verwirrendes feed-back angeboten bekommt, welches die Ich-Kräfte untergräbt und nicht verstärkt. Was Sue hier beschreibt, akzentuiert einen der wichtigsten Faktoren, die einen schizophrenen Patienten auf einer Station zum »chronisch Kranken« degradieren und damit ihren Beitrag zum Zustand der Chronizität liefern.

Der Patient wird als Ding behandelt und erlebt dieses dehumanisierende und verwirrende feed-back kontinuierlich neu, das so oft Ursache für den Zustand war, in dem er sich befindet.

Ich lernte aus Sues Beobachtung, daß man tatsächlich Zeit und Energie verschwendet, wenn man versucht, Schwestern psychologisch einfühlsames Denken beizubringen, und sie gleichzeitig in einem bürokratischen Milieu arbeiten läßt.

Die Anzahl kreativer Ideen, die vom Personal allmählich spontan geäußert wurden, ist beispielhaft für das, worum es hier geht: ein wachsendes Gefühl beruflicher Selbständigkeit. Die Organisation eines gemeinsamen Samstagmorgenfrühstücks war ein Gedanke, den einer der Hilfspfleger vorbrachte. Das Nachtschichtpersonal hatte die Idee, nachts das Licht zu löschen und nur das »nursing office« zu beleuchten. Zu meiner Überraschung schien es das in ganz Chestnut Lodge nicht zu geben. Es stellte sich heraus, daß auch auf anderen Stationen nachts viel Licht brannte. Die Folge unserer Maßnahme war, daß Patienten bald darauf nachts schliefen und nicht mehr das Bedürfnis zeigten, mitten in der Nacht entweder einen Erregungszustand zu produzieren oder einen Schwatz mit dem Pflegepersonal zu halten.

Ein gutes Beispiel für das erhöhte Selbständigkeitsgefühl sind auch verschiedene Beschreibungen eines wachsenden gegenseitigen Respekts zwischen der Station und verschiedenen departments.

Joyce (eine diplomierte Schwester) sagt darüber: »Wenn jemand bei uns krank ist, ruft uns Frau G. an und fragt, ob wir jemanden brauchen und wen wir wollen. Das hat es früher nicht gegeben. Da kam einfach ein Ersatzpfleger, und es gab keine Diskussion darüber.«

Wir lassen auch noch einmal eine Mitarbeiterin des »nursing department« zu Wort kommen, Mrs. G.: »Ich arbeite hier seit September 1961, und ich stelle immer Vergleiche an. Wie die Patienten waren und wie sie jetzt sind.

Cathy, die nur hin- und herlief, Julia, die stundenlang mit gesenktem Kopf in einem Sessel saß.

Cathy überbringt mir jetzt die Berichte, und wir führen ein ganz normales Gespräch. Julia bringt Berichte. Wir reden. Ihr Gesicht (ich lasse das unübersetzt): »... has changed from a dull vacant look to one of awareness«. Isabel hilft mir beim Aufstellen der Wochenpläne für die Personalbesetzung.

Zu Anfang: ›Das kann ich nicht, ich bin keine Sekretärin.‹

Jetzt ruft sie höchstens an, daß sie sich etwas verspätet hat.

Phyllis kam vor einigen Tagen und bat: ›Rauchen wir doch eine Zigarette miteinander.‹

Das kann ich kaum begreifen. Phyllis hätte ich so etwas nie zugetraut.«

Die Direktorin läßt in ihrer Zusammenfassung viel von ihrer eigenen Philosophie und ihren Beobachtungen, was die Entwicklung der Teammitglieder betrifft, anklingen: »Wie Sie wissen, habe ich ein offenes Ohr für das Personal gehabt und es immer auf Ihre Besprechungen zurückverwiesen. Ich hatte, weiß Gott, zu Anfang meine Sorgen. Aber heute beeindruckt mich, daß niemand seine berufliche Identität verloren hat und daß sie viel mehr Verantwortung übernehmen. Das ist ja das Elend in solch einer bürokratisch-hierarchischen Organisation. Da werden die Menschen nicht reifer und selbständiger. Man muß sich entwickeln können, und ich sehe, daß das hier der Fall ist.«

Und dann bekomme ich trotzdem im folgenden Passus noch eins ausgewischt:

»Sie waren zu Anfang schon mordsmäßig autoritär, und ich hatte den Eindruck, daß Sie das ganze Pflegepersonal für absolut inkompetent hielten. Einfach für dumm. Aber Sie sind jetzt auch entkrampfter, und Sie hören besser auf das, was dieses Team zu sagen hat. Sie haben obendrein auch Glück mit der Auswahl Ihres Personals gehabt.«

Nachdem wir also dem Aspekt »Offenheit« und »Autonomie« besondere Aufmerksamkeit geschenkt haben, scheint es angebracht, der Station als solcher, eingebettet in die Totalität der psychiatrischen Anstalt, einige Worte zu widmen.

Die Reformen auf der Station und die günstige Wirkung auf Einstellung und Verhalten der Patienten (darüber später im einzelnen) führte allmählich zur Änderung des »Status« der Station.

Einige Beschreibungen des Pflegepersonals spiegeln den Prozeß wider:

So sagte Joyce, die diplomierte Schwester: »Früher nannten sie uns ›the crazy bunch of Upper Cottage‹. Sie sagten oft: ›Was stellt dieser Foudraine jetzt wieder an!‹

Oder einfach sarkastisch: ›Kommst du mit Gott aus?‹

Manchmal sagten sie: ›Er ist verrückt. Hat er schon jemanden geheilt?‹

Ja, auch viel Neid.

Jeder glaubte, daß wir nicht alle Tassen im Schrank hätten – bei all dem, was wir taten. Jetzt schlägt der Ton um.

Man wird freundlicher und interessiert sich mehr für das, was wir in Upper Cottage tun.«

Diese Ausführungen geben die Reaktion des übrigen Sanatoriumspersonals gut wieder. Dabei habe ich bisher gar nicht über meine Stationsarztkollegen gesprochen. Es wird Sie nicht verwundern, daß während des Entwicklungsprozesses von Upper Cottage eine ständig zunehmende Rivalität entstand, die den Konferenzen der Stationsärzte oft einen sehr heftigen Anstrich verlieh. Neben berechtigter Kritik machte sich auch Eifersucht breit. Der Erfolg der Station, die experimentellen Reformen und die abweichende Ideologie, die wachsende Begeisterung des Teams riefen bei vielen negative Reaktionen hervor.

Es war mein Glück, daß sich das Stationspersonal nach der zunächst stark negativen Reaktion so positiv und loyal verhielt. Ohne eine solche Unterstützung wäre die Situation psychologisch gelegentlich sicher nur schwer zu verkraften gewesen.

Das fortwährende Durchbrechen traditioneller, durch »hospital rules« und »hospital policies« sanktionierter Pflegeprinzipien führte natürlich zu Konflikten mit der Sanatoriumsleitung. Auch diesbezüglich stand mir das Glück in jeder Hinsicht bei. Die

Freiheit und die Möglichkeiten für Änderungen wurden mir weitgehend gewährt.

Falls Sie sich nach dem Vorausgegangenen fragen, ob dieses Buch auf eine Art »Siegeszug der Reform« zusteuert, dann muß ich Sie schon jetzt auf eine andere Lösung vorbereiten. Aber darüber später.

Anmerkungen

1. Alfred H. Stanton und Morris S. Schwartz: The management of a type of institutional participation in mental illness. In: Psychiatry 12, 1949, S. 13.
2. Donald L. Burnham, Arthur Gladstone und Robert W. Gibson: Schizophrenia and the Need-Fear Dilemma. New York 1969.
3. M. Greenblatt und D. Levinson: The open door: a study of institutional change. In: Therapeutic Community. Hrsg. v. H. C. B. Denber. Springfield, Ill. 1960.
4. Bernhard Rubin und Arnold Goldberg: An investigation of openness in the psychiatric hospital. In: Arch. of Gen. Psychiatry 8, 1963, S. 269.
5. L. S. Stein: The doctor-nurse game. In: Arch. of Gen. Psychiatry 16, 1967, S. 699–703.
6. Maxwell Jones: »Often the doctors themselves are the people who have had less training than either social workers or psychologists and in any case their training in a general hospital has tended to give them a feeling of considerable authority and even omnipotence. To have their performance in these daily meetings questioned by their juniors and other professional colleagues can be extremely painful but is undoubtedly a valuable learning experience if the personality of the individual allows this to happen.« M. Jones: Social Psychiatry. Springfield, Ill. 1962, S. 70.
7. Die Bedeutung einer Haltung der »congruence« für den Psychotherapeuten Schizophrener umreißt Rogers in seinem Beitrag: A theory of psychotherapy with schizophrenics and a proposal for its investigation. In: Psychotherapy with schizophrenics. Hrsg. v. J. G. Dawson u. a. Louisiana State University Press, Baton Rouge 1961, S. 3–20.
8. Brody und Redlich (Hrsg.): Psychotherapy with schizophrenics. New York 1952.
9. H. F. Searles: The schizophrenic's vulnerability to the therapist's unconscious processes. In: Collected papers of schizophrenia and related subjects. 1965, S. 192.
   In diesem Aufsatz verwendet Searles die Beobachtung von Johnson und Szurek über die Sensitivität krimineller Kinder für antisoziale Impulse bei den Eltern. Auch die Betrachtungen von Lewis Hill, besonders seine Feststellung: »... (The patient's) life has been severely restricted, limited, and invaded by the requirements of his parents' conscious and unconscious conflicts and drives. Anything in the unconscious of the parents which would produce anxiety must become a preoccupation of the patient in order to keep down parental anxiety and thereby reduce his own distress«, gaben den Anstoß zu diesem interessanten Aufsatz von Searles. Siehe auch: A. M. Johnson und S. A. Szurek: The genesis of anti-social acting out in children and adults. In: Psychoanal. Quarterly 21, 1952, S. 323–343; und L. B. Hill: Psychotherapeutic Intervention in Schizophrenia. Chicago 1955.

9. Die Patienten

Allmählich wird es Zeit, etwas näher auf die Patienten in Upper Cottage einzugehen. Die verschiedenen Beobachtungen in den vorigen Kapiteln vermitteln bereits einen gewissen Eindruck von den Veränderungen, die sich bei vielen von ihnen in einem Zeitraum von einem Jahr und sieben Monaten vollzogen hatten. Ich lasse mehrere Mitarbeiter von Chestnut Lodge, vor allem solche, die nicht dem Team von Upper Cottage angehörten, selbst zu Wort kommen.

Eine langjährige Küchenkraft, die auch bei der Essensausgabe half, sagt darüber folgendes: »Sie waren bestimmt die Kränksten und wurden völlig gepflegt und bedient. Ich sah sie natürlich vor allem im Speisesaal. Julia macht jetzt alles selber, holt ihr Tablett, verlangt bestimmte Dinge, bringt ihr Tablett zurück – lauter solche Sachen.

Phyllis kann sich jetzt ruhig hinsetzen und ein Gespräch beginnen, dem ich wirklich folgen kann. Früher hatte sie keinerlei Kontakt mit dem Personal des Speisesaals. Ehrlich gesagt, traue ich manchmal meinen eigenen Augen nicht, besonders wenn ich sehe, wie sie sich gegenseitig helfen. Es gibt viel mehr Kontakt, auch untereinander.«

Eine der langjährigen Mitarbeiterinnen von Upper Cottage, Mrs. Day von der Nachtschicht: »Für mich waren die Patienten wie Pflanzen (›just vegetables‹). Sie blieben das noch etwa ein Jahr seit Beginn unseres Programms. Man mußte das Personal erst herumkriegen. Solange wir noch gegen Sie waren, änderte sich nichts. Aber nun herrscht ein Gefühl des ›break through‹. Ich kann mit allen viel besser reden ... Wie soll ich sagen? Auf einem anderen Niveau. Es herrscht ein anderes Gefühl. Früher hatten wir alle unsere fest umrissenen Aufgaben. Es war eigentlich ziemlich einfach. Jetzt passiert jeden Augenblick etwas, und trotzdem sind die Nächte viel ruhiger. Zu Anfang – als Sie so schnell loslegten – dachten wir alle: ›Wenn er doch nur sein Schiff zurück nach Holland nähme.‹ Jetzt sehe ich Personen statt Patienten. Ich hatte Angst vor Cathy. Wenn mir früher jemand gesagt hätte, daß ich eine Art Einvernehmen mit Cathy entwikkeln würde, hätte ich ihn für verrückt erklärt.«

Und sie beschließt ihren Bericht mit der Bemerkung: »Zum erstenmal gibt es so etwas wie ein Fünkchen Hoffnung. Ich glaube jetzt, sie scheinen mit dem Gedanken zu spielen, daß sie vielleicht eines Tages geheilt werden können.«

Sie drückt den Stand der Dinge konkret aus. »For the first time there is just a glimmer of hope«, wie sie schrieb. Es ist unmöglich, die ganze vom Personal geleistete Arbeit zu beschreiben und im Zusammenhang damit den Fortschritt der verschiedenen Patienten, der in vieler Beziehung einem zentimeterweisen Eindringen in ein praktisch unwegsames Gelände der Apathie, des passiven Widerstandes, unbegreiflich tiefer Mutlosigkeit und Verwirrung glich. Ich muß dafür wieder Beispiele anführen.

Sylvia

Die Oberschwester erzählt, wie sie Sylvia dazu bewegt, ihr Bett selbst zu machen: »Ich gehe nach dem Meeting mit ihr auf ihr Zimmer. Sie läßt sich zunächst auf den Boden fallen und produziert ihren ersten Wutanfall. Ich muß verhindern, daß sie ein Fenster zerschlägt. Die Aufgabe, das eigene Bett zu machen, verrichteten wir anfänglich gemeinsam. Es dauerte in dieser Anfangsphase etwa drei Stunden. Ich gebe also drei Stunden lang Anweisungen, und sie produziert oft einen Tobsuchtsanfall nach dem anderen. Ein Laken glätten, das Aufheben eines Kissens kann zu höllischen Szenen führen.«

(Tatsächlich drangen unten oft die abscheulichsten Laute an unser Ohr.) Oft schreit Sylvia: »This is a regular hell-hole around here! I want to get back the old Chestnut Lodge. Give me back the old Chestnut Lodge.« Und so wird der Kampf mit Sylvia an allen Fronten durchgefochten. Ihre Kleidung, Körperpflege, das Zubettgehen, und An- und Ausziehen, der Umgang mit Geld, Einkaufen, Kaffee-Aufsetzen und Tischsitten.

Ich selbst beobachte folgenden Zwischenfall:

»Sylvia möchte ins Kino und sitzt im Zimmer der Oberschwester. Nach vieler Mühe hat sie die Nummer im Telefonbuch gefunden und aufgeschrieben. Sie will jetzt den Hörer nicht abheben und produziert ihren ersten Wutanfall. Endlich nimmt sie den Hörer ab, überreicht ihn aber sofort der Schwester. Diese hat größte Mühe, das Telefon nicht zu berühren. Sylvia knallt jetzt das Telefon hin und bekommt einen zweiten Wutanfall. Schließlich fängt sie an, die Nummer zu wählen. Sie besteht aus fünf Ziffern. Sie wählt vier und bittet die Schwester, die fünfte Ziffer zu wählen. Das wird wieder freundlich abgelehnt. Schließlich kommt die Verbindung zustande, und zu unserer großen

Verwunderung formuliert sie jetzt klar und deutlich und bestellt zwei Plätze.«

Der Kampf wurde von allen »shifts« ausgefochten – und diesmal konsequent infolge der zunehmenden gegenseitigen Kommunikation und im Glauben an die Arbeit. Aber dennoch mußte jeder Fortschritt sehr mühsam erkämpft werden. Es war, als scheute Sylvia jede Aktivität, die sie aus ihrem regressiven Zustand herausführen könnte, als ob sie jede eigene Tat als einen drohenden Verlust an Sicherheit erführe, die deutlich in dem Bollwerk ihrer Rolle der Kranken-Invaliden-Verrückten verankert schien. Während der Morgenkonferenzen zog sie sich oft in sich zurück und schlief ein. Wenn sie geweckt wurde, kam ein neuer Wutanfall. Dann schrie sie: »Ich bin, verdammt nochmal, verrückt. Ich hasse diese Versammlungen!« Und wir konstatierten, nicht ohne eine gewisse Freude, daß Sylvia ihren Wortschatz allmählich beträchtlich erweiterte.

Dr. McBride stellte seine Arbeit mit Sylvia ein und bat mich, sowohl Psychotherapeut als auch »administrator« zu sein. Jetzt hatte sie es mit *einer* Person zu tun. Ich führte eine ziemlich niedere Dosis Tranquillizer ein. Es würde zu weit führen, die Psychotherapie mit Sylvia an dieser Stelle zu beschreiben. Sie begann ständig mehr zu reden und ging schließlich allein zur Kosmetikerin und zum Friseur nach Washington, kaufte ihre eigenen Kleider, trug ein Gebiß und eine Brille (es hat uns ein paar Gebisse und Brillen gekostet) und besuchte abends Theateraufführungen und Konzerte in Washington. Sie fing an, Zeitung zu lesen, und überraschte mich durch ihre Musikalität und ihr großes Interesse am politischen Geschehen.

Sie wehrte sich hartnäckig, sich ihr wirkliches Alter (45!) klarzumachen, und über diese Frage haben wir viel miteinander gestritten. Die Verzweiflung über die vielen »verlorenen« Jahre einer fast totalen Regression und die Konfrontation mit dem Erwachsensein (und dem Alter) – alle diese Erfahrungen mit ihr könnten ein eigenes Kapitel füllen. Ein Jahr nach meiner Abreise (Ende 1965) verließ Sylvia Chestnut Lodge, und sie lebt jetzt zusammen mit einer Gesellschafterin in einem Apartment.

Die Verwandlung von einer knurrend-stöhnenden, verwahrlosten, kaum sprechenden Frau, die mit ihrem ganzen Körper konvulsivisch zuckte und sich jeden Augenblick zu Boden fallen ließ, in die gut gekleidete, kindlich anhängliche und – mit großem Wortschatz – deutlich sprechende Frau gehört zu den »Wundern« von Chestnut Lodge. Das war es auch für mich. Eine »erwachsene Autistin« war Sylvia jedenfalls nicht.

Phyllis

Am wichtigsten war, daß Phyllis auf Abmagerungsdiät gesetzt wurde und wir dahinter her waren. Man ließ sie nicht mehr aus den Augen, und einige Male ließ der frühere »blue bull« erkennen, wozu er imstande war. Sie war dann tatsächlich blau vor Wut und machte einen erschreckenden Eindruck. Aber mit der neuen Einstellung schwand die Angst vor ihr und damit auch bald der Mythos, der sich um so viele schizophrene Patienten ranken kann.

Phyllis lebte in Chestnut Lodge nicht mehr länger »wie Gott in Frankreich«, und aus manchen der Berichte haben Sie bereits von ihren Fortschritten gehört.

Julia

Julia wandelte sich von einer verträumten, völlig passiven und ängstlichen Frau zu einem Menschen, der wöchentlich den »beauty-shop« (in Rockville) besuchte und in vieler Beziehung wachsende Aktivität an den Tag legte. Sie mußte alles neu lernen: Rechnen, Telefonieren, Umgang mit Geld, all jene Kleinigkeiten, die sie zu Beginn ihrer Krankheit aus der Hand gegeben hatte. Ihr Therapeut arbeitete so begeistert mit, daß sie im Januar 1964 imstande war, Upper Cottage zu verlassen und nach 25jährigem Aufenthalt in Chestnut Lodge in das Haus einer älteren Pflegehilfe in Rockville einzuziehen.

Cathy

Ihre Magerkeit machte uns große Schwierigkeiten und wurde nur langsam gebessert. Cathy war mir in vieler Hinsicht eine Stütze, weil sie während der Morgenkonferenzen unser »Programm« immer lächerlich zu machen suchte, während ihr höhnisches Benehmen zugleich eine deutliche Bitte um Hilfe enthielt. So sagte sie mir einmal: »Ich habe kein Selbstvertrauen mehr. Chestnut Lodge hat es mir abgenommen.«

Der Mythos von ihrer Gefährlichkeit starb schnell. Sie begann Klavierunterricht zu nehmen und arbeitete bald als Volontärin im Rathaus von Rockville als Stenotypistin. Bei jedem Schritt vorwärts entwickelte sie eine ungeheure Angst und gab mir Einblick in das oft unbegreiflich geringe Selbstvertrauen, das viele dieser Frauen charakterisierte. Aber auch eine große Angst vor jedem weiteren Erfolg, weil er unweigerlich einen Weg in die Zukunft eröffnete, die von so vielen dieser Patientinnen noch immer als ein großes schwarzes Loch erlebt wurde, von dem keinerlei Anziehungskraft ausging. Warum die Sicherheit von Chestnut Lodge gegen die Einsamkeit einer unverheirateten Apartmentbewohnerin eintauschen?

Leslie

Die große Besserung, die bei ihr eintrat, zeigte sich in der Sorgfalt, die sie allmählich auf ihr Äußeres legte. Die tiefgehende Verwirrung über ihre sexuelle Identität, die mit einer stark symbiotischen Beziehung zu ihrem Vater zusammenhing (der sie wohl als Sohn, aber nie als Tochter akzeptiert hatte), äußerte sie oft in Worten wie: »I'm a man. I don't want to be a woman.« Nach etwa zweijähriger Arbeit hörte sie auf, sich die Haare auszureißen und ihre Kleider zu zerfetzen, und besuchte einmal wöchentlich den Schönheitssalon. Sie vervollständigte ihre Garderobe, und endlich gelang es uns, Leslie zu überreden, ihren Lippenstift nicht mehr dazu zu verwenden, sich überall rot zu tätowieren. Vor allem in der Anfangsphase benutzte sie ihre Kosmetika in der Weise, daß ihr Gesicht eher wie das eines Clowns wirkte. Sie malte ihre Lippen zu stark an und vergrößerte die Konturen deutlich. Allmählich wurden ihre Bewegungen runder und weniger eckig, und ihr Verhalten von herausfordernd-aggressiver männlicher Rebellion verwandelte sich in stille Depression und Verzweiflung über den Verlust ihrer Weiblichkeit. Sie begann allmählich mehr zu weinen, und es fiel uns auf, daß sie mit der Zeit eine klarere Sprache sprach, vor allem nachdem wir uns rigoros geweigert hatten, auf ihre Symbolsprache einzugehen, mit der sie ihre Umgebung gezwungen hatte, dauernd zu »übersetzen«.

Das folgende Erlebnis rührte mich sehr: »Im Gebäude der Arbeitstherapie soll eine Tanzparty stattfinden, und Leslie steht, frisch vom Friseur zurück, in ihrem neuen Cocktailkleid im Aufenthaltsraum von Upper Cottage. Bei meinem Eintritt überrascht sie mich direkt durch ihre Attraktivität. Ich mache ihr ein begeistertes Kompliment. Sie geht nun mit sehr verführerischen Gesten à la Marlene Dietrich auf mich zu, bis sie mir direkt gegenübersteht. Sie schlägt die Augen auf, hebt ihre langen Arme langsam hoch und sagt in amüsiertem Ton und mit einem halben Lächeln auf den Lippen:

»Well, is something coming up?« Ich zweifle nicht am Sinn

ihrer Worte. Sie fragt, ob ihr Äußeres eine Erektion bei mir hervorruft. Ehrlichkeit scheint mir hier am Platz, und ich antworte ihr: »Woman, you sure can do it.«

Wie wir einander da gegenüberstehen, beide mit einem Lächeln des Erkennens, scheint die tiefe Kluft für einen Augenblick überbrückt. Die Erschütterung durch echten menschlichen Kontakt und das Wiedererkennen entgegengesetzter, aufeinander abgestimmter Geschlechtlichkeit sind spürbar.

10. Patienten helfen einander

Summer hat vor einigen Jahren in der Zeitschrift ›Psychiatry‹ den Zustand, den ich in Upper Cottage vorfand, als eine »schizophrenic no-society« beschrieben[1].

Eine gute Definition für eine Gruppe, die gleichzeitig keine Gruppe ist. Eine Anzahl von Menschen ohne jeglichen gegenseitigen Kontakt, ohne gemeinsame Ideologie oder Bindung an eine gemeinschaftliche Aufgabe oder Zielsetzung. Summer und andere kritisieren die Vorstellung, daß es so etwas wie eine »society«, »community«, »culture« usw. für Patienten gebe. Diese Begriffe werden häufig von dem Soziologen Goffman verwendet. Vielleicht, meint Summer, liegt es an dem Umstand, daß wir die Vorstellung nur schwer akzeptieren können, daß Menschen ohne irgendeine gegenseitige Verbundenheit, als eine Art Agglomeration Einzelner ohne jegliche Form sozialer Organisation leben können.

Wenn man als Minimalforderungen für eine »society« verlangt:

1. eine gewisse Anzahl gemeinsamer Erwartungen;
2. das Arbeiten und Zusammenarbeiten auf ein bestimmtes Ziel hin;
3. eine gewisse Anzahl von Verhaltensnormen, getragen durch gemeinsame Übereinkünfte der Gruppenmitglieder;
4. sich gegenseitig kennen,

dann kann man die Patienten auf einer der Stationen einer traditionellen psychiatrischen Klinik, nach Summer, eher als zusammengewürfelte Einzelwesen sehen, die sich manchmal nicht einmal namentlich kennen und keinerlei Form von Zusammenarbeit zeigen.

Es ist keine »Gruppe« von Personen, die sich, ob sie nun physischen Kontakt haben oder nicht, dessen bewußt sind, daß sie eine gemeinsame Ideologie, Interessen, Eigentum usw. teilen oder von der Tatsache ausgehen, daß sie etwas Gemeinsames teilen.

Darum bezeichnet Summer das als eine »no-society«. Die Aufgabe ist, daraus eine Gruppe zu machen.

Und so war es in der Tat zunächst auf der Station. Besonders augenfällig war, daß sich die verschiedenen Patienten nie beim Namen nannten. Sie schienen ihre Namen kaum zu kennen, und es war eine der überraschenden Entwicklungen, daß die Patienten mehr und mehr Kontakt miteinander aufzunehmen und sich beim Namen zu nennen begannen. Das galt auch für ihre Beziehung zu den Schwestern. Diese Entwicklung wurde stark durch einen Grundsatz gefördert, den ich von Anfang an in unsere Arbeit einbezog. Warum sollten Patienten, wenn sie sich selbst helfen konnten, nicht auch ihren Mitpatienten helfen können?

Die Idee, Patienten dazu zu bewegen, nicht nur sich selbst zu helfen, sondern auch ihren Mitpatienten Hilfe zu leisten, ist nicht neu. Es ist allerdings erstaunlich, wie wenig sie praktiziert wird. In der Literatur wurde bereits vielfach gefragt, warum es nicht möglich sein sollte, psychiatrische Patienten und gewiß auch psychotische Menschen dazu zu bewegen, sich gegenseitig Hilfe und Verständnis entgegenzubringen und diese Wechselwirkung zu unterstützen und zu stimulieren.

So lenkte Esther Brown[2] die Aufmerksamkeit auf den potentiell psychologischen Wert, den Patienten als Helfer füreinander haben können. Aber eine systematische Betrachtung dieser Möglichkeit stößt immer wieder auf unser Vorurteil, Patienten seien »hilflos«. Esther Brown untersucht die Möglichkeit der Entwicklung einer Organisation in der psychiatrischen Anstalt, innerhalb deren Patienten ihren Mitpatienten tatsächlich psychologisch helfen können. So weist sie darauf hin, daß viele Menschen, die gerade eine psychotische Phase überwunden haben, sich sehr gut in das einfühlen können, was Mitpatienten im Griff einer Desintegration durchleiden. Diese Einsicht kann aktiviert werden, und Hilfe für Mitpatienten kann nicht nur gestattet, sondern auch als Strukturelement auf der Station eingebaut werden. Warum bleiben wir, so fährt Brown fort, die einzigen »Helfer«, und warum erlauben wir den Patienten nicht, uns und sich gegenseitig zu helfen?

Und charakteristisch für die Schärfe, mit der in dieser sozialpsychiatrischen Literatur manchmal argumentiert wird, sagt sie:

»Ein objektiver Zuschauer, der beobachtet, was sich auf einer Station abspielt, muß wohl erstaunt feststellen, wie unterwürfig und folgsam der tapfere, freiheitsliebende amerikanische Bürger geworden ist, nachdem er einmal in einem unserer Krankenhäuser Aufnahme gefunden hat. Es scheint gewissermaßen, als ob wir Amerikaner zuerst erwachsen und dann Kinder werden – wenn wir alt werden oder in einem Krankenhaus landen.«

Robert W. White hat ebenfalls eine solche Frage gestellt[3]. Und wir wissen, daß John Rosen in seiner psychotherapeutischen

Arbeit mit psychotischen Menschen dieses Prinzip schon geraume Zeit praktizierte und die von ihm behandelten Patienten oft um ihre Meinung über die psychologische Methode befragte, die er bei anderen anwenden sollte. Die früheren Patienten, die er behandelt hatte, traten dann oft als assistierende Psychotherapeuten Rosens auf.

Auch Milton Greenblatt lenkt die Aufmerksamkeit auf dieses Thema[4]. Er spricht von der Möglichkeit eines »release of therapeutic potential from the patients themselves« und nennt die Vorteile einer Sozialstruktur, in der die stark negativen Gefühle gegen die Autorität einesteils ausgedrückt werden können und andernteils gleichsam durch die »Kinder untereinander« bezwungen werden können.

Schließlich ist es natürlich Harry Stack Sullivan, der uns in seiner Arbeit ›Sociopsychiatric research‹*, die später in seinem Buch ›Schizophrenia as a human process‹ aufgenommen wurde, eine brillante Analyse der Arbeit vorlegt, die er bereits 1930 im Sheppard Pratt Hospital in Baltimore leistete. Diese Arbeit nimmt in der Literatur einen wichtigen, aber doch ziemlich unterbewerteten Platz ein. Es ist die erste klassische Studie über die Bildung eines therapeutischen Milieus für schizophrene Patienten, von Sullivan als »institutional therapy« bezeichnet. Sullivan hatte in Baltimore Gelegenheit, eine Station nach seinen Vorstellungen zu organisieren, und er entließ prompt alle weiblichen Arbeitskräfte. Sullivan hatte keine allzu günstigen Erfahrungen mit seiner Mutter gemacht und war selbst ein einsamer, zurückgezogener Mensch, der die schizophrene Entwicklung aus seiner eigenen tiefen Problematik sehr gut zu verstehen vermochte. Wo er über Schwestern spricht, ist der Ton, wie für ihn charakteristisch, stets beißend: »Die nie genug zu bewundernden Helferinnen (Sullivan meint die Schwestern und nennt sie »miracles«), deren Leben von dem Glanz umgeben wird, der von ihrem professionellen Ideal ausstrahlt. Ein Licht mit ausgeprägten Schatten, weil praktisch keinerlei Wettbewerb besteht.«

Über seine Arbeit auf dieser Station schreibt er: »Statt den größten Teil meiner Zeit mit der Korrektur von Fehlern und Dummheiten zu verbringen, die das Leben des Patienten in der Anstalt begleiten, konnte ich mich ganz dem Aufbau eines Teams widmen, das hart arbeitete.«

Er bezeichnete seine Station als »a school for personality

* In: American Journal of Psychiatry 87, 1930/31, S. 977–981.

growth« anstelle eines »Aufbewahrungsortes für Gescheiterte«. Seine Beschreibung klingt besonders optimistisch. Der Prozeß sozialer Desintegration wird zum Stillstand gebracht, und ein neues Stimulans zur Sozialisierung bringt die Patienten dazu, die Klinik mit neuem Enthusiasmus für das Leben zu verlassen.

Eigentlich spricht hier jemand, der sehr gut wußte, daß psychoanalytische Therapie psychotischer Patienten an sich eine Illusion ist. Er sagt in seinem Aufsatz, daß eine soziale Heilung manchmal die notwendige *Vorbedingung* für tiefergehende gründliche Behandlung sein kann, womit er eindeutig eine psychoanalytische Psychotherapie meinte. Die Atmosphäre auf seiner Station beschreibt er als eine Atmosphäre des Lernens, »broadly conceived, not by verbal teaching, but by communal experience – good tutoring«.

Das Milieu darf keine ausgeprägten Abhängigkeiten von »starken« Persönlichkeiten schaffen, sondern muß das Interesse an zwischenmenschlichen Beziehungen verbreitern und vertiefen. Helen S. Terry beschreibt Sullivans Station als eine »pre-adolescent society« und ruft uns nochmals die Tatsache ins Gedächtnis, daß Sullivan sich in seiner Jugend selbst von gleichaltrigen Jungen stark isoliert gefühlt hatte.

Hier kommt das wiederholt von Sivadon und Maxwell Jones angeschnittene Thema zur Sprache, nämlich die Entwicklung einer sozialen Struktur, die den Patienten der psychiatrischen Station die Bildung von gegenseitigen Kontakten, das heißt also auf dem »peer-level« (die Beziehung zwischen Altersgenossen, Brüdern und Schwestern) ermöglicht. Dieser Akzent auf den »peer-like relationships« stammt in erster Linie von Sullivan, der in seinen Betrachtungen über die menschliche Entwicklung großen Nachdruck auf das legte, was er die »pre-adolescent phase« nannte, die Phase vor der physischen Pubertät, in der der Kontakt mit Altersgenossen einen wesentlichen Aspekt der Kultivierung und Sozialisierung darstellt. Für Sullivan ist das positive oder negative Durchlaufen dieser Phase sogar mehr oder minder entscheidend für die schließliche »socialising capacity«, und damit behandelt er ein Thema, das auch von Adler und Piaget nachdrücklich angesprochen wurde.

In der Liebe zum »chum«, mit dem Herzensgeheimnisse ausgetauscht werden können, liegt sowohl für Sullivan als auch für Piaget eine der wichtigsten Quellen für das Liebesverhältnis des Erwachsenen, und das stellt vielleicht auch die wichtigste Phase dar, in der kompensiert und korrigiert werden kann, was durch traumatische Jugenderfahrungen in der Beziehung zu Elternfiguren verformt wurde. So sagt auch Boszormenyi-Nagi:

»Die Atmosphäre auf unserer Station trug dazu bei, gerade diese ›chumlike‹ Beziehungen untereinander zu fördern, selbst zwischen Menschen, die in großer Verwirrung bezüglich ihrer selbst waren. Für viele Patienten war es das erste Mal in ihrem Leben, daß sie einen Freund hatten. Diese Freundschaften entwickelten sich oft in Form eines gemeinsamen Protestes und Bündnisses gegen die ›Autorität der Schwestern‹.«[5]

Diese Literatur muß zunächst ausreichen, um auf die Bedeutung des Stimulierens gegenseitiger Beziehungen zwischen Patienten hinzuweisen.

Nun meine eigenen Beobachtungen in Upper Cottage: Je mehr es uns gelang, die Patienten zu gegenseitiger Hilfe zu bewegen, desto begeisterter berichteten die Mitarbeiter von kleinen Ereignissen, die Beispiele für gegenseitige hilfreiche Interaktionen waren. Was sie (und mich) vor allem traf, war das große Maß an Takt und Effizienz, mit der der einzelne Patient dem anderen Hilfe zu leisten wußte. Einige Beispiele:

Sylvia (die einstmals stöhnende, brummende, »erwachsene Autistin«) wurde ersucht, eine sehr depressive Mitpatientin im Speisesaal zu füttern. Sylvia, die zwei Jahre zuvor selbst gefüttert worden war, befolgte die Aufforderung in einer Weise, die wir nicht für möglich gehalten hätten. Zur Verwunderung aller nahm Sylvia ihre schizophrene Mitpatientin bei der Hand und begann, ihr mit einem Löffel das Essen ohne jegliche motorische Störung einzugeben. Ihre Bewegungen wurden harmonisch und weich, und zum großen Staunen aller Umstehenden hörte sie auf zu stöhnen und zu brummen und fing sanft an zu singen:

»My mamma done told me, when I was in knee pants,
My mamma done told me, son:
A woman'll sweet talk and give you the glad eye,
But when that sweet talkin's done,
A woman's a two-faced, a worrisome thing.
Who'll leave you to sing
The blues in the night.«

Singend fütterte sie ihre Mitpatientin auf mütterlich zarte Weise.

Das zweite Ereignis spielte sich im Hauptgebäude ab. Eine schwer katatone Frau bewegte sich schlurfend zum Speisesaal im

Untergeschoß. Sie ging langsam, mit geschlossenen Augen. Eine Stationsschwester sah einen männlichen Patienten und forderte ihn sogleich auf, der Frau beim Treppengehen zu helfen und ihr dann Essen zu geben. Ich war beeindruckt von der äußerst behutsamen Art, in der dieser Mann, den wir Donald nennen wollen, imstande war, diese Aufgabe zu meistern.

Unten angekommen, übernahm eine Lernschwester Donalds Aufgabe leider voreilig.

Einige Monate danach fragte ich Donald nach seinen Erfahrungen und besonders, ob er sich noch an diesen Vorfall erinnerte. Zu meiner Verwunderung war er imstande, viele Gedanken und Gefühle darüber zum Ausdruck zu bringen. Donald war ein sehr in sich gekehrter Mann, der sich jedem zwischenmenschlichen Kontakt entzog und der murmelnd Selbstgespräche führte. Während unseres Gesprächs sprach er ungewöhnlich deutlich. Er sagte:

»Ich wollte ihr helfen, genau wie ein Pfadfinder. Es war ein Wunsch, etwas zu leisten. Ich hatte das Gefühl, daß es ihr durch mein Interesse besser gehen würde. Ich war nervös, weil ich glaubte, daß ich überflüssig wäre, daß alles, was ich tat, umsonst wäre.«

Als ich ihn aufforderte, mehr über seine Gefühle während der kurzen Zeit zu erzählen, in der er seiner Mitpatientin half, die Treppe hinunterzugehen, sagte er: »Man muß eigentlich jeden Tag etwas leisten. Aber manchmal spürt man eine Sympathie, die darüber hinausgeht. Die überwindet alles oder nichts. Ich hatte das Gefühl, eine Art königlichen Orden zu bekommen, mit dem Schwert zum Ritter geschlagen zu werden. So habe ich es gefühlt. Ich fühlte mich so erfolgreich ... Es überstieg alles ... ich meine ... was ich fühlte und wußte.«

Unser Kontakt während dieses Interviews vertiefte sich beträchtlich, als er fortfuhr: »Ich wußte in diesem Moment, was mein Ziel war.« (»I knew where I was going.«)

»Ich fühlte, daß Gott wollte, daß sie lebte, und ich kam mir wie ein König vor, als ich ihr half. Ich fühlte, daß ich lebte.« (»I felt like living.«)

Bei diesen Worten lächelte Donald, und als ich mich nach seinem Lächeln erkundigte, sagte er:

»Das Gefühl, jemandem so gut helfen zu können, aus eigener Kraft, und genau das zu tun, was sie brauchte.«

Ich fragte ihn auch nach seiner Reaktion, als die Lernschwester dazwischenkam. Donald sagte:

»Es war alles, was ich zu bieten hatte. Ich hätte an diesem Abend wohl alles für sie geschafft. Ich fühlte mich erschlagen, als die Schwester es übernahm. Ich fühlte, daß die Anstalt wiederkam und daß ich auf meinen Platz verwiesen wurde. Die Anstalt arbeitet in einer ganz bestimmten Weise – wie es das Personal will. Ich fragte mich später, ob ich ihr eigentlich überhaupt geholfen hatte, ob es wohl einen Grund dafür gab. Ich habe später gedacht: Vielleicht hast du ihr gar nicht geholfen. Es war vielleicht nur lächerlich. Als die Schwester es übernahm, hatte ich das Gefühl, ein Versager zu sein. Ich hatte das Gefühl, daß es mir nicht erlaubt würde und daß ich nicht fähig wäre, ein König zu sein.«

Was mir besonders auffiel, war, wie eine Reihe von Patienten nach einer erfolgreichen hilfeleistenden Interaktion plötzlich auffallend weniger verwirrt waren, einfach ein adäquateres Verhalten zeigten.

Natürlich kann man das auf sehr einfache Weise erklären. Man fühlt sich plötzlich nicht mehr wertlos, man verläßt für einen Augenblick die Rolle, die dem Bewohner einer psychiatrischen Anstalt nun einmal vorbehalten ist: »Patient zu sein«. Ich möchte Ihnen im Anschluß an diese Beobachtungen gerne noch einige Gedanken vorlegen. Eine Art »Hypothese«, die nicht verifiziert werden kann und damit – wissenschaftlich gesehen – ziemlich wertlos ist. Aber Psychoanalytiker erklären hin und wieder mit Vorliebe einfache Phänomene so kompliziert wie möglich. Es ist eine Form des stimulierenden Phantasierens. Ich tue das nun auch kurz. Man kann die oben beschriebenen Phänomene auf vielerlei Art erklären. Mein Gedanke war, daß *bestimmte* schizophrene Patienten beim Engagement in einer erfolgreichen hilfeleistenden Interaktion vielleicht eine plötzliche Wiederherstellung ihres Identitätsgefühls erleben.

Wir wissen, daß viele schizophrene Patienten in Familien erzogen worden sind, *in denen die Nöte und Bedürfnisse der Eltern in extremer Weise die Nöte und Bedürfnisse des Kindes überlagerten.* So wird in diesen »schizophrenogenen« Familien beim zukünftigen Patienten eine Identität entwickelt, die sich besonders um Erfahrungen von aufopferndem Geben, Verstehen, Helfen und Stützen des äußerst ängstlichen und sehr anspruchsvollen Elternteils zentriert.

Während der Aufnahme in der psychiatrischen Klinik sind die Rollen klar vertauscht. Hier erfüllen die Schwestern und Ärzte die Rolle des hilfeleistenden, verantwortlichen, verständnisvollen und bedürfnisbefriedigenden Partners, während die Patienten die Rolle des »Patienten« übernehmen müssen.

Im psychoanalytischen Sanatorium versuchten die Psychoanalytiker »to schizophrenese« und verwendeten einen großen Teil ihrer Zeit zur Aufklärung mysteriöser, symbolischer Kommunikationen, welche ihre Patienten ihnen mit ebenso großer Beharrlichkeit auftischten.

Donald Burnham, der uns an die Redensart erinnert, daß Ärzte Patienten brauchen, um Ärzte sein zu können, zitiert unter anderen Loeb mit seinem Ausspruch:

»Der Patient lebt am besten in der Anstalt, wenn er seine Rolle der Unterwerfung und Abhängigkeit akzeptiert und die bereits bestehenden Konflikte und Schwierigkeiten, die die Teammitglieder untereinander haben, nicht noch unnötig kompliziert.«

In zahlreichen Veröffentlichungen werden diese komplementären Rollen, die als eine Art ungeschriebener Vertrag durchexerziert werden, beschrieben.

Wir finden in der psychoanalytischen Literatur ausführliche Hinweise auf das Problem des hilfeleistenden Kindes, so in der Publikation des Psychoanalytikers Searles über die positiven Gefühle zwischen dem schizophrenen Kind und seiner Mutter[6]. Searles stellt den Nachdruck, der auf das *Empfangen* von Liebe gelegt wird, nicht in Abrede, aber unterstreicht das ebenso große Bedürfnis des Kindes, anderen, vor allem seiner Mutter Liebe zu *geben.* Diesem nachdrücklichen Bedürfnis, Liebe zu geben, hat Searles in seinen Versuchen, Einsicht in das zu erhalten, was sich zwischen dem Kind, das schizophren wird, und seiner Mutter entwickelt, einen wichtigen Platz eingeräumt. Searles hat einen wichtigen Vorläufer. Auch der Psychoanalytiker Sandor Ferenczi bewertete die Auswirkung überwältigender psychologischer Traumata auf die Entwicklung des Kindes sehr hoch[7]. Er entdeckt Verführung und psychische Ausbeutung neu und ist einer der ersten, der Spaltungsprozesse als Abwehr gegen schwere und chronische Traumata (gemeint ist Verdrängung – Abspaltung von Teilen – eines an frühere Erfahrungen gebundenen Gefühlslebens) beschreibt. In seiner Publikation ›Child analysis in the analysis of adults‹ zeigt er, wie Kinder, die psychisch und körperlich viel gelitten haben, in Haltung und Ausdruck einen älteren, beinahe weisen Eindruck machen. Sie bemuttern andere, als ob sie ihnen helfen wollten mit der Erkenntnis, die sie selbst leidvoll erfahren haben.

In seiner Veröffentlichung ›Confusion on the tongues between the adult and the child‹ kommt Ferenczi auf dieses Thema zurück und meint, daß beim Kind, das der sexuellen Ausbeutung oder schweren Traumata ausgeliefert ist, praktisch Emotionen eines Erwachsenen geweckt werden können, potentielle Beziehungsqualitäten, die sich normalerweise in Ehe, Mutterschaft oder Vaterrolle entfalten. So stellt Ferenczi neben die Regression die Vorstellung einer traumatischen *Progression,* einer Frühreife. In diesem Zusammenhang erwähnt er den Traum vom »weisen Baby«, in welchem ein Kind, noch kaum geboren, zu sprechen beginnt und den Eltern Weisheiten sagt. Die Angst vor dem ungezügelten, am Rande psychotischer Desintegration balancierenden Erwachsenen, *verwandelt das Kind in einen Psychiater.*

Um sich selbst gegen gefährliche Menschen verteidigen zu können, die die Beherrschung über sich selbst zu verlieren drohen, muß sich das Kind tiefgehend mit dem potentiellen Angreifer identifizieren.

In seiner Beschreibung der Verwirrung, die Eltern bei ihren Kindern dann auslösen, wenn sie ihre eigenen frustrierten unbewußten Bedürfnisse auf diese projizieren, sagte Ferenczi: »Kinder haben das zwanghafte Bedürfnis, Ordnung in chaotischen Familienverhältnissen zu schaffen und sich mit dem Leid anderer zu belasten. Eine Mutter, die ständig jammert, macht einen Pfleger fürs Leben aus ihrem Kind, einen wirklichen Mutter-Ersatz. Es ist ein Prozeß, bei dem die wahren Bedürfnisse des Kindes vernachlässigt werden.« Dieses Thema des frühzeitig erwachsenen und »weisen« Kindes, des Kind-Psychiaters, steht ganz in Einklang mit dem, was Searles in seiner Beschreibung der intensiven Loyalität in der Beziehung zwischen Mutter und Kind aufzeigt, an welches die Mutter sich auf symbiotische (parasitäre) Weise klammert. So gelangt Searles zur Konzeption der »schizophrenen Störung als der liebevollen Art, in der das Kind seine eigene Individualität dem Wohlbefinden seiner Mutter opfert«. Ich zitiere ihn: »Während das normale Kind Sorge und Besorgnis für die Mutter empfindet, wenn diese ängstlich ist oder viel zu erdulden hat, ist das verstärkt beim Präschizophrenen der Fall, der fortwährend durchschaut und nachempfindet (obwohl er es nicht formulieren kann), wie in tragischer Weise verwirrt die eigene Mutter ist. Er reagiert auf diese in ihre eigenen Probleme verstrickte Mutter mit einem intensiven Mitleid, mit einer Loyalität, Hingabe und Besorgnis – viel stärker als bei einer mehr oder minder gesunden Mutter.«[8]

Ich lasse an dieser Stelle die umfangreiche Literatur über die

Familiendynamik unberücksichtigt, die oft auf diesen Punkt zurückkommt. Lieber möchte ich meine Ansicht noch näher anhand des Identitätskonzepts erläutern, wie dieses von dem Analytiker Lichtenstein in seiner Arbeit ›Identity and sexuality‹[9] behandelt wird. Dieser Autor sagt, daß die primäre Kondition zur Bildung von Identität in der symbiotischen Einheit von Mutter und Baby niedergelegt ist und sich nicht erst während der allmählichen Lösung dieses Bandes entwickelt. Diese letzte Phase einer allmählichen Trennung und Entwicklung zum immer selbständigeren Individuum wird in der Fachliteratur als Separations-Individuationsphase bezeichnet. Lichtenstein sieht das Kind als ein Organ innerhalb des umgebenden totalen Organismus der Mutter. Wie ein Organ zugleich getrennt und symbiotisch ist, so ist auch das Kind sowohl eins mit der Mutter, während zugleich eine Beziehung von einem Teil zum Ganzen besteht.

Das Organ-Sein innerhalb des Organismus (die mütterliche Umwelt, die zugleich das Unbewußte der Mutter beinhaltet) verleiht auch dem Kind eine Organ*funktion.* Lichtenstein sieht in dieser Funktion den Kern der sich entfaltenden menschlichen Identität. Indentität wird also hier als die Erfahrung potentieller Instrumentalität für einen anderen definiert. Im symbiotischen Zusammensein benützt die Mutter eine spezifische Kombination von für sie spezifischen Stimulantien, und sowohl Frustration von Bedürfnissen wie spezifische Kombination von Stimulantien werden vom Kind erkannt, längst ehe von einer wirklichen Wahrnehmung der Mutter als einer »anderen« gesprochen werden kann. Die Weise, in der die Mutter das Kind in den Armen hält, wärmt und berührt, die Weise, in der bestimmte Sinnesorgane gereizt werden und andere nicht, bildet eine Art »stimulus cast« des mütterlichen Unbewußten. Die Mutter befriedigt die Bedürfnisse des Kindes, *erweckt aber auch eigene Bedürfnisse, die sie dann befriedigt.*

Lichtenstein ist also der Ansicht, daß das Kind während dieses Stadiums zu einem Organ geformt wird, *einem Instrument zur Befriedigung der unbewußten Bedürfnisse der Mutter.* Diese Weise der Konzipierung des Begriffes Identität ist extrem »other-directed«. Aber es ist eine interessante Auffassung. Eine spezifische Kombination von Stimulantien, die von der Mutter ausgehen, schafft so eine spezifische Antwort des Kindes, eine konkrete Weise des Organ-Seins, Instrument-Seins zur Befriedigung der unbewußten mütterlichen Bedürfnisse. Um diese »instrumentale Identität« nicht zu eng zu definieren, spricht Lichtenstein lieber von »Identitätsthema«. Er postuliert dabei die Irreversibilität dieses »Identitätsthemas«, wenngleich dieses viele Varianten zulasse. Er geht sogar so weit, daß er die Handhabung dieses »Identitätsthemas« als ein zwingendes Bedürfnis erkennt, sich in einer Anzahl spezifischer Formen des Für-den-anderen-Daseins zum Ausdruck zu bringen. Ohne weiter ausführlich auf diese Arbeit einzugehen, läßt sich zusammenfassend sagen, daß das Kind in der symbiotischen Beziehung verführt wird, auf eine bestimmte Weise für den anderen dazusein.

Diese stark instrumentale Qualität des so aufgefaßten Identitätsbegriffs kann die Auffassung nur verstärken, daß eine Reihe schizophrener Patienten ein zwanghaftes Bedürfnis hat, hilfeleistend und stützend für den anderen dazusein als Manifestation ihres Identitätsthemas, »Helfer zu sein«. Wir wollen uns nun nochmals die Beispiele betrachten und sie zu erklären versuchen. In die Position des Helfers versetzt, fühlt Donald sich als »ein König, zum Ritter durch das Schwert geschlagen«. Er fühlt plötzlich, wie er später in einem Gespräch berichtete, »als ob er königlichen Geblüts wäre, gelenkt von königlicher Inspiration«. Er weiß einige Augenblicke lang, »where he is going«, weil er aus eigener Kraft der anderen hilft, »just where she needed it«. Ich interpretiere diese rührende Beschreibung als eine plötzliche Manifestation und Erkenntnis eines Identitätsgefühls. Erik Erikson hat übrigens fast dieselben Worte wie unser Patient benützt, wo er den »sense of identity« beschreibt als »to know where one is going«[10]. Natürlich kann man die Erfahrung als eine solche der Leistung oder des Wertvoll-Seins sehen, aber sie kann auch gesehen werden als Durchbruch und Manifestation des Identitätsthemas: Helfer zu sein. Dieses Thema wird dann im hilfeleistenden Handeln aktualisiert. Donald hat nicht nur die Fähigkeit zu helfen, er trägt diese nicht nur in sich als nicht realisierte Potenz, sondern er hilft wirklich, und in diesem Prozeß verwirklicht er sich selbst während der wenigen Augenblicke, in denen die traditionelle Struktur der Anstalt ihm dies erlaubt. Während des Gesprächs sagt Donald: »Ich fühlte mich neugeboren. Ich fühlte mich begabt.«

Wenn aber die »Anstalt« in Gestalt der Lernschwester auftritt, wird der hilfeleistende Akt, in den der Patient einbezogen ist, unterbrochen, und ein Gefühl des Versagens und der Verwirrung tritt an die Stelle des wachsenden Kompetenzgefühls mit seiner übrigens eindeutig formulierten grandiosen Allmachtsfärbung. »Vom König wurde ich wieder zum Gassenjungen.«

Im Anschluß an diesen Gedanken noch einige allgemeine Überlegungen über die möglichen psychotherapeutischen Konsequenzen. Wenn Helfer-Sein die Grundproblematik bestimmter schizophrener Menschen zum Ausdruck bringt, könnten wir das Hauptproblem ihrer Jugend darin sehen, daß sie sich in einer Position befanden, in der sie um Hilfe und Stütze angegangen wurden und zugleich weder die Erlaubnis erhielten noch als kompetent erachtet wurden, diese Hilfe zu leisten. Unter diesem Blickwinkel könnte der schizophrene Patient demnach als ein stark frustrierter Retter gesehen werden. Während der Psychotherapie schizophrener Patienten wurde ich oft von dem überwältigenden Gefühl der Frustration getroffen, welches aus der Erfahrung kam, daß man diese Bedürfnisse, zu geben und zu helfen, nicht zum Ausdruck bringen konnte. Es ist eine fortwährende Forderung und Aufforderung seitens der Eltern, ihnen zu helfen, andererseits aber lehnen sie diese Hilfe konsequent ab. Ihre Annahme würde sie ja zur Erkenntnis der eigenen Hilflosigkeit und tiefen Abhängigkeit führen.

Ich habe von therapeutischen Konsequenzen gesprochen. Wie treten wir an diesen Aspekt der Persönlichkeit unserer schizophrenen Patienten heran? Mit Recht können wir die versorgende, rettende, omnipotente Komponente ihres Verhaltens als eine Abwehrform sehen, die sich im Kampf ums Überleben herausgebildet hat. Bei der Betonung dieser Komponente ist es sinnvoll, den frühreifen und den begreifend mitfühlenden Aspekt als masochistische Unterwerfung anzusehen, die durch psychische Vergewaltigung und Ausbeutung zustande gekommen ist.

Damit ist der Helfer und Retter eine Art Pseudo-Selbst, das den ursprünglichen Persönlichkeitskern (»original self«, wie der Psychoanalytiker Winnicott es nannte – oder in etwas anderer Bedeutung »regressed ego«, Guntrip) zudeckt[11]. Unsere therapeutische Behandlung muß dann diese Abwehrform erhellen, um den Patienten zur Erkenntnis eigener intensiver Abhängigkeitsbedürfnisse und des ebenso intensiven Bedürfnisses nach Individuation und Anerkennung eigener Selbständigkeit zu führen. Von diesem Gesichtspunkt aus ist es die Individualität des Kindes, die gröblich vernachlässigt wurde und in dem psychischen Vakuum verlorenging, das durch den Mißbrauch geschaffen wurde, den die Elternfiguren mit ihren Projektionen trieben.

Unter diesem Blickwinkel erscheint es also als sinnvoll, den schizophrenen Patienten zum Akzeptieren der Vorstellung zu bewegen, daß er tatsächlich Patient ist, und die Annahme seiner »Krankheit« wird damit zum Beginn der therapeutischen Zusammenarbeit.

So korrekt dieser therapeutische Gesichtspunkt auch sein mag – ich halte ihn im Fall einer Reihe schizophrener Patienten für einen falschen Ansatzpunkt. Wenn ich Ferenczi richtig verstanden habe, ist das weise Kind zwar Kind, aber doch auch weise. So ist das Pseudo-Selbst auch ein Teil des wirklichen Selbst-Seins, genauso wie Abwehr, geboren aus einem intensiven Konflikt, sich zum wirklichen Talent entwickeln kann. Einer meiner Patienten beschrieb das Zustandekommen seines Wahns, daß er Jesus Christus sei und beauftragt, Harmonie und Frieden zu stiften. Er erinnerte sich, wie er als Kind eine Phantasie hatte, auf einem Thron zu sitzen. Seine Eltern nahten sich dem Thron und legten ihre Schwierigkeiten und ihre Verzweiflung, ihre Konflikte und Verbitterung vor ihm nieder. Er stiftete dann Frieden und deckte den Eltern die Quelle ihrer Schwierigkeiten auf. Sein früherer Analytiker interpretierte diese Phantasie als eine omnipotente Abwehr. Vielfach bemerkte er, daß sein Patient »noch immer auf seinem königlichen Thron« säße. Obgleich der Patient den grandiosen Aspekt dieses Selbstbildnisses akzeptierte, reagierte er doch stark negativ auf die Macht-Ohnmacht-Qualität dieser Interpretation. Für ihn drückte die Phantasie vielmehr einen sehr wertvollen Aspekt seiner Identität aus, der mehr Beziehung zu Liebe, Mitgefühl und dem tiefen Bedürfnis zu helfen hatte als zu Macht und Ohnmacht (ich lasse hier die intensive Feindseligkeit unberücksichtigt, die sich gleichfalls hinter diesem liebevollen Ideal verbirgt).

Als Teil einer psychotherapeutischen Strategie habe ich eine Reihe von Patienten in Upper Cottage ermutigt, diesen Aspekt des Selbst-Seins sowohl in bestimmten Phasen der individuellen therapeutischen Beziehung als auch in ihrer Rolle als neues Mitglied einer Gemeinschaft zu manifestieren. Es schien mir sinnvoll, ihnen nicht die Rolle des Patienten aufzuzwingen, sondern sie zu ermuntern, die Rolle des Mit-Therapeuten anzunehmen. Diese Strategie hilft dem Patienten, sich im Raum einer Seinsweise zu reintegrieren, die ihm eigen ist, vielleicht sogar essentiell in seinen Bestrebungen, ein eigenes Identitätsgefühl wiederzufinden. Darin sehe ich mich in Übereinstimmung mit der von Federn beschriebenen therapeutischen Strategie, jedenfalls während der Eröffnungsphase der Therapie sowie während der »hospital career« des schizophrenen Patienten. Das Ziel während dieser Phase ist Ich-Wiederherstellung, Wiederherstellung essentieller Abwehrformen. Das Zugeständnis an den Patienten, eine Reihe von Erfahrungen zu durchlaufen, in denen er anderen erfolgreich Hilfe bietet, könnte als Baustein zur Kristallisation einer eigenen Identität dienen.

Wenn wir nun zu unserem Patienten Donald zurückkehren, fallen uns noch einige Bemerkungen auf. Er sagt: »Die Anstalt trat auf in Gestalt der Schwester«, und: »Die Anstalt arbeitet in einer bestimmten, festumrissenen Weise.« Das Vorurteil, durch das Donald scheitert, ist die tief verwurzelte Überzeugung der Mediziner und des Personals, daß sie in der psychiatrischen Klinik die einzigen sind, die helfen und verstehen müssen (und können).

Dieses hartnäckige Vorurteil ist besonders schwer abzubauen. Jeder, der den Versuch unternimmt, diese Rollendefinition des psychiatrischen Personals in einer traditionellen Anstalt zu verändern, wird das erkennen. Hier sehen wir die Kehrseite der Medaille. Das Personal manifestiert in seinem Syndrom der »chronic helpfulness« wahrscheinlich ein gleiches Identitätsthema. Psychiater, Sozialhelfer, Schwestern oder Priester drükken in ihrem Handeln nicht nur ihr eigenes Bedürfnis nach Hilfsbereitschaft aus, sie drücken vielleicht gleichfalls ein Thema aus, das grundlegend an die eigene Identität gebunden ist. Die Psychoanalyse, die der Psychiater selbst durchmacht, kann das zwanghafte Hilfsbedürfnis einigermaßen dämpfen. Helfen bleibt aber eine fundamentale Orientierung. Der Psychiater mag sich vieles bewußt machen, er bleibt dennoch eine hingebungsvolle und »dickköpfige« Retterfigur. So kommen wir zu dem Schluß, daß zumindest einige schizophrene Patienten sowohl unsere Gegner wie unsere Mitarbeiter sind. Gegner in dem Sinne, daß sie genauso viel (und genauso glühend begeistert) helfen wollen wie wir, Mitarbeiter in dem Sinne, daß ihr Identitätsthema ihrem Leben eine dem unseren so verwandte Zielsetzung gibt. Die Rivalität dieser Identitätsthemata könnte eine mögliche Erklärung für das Syndrom der chronischen Identitätsdiffusion sein, die das tragische Schicksal einer großen Zahl unserer schizophrenen Patienten in der Anstalt ist. Ich denke hier besonders an Leslie, deren wirre Verbalisierung oft die Bemerkung enthielt: »Ich will nach Hause.« Leslie war in ihrem Verhalten fast eine Karikatur der Hilflosigkeit. Sie sog jedem, der die Absicht hatte, ihr wirklich zu helfen und sie zu verstehen, sozusagen das Blut aus den Nägeln. Mit der Regelmäßigkeit einer Uhr beantwortete sie die Frage: »What is your trouble?« mit einem störrisch-herausfordernden Blick und der Antwort: »What's yours?«

In der vorangegangenen Betrachtung habe ich das Problem um die Dialektik des Gebens und Nehmens konzentriert. Eine Anzahl schizophrener Patienten kann die Rollenerwartung des »Patient-Seins« als völlig widersprüchlich zum eigenen Identitätsthema des Helfer-Seins erfahren.

Goffman hat in seinem glänzenden soziologischen Essay die Bedeutung des Verlusts eigenen persönlichen Besitzes unterstrichen, sobald man die psychiatrische Anstalt betritt. Man verliert Wertpapiere, Brille, Geldbörse, manchmal auch eigene Kleidung (in diesem Punkt hat sich glücklicherweise viel geändert). Goffman hat es den »identity kit« (Identitätsfundus) genannt. Ich schlage vor, dem Patienten noch einen weiteren Teil des »identity kit« zu belassen, seine Fähigkeit nämlich, anderen zu helfen und sie zu verstehen.

Zum Abschluß eine Anekdote. Während der ersten Woche meiner psychiatrischen Ausbildung in einer Anstalt begegnete ich einem Mann, der vom Militär entlassen worden war, weil er als psychotisch galt. Ich fragte ihn nach seinen Schwierigkeiten und ob ich ihm helfen könne. Er lächelte und sagte, daß er keine Schwierigkeiten habe und komme, um mir zu helfen. Er erklärte mir, es habe sich ihm plötzlich die Überzeugung aufgedrängt, er sei eigentlich ein Psychiater. Er sei sogar froh, in die Anstalt eingewiesen worden zu sein, und fragte mich, ob ich ihm ein Zimmer einrichten wolle, damit er sich an die Arbeit machen könne. Ich war fassungslos. Am Startblock meiner Karriere als »Retter« erzählte mir mein erster psychotischer Patient, daß er ein Psychiater sei.

Der Klinikdirektor gab mir jenen Rückhalt, den ich in diesem Augenblick benötigte. Er sagte mir, daß dies ein typischer Fall von schizophrenem Größenwahn sei. Ich fühlte mich erleichtert, mied den Patienten – und vergaß ihn nicht. Jetzt, zehn Jahre später, würde ich – als einen Teil meiner therapeutischen Strategie – diesem Mann vielleicht die Chance geben, mein Mitarbeiter zu werden. Aber mein Zimmer würde ich ihm trotzdem nicht abtreten.

Anmerkungen

1. Robert Summer, Osmond und Humphry: The schizophrenic no-society. In: Psychiatry 25, 1962, S. 244–256.
2. E. B. Brown: New Dimensions of patient-care. Russell Sage Foundation, New York 1961.
3. R. W. White und H. C. Solomon: Clinical management of psychiatric hopitals. In: Connecticut State Medical Journal, Bd. 15, 1951.
4. M. Greenblatt, D. J. Levinson und R. H. Williams: The patient and the mental hospital. Glencoe, Ill. 1957.
5. Evan, M. D. Boszormenyi-Nagi und Th. D. James L. Framo: Family-History of hospital treatment of schizophrenia. In: Current psychiatric therapies, Bd. 2 Hrsg. v. J. H. Masserman. New York 1962, S. 159.
6. H. F. Searles: Positive feelings between the schizophrenic and his mother. In: Int. Journal of Psychoanal. 39, 1958, S. 569.
7. S. Ferenczi: Confusion of tongues between the adult and the child; und ders.: Child analysis in the analysis of adults. In: Final contributions to the problem of psychoanalysis. New York 1955.
8. Das Zitat von Searles lautet wörtlich:
   »If the normal child feels concern and solicitude for the mother when the latter is anxious or burdened, the preschizophrenic detects in his mother, no matter how unable he is to formulate it thus, a tragically unintegrated and incomplete person. To his mother, tragically enmeshed in her own personality-problems, he responds with an intensity of compassion, loyalty, solicitude and dedication, which goes beyond that which a child would have reason to feel toward a relatively well mother.«
9. H. Lichtenstein: Identity and sexuality. In: Am. Journal of Psychoanal. Ass. 9, 1961, S. 179–261.
10. E. H. Erikson: Identiy and the lifecycle. In: Psychological issues, Bd. 1, Nr. 1. New York 1959.
11. D. W. Winnicott: The family and individual development. London 1965. Ders.: The Maturational process and the facilitating environment. London 1965.
   H. Guntrip: Personality structure and human interaction. New York 1961. Ders.: Schizoid phenomena, object relations and the self. London 1968.

Jeder Psychiater, der, angetrieben von seinem Interesse für das, was sich auf einer psychiatrischen Station abspielt, allmählich eine Entwicklung zum Amateur-social-engineer durchmacht und Einsicht in das soziale Gefüge seiner Station zu erhalten versucht, kommt zu vielen solcher Entdeckungen, wie ich sie beschrieben habe. Die reichhaltige Literatur über das Thema wird dann leichter durchschaubar und bestätigt seine eigenen Erfahrungen. Wenn der Stationspsychiater den Milieureformer zu spielen beginnt, wird er gerade in seinen Veränderungsbestrebungen neue Kräfte aufscheinen sehen, die er vorher nicht erkannt hat. Das Milieu, dem er jetzt als Reformer zuleibe rückt, wird sich ihm mehr und mehr als ein widerspenstiges und manchmal äußerst starres Netzwerk von Rollen darstellen, eingebettet in eine formale Struktur, die durch »die Tradition« und die vielen felsenfesten Überzeugungen der Kulturträger sanktioniert wird. Immer tiefer wird er sich dessen bewußt, daß dieses Milieu, in dem dem Menschen Möglichkeiten des Menschseins angeboten werden, zugleich ernstzunehmende und vom Menschen selbst geschaffene Begrenzungen aufweist, die dieser Verwirklichung der eigenen Menschlichkeit im Wege stehen.

In einem interessanten Artikel sagt Otto A. Will, daß die fatale Schwäche des Menschen möglicherweise in seinem zartfühlenden Respekt vor all dem liege, was er selbst geschaffen hat. Gerade das Sich-Anklammern an die Sicherheiten einer sich nie verändernden Kultur, das Aufrechterhalten dieser Sicherheiten könnten unter Umständen das größte Hindernis für eine neue Aktion zur rechten Zeit darstellen, für eine Reaktion, wenn die eigene Existenz diese zwingend erfordert. In der Tat können die verschiedenen »Wahnvorstellungen« unserer Kultur (wenn sie nicht rechtzeitig beseitigt werden) verhängnisvoll für die Menschheit sein. Für psychiatrische Patienten gilt das ebenso[1].

Wenn der Psychiater diesen »zartfühlenden Respekt« nicht aufbringt, sondern, im Gegenteil, gefestigte Positionen und Traditionen angreift und unterminiert (weil er eine herrschende Kultur als vernichtend für die Entwicklung des hilfsbedürftigen Menschen erlebt), bringt er sich in seinen Bestrebungen unweigerlich in eine Position der Isolierung, und sein Verhalten wird dann auch überraschend oft als »verrückt« klassifiziert.

Nach diesem Seufzer will ich in diesem Kapitel das bisher Beschriebene mit theoretischen Randbemerkungen versehen. Es kommt der Augenblick, in dem wir von der konkreten Situation einzelner Menschen und menschlichen Verhaltens zu einer Form des Generalisierens übergehen.

Mein Leitfaden durch diese Theorie ist ein Aufsatz von Merton J. Kahne[2]. Unter Berufung auf diesen Autor nehme ich an, daß das theoretische und pragmatische Studium der Bürokratie als Organisationsform vom Werk Max Webers ausgeht. Die wesentliche strukturelle Charakteristik der bürokratischen Organisationsform besteht aus einer hierarchischen Verkettung, die die Form einer Pyramide hat. Innerhalb dieser Verkettung werden Aspekte wie Entscheidungsvollmacht, Abgrenzung der Aufgabenbereiche und Kommunikationsbildung vorgeschrieben.

Zweitens charakterisiert sich die bürokratische Organisationsform durch die Anwendung von Vorschriften, Regeln oder »official policies«, die durch das Schema der Organisation definiert werden und die das Verhalten von Menschen innerhalb dieser Organisationsform in ihren offiziellen Funktionen begrenzen.

Drittens besteht ein hohes Maß an Spezialisierung in Funktion und Kompetenz mit einer deutlich abgegrenzten Aufgabenteilung, vor allem an der Spitze der Hierarchie.

Es gibt viele Autoren, die der Meinung sind, die bürokratische Organisationsform entwickle sich vor allem dann, wenn die Situation wiederholt sehr komplexe Entscheidungen verlange, die außerhalb der Kompetenz einer Einzelperson liegen. Ebenso auch in jenen Situationen, in denen Bedarf an einer relativ kleinen Zahl von Menschen bestehe, die das Verhalten einer großen Zahl von Menschen koordinieren müssen.

Man vertritt zugleich die Ansicht, daß heute, wo der Einfluß von Geld als Statussymbol immer schneller schwindet, dafür ein anderes Statussymbol an seine Stelle tritt, nämlich Macht, andere zu dirigieren, zu beeinflussen und Kontrolle über sie auszuüben. Kahne behauptet nun, daß die bürokratische Organisationsform als solche die allgemeinste administrative Organisationsform moderner sozialer Organisationen ist und daß sie auch die charakteristischste Organisationsform der heutigen psychiatrischen Klinik ist.

Meine persönliche Erfahrung bestätigt das. Daß es die *einzig* mögliche Organisationsform sei, ist eine unserer »costly delusions« – und kommt tatsächlich in der Literatur sehr wenig zur Sprache.

Kehren wir nun zu dem Sanatorium zurück, in dem ich gearbeitet habe. Es trug die Charakteristika einer Bürokratie. Die allgemeine Aufgabe der Organisation ließe sich folgendermaßen umschreiben: »Schizophrene« auf dem Weg über die psychoanalytische Psychotherapie zu tiefgreifender Persönlichkeitsrekonstruktion und Immunisierung gegen nachfolgende psychotische desintegrative Zustände zu bringen.

Es bestand eine klare hierarchische Organisation sowie eine Aufgaben- und Arbeitsteilung einer Anzahl spezialisierter »departments«. Sie nannten sich »occupational therapy«, »nursing service«, »bookkeeping and financial department«, »housekeeping department«, »groundskeeping department«, »department of clinical administration« (das war die Gruppe von »administrators« unter Führung des »senior clinical administrator«). Last not least gab es das »medical department« (die Gruppe der Psychoanalytiker neben dem in der Klinik praktizierenden Internisten für rein medizinische Aufgaben).

Kahne sagt nun, daß die subtilen, stillen, rationellen und administrativ wirksamen Aspekte der bürokratischen Organisation ein ernstes Hindernis bei der individuellen Fürsorge für Menschen darstellen, die sich in ihrem Leben »festgefahren« haben. Unter individueller Fürsorge sind hier natürlich all jene Maßnahmen zu verstehen, die zur Resozialisierung, Reedukation und nachhaltiger Korrektur zwischenmenschlicher und innerpsychischer Defektuosität führen. Individuelle Fürsorge muß hier also als das Hegen von »latent potentialities for living«, das erneute Ankurbeln eines einschneidend gestörten Prozesses der Persönlichkeitsentwicklung gesehen werden. Der bürokratischen Organisationsform ist nach Kahne inhärent, daß sie der individuellen Fürsorge schwer schadet. Damit vertritt er die Behauptung, daß eine psychiatrische Anstalt mit einer solchen Organisationsform ihre Aufgabe nicht erfüllen *kann.* (Ich lasse hier natürlich all jene psychiatrischen Anstalten außer Betracht, die ihre Aufgabe in der Verwahrung von »Asozialen« oder gesellschaftsbedrohenden Elementen sehen und die glauben, diese Aufgabe durch das Verabreichen großer Mengen von Tranquillizern, Elektroschock- und Insulinbehandlungen und durch das Angebot von Arbeitsmöglichkeiten erfüllen zu müssen. Ich spreche von der Aufgabe, die Sullivan der psychiatrischen Anstalt als »school for personality growth« zumaß.)

Wie interveniert die bürokratische Organisationsform in der soeben beschriebenen Fürsorge für Menschen?

Die Antwort auf diese Frage gibt Kahne ohne Umschweife: Sie führt zu *unpersönlichen menschlichen Beziehungen.* Menschen, die mit dem Etikett »Patient« versehen werden, treten in einer solchen Organisationsform in Beziehung zu Menschen, die das Etikett »Arzt«, »Schwester« oder »Pfleger« tragen.

In diesem Augenblick muß ich mich entscheiden, ob ich Ihnen entweder die wichtigste Literatur, die diesen Prozeß der Entmenschlichung beschreibt, im einzelnen vorlege oder ob ich es bei der Erwähnung einer Anzahl allgemeiner Schlußfolgerungen belasse, die aus dieser Literatur gezogen werden können. Ich glaube, ich würde meine ganze Betrachtung kopflastig machen, wenn ich eine eingehende Übersicht über das anstrebte, was allein schon über das Problem der Dehumanisierung in der Literatur zu finden ist. Sie als Leser und ich würden uns in dieser ausgedehnten Literatur allmählich verloren fühlen, und mir erscheint es deshalb zweckmäßiger, eine Anzahl von Schlußfolgerungen aufzuführen und diese kurz zu formulieren. Dabei kann auf die einschlägige Literatur verwiesen werden.

1. In der hierarchisch strukturierten bürokratischen Organisationsform haben die Höchsten auf der Statusleiter (»upper échelons«) die Neigung und Verpflichtung, allgemeine Richtlinien, Anweisungen, Statuten und Direktiven zu erlassen. Alle diese »Hochgestellten« sind am weitesten von dem Patienten entfernt und besitzen die geringste Information über die spezifischen Situationen, in denen sich Patienten und Personal befinden. Sie wissen also über das »Feld«, in welchem sich Patienten und Pflegepersonal auf der Station befinden, am wenigsten. Relevante Information über die verschiedenen Aspekte dieses Feldes, Besonderheiten über sich entwickelnde zwischenmenschliche Situationen erreichen sie nicht oder in nur sehr unzureichendem Maße. Notwendige Information, die sie über den Kommunikationskanal der hierarchischen Leiter von unten nach oben erreichen müßte, bleibt meistens in diesem Kommunikationskanal an bestimmten neuralgischen Punkten hängen oder dringt entstellt durch. Diese Informationsentstellung wiederum ist die Folge des Verstümmelungsprozesses, dem die Information beim Passieren dieses Kommunikationskanals unterliegt. Die menschlichen Wahrnehmungsstörungen der »Informationsträger« auf der hierarchischen Leiter tragen natürlich am meisten zu dieser Entstellung bei. Das Verhalten des Patienten A wird von der Schwe-

sternhelferin B der Schwester C gemeldet, über diese läuft die Meldung an die Oberschwester D, die den Psychiater E informiert. Der Psychiater, der seine Visiten absolviert und den »Bericht« seiner Oberschwester entgegennimmt, weiß auf diese Weise wenig oder nichts darüber, was auf der Station gespielt wird. Der Psychiater E gibt die verfügbare Information seinem Vorgesetzten weiter oder auch nicht, und so fort. Der medizinische oder klinische Direktor an der Spitze dieses Kommunikationskanals sitzt dann bezüglich der Information manchmal völlig auf dem Trockenen.

2. Da in der bürokratischen Organisation *angenommen* wird, daß viele Untergeordnete in ihren Fähigkeiten und Möglichkeiten beschränkt sind, werden also die wichtigsten Entschlüsse von *denen* gefaßt, die den Patienten am fernsten stehen und die die geringste Zeit mit ihnen verbringen. Von der Beschlußfassung selbst ist der Patient ganz ausgeschlossen. So werden die wichtigsten Entscheidungen also im allgemeinen von Ärzten, Oberschwestern und »supervisors« oder dem »nursing service« gefällt. In meiner vorhergegangenen Beschreibung wird diese ganze Tradition des »der Arzt weiß es am besten«, der schriftlichen Anordnungen und der »nursing care«, kombiniert mit der angeblichen Hilflosigkeit der Patienten, deutlich. Verschiedene meiner praktischen Beispiele – etwa die Organisation der Taschengelder auf der Station – illustrieren das, was Kahne als das Verhalten von Verwaltungspersonal beschreibt, das in sachlicher, zweckmäßiger Form solche Beschlüsse faßt (meistens hinter den Kulissen), die in ihrer Bedeutung oft nicht einmal erkannt werden. Diese Entscheidungen, die auf Grund geringer oder falscher Information getroffen werden, müssen dann ihren Weg durch den Kommunikationskanal wieder von oben nach unten durchlaufen, und das führt erneut zum Prozeß des »Mißverstehens«.

Ein typisches Beispiel dafür:

Die Direktorin des »nursing service« in Chestnut Lodge gab in ihrem Orientierungslehrgang für Schwesternhelferinnen den Rat, sehr vorsichtig mit Schlüsseln umzugehen und darauf zu achten, daß diese nicht verlorengingen.

Die verschiedenen Schwesternhelferinnen, die ich befragte, waren aber der Meinung, sie hätten den strikten Befehl erhalten, »Schlüssel unter keinen Umständen und zu keinem Augenblick an Patienten auszuhändigen«. Eine recht fortschrittliche Direktorin sieht also, wie sich ihre globale Instruktion in ein Zerrbild, ein Verbot »unter allen Umständen« verkehrt.

3. Das Personal der »unteren Sprossen« – die »Schwester« und der »Pfleger«:

Die ganze Literatur über die soziale Organisation der psychiatrischen Anstalt, die Aspekte der von Maxwell Jones und Sivadon eingeführten Grundsätze der »therapeutic community« und auch neuere Arbeiten über industrielle Organisationsformen zeigen eine auffällige Uniformität bezüglich der heutigen Rolle des psychiatrischen Pflegepersonals und seinem Wunsch nach einer Neugestaltung dieser Rolle. Es läuft eigentlich alles aufs gleiche hinaus: »Psychiatric nurse« und »psychiatric aide« sind am niedrigsten eingestuft, was Status und finanzielle Entlohnung anbelangt, aber sie sind zugleich die wichtigsten Mitarbeiter im Prozeß unserer (institutionellen) Fürsorge für den psychisch gestörten Menschen. Mit ihrem Verhalten steht und fällt diese individuelle Fürsorge. Von ihrem Verhalten hängt es im wesentlichen ab, ob ein Aufenthalt auf einer psychiatrischen Station eine entwicklungsfördernde, selbstverwirklichende Erfahrung für den Patienten wird oder ob sie in einen allmählich zunehmenden Verlust von Selbstvertrauen und in Untergrabung der Ich-Stärke ausartet.

In meiner Beschreibung der schizophrenen Frauen von Upper Cottage haben Sie Musterbeispiele dafür, wie in Apathie und Demoralisierung hineingeglittene Menschen in einem unglaublich hohen Maß von Abhängigkeit und Passivität »verinstitutionalisieren«. Die Literatur bietet eine Fülle solcher Beschreibungen, und ich komme darauf noch zu einem späteren Zeitpunkt zurück. Die Arbeiter auf der unteren Sprosse nehmen in der bürokratischen Organisationsform eine sehr schwierige Position ein; ihre Problematik ist ausgezeichnet in zwei Büchern beschrieben: ›Personality and organisation‹ von Ch. Argyras und ›The human side of enterprise‹ von D. MacGregor[3].

Beides sind Studien, die den Mißerfolg der bürokratischen Organisationsform in der industriellen Unternehmung aufzeigen. Beide Autoren stellen fest, daß diese Organisationsform ein zwischenmenschliches Klima schafft, das Entwicklung und Reifung der Persönlichkeit hemmt, anstatt sie zu fördern. Beide Autoren verweisen auf eine große Anzahl von Forschungen über das Problem der Arbeiter in den unteren Rängen der Hierarchie. Es zeigt sich, daß die bürokratische Organisationsform – basierend auf den Grundsätzen der Spezialisierung und der Befehlskette von oben nach unten – den psychischen Bedürfnissen der Menschen, wie diese in den letzten Jahren in modernen Theorien über Persönlichkeitsentwicklung aufgezeigt wurden, nicht ausreichend Rechnung trägt.

Argyras kommt aufgrund seiner Untersuchungen über die Bürokratie zu dem Schluß, daß Arbeiter der niederen Stufe die Neigung zu Passivität, Abhängigkeit sowie zu Entwicklung und Perfektionierung von »a few skin surface abilities« zeigen und daß Bestrebungen zur Produktivitätssteigerung bei Arbeitern mittels finanzieller Belohnung nicht von Erfolg gekrönt sind. Auch die bekannte »human-relations«-Methode, bei der vom Versuch zu Demokratisierung und Humanisierung im Verhältnis Chef-Untergebener gesprochen wird, hat nicht zu den gewünschten Ergebnissen geführt.

Die Erklärung dafür liegt für Argyras und MacGregor in dem Umstand, daß die Voraussetzungen, auf denen diese korrektiven Maßnahmen beruhten, von Anfang an falsch waren. MacGregor zählt diese falschen Voraussetzungen auf:

1. Der Durchschnittsmensch arbeitet ungern und wird der Arbeit so gut wie möglich auszuweichen trachten.

2. Er muß deshalb gezwungen und gelenkt werden – auch eventuell mit Strafe bedroht werden –, um die Zielsetzungen einer Organisation zu verwirklichen.

3. Der Durchschnittsmensch will geführt werden, will keine Verantwortung tragen, hat wenig Ehrgeiz und wünscht vor allem Geborgenheit und Sicherheit.

MacGregor kritisiert diese Voraussetzungen, und sein Hauptthema ist, zu zeigen, daß der Mensch *durchaus* Verantwortung tragen will, und ebenso, daß der Mensch gerne arbeiten will. Weiterhin meint MacGregor, daß der Durchschnittsmensch viel mehr Kreativität und Intelligenz besitzt, als man annimmt. Nur werden diese intellektuellen (potentiellen) Kapazitäten des Menschen in der modernen industriellen Organisation nicht genützt. Sie liegen brach.

MacGregor behauptet, daß Menschen das Bedürfnis nach Entwicklung, Verantwortung, Expansion eigener Möglichkeiten, Kreativität und Selbständigkeit haben. Wenn diese Persönlichkeitsentwicklung in der spezifischen Arbeitssituation nicht stattfinden kann, bleibt die Arbeitsmoral auf niedriger Stufe, der Mensch verfällt der Tagträumerei und Passivität und wartet sehnsüchtig auf den gut bezahlten Urlaub. Die »human relations«-Methode implizierte zwar, daß *Mitbestimmung* und *Demokratisierung* eingeführt werden müßten, aber wenn man einem Arbeitnehmer bloß erzählt, daß er wichtig ist, während er aus Erfahrung nur allzu gut weiß, daß er besonders wenig Verantwortung trägt und lediglich ein Rädchen im Getriebe ist, kann das nur Unbehagen bei ihm erzeugen.

So behaupten also beide Autoren, daß Machtstreben (power), Prestige, Wertschätzung, Wettbewerbsfähigkeit, Kreativität und Selbständigkeit die stärksten Triebfedern menschlichen Verhaltens sind und daß gerade diese in der Bürokratie als hierarchisch-autoritärer Organisationsform nicht zur Entwicklung kommen können. Wenn die Arbeiter in ihrer Arbeitssituation diese Tendenzen zur Persönlichkeitsentfaltung nicht realisieren können, kommt es – so haben Untersuchungen gezeigt – zu Adaptationsversuchen, die sich in Tagträumerei, Mangel an Interesse und Initiative, Gleichgültigkeit usw. manifestieren.

Was hier aus dem Studium der Industrieunternehmen abgeleitet wird, kommt uns bekannt vor, wenn wir uns an das Verhalten der Schwesternhelferinnen von Upper Cottage zu Beginn »des Experiments« erinnern: vor sich hinträumende, an den Patienten nicht interessierte »psychiatric aides«, die ihre Zeit vor dem Bildschirm im Aufenthaltsraum der Station zubrachten.

Was MacGregor und Argyras beschrieben, gilt in beinahe noch stärkerem Maße für das Personal der unteren Ränge in den psychiatrischen Kliniken. Denn ihnen fehlt sogar die Möglichkeit wettbewerbsmäßiger »upward mobility« als Stimulans für größere Aktivität. Sie bekleiden eine Position mit großer Verantwortung, aber es fehlt ihnen jede wirkliche Verfügungsgewalt, und sie sind von den Anweisungen der Oberschwestern und Visite machenden Ärzte abhängig. Dadurch degeneriert ihre Aktivität zu einem ängstlichen Abwehren jeglicher Form von Verantwortung, Initiative und Kreativität. Diese Ablehnung von Verantwortung (der amerikanische Ausdruck dafür lautet »passing-the-buck«) findet in der hierarchischen Kette auch durch die Vorgesetzten statt, indem man eine Arbeit zum Beispiel als »unwichtig« deklariert oder »zur weiteren Ausführung« nach unten delegiert. So entstehen beim Pflegepersonal der psychiatrischen Stationen Autoritätsverwirrung und ein schlecht entwickeltes Gefühl für berufliche Identität und Selbständigkeit, die dem psychiatrischen Patienten auf dieser Station besonders wenig Möglichkeiten zu normalen und klaren zwischenmenschlichen Interaktionen bietet. Die psychiatrische Schwesternhelferin, mit

Menschen konfrontiert, die in der ad-hoc-Situation ihre Angst, Verzweiflung, ihren Kummer und ihre Sehnsucht äußern, fühlt sich fortwährend überfordert. Ihr Verhalten wird stereotyp. Wenn sie, in Erwartung der Anweisungen von oben, diese endlich erhält, ist die Situation, mit der sie konfrontiert wird, schon längst vorüber. Dabei wird sie meistens in eine Position von »multiple subordination« versetzt. Sie muß neben der Oberschwester manchmal auch dem Arzt und dem Leiter der Arbeitstherapie zur Verfügung stehen. Ihr Verhalten gegenüber Patienten wird das eines Roboters, und sie wird dazu getrieben, menschliche Verhaltensformen in all ihren Färbungen und Verschiedenheiten als »krank«, »erregt«, »aggressiv«, »halluzinierend« usw. zu kodifizieren – Bestrebungen zur Vereinfachung ihrer Wahrnehmungs- und Aktionswelt, um sich gegen eigene innere Verwirrung zu behaupten.

Kahne charakterisiert die Atmosphäre der bürokratischen Struktur in der psychiatrischen Anstalt im Sinne von Max Weber: »... die Herrschaft der formalistischen Unpersönlichkeit: sine ira et studio, ohne Haß und Leidenschaft, daher ohne ›Liebe‹ und ›Enthusiasmus‹, unter dem Druck schlichter Pflichtbegriffe; ›ohne Ansehen der Person‹, formal gleich für ›jedermann‹, das heißt jeden in gleicher faktischer Lage befindlichen Interessenten.«[4]

Kahne beschreibt so die psychiatrische Anstalt als eine bürokratische Struktur mit allerlei erstarrten Traditionen, die vor allem unpersönliche Beziehungsformen zwischen Menschen begünstigen. Regeln, die das Verhalten des Personals vorschreiben, führen zu stereotypen Haltungen und Prozeduren gegenüber den Patienten. Eine echte zwischenmenschliche »Erfahrung« kommt also nur unter ganz bestimmten Umständen zustande.

Eldred und seine Mitarbeiter[5] verweisen auf die stark stereotypisierten Interaktionen zwischen schizophrenen Patienten und Personalangehörigen, und ihre Untersuchung zeigt unter anderem, daß sich *nach* diesen unpersönlichen Interaktionen oft plötzlich episodisch »psychotisches« Verhalten einstellte. Sie beobachten, wie der Patient behandelt wird, als wäre er (oder sie) ein Ding und nicht ein Mensch.

Die Eigenschaft der Achtung ist in diesen Interaktionen verschwunden. Die Autoren führen unter anderem dieses plastische Beispiel an:

»Frau Z. reagierte ziemlich klar, als Dr. S. seine Visite machte. Ihr Kontakt war kurz. Als Dr. S. Anstalten zum Fortgehen traf, rief Frau Z. ihn zurück und sagte ihm, daß ihre Nase gebrochen sei. Dr. S. weigerte sich, das zu diskutieren, hielt es für nicht realistisch, sagte ihr, daß ihre Nase gut aussehe, und verließ neuerlich die Station. Frau Z. rief ihn wieder zurück, aber offensichtlich hörte er sie nicht, und sie bekam keine Antwort. Nach diesem Zwischenfall begann sie mit sich selbst zu reden, steigerte sich in ihrem Worteschwall in immer größere Erregung. Kurze Zeit nach dem Weggang von Dr. S. halluzinierte Frau Z. eindeutig.«

Das ist ein Beispiel, in welchem ein Patient als Ding und nicht als ein Mensch mit Gefühlen, Sehnsüchten und Bedürfnissen behandelt wird. Es ist sicher nicht unmöglich, daß die »gebrochene Nase« ein Stück Symbolsprache ist, die *Verletztheit* zum Ausdruck bringt. Der Ausdruck lautet: »Ich fühle mich auf die Nase geschlagen« oder: »Ich fühle mich auf die Hühneraugen getreten«, aber Dr. S. befindet sich in der Routine seiner hastigen Visite.

Eldred und andere weisen darauf hin, daß eine solche stereotype Form der »Behandlung«, die sich über Monate und Jahre erstreckt, einen Aushöhlungseffekt auf das rudimentär vorhandene Gefühl der Selbstachtung haben muß, welches der Patient bei seinem Eintritt in die psychiatrische Anstalt noch gehabt haben mochte.

Wichtig in dieser Untersuchung ist auch, daß die Zahl der Kontakte zwischen Personal und Patienten einen Durchschnitt von einem Kontaktmoment in 25 Minuten pro Patient ergab. Dabei fiel auf, daß die Interaktionen der Personalangehörigen untereinander zweimal so häufig waren, und die Schlußfolgerung der Autoren lautet, kurz zusammengefaßt:

1. Alle Angehörigen einer Stationsgruppe (hier also nur die Patienten) leben in einer Atmosphäre der Chronizität.

2. Diese sozialen und individuellen Prozesse auf der Station lassen sich besonders schwer verändern. Das Personal und die Patienten sind gewissermaßen Opfer ihres eigenen Stationsmilieus.

3. Die Unterlagen zeigen, daß unser Beitrag zu dem, war wir »chronisch schizophrenes Verhalten« zu nennen pflegen, in der Art unserer Beziehungsaufnahme zu den Patienten liegt, die sich analog und komplementär zu der Art verhält, in der die Patienten dem Personal begegnen.

Die Beobachtungen Eldreds und seiner Mitarbeiter machen also unter anderem deutlich, daß die psychiatrischen Schwestern und

Schwesternhelferinnen allmählich genauso *»chronisch schizophren unpersönlich« reagieren wie die Patienten, mit denen sie zu tun haben.* Ein Umstand, der Artiss einmal zu der Feststellung veranlaßte: »Es könnte sein, daß der schizophrene Mensch auf der Station unser Verhalten mehr bestimmt, mehr Kontrolle darüber ausübt als wir auf sein Verhalten.«[6]

Wenn wir unsere Aufmerksamkeit nun wieder auf die Ausgangssituation lenken, die ich in Upper Cottage antraf, können wir anhand der soeben referierten Literatur folgende Zusammenfassung geben:

In die bürokratische Struktur des psychoanalytischen Sanatoriums eingefügt, fiel die Abteilung als ganzes durch Mangel an Selbständigkeit auf. Die formale Organisationsstruktur verhinderte Selbstverwirklichung und die Entwicklung persönlicher Selbständigkeit sowohl für das Pflegepersonal wie für die dort anwesenden Patienten. Sechs spezielle »departments« (»medical«, »nursing«, »groundskeeping«, »bookkeeping«, »housekeeping« und »occupational therapy«) hatte alle Verfügungsgewalt und Verantwortung, und so befand sich die Oberschwester der Station in einer Position vielfacher Unterordnung. Ihre Aufgabe war es, die oft sehr widersprüchlichen Forderungen dieser Abteilungen zu erfüllen. Die Macht zentralisierte sich in den höheren Rängen dieser »departments«, was eine geringe Entscheidungsfreiheit und Machtbefugnis des Personals, eine Verstärkung des Gefühls der Unmündigkeit und Förderung unpersönlicher, stereotyper Beziehungsformen mit den psychotischen Bewohnerinnen des Sanatoriums zur Folge hatte.

Die hierarchische Autoritätsstruktur außerhalb und innerhalb der Station blockierte die Kommunikation nach unten wie nach oben. Es bestand eine deutliche Wand zwischen der Personalgruppe (den »Gesunden«) und der Patientengruppe (den »Kranken«). Emotional spontane zwischenmenschliche Interaktionen, Gruppenbildung mit demokratischer Beschlußfassung und Teilnahme aller fehlten völlig. Die Personalgruppe hatte eine schlechte Moral, die sich in Apathie, in Mangel an Initiative und Interesse und in Tagträumerei niederschlug. Das Personal versuchte diesem Zustand durch verstärkten Arbeitsdrang (Saubermachen, Verwaltung) zu begegnen und zog sich ins Zimmer der Oberschwester zurück, um dort »unter sich« menschliche Kontakte zu finden. Allgemeine Regeln wurden sklavisch befolgt. Die Patientengruppe hatte sich in dieser Situation in emotionale

Isolierung und Apathie zurückgezogen. Ihr Verhalten ließ inhaltlich und formal eine sich verstärkende Selbsteinschätzung als »chronisch verrückt« erkennen, die sich in bizarrem Verhalten, extremer Passivität und Abhängigkeit manifestierte.

Zwischen der Personalgruppe und der Patientengruppe war deutlich ein stillschweigendes Abkommen entstanden, das ich (nach Lipsitt) als eine statisch-pathologisch-symbiotische Interdependenz definierte.

Die sogenannten »Gesunden« nährten, kleideten, pflegten, lenkten die Gruppe der »Kranken«. In dieser Situation wurde ein Status quo erreicht, und das Verhalten der Patienten wurde mit der von unserer Kultur eingeführten Bezeichnung »chronisch schizophren« versehen.

Anmerkungen und Nachtrag

1. O. A. Will: Human relatedness and the schizophrenic reaction. In: Psychiatry 22, 1959, S. 205.
2. M. J. Kahne: Bureaucratic structure and impersonal experience in mental hospitals. In: Psychiatry 22, 1959, S. 363–377.
3. Ch. Argyras: Personality and organization. New York 1957.
   D. MacGregor: The human side of enterprise. New York 1960.
4. Max Weber: Wirtschaft und Gesellschaft. Grundriß der verstehenden Soziologie. Tübingen 1956.
5. S. H. Eldred, N. W. Bell, L. J. Sherman und R. H. Longabaugh: Hospital factors, associated with maintenance of chronicity in schizophrenia. In: Am. Psychiatric Association, Annual Meeting, St. Louis, Miss. Mai 1963.
   Ihre Schlußfolgerung lautet wörtlich:
   »1. Both the qualitative and the quantitative data lend themselves to the preliminary interpretation, that all members (not just the patients) of the ward-population to some extent share in the attributes of chronicity, which we ordinarily think of as being associated only with the chronic schizophrenics.
   2. It is our opinion, that these findings represent social and individual processes on the ward, which are relatively invariant and which can be altered, at our present state of knowledge, only with difficulty by any of the members of the ward-population. The personnel as well as the patients are in this sense victims of their culture.
   3. The findings suggest, that our contributions to chronicity lie somewhere in the area of relating to the schizophrenic, in ways, similar and complementary to his way of relating to us.«
6. K. L. Artiss: Environmental therapy. In: Current Psychiatric Therapies, Bd. 4. Hrsg. v. J. H. Masserman. 1964.

J. K. Wing: Institutionalism in mental hospitals. In: Brit. Journal soc. clin. Psychology 1, 1962, S. 38–51.

Der Titel gibt den Inhalt wieder. Ein Literaturüberblick über »institutionalism« und das Schrumpfen von »every day social roles« als Folge einer »social experience reduced to uniform dullness«.

S. H. Eldred, N. W. Bell, L. J. Sherman und R. H. Longabaugh: Hospital factors, associated with maintenance of chronicity in schizophrenia. In: Am. Psychiatric Association, Annual Meeting, St. Louis, Miss. Mai 1963.

Dieser Vortrag fällt direkt mit der Tür ins Haus: »That mental hospitals can contribute to the perpetuation of mental illness, is by now a commonplace observation.« Chronizität wird definiert als »stable, atypical interaction patterns, constriction of ideation and interests, flattened or inappropriate affect, and the maintenance of interpersonal distance.«

Das Syndrom, welches »chronische Schizophrenie« genannt wird, ist, neben der bestehenden Problematik, eine Anpassung an das soziale System der psychiatrischen Anstalt, der »total institution«, die von Goffman so glänzend beschrieben wurde. Der Hauptakzent des Werkes von Eldred u. a. liegt auf der Beschreibung stereotyper Interaktionen mit Patienten, die »have in common a quality of the patient being treated as if she were an object or a thing rather than a person«.

All dies hat nichts mit Freundlichkeit, Feindseligkeit oder »permissiveness« zu tun. Es geht darum, daß »the essential human quality of regard or respect is lacking«.

W. H. Dunham und K. S. Weinberg: The culture of the State mental hospital. Detroit 1960.

In dieser Studie findet man neben einem allgemein vernichtenden Urteil über das Klima in einem »State mental hospital« eine interessante Beschreibung der »Kultur« der psychiatrischen Pflegehilfen (»attendants«). Die hier gemachten Beobachtungen sind wenig ermutigend: es handelt sich um eine tyrannische Gruppe von Angestellten, die die Patienten zu völliger Unterwerfung zwingen.

R. C. Carson, Ph. M. Marjolis, R. S. Daniels und R. W. Haeine: Milieu homogeneity in treatment of psychiatric patients. In: Psychiatry 25, 1962, S. 285–290.

Der Akzent liegt auf den Veränderungen in der Rolle des psychiatrischen Pflegepersonals: »No longer merely a caretaker agent of the doctor, the trained psychiatric nurse is seen increasingly as a therapist in her own right with associated freedom and associated responsibility.«

M. C. Moss und P. Hunter: Community methods of treatment. In: Brit. Journal Med. Psychology 36, 1963, S. 85.

Auch hier eine Station mit chronisch schizophrenen Frauen. Der Kommentar der Autoren zu der Rollenveränderung des Personals deckt sich mit meiner Erfahrung: »This change of role for the nurse and loss of function as a near domestic was a very hard one to accept, symbolizing as it did the laying aside of a collective defense.«

Auch hier zunächst eine frustriert-feindselige Reaktion beim Personal und darauf ein Ansteigen der Moral. Auch ein Verschwinden dessen, was die Autoren »the traditional defence in institutions – the growth of the ›we‹ (staff) and ›they‹ (patients) attitudes« nennen.

R. N. Rapaport: Community as doctor, new perspectives on a therapeutic community. Tavistock Publications, 1960.

Ein wichtiges Buch, das die Ideen von Maxwell Jones näher ausführt: »The idea of the therapeutic community is not that one group of individuals (staff) is giving treatment to another group of individuals (patients) but the hospital is viewed as a community in which everyone is expected to make some contribution toward the shared goals of creating a social organization that will have healing properties.«

Diese soziale Organisation (das therapeutische Milieu) wird *nicht* als »routinized background for treatment« gesehen (der Fehler, den ich in Chestnut Lodge entdeckte), sondern als »vital force«!

Eine ausführliche Betrachtung wird über »Demokratisierung« angestellt (»Each member of the community should share equally in the exercise of power and decision-making about community affairs, both therapeutic and administrative«), über die Schaffung einer horizontalen Organisationsstruktur (die die negative Übertragung auf die Autoritätsperson beträchtlich vermindert), über die Möglichkeit des Appells an Verantwortung, der permanenten Konfrontation mit der Realität, der Einrichtung von Offenheit und uneingeschränktem Informationszugang.

T. J. Cheff: Perceptual orientation and role performance of staffmembers in a mental hospital ward. In: Intern. Journal of Social Psychiatry 8, S. 113–122.

Eine Publikation, die *nicht* die strukturellen Probleme behandelt, sondern mehr auf die Verhaltenstypen von Pflegepersonal gegenüber Patienten eingeht.

A. H. Stanton und M. S. Schwartz: Medical opinion and the social context in the mental hospital. In: Psychiatry 12, 1949, S. 243.

Die Kritik richtet sich gegen die Tatsache, daß der »administrator« faktisch keinerlei sozialpsychologische Ausbildung hat und dennoch mit Gruppen und den Problemen ihrer Strukturierung konfrontiert wird (etwas, worauf Maxwell Jones auch immer wieder hinweist).

Die Unkenntnis der *wirklichen* Vorgänge auf einer Station, das Unvermögen, sie zu *sehen* (weil Ausbildung und Fachvokabular fehlen), veranlassen die Anstaltspsychiater zu stereotypen Verallgemeinerungen, an denen störrisch festgehalten wird. Die Psychiater beschreiben dann die Anstalt als auf die »Bedürfnisse des Patienten« ausgerichtet und sehen nicht, wie sehr die »Bedürfnisse der Anstalt« dominieren.

J. Henry: The formal social structure of a psychiatric hospital. In: Psychiatry 17, 1954, S. 139–153.

Neben dem Werk von Kahne ist das eine der selteneren Veröffentlichungen über die formale Struktur der psychiatrischen Anstalt. Der Akzent liegt also nicht auf den Menschen, die versagen (und die anders und besser »funktionieren« müßten), sondern auf den neuralgischen Punkten in der *Organisation,* die dieses Versagen praktisch unvermeidlich machen.

»In other words, before one identifies certain people as operating inappropriately within the organisation, some attention should be focussed on the difficulties inherent in the organisation itself.«

Ich möchte den Nachdruck betonen, den Henry in diesem Aufsatz auf das Prinzip der »multiple subordination« legt, eine Situation, in der Pfleger oder psychiatrische Schwestern Anweisungen von verschiedenen Autoritätspersonen entgegennehmen müssen. Dies führt (weil die Anordnungen auch oft konfliktgeladen sind) zu Verwirrung, und Henry fragt sich mit Recht, ob solch ein »external system simply reproduces the internal systems of many others suffering from mental illness«.

S. P. Kraus: Considerations and problems of ward care for schizophrenic patients. In: Psychiatry 17, 1954, S. 283–293.

Kraus beschreibt eine Situation ähnlich der in Upper Cottage: langfristig aufgenommene »schizophrene« Patienten, beinahe aus dem Bewußtsein der Pfleger verschwunden, gänzlich vereinsamt, abhängig und hinsichtlich ihrer Aktivität in einem Zustand der Lähmung.

A. R. Frank und A. G. Centuria: The therapeutic community in a private general hospital. In: Comprehensive Psychiatry, III, Juni 1962.

Die Autoren (wie auch viele andere) warnen davor, das Wort »therapeutic community« zu glorifizieren und nebulos verschwimmen zu lassen. Aktivitäten, die als »progressiv«, »reaktivierend«, »demokratisierend« umschrieben werden, die Einführung von Gruppenkonferenzen und welche anderen Reformen auch immer – es ist besser, diese *nicht* dem Begriff »therapeutic community« zuzuordnen.

Die Autoren legen den Akzent darauf, daß die Patienten im *Entscheidungsprozeß* über ihre Lebens- und »Behandlungs«weise in der Anstalt einen deutlich umrissenen Verantwortungsbereich erhalten.

A. H. Stanton: Milieu therapy and the development of insight. In: Psychiatry 24, 1961, S. 19–29.

Zu Beginn dieses Aufsatzes geht Stanton nochmals auf das Werk eines Pioniers auf dem Gebiet der »Milieutherapie«, Ernst Simmel, ein (die Originalpublikation: Psychoanalytic treatment in a sanatorium. In: Int. Journal of Psychoanalysis 10, 1929, S. 70–89). Der Akzent lag bei Simmel auf dem *Individuum.* Das Milieu sollte nach einer Zeit der Bedürfnisbefriedigung von Menschen, die in der Tat viel zu kurz gekommen waren, allmählich – der äußeren Realität entsprechend – Frustration einführen. Dieses Prinzip wurde von William Menninger (Psychoanalytic principles, applied to the treatment of hospitalized patients. In: Bull. Menninger Clinic 1, 1937, S. 35–43) und auch von Bullard in Chestnut Lodge übernommen. Sivadon ging bereits einen etwas anderen Weg, auf dem er schließlich eine Gruppenbildung durch die Patienten anstrebte (die gemeinsam ihre Feindschaft gegen das Team äußern konnten und sich dadurch in der Gruppe zusammenschlossen).

Zu Recht verweist Stanton auf Sullivan, der als einer der ersten die Grundsätze von »patient-participation«, Gruppentherapie und einem »patient-government« auf seiner Station einführte.

Dann kommt natürlich Maxwell Jones (Social psychiatry. London 1952) mit seinem ausgeprägten Akzent auf der Gemeinschaftsbildung: Team und Patienten auf gleicher Ebene, in Interaktion und gemeinsamem Ringen um Entschlüsse. In Amerika wurde das mit psychotischen Menschen durch Harry Wilmer praktiziert (H. A. Wilmer: Social psychiatry in action. Springfield, Ill. 1958), und Rapaport hat dieses System dann verfeinert (R. N. Rapaport: Community as doctor. Springfield, Ill. 1960). Darüber hinaus bietet der letztgenannte Aufsatz eine Übersicht über die einschlägige Literatur.

L. M. Lapenna: Delineating the therapeutic community. In: Mental hospitals, Juli 1963.

Eine klare Übersicht über die Rollenverteilung »gesund« gegenüber »krank« im traditionellen Sinne von: nicht-emotionale, unpersönliche Interaktion zwischen Personal und Patienten.

Die Autoren kommen zu dem Schluß, daß in der Gruppe von Ärzten, Schwestern und Pflegern große Unterschiede nicht nur hinsichtlich des Status, sondern auch in Einstellung, Erwartungen und Wertvorstellungen bestehen. Ein soziales Feld kann sich nur bruchstückhaft entwickeln. Und das ist das letzte, was Menschen mit schweren Konflikten und »Spaltungen« brauchen können.

Lapenna ist entschieden der Meinung, daß man eine Organisation schaffen kann, in der sowohl *Personal* wie auch *Patienten* ihre Persönlichkeit entwickeln können. Die horizontale hierarchische Struktur (an der also schließlich auch Patienten als Mit-Therapeuten teilhaben können), das tägliche »community meeting« und eine neue Formulierung des Rollenverhaltens des Personals (einschließlich des »Doktors«) werden ausführlich behandelt.

D. F. Hooper: Changing the milieu in a psychiatric ward. In: Human Relations 15, 1962, S. 111–123.
Ein Versuch, in eine Station mit 50, zum größten Teil in Passivität dahinvegetierenden Frauen Veränderung und Leben zu bringen. Die Schwestern haben keine richtige emotionale Kommunikation mit den Patientinnen, und ihr Verhalten wird als »involved superiority« charakterisiert. Das statusgebundene, starr hierarchische Milieu ergibt den gleichen Beziehungstyp zwischen Vorgesetztem und Untergebenem. Faktisch wird, nachdem die Station zur »offenen« Station gemacht worden ist, nur wenig Veränderung erzielt.

H. A. Wilmer: Social psychiatry in action. Springfield, Ill. 1958.
Ein Buch, in dem Wilmer die Grundsätze von Maxwell Jones bei psychotischen Patienten anwendet. Er sagt: »In the therapeutic community the hospital is conceptualized literally as a form of community, both of patients and staff, and its pattern of life is designed to create an environment – a milieu – that reproduces as nearly as possible the types of interpersonal communication and action that exist in the outside world from which the patient has come and to which it is hoped he will be able to return as a useful member. Staff-patient and patient-patient relation take their form, like the relations of persons in the outside world, from common membership in the social group and the mutual responsibility that attends this membership.«

Auch Wilmer sieht sehr genau, daß die Rolle des »to be sick« unter anderem ein Ausdruck des Erwartungsmusters sein kann, welches das Team besitzt und wodurch bestimmte Verhaltensweisen (Wilmer meint das, was wir »chronisch schizophrene Daseinsform« nennen) faktisch eine Reaktion auf diese Erwartungen sein können.

Es geht darum, dieses ganze Erwartungsmuster beim Team (»er ist sicher gefährlich, er hat keine Selbstbeherrschung, er kann nicht verantwortlich gemacht werden« usw.) zu ändern, und deshalb meint Wilmer: »The treatment of the staff, therefore, is all important. All this adds up to the fact that a therapeutic community is, first of all, therapeutic for the staff.«

Bei den starren Rollen in der traditionellen Hierarchie braucht das Personal nicht mitzufühlen und mitzudenken. Die genormten Lösungen liegen bereit, das Verhalten von Patienten kann sofort als »clinical behavior« abgetan werden. Das System ist klar, Patienten müssen sich anpassen, werden behandelt wie Dinge »rather than a living creature of the same order as themselves« (d. h. die Teammitglieder). Jeder echte menschliche Kontakt *kann* zwar positiv gewertet werden, ist aber nicht zwingend in den beruflichen Rollen vorgeschrieben.

Wilmer legt großen Nachdruck auf das tägliche »community-meeting« – den Ort, wo das Personal eigene Gefühle äußern und damit zur Rollenveränderung kommen kann. Das geschaffene Milieu »permitted recovery, rather than driving patients deeper into insanity as, unfortunately, conventional hospital practices frequently do!«

Wilmer geht auch auf den Begriff »Demokratie« ein, der in der Literatur über die »therapeutic community« häufig verwendet wird. Es ist evident, daß von Demokratie meist keine Rede ist. Die Patienten können das Team nicht überstimmen. Die Autorität liegt beim Team – Unterschiede gibt es nur in der Art ihrer Anwendung.

E. F. Galioni: Evaluation of a treatment program for chronically ill schizophrenic patients – a six year program. In: Chronic schizophrenia: Explorations in theory and treatment. Hrsg. v. L. Appleby, J. M. Scher und J. Cumming. Glencoe, Ill. 1960.

Eine allgemeine Beschreibung der Mischung eines »total push program«, wie es von Myerson geschildert wurde (A. Myerson: Theory and principle of the »total push« method in treatment of chronic schizophrenia. In: Am. Journal of Psychiatry 95, 1939, S. 1197–1204), und der Einführung der Prinzipien von Maxwell Jones. Viel Gruppentherapie, starker Druck, um die total passiv in sich gekehrten Patienten zu mobilisieren, und Nachdruck auf die wachsende Selbständigkeit der Station.

»Administrative policy shifted away from direct central administrative control toward increasing ward autonomy.«

J. Kohler und L. Shapiro: Avoidance patterns in staff-patient interaction on a chronic schizophrenic treatment ward. In: Psychiatry 27, 1964, S. 377–389.

Eine Bestätigung der auf der Hand liegenden Idee, daß Teamangehörige eher Kontakt untereinander suchen, als sich jedesmal durch die Abweisung von »withdrawn chronic schizophrenics« frustrieren zu lassen. Es ist typisch für die allgemeine Ansicht, daß diese Autoren die Lösung weiterhin in der Anstellung *besseren Personals* suchen.

D. H. Clark, D. F. Hooper und E. G. Oram: Creating a therapeutic community in a psychiatric ward. In: Human Relations 15, 1962, S. 123–149.

Vieles in diesem Aufsatz deckt sich völlig mit meinen Erfahrungen in Upper Cottage. Die Reform führt zunächst zu einer Widerstandsphase: »The whole ward appeared to be hanging on grimly to the old order which was so severely threatened.« Die Angst und Verwirrung beim psychiatrischen Pflegepersonal auf dem Wege zu einer »demokratischeren« Struktur werden gut beschrieben. Was mir in diesem Artikel auffiel, sind einige Schlußfolgerungen, die zum Nachdenken anregen:

1. Wenn eine einzelne Station einer psychiatrischen Klinik wirklich in eine andere Struktur hineinwächst, muß man einkalkulieren, daß eine solche Station in die Isolation gerät *und eine Art paranoider Gruppenbildung gegenüber der übrigen Anstalt aufweist.*

2. Wenig analysiert ist ... die Rolle des »Reformers«. Gelingt sein Vorhaben, dann entsteht eine neue Gemeinschaft. Das Schwierige ist, daß die Station allmählich wieder in die alte (traditionelle) Organisationsform zurückfällt, sobald er (als Haupt der Reform) weggeht.

J. Kahne: Rehabilitation of chronic mental patients. In: Psychiatry Quarterly 37, 1963, S. 704.

Auch Kahne verweist auf die Bedeutung einer authentischeren Beziehung zwischen Personal und Patienten.

H. Kayser: A therapeutic community with chronic schizophrenics. 6th congr. of psychotherapy, London 1964. Basel–New York 1965, S. 52–59.

Ein kurzer Bericht, in dem oft wörtlich dieselben Erfahrungen wie die in Upper Cottage beschrieben werden.

A. Etzioni: Interpersonal and structural factors in the study of mental hospitals. In: Psychiatry 23, Febr. 1960.

Eine Studie, die sich mit den formalen strukturellen Organisationspraktiken der psychiatrischen Klinik beschäftigt. Mit diesem Hauptakzent als Ausgangspunkt werden wiederum die Kommunikationsstörungen der Personalangehörigen untereinander und die Haltung des »Pflegepersonals« gegenüber Patienten analysiert.

Etzioni hat zahlreiche Einwände gegen den Begriff »hospital as a small society«, weil soviele Faktoren außerhalb der Anstalt wirksam sind, die eine funktionale Autonomie der Anstalt (»functional autonomy means that all the basic functional needs of a social system are internally regulated«) illusorisch machen.

Das gilt auf für die »Rollen« der verschiedenen Berufsangehörigen. Man darf nach Etzioni nicht vergessen, daß *außerhalb* der Anstalt Kräfte wirksam sind (die »Regierenden«, die »Behörde«, das »health department«), die das Rollenverhalten der Angehörigen einer psychiatrischen Anstalt (Ärzte und Pflegepersonal), ihr »Image« und Prestige, weitgehend bestimmen.

12. Joanne

Ich kehre zu einer konkreten Situation mit einem konkreten Menschen zurück. Eine langwierige Situation, denn praktisch verdichte ich im folgenden Kapitel eine Erfahrung mit einem Menschen, die sich über viereinhalb Jahre erstreckt hat. Sie heißt Joanne, und sie war keine Bewohnerin von Upper Cottage. Sie war einer jener Menschen, die mir als Psychotherapeut zugewiesen wurden.

Warum ich gerade sie beschreibe, werden Sie aus dem Bericht sicherlich ersehen. Es geht mir darum, nochmals ein Thema in den Mittelpunkt zu stellen: Schwäche. Der Terminus technicus der psychoanalytischen Fachsprache lautet: »Ich-Schwäche« (gegenüber »Ich-Stärke«), und zu diesem Thema gibt es zahlreiche Veröffentlichungen. Ehe ich Ihnen die Theorie vorlege, schien es mir zweckmäßig, auch diese Erfahrung zu beschreiben.

Ich lerne Joanne am 13. Juli 1961 kennen. Es ist der Tag ihrer Aufnahme in Chestnut Lodge, und ich begrüße sie auf der Station, wo sie ein wenig verloren zwischen ihren Koffern sitzt. Sie ist 32 Jahre alt und sieht recht attraktiv aus, auch viel jünger, als ihr Alter angibt. Sie ist groß und schlank.

Die erste Sitzung ist, wie immer, wichtig. Als ich sie nach dem Grund ihres Kommens frage, antwortet sie:

»Ich bin schwach. Ich fühle mich von allen gelenkt. Ich muß fähig sein, meine eigenen Entscheidungen zu treffen. Das kann ich nicht. Mein Vater und meine Mutter und mein Mann haben alles für mich entschieden. Ich kann keine plötzlichen Entschlüsse fassen und Probleme lösen, vor die mich die Kinder stellen. Ich fühle mich dann gelähmt, teilnahmslos, und ich weiß überhaupt nicht, was ich tun soll. Ich habe immer zu tun versucht, was meine Eltern sagten.«

Ihre Schwierigkeiten begannen kurz nach ihrer Heirat, 1952. Sie lernte ihren Mann an der Universität kennen, wo er einen Mathematikkurs gab und sie »entdeckte«. Sie war sehr verlegen und scheu und fühlte sich inmitten ihrer Studienkollegen recht minderwertig. Bald gab sie seinem Drängen nach, Geschlechtsverkehr mit ihm auszuüben, und entdeckte nach einigen Monaten, daß sie schwanger war. 1953 wird ihr Sohn Jack – benannt nach ihrem Mann – und zwei Jahre später, 1955, der zweite, Peter, geboren.

Joanne fühlte, daß ihre Ehe von Anfang an ein Fehlschlag war. Sie stellte sich die Ehe vor als ein völliges Geführt- und Beschütztwerden durch einen kräftigen, aber auch zärtlichen Mann. Jack dagegen ließ sie oft allein, wenn er am Wochenende mit seinen Freunden Bridge spielte. Er trank auch zuviel und konnte morgens nur schwer aus dem Bett finden. Jack erlangte eine mäßig bezahlte Stellung in einer Fabrik, und Joanne fühlte sich völlig von ihrem Mann beherrscht, ihr wurde aber auch allmählich bewußt, daß sie alle praktischen Lebensprobleme nicht ohne die fortwährende Hilfe und Unterstützung ihres Mannes lösen konnte. Sie fühlte, wie sie immer mehr in der Ehe vereinsamte, und entwickelte einen starken Widerstand gegen den Geschlechtsverkehr, den ihr Mann ihr manchmal empfahl, weil er glaubte, »daß sich dann schon alles einrenken würde«. Mit der Zeit entwickelte sie eine ungeheure Wut gegen ihren Mann, aber sie äußerte diese nie.

Ihre Kinder stellten von Anfang an Anforderungen an sie, denen sie sich nicht gewachsen fühlte. Sie beschreibt sie als »nervös« und mit Formulierungen wie: »Sie benahmen sich nicht gut.«

Sie selbst war in ihrer Jugend immer »lieb« gewesen und hatte versucht, ihren Eltern dadurch zu gefallen, daß sie ganz still und gehorsam war.

Ihre Kinder folgten diesem Beispiel ganz und gar nicht. Sie waren laut, rannten durchs Haus, und Joanne wußte nie, was sie mit ihnen anfangen sollte. »Sie waren durch und durch Jungen.«

Die beiden Kinder verlangten von Anfang an auch viel körperlichen Kontakt, und das jagte ihr Angst ein, weil sie überhaupt nicht wußte, wie weit sie mit ihren Kindern gehen konnte. Das Stillen mißglückte ihr bei beiden Kindern völlig.

Später schlug sie sie mit einem Lederriemen, um sie zu Ruhe und Gehorsam zu zwingen. Ihr Mann war sich entweder der Situation, die sich zu Hause entwickelte, nicht bewußt, oder er leugnete ihren Ernst.

Im Herbst 1957 fand Joanne einen gewissen Halt bei einer Religionsgemeinschaft, der sie sich anschloß. Sie sang im Chor mit und erlebte das Kirchengebäude mit der warmen Farbe der bunten Glasfenster als ein »neues Haus«.

Als sie in der Bibelstunde zum erstenmal etwas Kontakt mit Menschen bekam, fühlte sie sich einer Gruppe zugehörig. Vor allem beim Pfarrer fand sie großen Halt. Als er ihr begegnete, sagte er ihr, daß er imstande sei, ihr in ihren Eheproblemen zu helfen, und sie saß neben ihm in der Bibelstunde, wo er ihr oft das Gesangbuch reichte. Obwohl sie nie allein miteinander waren, merkte Joanne von Anfang an, daß er sich zu ihr hingezogen fühlte. Manchmal sah sie seine Hand zittern, und sie bekam allmählich das Gefühl, daß der Geistliche seine Predigt auf Problemen aufbaute, die sie ihm hin und wieder erzählte.

Der Geistliche taufte nicht nur die beiden Kinder, er war auch immer da, um ihr Ratschläge zu erteilen, und sie rief ihn einmal in der Woche an. Zwei Jahre lang führte sie ausführliche Telefongespräche mit diesem Mann. In diesen Gesprächen erhielt sie Ratschläge und Anleitungen.

Allmählich verstärkte sich bei ihr das Gefühl, daß er in seiner Predigt zahllose Anspielungen auf sie machte. Manchmal fühlte sie, daß er sie lobte, wenn sie ihre Sache gut gemacht hatte, und manchmal fühlte sie sich kritisiert, wenn sie die Probleme zu Hause falsch anpackte.

Eines Sonntags wurde ihr in einer Predigt klar, »daß der Pfarrer bald seine Frau verlieren würde und daß Joanne dann seine Frau werden würde«. Sie hatte die Vorstellung, daß jeder in der Kirche das hörte, daß dies alles von Gott kam und daß man sich in der Gemeinde erzähle, daß Joanne durch eine neue Ehe mit diesem Pfarrer gerettet würde.

Sie hielt sich für einen Versager als Mutter und Ehefrau, und während dieser Phase begann sie Gott zu bitten, ihr zu helfen, nicht so nervös, so ängstlich und unsicher zu sein.

Während des Gebets hatte sie einige Male das Gefühl, Gott werde ihr helfen und akzeptiere sie auch dann, wenn sie nicht stark und kräftig wäre. Sie erzählt mir:

»Während dieses Gebets fühlte ich mich völlig von Gott akzeptiert, eine tiefe, echte Liebe, die bewirkt, daß man sich vollkommen akzeptiert fühlt. Wenn ich dieses Gefühl wieder erlangen könnte, wäre ich meiner selbst sicher. Dann hätte ich auch die Wutanfälle nicht mehr. Ich würde mich sicher fühlen in der Liebe, die ich besaß, und diese Liebe könnte ich auf meine Kinder übertragen, und ich könnte dann auch die Kinder akzeptieren, wie ich mich selbst akzeptiert fühlte.«

Schließlich erzählte Joanne dem Geistlichen, zu welcher Überzeugung sie gelangt war. Der Mann erschrak und brachte sie mit einem Psychologen in Kontakt, der nach einigen Gesprächen meinte, daß der Fall »viel zu ernst für ihn sei«, und so wurde sie zu einem Psychiater überwiesen.

Während der nächsten zwei Jahre hatte sie regelmäßig zwei- bis dreimal wöchentlich Gespräche mit ihrem Psychiater, aber sie stellte fest, daß sie wenig halfen. Sie verlor allmählich die »Wahnvorstellungen«, aber ihrer Meinung nach war das nicht das Ergebnis der Psychotherapie, sondern eher der Tatsache, daß einfach nichts geschah. Allmählich bekam der Wahn eine Art traumhafter Qualität, und die Wirklichkeit ihrer Ehesituation trat wieder mehr und mehr in den Vordergrund.

»Ich kam wieder zu mir selbst, wunderte mich über meine Fähigkeit, mir Dinge einzubilden, und war dankbar für die Erinnerung.«

Sie spürte, daß ihr Psychiater sie kaum stützte, weil er während der Sitzungen meist ruhig hinter seinem Schreibtisch sitzen blieb und ihr hie und da einige Formeln über die Ursache ihrer intensiven Abwehrgefühle während des Geschlechtsverkehrs anbot. Diese intellektuelle Einsicht half ihr nicht, sie unterstrich höchstens das Gefühl, als Frau und Mutter ein völliger Versager zu sein.

Einmal warf sie ihren jüngsten Sohn, Peter, der damals fünf Jahre alt war, die Treppe hinunter. Zuvor schon hatte sie mehrmals jegliche Kontrolle über ihre Wutanfälle verloren, aber ihr Mann negierte weiterhin den Ernst der Lage. Dieses Mal aber war es klar, daß sie stationär behandelt werden mußte, und sie kam in eine psychiatrische Klinik, wo sie sieben Wochen blieb. Aus dieser Zeit hatte sie nur wenig Erinnerungen. Sie nahm dreißig Pfund zu, und sie wollte nichts als schlafen. Warum sie aufgenommen wurde, war ihr eigentlich nicht recht klar, aber sie hatte sich einfach mit dem Gedanken abgefunden.

Als sie wieder zu Hause war, ging alles bergab. Ihr Mann war entmutigt und fühlte sich durch ihren »Ehewahn« abgewiesen. Die neue Kirche, die zu besuchen er sie zwang, war ihrer Meinung nach zu kalt und zu groß. Sie hatte ihr Haus verloren. Allmählich machte sie sich immer größere Sorgen über ihre Wutanfälle. »Ich hatte das Gefühl, daß diese Anfälle immer häufiger kamen.« Zwischen dem Ehepaar wuchs eine ungeheure Spannung, und Joanne war oft völlig apathisch. Sie lebte in einer Art Nebel, erhielt von ihrem Psychiater eine ziemlich große Dosis Tranquillizer und schlief den größten Teil des Tages. Mit der Zeit entwickelten sich heftige Szenen, wobei es zu Handgreiflichkeiten kam, und einmal soll sie ihren Mann mit einem Messer bedroht haben. Der Psychiater stellte fest, daß sich ihr Zustand laufend verschlechterte, und nach Rücksprache mit ihrem Mann und Joannes Eltern wurden Vorbereitungen für ihre Aufnahme in Chestnut Lodge getroffen.

Joanne selbst fühlte sich vollkommen isoliert und verzweifelt; allmählich drängten sich ihr Selbstmordgedanken auf. Sie entwickelte auch die Vorstellung, daß ihre Kinder lieber tot sein sollten, als heranzuwachsen und durch ihre Erfahrungen mit einer »psychisch kranken Mutter zum Verbrecher« zu werden.

Im Frühling 1961 versuchte sie eines Sonntagmorgens Peters Pulsadern mit einem Rasiermesser aufzuschneiden. Sie wollte beide Kinder umbringen und dann Selbstmord begehen.

»Aber er wachte auf und weinte. Da legte ich dann das Rasiermesser weg und verband sein Handgelenk. Da spürte ich keine Vernichtung mehr. Nicht einmal das Gefühl, daß ich etwas Falsches gemacht hatte. Peter war das Kind, das mich am meisten ärgerte. Ich hatte den Gedanken: Ich tue jetzt etwas, was niemand von mir erwartet. Ich tue etwas Falsches. Ich hätte vor mir selbst ausspucken können, weil ich nie den Mut hatte, etwas aus eigener Initiative zu tun, den Mut, ein Individuum zu sein, eine eigene Meinung zu haben.«

Als ich sie bat, mir mehr darüber zu erzählen, fuhr sie fort: »Ich habe mich nie aufgelehnt als Teenager. Ich mußte immer lieb und gut zu meinen Eltern sein. Ich war eben ruhig und ging ins Bett. Ich war nie widerspenstig, aber als ich das Rasiermesser nahm, war es, als ob ich zu mir selbst sagte: ›Tu es jetzt. Tu jetzt etwas, was niemandem gefällt.‹ Es war, als ob ich so etwas wie ein Individuum werden wollte.«

Diesen Bericht kondensiere ich aus einer großen Zahl von Sitzungen. Ich weiß das alles noch nicht, als ich Joanne zum erstenmal sehe, zusammen mit ihrem Vater, ihrer Mutter und ihrem Mann. Was nun folgt, ist ein Teil von deren Schilderung.

Der Vater scheint mir der verständigste der drei zu sein. Er ist ein achtzigjähriger, etwas gebeugter, gedrungener Mann. Er macht wenig Worte, wenn er aber redet, ist es schwierig, ihn zu unterbrechen. In den Kontakten, die ich in den nächsten Jahren mit ihm habe, berichtet mir Joannes Vater nur wenige Einzelheiten über seine Jugend. Er habe seine Mutter verloren, als er fünf war, und mehrere Jahre bei seinem Onkel und seiner Tante auf einem Bauernhof in der Nähe von Los Angeles gelebt. Joannes Vater kann wenig über seine Jugend erzählen, außer der Tatsache, daß er seinen Vater als Bohemien beschreibt, der sich von einem geschäftlichen Abenteuer ins andere stürzte. Während seiner ganzen Jugend sei er ein sehr isolierter Mensch gewesen, und später verlegte er sich hauptsächlich darauf, seinem desorganisierten, liederlichen Vater zu beweisen, »daß es auch anders ging«. Joannes Vater besuchte die Universität und eröffnete mit fünfundzwanzig ein Autogeschäft in Chicago.

Er heiratete dort und bekam drei Kinder, zwei Söhne und eine Tochter, die kurz nacheinander geboren wurden. Nach etwa siebenjähriger Ehe ging seine Frau mit einem Polizisten durch. Er selbst sagte darüber: »Ich hatte eine verschlossene Natur, und sie war sehr leidenschaftlich, sie brauchte offensichtlich mehr Liebe.«

Nachdem seine erste Frau ihn verlassen hatte, wurden die drei Kinder von ihren Großeltern mütterlicherseits versorgt. Der Vater baute allmählich sein Geschäft zu einem blühenden Betrieb mit etwa 500 Beschäftigten aus. Mit 42 Jahren heiratete der Vater seine Sekretärin, Joannes Mutter. Ihre Eltern seien, ebenso wie ihre Großeltern, Bauern gewesen. Nachdem sie einige Jahre als Sekretärin für Joannes Vater gearbeitet hatte, heiratete sie ihren Chef und übernahm die Sorge für die drei Kinder.

Nach fünfjähriger Ehe drängte sie darauf, selbst ein Kind zu haben. Ihr Mann habe ihr das nach einigem Widerstreben zugestanden. Den Grund ihrer Geburt hat mir Joanne später treffend erklärt, als sie eine der ersten Sitzungen mit dem Satz eröffnete: »Mein Vater schenkte meiner Mutter das Kind, das meine Mutter haben wollte.«

Über Joannes erste Jahre wissen beide Eltern sehr wenig zu berichten. Es sei vor allem ihr Halbbruder David gewesen, der sich viel mit ihr abgab. Ihre Schwester Carol machte sich weniger aus ihr und war ein verschlossenes Mädchen, das seinen eigenen Weg ging. Joanne wird von den Eltern als sehr nervös während der Volksschulzeit beschrieben; sie habe immer große Examensangst gehabt. Sie sprach wenig mit ihren Eltern. Die Beschreibung ist die eines stillen, goldigen Kindes, das in einem ziemlich alten Haus mit alten Eltern aufwächst.

Ich unterbreche hier die Beschreibung, die die Eltern bei ihrem ersten Besuch geben, und will Sie nun etwas eingehender über den Eindruck informieren, den beide Menschen auf mich machen. Die Mutter ist 67 und spricht mit hoher, jammernder Stimme. Hinter ihren dicken Brillengläsern scheint sie manchmal zu weinen. Sie macht einen hilflos-kindlichen Eindruck. Der Vater wirkt kräftiger, sitzt aber doch etwas schuldbewußt daneben. Mir fällt auf, wie armselig beide Eltern gekleidet sind. Joannes Vater ist immerhin ein sehr vermögender Mann. Die Mutter gibt mir wiederholt zu verstehen, daß sie nur ein einfaches Bauernmädchen ist, und deutet während des Gesprächs stets mit einer gewissen Geringschätzung auf ihren Mann und sagt: »Das müssen Sie meinen Mann fragen.« Als ich auf weitere Information über Joannes Jugend dränge, sagt die Mutter: »Ach, Herr Doktor, ich weiß nicht, was ich Ihnen darüber sagen soll. Wir waren beide schon etwas alt, als Joanne kam, und wir wußten nicht, wie man Kinder erzieht. Wir wissen es eigentlich noch immer nicht.«

Mit Joanne läßt sich ziemlich leicht Kontakt herstellen. Ich sehe sie viermal wöchentlich, und in den ersten Monaten erzählt sie mir in vagen Umrissen ihren Lebenslauf. Die Beschreibung ihrer Jugend ist die eines Kindes. Der Abstand zwischen ihr und ihren Halbbrüdern und der Halbschwester scheint sehr groß gewesen zu sein. Sie zeichnet mir das Haus, in dem sie ihre ganze Jugend verbracht hat. Sie spricht mit dünner Stimme und sitzt zusammengesunken im Stuhl. Die Zeichnung, die sie vom Haus macht, ist vage, mit dünnen Strichen, und ihre Handschrift ist außerordentlich kindlich. Sie spricht viel mehr über ihren Vater als über ihre Mutter. Sie kann sich seiner nur als eines Mannes erinnern, der hart arbeitete, frühzeitig aufstand und sich sein Frühstück selbst machte. Wenn er heimkam, war er müde und blieb in Gedanken bei seiner Arbeit. Er versteckte sich meist hinter seiner Zeitung, und Joanne erinnert sich, daß ihre Mutter sie dauernd warnte, »ihrem Vater nicht lästig zu fallen« und ihn vor allen Dingen zu »respektieren«.

Joanne beschreibt ihren Vater als »einen großen Mann« und gibt in vielerlei Hinsicht zu erkennen, daß sie die Vorstellung hatte, ihr Vater würde gereizt, wenn Menschen ihm zu nahe kamen. Sein Gesichtsausdruck veränderte sich dann. Seine Gesten schienen entspannter zu sein, wenn man einen gewissen Abstand wahrte.

»Man konnte leicht erraten, daß er nicht gestört werden wollte; manchmal an seinem leeren Gesichtsausdruck. Er spricht nicht viel. Sein ganzes Wesen scheint Spannung zu sein!«

Des Vaters einziges Interesse galt, neben seinem Beruf, dem Segeln am Wochenende. Er schrieb sich regelmäßig für Segelregatten ein, aber Joanne kann sich nicht erinnern, daß er die Familie je auf einen Ausflug mitgenommen hätte. Als er Joanne das erste Mal zu diesen Segelwettkämpfen mitnahm, war sie dreizehn. Sie durfte damals ihren Vater begleiten, weil sie »das richtige Gewicht hatte«. Sie erinnert sich, daß sie auf der Vorplicht des Bootes liegen durfte und Angst hatte, weil der Vater während des Wettkampfs fluchte und tobte. Sie erinnert sich, daß ihr Vater sie nie an sich gezogen hatte und daß sie auch nie auf seinem Schoß gesessen hatte.

»Vater war Gott, und ich respektierte ihn sehr. Vater wollte nicht gestört werden. Er arbeitete mit Maschinen. Er wollte immer Maschinen verbessern.«

Als ich später nochmals mit dem Vater allein spreche und ihn über seine Haltung zu Hause gesprächiger zu machen versuche, bestätigt er vieles von dem, was mir Joanne mitgeteilt hat. Er erzählt mir, wie er mit 21 Jahren in einem Wutanfall einen Angestellten angriff, und nur weil Mitarbeiter ihn zurückhielten, »wurde ein Mord verhindert. Ich hätte den Kerl bestimmt umgebracht und bekam nun große Angst vor meiner Wut. Ich nahm mir vor, meine Gefühle zu unterdrücken und unter allen Umständen zu beherrschen.«

Während meiner Begegnung mit dem Vater kann ich vieles von dem nachfühlen, was Joanne mir erzählt. Er ist ein äußerst sensibler Mann, der sehr verschlossen ist, aber auch einen sehr explosiven Eindruck macht. Joanne erzählt mir, daß ihr Vater und ihre Mutter, solange sie sich erinnern kann, getrennte Wege gingen. Sie kann sich auf keine Äußerung von Zärtlichkeiten zwischen ihren Eltern besinnen. Sie umarmten einander nie. Die Mutter habe sie wiederholt darauf hingewiesen, daß es »show« sei, Zärtlichkeiten und Freundschaftsgefühlen körperlichen Ausdruck zu verleihen, und wenn sie manchmal Menschen auf der Straße sah, die eingehängt gingen oder die Arme umeinandergelegt hatten, reagierte die Mutter immer verärgert und sagte: »Das ist alles nur Schein. Das tun sie nur, um Eindruck zu schinden.« Die Mutter und der Vater empfangen keine Freunde zu Hause, und Joanne beschreibt sie als »asozial«. Das wird später von Vater und Mutter bestätigt. Sie erinnert sich der langen Abende, an denen ihre Eltern einzeln spielten, und es charakterisiert die Familie, daß dabei auch wenig geredet wurde. Während ihrer Gymnasialzeit ging sie jeden Abend etwa um acht Uhr ins Bett. »Ich hatte nichts zu tun.« Nach dem Ritual des Zeitungslesens im Anschluß an das Abendessen suchte sie schon früh ihr Zimmer auf und hörte dort Schallplatten, aber diese machten sie zu depressiv: »Ich konnte keinen Tschaikowski hören.« Sie erzählt mir, daß sie sich abends immer schläfrig und müde fühlte. Sie gibt mir etwas Einsicht in die Bedeutung dieses »Symptoms«, als ich sie einmal zu einer Sitzung am späten Abend bitte. Als ich sie frage, ob sie dafür nicht zu müde wäre, antwortet sie: »Ach nein, jetzt habe ich wenigstens etwas, was ich erwarten kann.«

Bereits in den ersten Monaten unseres Kontakts erzählt mir Joanne, daß mein verständnisvolles Zuhören und Erklären intensive Gefühle bei ihr erzeugt. Sie sagt, daß ihr ganzer Körper prickelt wie nie zuvor und daß sie während der Sitzungen ein ungeheures Verlangen in sich aufsteigen fühlt, mich zu berühren. Sie formuliert einen Wunsch, nahe bei mir zu sein, in mich hineinzukriechen, mein Haar, Gesicht, meine Brust zu berühren, und dieses Gefühl ist so stürmisch, daß sie sich oft buchstäblich an ihren Stuhl klammert, um nicht davon übermannt zu werden. Sie sagt mir nun auch, daß sie die Vorstellung hat, mir überall auf dem Klinikgelände zu begegnen. Die Erfahrung, jemandem zu begegnen, der mit ihr redet und sie zu verstehen sucht, und die Gefühle, die das bei ihr hervorruft, scheinen so fremd und neu zu sein, daß sie das ängstigt. Manchmal ruft sie aus:

»Ich kann das alles nicht begreifen, das ist alles so neu. Sie sind doch ein Arzt und ich eine Patientin. Woher kommt es nur, daß alles so persönlich wird?«

Sie hat Angst, daß ihr die Situation über den Kopf wächst, daß sie mich mit ihren Gefühlen und Wünschen ansteckt und daß sich eine Art Gefühlsexplosion zwischen uns ereignen wird, eine Verschmelzung, bei der das formale Verhältnis von Arzt und Patient völlig in die Brüche geht. Das ängstigt sie sehr und verwirrt sie. Sie kann einfach nicht verstehen, daß ich dabei ruhig sitzenbleiben kann. Sie formuliert ihre große Angst, daß ich sie nicht »gut« finden, daß ich sie verwerfen werde, wenn sie mir von ihren körperlichen Wünschen berichtet. Sie fragt mich oft, ob ich nicht zu müde, zu voreingenommen, zu angespannt bin, um ihr zuzuhören.

»Ich betrachte manchmal Ihr Gesicht, Ihre Augenbrauen waren gestern hochgezogen, und Ihre Augen waren weit geöffnet. Das bedeutete, daß ich vorsichtig mit meinen Gefühlen sein mußte. Sie sind sehr beschäftigt, Besprechungen mit anderen Ärzten. Sie wollen nicht gestört werden durch diese verrückten Sachen, die ich erzähle, Sie haben wichtigere Dinge zu tun.«

Manchmal beschreibt sie mich als einen unbeweglichen Stein, in anderen Augenblicken, als ob ich größte Mühe hätte, sehr explosive Gefühle zu kontrollieren. Obgleich die direkte Andeutung eines Zusammenhangs mit den Erfahrungen, die Joanne mit ihrem Vater hatte, auf sie wenig Eindruck zu machen scheint, gibt sie mir dennoch mehr Auskünfte darüber, wie sie ihren Vater erlebte.

»Ja, mein Vater hatte eine Art zu gehen, die mir immer das Gefühl gab, ich müsse auf der Hut sein. Sein Gesichtsausdruck war gespannt. Es war manchmal, als ob er Menschen nicht zu nahe an sich herankommen lassen wollte. Seine Muskeln waren gespannt. Er sprach wenig, und sein ganzes Wesen schien gespannt zu sein. Vor allem, wenn ihm im Beruf etwas daneben ging, war er zu Hause sehr gespannt. Aber er sprach nie mit mir oder meiner Mutter über geschäftliche Angelegenheiten. Meine Mutter wußte darüber überhaupt nichts. Ich fühle mich jetzt wie ein kleines Mädchen, das zu seinem Vater hinlaufen und sich an seiner Schulter ausweinen will.«

Es wird mir allmählich deutlich, daß Joanne dieser Fülle überwältigender Erfahrungen eine Form zu geben sucht, eine Formel, die alles erklären soll. Es wird Sie nicht erstaunen, daß sie dieselbe Formel verwendet, mit der sie früher ihre Beziehungen zum Pfarrer zu umschreiben suchte. Joanne beginnt mir zu berichten, daß sich bei ihr das Gefühl entwickle, ich werde sie heiraten. Alles deutet darauf hin. Sie glaubt, daß Mitpatienten auf der Station über diese zukünftige Ehe flüstern. Man beobachtet sie. Allerlei kleine Ereignisse weisen in die gleiche Richtung. Als ich sie frage, was »heiraten« für sie bedeute, beschreibt sie es als »eine Rettung, die von Gott gesandt ist«. Es ist klar, daß sie sich als Kind fühlt und mich als eine Mischung aus einer guten Mutter und einem starken Vater erlebt. Joanne beschreibt die Gefühle, die nur eine einzige Bewegung, eine begreifend zustimmende Gebärde oder das Geräusch meiner Stimme bei ihr hervorrufen. Die Flutwelle eines »neuen Gefühls«, das sie durchströmt und sie völlig hilflos macht.

»Ich habe Angst vor diesem Gefühl, als ob ich eine Marionette wäre und Sie durch eine einzige Gebärde oder den Ton ihrer Stimme an den Fäden zögen. Mein Herz klopft, und ich stelle mir vor, wie es sein würde, mit Ihnen verheiratet zu sein.«

Auf der Station ist Joanne sehr isoliert. Spontan kommuniziert sie mit niemandem.

Wenn ich Abenddienst habe, ruft sie mich häufig an, um meine Stimme zu hören. Sie sagt:

»Ich würde so gern auf Ihr Zimmer kommen. Und wenn Sie schliefen, könnte ich Sie berühren, Ihren Rücken, und mit meinen Händen durch Ihr Haar fahren.«

Joanne drückt immer wieder den Wunsch aus, auf mich zuzulaufen, mich zu umarmen und von mir umarmt zu werden. Ein brennender Wunsch nach körperlicher Verschmelzung, nach einem Berührt-, Geküßt- und Umarmtwerden. Sie erzählt mir wieder, daß sie sich nicht daran erinnern kann, je bei ihrem Vater auf dem Schoß gesessen zu haben.

Während der Sitzungen unterbricht Joanne manchmal eine Beschreibung und beginnt zu seufzen und zu stöhnen, und ich finde in meinen Notizen, »daß sie mich anblickt wie jemand, der durch eine Wüste gelaufen ist und plötzlich Wasser sieht«. Allmählich wird dieser Wunsch, mich zu berühren, so stark und beherrscht die psychotherapeutischen Stunden so vollständig, daß Joanne zu einer Anzahl vager Formulierungen kommt, die das alles erklären sollen. Sie glaubt, ich mache bestimmte Gesten, verführerische Geräusche, um Wünsche in ihr zu wekken. Als ich während einer der Sitzungen eine Pfeife rauche, sagt sie flüsternd: »Warum machen Sie dieses Geräusch?« Und mit Mühe kommen wir dahinter, daß das schmatzende, kaum hörbare Geräusch bei ihr den Wunsch weckt, zu saugen und mich zu küssen. Manchmal, wenn ich mich vorbeuge, äußert sie den Wunsch, mir an der Brust zu saugen. Sie glaubt auch, meine verführerischen Gesten und Töne könnten den Zweck haben, meine eigenen körperlichen Wünsche an ihr zu befriedigen.

Ein anderes Thema, das in unseren Sitzungen klar hervortritt, ist Joannes Angst, von mir mißbraucht zu werden. Sie äußert Angst, daß ich nicht wesentlich an ihr interessiert sei, sondern sie nur als Versuchskaninchen, als Forschungsobjekt verwende. Manchmal sagt sie:

»Wollen Sie mich wegen meines Geldes heiraten?«

Als Pendant dazu drückt sie ihren Wunsch aus, daß ich völlig unabhängig sein möge, kräftig und beschützend und ohne jegliches Verlangen, so daß sie in völliger Abhängigkeit von mir beschützt, gelenkt und gestützt werden kann.

Allmählich entwickelt Joanne die Idee, daß Gott sie beauftragt habe, mich zu heiraten. So schreibt sie mir im Januar 1962 einen kurzen Brief:

»Ich glaube noch immer, daß ich von Gott berufen bin und daß ich Sie heiraten muß. Sagen Sie auch bitte nicht ›Goodbye‹ am

Ende der Stunde. Und außerdem spüre ich, daß Sie mich beschützen.

Joanne.«

In den Sitzungen erzählt sie mir mehr über das Gefühl, das sie überkommt. Sie wird mich nicht nur heiraten, sondern danach wird sie selbst sterben. Sie beschreibt es als eine Art Liebesopfer, eine Hingabe an mich, und durch ihren Tod wird sie den anderen als Vorbild dienen. Als wir über diese Gefühle sprechen, fällt mir auf, daß sie diese von ihr entwickelte »Wahnwelt« schützt und hegt und mich manchmal buchstäblich bittet, sie ihr nicht zu rauben.

»Wenn Sie fort sind und ich Sie dann nicht erreichen kann, fühle ich mich verloren. Ich fühle mich vollkommen hoffnungslos. Ich fühle mich als ein Teil von Ihnen.«

Am 9. Januar 1962 macht sie mir alles etwas klarer: »Ich fühle, daß Gott mir Frieden gibt und Kraft. Er hat mich hierher gebracht, und ich empfinde jetzt dieses Warten, bis Sie mir die Heirat antragen, als eine Periode, in der ich geprüft werde, ob ich überhaupt wertvoll genug dafür bin. Wenn ich diese Vorstellungen nicht hätte, könnte ich es nicht schaffen. In meiner Ehe hat sich bei mir ein ungeheures Gefühl der Ermüdung entwickelt, ein Gefühl, wertlos zu sein. Ich konnte nicht einmal die Betten der Kinder sauberhalten. Ich hatte keinerlei Freude am Leben, und ich konnte nicht verstehen, warum ich es so schwer hatte. Lachen können, nicht so müde sein, sich an den Kindern freuen, zornig werden und den Zorn schwinden sehen, sich trotzdem der Person gegenüber gut fühlen, auf die man böse ist – zu alledem war ich nicht imstande. Ich fühlte, daß etwas schrecklich verkehrt bei mir war.«

Manchmal spürt Joanne, daß die »Kirche« und ich eine Art Zusammenarbeit leisten, um sie zu retten. Sie war in der Kirche und hörte dort den Geistlichen über Größe und Leid des Menschen predigen. Dabei sagte er auch etwas über eine »kräftige Gestalt«. Joanne hat das Gefühl, daß er wirklich über sie sprach und über die Erfahrungen, die sie mit mir macht. Joanne beginnt mich allmählich als Gott zu erleben und fühlt sich selbst als Kind. Einmal fragt sie flüsternd: »Sind Sie Gott?«

Es fällt mir auf, wie wenig sie ihre Erfahrungen in Zusammenhang mit der Beziehung bringt, die sie mit Mutter und Vater gehabt hat. Trotzdem wird eine Reihe von Mustern allmählich klarer. Sie erlebt ihren Vater tatsächlich als Gott, und sie erinnert sich, wie sie ihn oft im Salon auf dem Sofa anstarrte. Er saß weit von ihr entfernt hinter seiner Zeitung.

»Ich saß da und schaute ihn stundenlang an, aber er gab nie ein Zeichen, daß ich näherkommen dürfe. Ich wollte eigentlich gern auf seinem Schoß sitzen und ihn berühren, aber ich glaubte, daß er das nicht wollte. Ich kann mich nicht erinnern, daß ich meinen Vater je berührt hätte.«

Als sie auf mich zuläuft und ich auf allerlei Wegen dieser Suche nach körperlichem Kontakt Grenzen zu setzen versuche, ohne ihr das Gefühl zu geben, abgewiesen zu werden, spricht sie oft ihre Verwunderung darüber aus, daß ich nicht »explodiere«. »Ich kann nicht verstehen, daß Sie sich so gut beherrschen können.« Sie bringt das wieder mit ihrem Vater in Verbindung, bei dem sie das Gefühl hatte, daß er fortwährend seine Gefühle unterdrückte, als ob er jeden Augenblick explodieren könnte. Bei ihrem Vater auf dem Schoß zu sitzen würde dann die Gefahr einschließen, daß er sich nicht beherrschen konnte und daß eine inzestuöse sexuelle Beziehung daraus würde. Das ist jedenfalls meine Ansicht darüber. In den folgenden Monaten wird immer deutlicher, in welche Welt mich Joanne einbezieht, welche Funktion sie mir in dieser Welt des »Heiratswahns« zuerteilt. Es ist eine Welt, in der alles auf einen Retter hindeutet, der Joanne aus ihrer verzweifelten Einsamkeit erlösen wird. Der Retter ist ein Gott, ein ideales Vater- und Mutterbild, das beschützt und ermutigt, wacht, immer irgendwo gegenwärtig ist und lenkt. Ihre Welt äußert sich in einer Reihe von Beispielen und Erfahrungen, die sie mir beschreibt. Joanne bekommt auf der Station eine Zimmergenossin, die manchmal sehr aggressiv sein kann. Sie manipuliert ihre Angst vor dieser Zimmergenossin folgendermaßen: Sie erzählt mir während der Sitzung, daß »nun ein Fernsehgerät da ist, das mit der Oberschwester verbunden ist und von da aus mit Ihrem Zimmer. Dadurch haben Sie ein Auge auf die Sache, und ich fühle mich sicher.«

Eines Abends versucht Joanne meine Wohnung zu finden. Sie verirrt sich in einem Wald, und ein Pfleger findet sie dort später. Sie erzählt mir: »Es war mitten in der Nacht, aber ich hatte keine Angst. Sie wußten, daß ich kommen würde. Sie waren um mich.«

Wenn sie allein in Washington spazierengeht, sieht sie einen weißen Volkswagen (es gibt Tausende), und sie wird sofort weniger ängstlich, weil sie davon überzeugt ist, daß es der meine sei. Ich passe auf, sie ist nicht allein. Oft erlebt sie mein Sprechzimmer als eine warme, bergende Schutzhülle, wo sie während der vielen Sitzungen, in denen sie wortlos auf der Bank liegt, Sicherheit findet. Später wird klar, wie groß Joannes Angst vor dem Leben auf der Station, den aggressiven Entladungen mancher Mitpatientinnen, den Gruppensitzungen unter Leitung des Stationspsychiaters ist.

Ihre Mitpatienten können alle so flott und gut reden – und Joanne, die manchmal während einer solchen Sitzung eine spärliche Bemerkung macht, sitzt meist still und gelähmt dabei und erlebt alles um sich her als Bedrohung.

In ihrer Umgebung scheint Joanne alles, was sie als bedrohlich erfährt, auf mich in der Weise zu beziehen, daß die Überzeugung von einer baldigen »Ehe« dann heller aufscheint.

Sie sieht mich mit einer anderen schizophrenen Patientin spazierengehen, und während der Sitzungen sagt sie darüber:

»Dorothy ist eine Patientin, der Sie pflichtgemäß einige Stunden geben, weil Sie als Psychiater arbeiten müssen. Aber Sie kommen doch an mir vorbei, um mich wissen zu lassen, daß Sie mich erwählt haben.«

So manipuliert sie in diesem Stadium Gefühle großer Verlassenheit und starker Eifersucht.

Diese Welt des »Ehewahns« und seiner Varianten beschreibt Joanne einmal klar *in ihrer funktionellen Bedeutung:*

»Es sind meine Krücken«, sagt sie einmal. »Ich kann auf diese Phantasie, die Wirklichkeit ist, nicht verzichten, noch nicht. Wenn das alles nicht wahr wäre, würde ich mich verloren fühlen. Wenn Sie nur ein einfacher Psychiater wären, der mich täglich als einen seiner Patienten betrachtet, käme ich mir verloren vor und hoffnungslos.«

Oft bezeichnet Joanne die Ehewelt als eine Verteidigung gegen die überwältigende Angst, »verlassen« und »zu nichts« zu werden. Immer erwähnt sie das Gefühl der »nothingness«, das sie tief in sich fühlt und das sie überwältigen würde, »wenn alles nicht wahr wäre«.

Meine Aktivitäten in dieser Phase wachsender Wahnbildung, in der ich eine so zentrale Stellung einnehme, beschränken sich vorwiegend auf die Aufrechterhaltung der Kommunikation, und ich habe dabei das Gefühl, daß die Wahnwelt ihre einzige Brücke zur Wirklichkeit darstellt. Rückwirkend scheint es mir, daß ich dieses dünne Fädchen mit großer Vorsicht gehütet habe.

Ich fordere sie immer zum offenen Sprechen auf und interpretiere diese »Ehewelt« als den Versuch eines Menschen, der sich einsam und zu schwach fühlt, dem Leben Sinn zu geben. Trotzdem versuche ich, sie hin und wieder zu bewegen, ausführlicher über ihre Jugenderlebnisse zu sprechen, aber ich stoße dabei auf starken Widerstand. Es ist, als wollte sie sich diese Jugenderfahrungen nicht realisieren. Sie will nicht kritisch betrachten, Abstand nehmen in einer neuen Perspektive. Es scheint ihr nicht sehr sinnvoll, sich auf die Wirklichkeit zu besinnen, die Wirklichkeit der jetzigen Situation in bezug auf ihren Mann und ihre Kinder, die Wirklichkeit der Beziehung zu mir und ihren Mitpatientinnen auf der Station. Sie mag auch nicht über ihre Jugend sprechen, über die Atmosphäre zu Hause (die mir ungeheuer irreal erscheint), die sie nicht detailliert beschreiben will. Als ich sie dazu ansporne, wird sie ängstlich, weicht auf Allgemeinplätze aus und wählt eine vielsagende Generalisierung: »Es war bei uns daheim wirklich nicht anders als bei so vielen anderen Leuten auch.«

Vor allem, daß sie über die Rolle sprechen soll, die ihre Mutter spielte, ist für Joanne sehr bedrohend. Im Lauf der Jahre verstehe ich, warum. Ich fasse zusammen, was sie über die Beziehung zu ihrer Mutter sagt:

Die Mutter war für Joanne die »Wahrheit«. Die Mutter empfing Joanne als eine Art »Geschenk« ihres Mannes. Die Entbindung war schwierig, und die Schwangerschaft wurde durch eine Blinddarmentzündung kompliziert, die kurz nach der Entbindung eine Operation erforderlich machte. Die Mutter betonte gegenüber Joanne oft die Opfer, die sie für ihre Tochter gebracht hatte, wie lebensgefährlich ihre Entbindung gewesen war. Joanne fühlte, wie die Mutter sie zu tiefster Dankbarkeit und Loyalität anstachelte. Neben dem Thema: »Du mußt mir dankbar sein für die Opfer, die ich während der Schwangerschaft für dich gebracht habe«, gab es auch das Thema: »Du mußt bedingungslos an mich glauben und mir folgen.« Was die Mutter sagte, galt als die »Wahrheit«. Die Mutter definierte die Welt für Joanne. Wie die Mutter die Welt wahrnahm, so war die Welt.

Was mir aus Joannes zögernden, manchmal lässig-abwehrenden Bemerkungen über ihre Beziehung zu ihrer Mutter klar wird, sind die unwahrscheinlichen Ausmaße dessen, was Helm Stierlin einmal als »the adaptation of the stronger person's reality« bezeichnete[1].

Die Mutter definierte Joanne als »schwach«.

Eine Erinnerung verdichtet vieles. Joanne hörte ihre Mutter einmal sagen: »Ich schicke mein Kind nicht zum Einkaufen fort. Ich tue es lieber selbst. Das ist viel praktischer und geht viel schneller.« Joanne legt starken Nachdruck auf diese Erinnerung, als symbolisiere sie eine wesentliche Qualität dessen, was sie erfuhr. Sie wird als unmündiges, unwissendes, schwaches Kind betrachtet, dem die Welt in ihrer Bedeutung benannt und erklärt werden muß. Joannes Mutter läßt ihr Kind eigentlich wenig *selbst* erfahren, sondern erzählt ihrer Tochter ständig, wie ihre (das heißt der Mutter) Erfahrungen sie zu einer bestimmten Deutung der Welt geführt haben.

Mir wird bewußt, daß ich versuche, Sie über Allgemeinplätze hinweg einzuführen, und es scheint mir besser, etwas spezifischere Beschreibungen jener Welt zu geben, die die Mutter ihrer Tochter anbietet. Zu Hause hat alles seinen eigenen Ort. Die Möbel durften nicht umgestellt werden. Joanne erinnert sich, daß die Mutter sich sehr erregte, wenn etwas seinen Platz veränderte.

»Ich sprang einmal auf einem gemachten Bett herum. Meine Mutter war völlig außer sich. Sie hatte Angst, daß es kaputt ginge.«

Eine andere Erinnerung: »Meine Mutter hatte einmal einen Pudding gemacht. Ich wollte etwas davon probieren und steckte einen Löffel hinein. Da war sie entsetzlich wütend auf mich.«

Joanne beschreibt das Haus nicht nur als einen Ort starrer Ordnung, sondern auch fast tödlicher Stille. Jegliche Äußerung von Vitalität scheint unterdrückt worden zu sein. Joannes Eltern sprechen wenig miteinander, und die Beschreibung der Abende, während welcher die Eltern still und jeder für sich spielen, Joanne früh ins Bett geht und auf ihrem Zimmer Platten hört, ist von einer tiefen depressiven Einsamkeit. Die Eltern gehen wenig aus, haben selten Freunde zu Besuch, und an eine »party« kann Joanne sich nicht erinnern.

Das mußte stark zur übrigen Gesellschaft kontrastieren. Diese soziale Isolierung unterschied sich zweifellos vom Leben der amerikanischen Industriellen, wo »cocktail party« und »dinner party« an der Tagesordnung sind.

Der Vater suchte mit seinen Geschäftsfreunden nur am Wochenende Kontakt, wenn er mit seinem Segelboot loszog. Er nahm an Segelregatten teil und lebte in seinem »Country Club« ... ein eigenes Leben. Er habe seine Frau einmal in diesen Club mitgenommen. Sie habe sich dort einen Schwips angetrunken und Dinge ausgeplaudert, die die Geschäftsinteressen ihres Mannes gefährdeten. Nach diesem Zwischenfall hielt ihr Mann es für besser, sie nicht mehr mitzunehmen. »Die Welt, in der ich mich behaupten mußte, war zu sehr auf Wettbewerb abgestellt«, erklärte der Vater später. »Meine Frau vertrug keinen Alkohol. Sie redete dann unkontrolliert.«

Joannes Mutter scheint sich danach immer mehr auf die Rolle der Märtyrerin für die gute Sache zurückgezogen zu haben. Äußerlich lebte sie ihrer Tochter die Rolle »mutiger Resignation« vor, die Frau, die still ergeben zu einem Mann aufblickt, den sie ihrer Tochter als »groß« präsentiert. »Du mußt immer zu ihm aufsehen«, habe sie oft gesagt. »Wir sind glücklich verheiratet.«

Was mich aus Joannes Beschreibungen und dem, was die Mutter mir selbst erzählte, am meisten trifft, ist die hartnäckige und flagrante Leugnung der wirklichen Gefühle der Mutter. In den Gesprächen, die ich mit ihr hatte, erscheint sie manchmal ein wenig echter. Dann ist diese Mutter eine verbitterte, tief depressive Frau, die sehr genau weiß, wie sehr sie sich vernachlässigt gefühlt hat.

»Darüber reden hat keinen Sinn mehr. Es ist doch alles hoffnungslos. Er hat seinen Beruf und sein Segeln. Früher habe ich noch ein bißchen mitgeholfen – als ich seine Sekretärin war –, aber jetzt bin ich ganz ausgeschaltet. So ist es nun einmal, und es ist gut so.«

Sie beginnt dann wieder zu leugnen, und während hinter ihren dicken Brillengläsern der Kummer aufwallt, fängt sie zu lachen an. Ein merkwürdig hohes Lachen.

»Natürlich habe ich Joanne immer vorgesagt, daß ich sehr glücklich sei, daß es gut sei zwischen uns. Ich bat sie immer, ihn zu respektieren. Nein, sie hat nie etwas davon gemerkt ... von dem Abstand zwischen uns.«

Die Wahnwelt »der zukünftigen Ehe« hat sich nach anderthalb Jahren deutlich stabilisiert und ist in ihrer Bedeutung transparenter geworden. Daß Joanne sich mit dem Wahn gegen überwältigende Angst behauptet, die eine direkte Konfrontation mit der Wirklichkeit für sie bewirkt, ist vorläufig eine befriedigende Formulierung.

Ich will jetzt einfach erklären, wie ich diesen »Ehewahn« zwischen uns behandelt habe. Ich würde heute vieles anders machen, aber es hat keinen Sinn, in eine ausgedehnte technische Erörterung einzutreten. Strategisch war der »Wahn« sicher ein Dilemma für mich, und rückblickend scheint es mir, daß ich Joanne doch zu wenig nachhaltig daran erinnert habe, wie die

Dinge wirklich lagen, wer und was ich war und was sie von mir erwarten konnte und was nicht. Ich habe diesen Aspekt nicht außer acht gelassen, aber ich ging sehr vorsichtig zu Werke, vielleicht zu vorsichtig. Auch ich durchlebte die Angst, die Joannes Vorgeschichte und grundlose Minderwertigkeitsgefühle in mir hervorriefen. Ich war tief beeindruckt von den Fakten, wie sehr sie der Wahnwelt bedurfte und wie sehr diese auch die einzige Brücke zu sein schien, die sie mit mir und der Wirklichkeit verband.

Sie erfuhr mich einmal als idealen Vater, dann wieder als ideale Mutter, und es ist sicher, daß diese ganze Erfahrung es ihr ermöglichte, Zug um Zug Fragmente aus ihrer Lebensgeschichte zu erzählen, während sich gleichzeitig ausreichend Realität einstellte, um unserer Beziehung den Anstoß zu einer realeren Fundierung zu geben. In meiner Strategie war der Wahn also eine Kommunikationsbrücke, die ich in diesem Stadium nicht zerstören wollte, und der Mantel, unter dem sich der langsame Aufbau einer wirklichkeitsnäheren psychotherapeutischen und persönlichen Beziehung entwickelte.

Dieser Punkt erscheint mir wichtig genug, um näher darauf einzugehen. Als ich mit einigen Kollegen die Entwicklung dieser »Übertragungspsychose« (das ist der technische Begriff) und des Wahns besprach, wurde mir oft geraten, den Abwehrcharakter dieser Wahnbildung direkter und kräftiger zu interpretieren. Man verwies darauf, daß meine akzeptierende Haltung die Flucht in den Traum nur noch fördere. Ich würde damit die tiefe Realitätsabwendung begünstigen, die so charakteristisch für Joanne war. Tatsächlich zeigte sich später, daß bei ihr Träumen und Phantasieren eine lebenslängliche Neigung war.

Die Nase ans Fenster gepreßt, sah sie zwar gegenüber die Kinder miteinander spielen, Unfug treiben, die Mutter anschreien, aber es war, als ob sie die Wirklichkeit all dessen nie ganz fassen könnte. Sie sah verliebte Menschen Hand in Hand durch die Straßen gehen und einander küssen, aber in ihren Beschreibungen kommt immer wieder zum Ausdruck, daß ihre Mutter sie zwingt, diese Aspekte der Wirklichkeit, vor allem jene der Aggressivität und physischen Intimität, zu verleugnen. Die Mutter scheint ihr beständig vorzuhalten: »Da draußen ist der Traum, hier drinnen ist die Wirklichkeit, so gehört es sich eigentlich.« Das aggressive, »nein« schreiende Kind, das sich zur Wehr setzt und seine eigene Individualität ankündigt und verteidigt, *sollte es nach Meinung der Mutter nicht geben.* Es ist Unwirklichkeit. Es ist eine Ausnahme. Und die Umarmung ist Schlechtsein, Unechtsein, Anstellerei, eine Vorspiegelung falscher Tatsachen.

Was ich hier zu beschreiben versuche, ist ein Verschmelzen von Traum und Wirklichkeit, eine Haltung der *Abkehr* von dem, was in der aktiven *Zuwendung* zu Menschen zu sehen und zu erfahren ist. Es ist eine Haltung des phantasierenden, wahnhaften In-der-Welt-Seins, die Joanne *angelernt* wird. Joanne zieht sich, so wie ich sie zu verstehen versucht habe, nicht aufgrund einer konstitutionellen Sensitivität vor Reizen, die sie als Frustration erfährt, vorzeitig in ein Phantasieleben zurück. *Diese Haltung wird ihr systematisch beigebracht.* Die Mutter sagt (mit oder ohne Worte): »Glaube an mich, an mein Weltbild, bedingungslos. Indem du mir so gehorsam folgst, mich akzeptierst und bestätigst, bist du ein gutes Kind und ich eine gute Mutter.«

Die Mutter bekennt mir später, daß sie nicht wußte, wie man ein Kind erziehen sollte und wie eine gute Mutter eigentlich zu sein hatte. So überlebt die Mutter als Person mit einem gewissen Selbstwert durch die starre Anwendung dessen, was ihr als »gute Mutterschaft« erscheint.

Joanne ist also von jeher verträumt. Ihr Weltbild vor und während der Psychose unterscheidet sich nicht wesentlich. Den Rat, sie nun endlich einmal zu zwingen, der Wirklichkeit ins Auge zu sehen und ihr nicht zu erlauben, diese Abkehr von der Wirklichkeit fortzusetzen, habe ich nicht befolgt. Die Zukunft wird erweisen müssen, ob ich in diesem Punkt richtig gehandelt habe. Es gibt eigentlich nur einen bewußten Grund, warum ich sie selbst ihren Weg in dieser ersten Phase habe finden lassen, in der sie so oft in Phantasien und Wahnvorstellungen abglitt: Ich wagte nicht, ihr die Wirklichkeit vor Augen zu führen.

Es kann aber auch ein unbewußter Grund gewesen sein, der mich veranlaßte, mit Joanne so vorsichtig umzuspringen. In den Wahn zu treten und ihn zur Entwicklung kommen zu lassen, bedeutete auch eine Befriedigung symbiotischer Bedürfnisse bei mir selbst. Das Durchleben der vollkommenen Abhängigkeit, die Joanne zeigte, ihr Streben nach Verschmelzung, die Erfahrung ihres maßlosen Verlangens nach der guten Mutterbrust und der schützenden Umarmung durch den guten Vater, all das muß auch für mich psychologisch von Bedeutung gewesen sein. Sie ist meine erste Patientin während meiner Anpassungsphase an ein neues Land und ein neues Milieu, und meine eigene Einsamkeit kann eine wichtige Triebfeder gewesen sein, um meine eigenen Abhängigkeitsbedürfnisse in der mütterlichen Sorge für Joanne zu befriedigen. Wie dem auch sei, Joanne regrediert nur während ihrer psychotherapeutischen Stunden; in der übrigen Zeit des Tages sieht man eigentlich wenig Besonderes an ihr. Auf der Station und in der Arbeitstherapie gilt sie als eine Frau, die wenig auffällt.

Die täglichen Beobachtungsberichte enthalten keinerlei wichtige Information. Manchmal, während einer Pause des Schweigens in der Gruppensitzung auf der Station, tut sie plötzlich einen »weisen Ausspruch«, Beweis dafür, daß sie eine Gruppensituation mit großer Einsicht durchschauen kann. Sie arbeitet sich selbst zu einer Art Gruppenleiterin in dem Sinne empor, daß man von ihr das rechte Wort im rechten Augenblick erwartet. Aber damit ist der Umfang ihrer Teilnahme beschrieben.

Im übrigen finden viele sie »mysteriös«, manche »unheimlich«, und ein Pfleger hat ausgesprochene Angst vor ihr, weil er ihre lodernde Wut spürt, die sich manchmal in kurzen, blinden Explosionen einen Ausweg bahnt. Dennoch fällt mir auf, wie viele Mitglieder des Pflegepersonals und auch ihr Stationspsychiater sie für viel »gesünder« halten, als sie in Wahrheit ist. Sie meinen damit offensichtlich, daß Joanne ihnen wenig Schwierigkeiten macht, was von den übrigen Patientinnen auf dieser Station, die in dramatischer Form allerlei Aufmerksamkeit fordern, nicht behauptet werden kann. Physisch fällt Joanne hingegen wohl auf. Eine lange Frau mit einem kindlichen Gesicht, einem langen Hals, immer auf Zehenspitzen laufend, als schwebe sie über der Erde, und mit einem seltsam unnatürlichen Lachen, mit dem sie jeden Kontakt einleitet und beendet. Später – als ich die Familie einige Male zusammen sehe – wird mir das Lachen begreiflicher. Es ist ein Familienmuster. Sobald Angst herrscht und ein Gefühl berührt wird, brechen sowohl der Vater wie die Mutter in einen seltsam wiehernd-unnatürlichen Lachanfall aus, an dem Joanne teilhat.

Zu Beginn des zweiten Therapiejahres bezeichnet Joanne ihren Ehewahn immer häufiger als *funktionell* und sieht der Wirklichkeit allmählich ins Auge. Nach kleinen Frustrationen äußert sich ihre Wut etwas stärker, und als ich der Erfüllung ihres Wunsches, gehegt und beschützt zu werden, Grenzen ziehe, kommt es wiederholt zu heftigem Handgemenge in meinem Zimmer, diesmal weniger blind und verzweifelt, sondern wie bei einer Dürstenden, die sich den Weg zu einer Quelle bahnt, aber durchdrungen ist von kaltem Haß. Joanne versucht mich nun bewußt in Schwierigkeiten zu bringen, indem sie plötzlich aufspringt und auf mich zuläuft. Zum erstenmal kann sie jetzt sadistische Phantasien aussprechen: mir ein Messer in die Brust stoßen, mich am Penis durchs Zimmer schleudern, den Penis abschneiden. Der Wahn zerbricht, und damit wird sie immer depressiver. Was jetzt herauskommt, was immer hinter dem Wahn verborgen geblieben ist, scheint das Gegenteil von alledem zu sein, was sich in der »Ehewelt« als hoffnungsvoll und positiv zeigte. Joanne ist jetzt nicht mehr die Auserwählte, sondern die Verlassene und von mir Verstoßene. An meinen anderen Patienten bin ich wirklich interessiert. Joanne ist für mich nichts als ein »Fall«, der mir wenig bedeutet und den ich behandle, weil ich dafür nun einmal bezahlt werde. Sie verliert zusehends ihren Glauben an den Wahn, es ist alles nicht »wahr«, und sie schleppt sich nun in einer Art dumpfer Verzweiflung zu den Sitzungen, liegt schweigend auf dem Sofa oder sitzt abgewandt, zusammengesunken in einem Stuhl und starrt aus dem Fenster. Diese Phase gehört auch für mich zu den schwierigsten der Therapie. Die Verzweiflung hängt schwer im Raum – Joanne spricht praktisch nicht, und es dauert alles sehr lange, über ein Jahr.

Allmählich schleppe auch ich mich zu den Sitzungen, »vergesse« einige, und meine ganzen Bemühungen, die Kommunikation anzukurbeln, begegnen einem störrischen Negativismus.

Die Sitzungen finden meist um zehn Uhr morgens statt. Ich erlebe sie dann oft gedankenversunken, grimassierend, flüsternd, manchmal mit heftig ruckartigen Bewegungen. Mit vieler Mühe gelingt es mir endlich, sie zum Reden zu bringen. Dann stellt sich heraus, daß sie um neun Uhr an einer Gruppensitzung auf der Station teilgenommen hat. Sie fand dort wenig Aufmerksamkeit. Die Atmosphäre war eher wettbewerbsmäßig, und die Konversation wurde von einer Reihe geräuschvoller Mitpatientinnen beherrscht. Zudem stellt sich heraus, daß Joanne während ihrer Sitzungen mit mir die vorhergegangene Stunde wieder durchlebt und dabei versucht, in ihrer Phantasie das zu sagen, was sie hätte sagen wollen, herumzuschnauzen, sich in den Vordergrund zu schieben. »Ich kann mich nicht äußern. Ich sitze stumm herum, ich muß reden lernen. Joanne ist immer die Führerin.«

»Reden lernen« leitet auf ein Thema über, das von nun an unsere Sitzungen beherrscht. Nachdem der Wahn gebrochen ist, offenbart Joanne den Umfang ihres Gefühls, »nichts«, »niemand« zu sein. Ihr Gefühl eigener Identität, früher »die Tochter von Herrn X.«, im Wahn »die Auserwählte und zukünftige

Braut von Dr. Foudraine«, ist äußerst schwach. Sie fühlt sich eigentlich in keiner Situation wohl. Alles ist von der Angst durchdrungen, zu nichts zu werden, ein Anhängsel, Fortsatz, eine Marionette in der Hand des starken anderen zu sein. Sie beginnt jetzt etwas mehr über die Beziehungen zu ihrer Mutter zu erzählen, aber sobald sie den Umfang ihres Mitläufertums, ihrer Passivität und symbiotischen Gefangenschaft realisiert, bekommt sie während der Sitzung einen Schwindelanfall – eine Art Versinken ins Nichts – und versucht dann, indem sie meine Hand ergreift und sich an mich schmiegt, dieser Angst Herr zu werden. Manchmal habe ich den Eindruck, daß sie nur in der Bestätigung ihrer eigenen Leiblichkeit das Gefühl wiedererlangt, da zu sein. Die Welt, die Joanne mir nun allmählich beschreibt, ist eine des ständigen Überwältigt- und Beherrschtwerdens.

Sie fühlt sich wie eine Fliege im Netz der anderen, paralysiert durch deren Kraft und Kompetenz. Sie macht sich klar, daß sie nie zu ihrem eigenen Denken, ihrer Meinung, ihrem Geschmack und ihrer Wahl kommen kann. Sie beschreibt sich selbst fortwährend als »schwach« und »feig« und eröffnet mir eine Welt der Beeinflussung, des Unter-Einfluß-Stehens, in der nur gelähmtes Gehorchen und Gelenktwerden oder blinde Widerstandsaktion möglich ist. Sie lehrt mich – was ich auch bei anderen schizophrenen Patienten erfahren habe –, daß sich die Welt des Beziehungswahns am besten aus dem Problem der Ich-Schwäche verstehen läßt. Joanne besitzt zu wenig Freiheit, um die Welt *aktiv zu erforschen und Veränderungen in ihr vorzunehmen.* Es gibt erstaunlich wenig Gebiete, auf denen sie sich je *Herr der Lage* gefühlt hat. Ihre Jugenderfahrung besteht aus ständigem Erdulden, die Landkarte des Lebens wird ihr immer vorgelegt, aber *sie erkundet nicht selbst, aus Fehlern lernend, das Terrain von Ursache und Wirkung.*

Dies hätte ihr die Fähigkeit der Voraussicht, des Überblickens der Gesamtheit angelernter, durch eigene Tat verursachter Konsequenzen gegeben. Dieses Fehlen von Ich-Stärke macht auch ihre eigene Mitwirkung in der Therapie zu einer sehr schwierigen Aufgabe.

Jetzt, wo ihre Sehnsucht nach einem Neugeboren- und Erzogenwerden nicht von mir befriedigt wird und sich der Traum von der Ehe, die sie immer wieder als eine Mutter- oder Vater-Kind-Beziehung definiert, in Rauch auflöst, brechen ihre negativen Gefühle stark hervor.

Das Bild, das sich Joanne von ihrem Vater aufgebaut hat, ist zwar teilweise von ihrer eigenen Wahrnehmung und Erfahrung mit diesem Vater abhängig, gewiß aber auch stark von dem Bild geprägt, das ihr die verbitterte Mutter von ihrem Vater aufgedrängt hat: Für Joanne sind diese Bilder schwer unterscheidbar. Ich gebe Ihnen einige Beispiele, wie sich das in der Relation zu mir manifestiert. Sie erfährt mich als einen autoritären Gott, der eine große Geringschätzung gegenüber Frauen an den Tag legt. Meine Arbeit mit ihr hat nur die Befriedigung meiner eigenen Bedürfnisse zum Ziel. Ihre Anhänglichkeit ist meine Nahrung. Sie erlebt mich als einen aufgeblasenen Gockel. Ich setze mich von ihr ab, sie unterstützt mich wesentlich dabei und wird damit von mir mit Füßen getreten und erniedrigt.

Es kommt zu heftigen Wutausbrüchen. Manchmal, wenn ich die Cafeteria betrete, spürt Joanne den Wunsch in sich aufsteigen, mir einen Teller an den Kopf zu knallen. Dann wieder erwägt sie einen Selbstmord, um auf diese Weise zu meiner Entzauberung beizutragen. Einmal will sie sich vor mein Auto werfen, um damit zu dramatisieren, wie sie sich in unserer Beziehung fühlt. Überfahren, in keiner Weise respektiert. Ich bin für sie der Gipfel des Egoismus.

Offensichtlich scheint diese Erfahrung des Mannes mit dem übereinzustimmen, was sie früher zu Hause mit ihrem Vater erlebt hat. Tatsächlich interessierte sich der Vater wenig für seine Frau und Tochter Joanne. Die Mutter beschrieb ihn dabei immer als einen Gott, der respektiert werden mußte und dem man ja nicht zu nahe kommen durfte, wenn er abends gereizt von seiner Arbeit heimkam und sich hinter seiner Zeitung verschanzte.

Mein eigener Kontakt mit diesem Mann läßt mich keineswegs so über ihn urteilen. Er ist beherrscht, hält ängstlich seine Aggressions- und Zärtlichkeitsgefühle zurück, ist geladen, strahlt aber eine gewisse Ehrlichkeit aus und ist durchaus imstande, über seine Gefühle zu sprechen. Dabei fällt auf, mit wieviel Liebe er manchmal über seine Tochter sprechen kann.

Joanne greift in allerlei Tonarten »den Mann« an, beschreibt ihre Probleme zu Hause weiterhin als einen Kampf zwischen zwei mit Füßen getretenen Frauen, einer sich minderwertig fühlenden depressiven Mutter und einer ihr loyal ergebenen Tochter, und einem Diktator, der weder Zeit noch Interesse für beide hat.

Die Dynamik scheint für sie übersichtlich zu sein und weit weniger beängstigend als das Erlangen von Einsicht in die Beziehung zu ihrer Mutter.

Dennoch erfahren wir immer mehr Einzelheiten darüber, daß Joanne sich ganz als Spielball ihrer Mutter gefühlt hat. Wie alles zu Hause seinen festen Standort zu haben schien, scheint Joanne völlig als Besitztum ihrer Mutter gegolten zu haben, und ihre Meinungen, Urteile, Wahrnehmungen hatten so zu sein, wie die Mutter ihr das immer wieder vorsagt. Beeindruckend ist, in welchem Ausmaß die Mutter die wachsende Identität zerstört. So fühle ich auch in der sich entwickelnden Übertragungsbeziehung (den Emotionen mir gegenüber), wie ihre Beschreibungen des erdrückenden, überwältigenden anderen *viel stärker von ihrer Mutter als von ihrem Vater geprägt sind.*

Nach dreijähriger Therapie ist folgende Situation entstanden: Der Ehewahn ist verschwunden, und Joanne gibt sich als eine Frau, die bei jedem näheren Kontakt mit einem Mitmenschen das Gefühl bekommt, vom anderen überwältigt zu werden. Die sich entwickelnde Angst manifestiert sich in chaotischen Wutausbrüchen. Während dieser Wutanfälle läßt sie sich manchmal zu Boden fallen, und einige Male muß sie vor sich selbst geschützt werden. Manchmal bilden sich in diesen Wutzuständen auch starke suizidale Impulse. Auf ihrer Station zeigt sie viel mehr Gefühle, und sie ist jetzt nicht mehr die mysteriöse, äußerst passive und schweigsame Frau, die früher niemand in den Griff bekommen konnte. Während sie früher nur mit mir kommunizierte, beginnt sie nun langsam, vertraulichere Beziehungen mit ihren Mitpatientinnen und den Schwestern und Pflegern der Station anzuknüpfen. Damit läßt sie auch die Maske fallen, und man zeigt sich auf der Station immer stärker von ihrer Verwirrung und Unsicherheit beeindruckt. Man fürchtet sie weiterhin eindeutig; wenn sie bei der Morgensitzung zu sprechen beginnt, hört man ihr still und geduldig zu, aber man ist auch sichtlich erschüttert bei der Erkenntnis des Grades ihrer Verwirrung und Einsamkeit. Manchmal spricht sie in kaum zu entziffernder Symbolsprache, und vielen fällt auf, daß diese Frau den Eindruck macht, als habe sie eigentlich nie in der Wirklichkeit gelebt. Sie kann jetzt Wünsche nach körperlicher Intimität etwas besser ausdrücken, und manchmal bittet sie eine der Schwestern, sie »einen Augenblick zu umarmen«, Wünsche, die sie früher nur mir antrug. Ihre Wut richtet sich hauptsächlich gegen die Pfleger, die im allgemeinen Angst vor ihr haben. Manchmal kann sie durch einen Vorfall, der sich kaum rekonstruieren läßt, plötzlich in blinden Haß geraten, ein Gefühl, das sie übermannt und sie manchmal rettungslos mitzureißen scheint. Ihre Unsicherheit gegenüber den einfachsten Aufgaben verlangt ständige Fürsorge und Lenkung. Ihr Wunsch nach Abhängigkeit und Geborgenheit ruft große Angst bei ihr hervor, denn sie wird, wie sie sagt, »dann sofort genauso wie jener andere, von dem ich abhängig bin«.

Eröffnen sich andererseits Möglichkeiten zu Autonomie, zu selbständigem Handeln und Entscheiden, dann manifestiert sich bei ihr wiederum große Angst, weil sie in dieser Autonomie die Einsamkeit fürchtet und sich sogleich das Gefühl bei ihr breitmacht, nun nicht mehr vom anderen akzeptiert zu werden. Autonomie scheint für sie den völligen Verlust an Liebe und Ausgestoßenwerden zu bedeuten. Kindliche Geborgenheit erfährt sie zugleich als Verlust der eigenen Identität. In dieser Phase ihrer tragischen Verwirrung hatte das Personal besonders viel mit ihr zu tun.

Ich werde in dieser letzten Periode auch um so stärker vom Stationspersonal und dem Stationspsychiater unterstützt, je besser diese begreifen, mit wem sie und ich es eigentlich zu tun haben.

Wieder muß ich hier meinen Bericht über Joanne unterbrechen. Sie fand eine Wohnung, und unsere Zusammenarbeit wurde für sie überschaubarer. Ihr Verhältnis zu ihren Kindern und die Beziehung zu ihrem Mann wurden ausführlich durchgearbeitet. Den Mann habe ich nur zweimal gesehen. Er wollte sich nicht weiter engagieren, und schließlich wurde die Ehe geschieden. Joanne hat der Wirklichkeit doch noch ins Auge geblickt, und nach vier Jahren war sie so weit, daß wir beide Abschied nehmen konnten und ein psychoanalytischer Kollege in Chestnut Lodge die Psychotherapie fortsetzte. Die letzten Berichte, die ich über sie erhielt, waren positiv.

Ich habe etwas über Joanne erzählt – nochmals: wie verdichtet man vier Jahre? – als Einführung in das, was nun folgt. Darin konzentriert sich die Aufmerksamkeit auf ein Thema: »Schwäche«.

Anmerkung

H. Stierlin: The adaptation to the »stronger« person's reality. In: Psychiatry 22, 1959, S. 143–152.

13. »Chronische Schizophrenie« und »Ich-Schwäche«

In diesem Kapitel wollen wir ausführlicher auf das Phänomen des »chronischen Schizophrenseins« eingehen.

Ich will mit der Feststellung beginnen, daß die Worte »chronisch schizophren« zusammen aus zwanzig Buchstaben bestehen und auf nichts Konkretes verweisen. Es sind Worte ohne »Referenz«. Worte auf einem Abstraktionsniveau also, das es Psychiatern ermöglicht, zu einer gewissen sinnvollen Kommunikation miteinander zu gelangen. Abgesehen von dieser Bedeutung – der Unterhaltung von Kommunikation zwischen Fachkollegen – sind die Worte für mich ziemlich sinnlos. Daß man die Frauen, die ich in Upper Cottage in passiver Bindung an das Pflegepersonal und die Anstalt als ganzes antraf, als »chronisch schizophren« bezeichnen konnte, wird wohl jedem einleuchten. Wir wollen unsere Aufmerksamkeit auf Menschen in einer Situation lenken, die in einem Feld leben, aus dem sie nicht herauszudenken sind – in der Kultur eines psychoanalytisch orientierten Sanatoriums. Dort hatten sie viele Jahre zugebracht.

Es scheint mir darum für dieses Kapitel unerheblich, auf die Frage einzugehen, wie man psychotisch *wird,* sondern vielmehr auf die Frage, warum man es *bleibt.*

Ronald Laing, der (mit vielen anderen) das Schizophrensein als eine Strategie sieht, um das Leben in einer unlebbaren Situation auszuhalten, zitiert zustimmend den Anthropologen Gregory Bateson[1].

Bateson sagt: »Es scheint, als habe eine solche schizophrene Periode, wenn sie einmal angefangen hat, einen ebenso festgelegten Verlauf wie ein Einweihungsritus – einen Tod und eine Wiedergeburt. Der Novize ist vielleicht durch sein Familienleben oder durch zufällige Umstände in sie hineingestürzt, aber ihr Verlauf wird vornehmlich durch einen endogenen Prozeß bestimmt ...

Wenn man die Dinge so betrachtet, stellt die spontane Besserung der Schizophrenie keine Probleme. Zu fragen haben wir uns dann allerdings, warum so viele Menschen, die diese Reise beginnen, nicht von ihr zurückkehren. Finden diese Menschen Umstände in ihrem Familienleben oder in der Anstalt, in der sie sitzen, vor, die ihrer Anpassung so sehr im Wege stehen, daß selbst die reichste und bestorganisierte halluzinatorische Erfahrung sie nicht retten kann?«

In einem anderen Vortrag beschreibt Laing das Psychotischsein als einen Prozeß des Zurück-Schreitens (Regression). Er nennt es »metanoia«, eine Reise nach Innen und eine nachfolgende Rückkehr (neogenesis) mit einem bereicherten und vertieften Selbstsein. Man könnte es auch einen Prozeß von Tod und Wiedergeburt mit dem Ergebnis einer Reintegration auf höherem Niveau nennen.

Es geht darum, daß man diese Reise (die »metanoia sequence«) *weder* innerhalb der Originalfamilie *noch in einer psychiatrischen Klinik machen kann.* Laings These ist, daß man diese Reise nicht machen *kann, weil die Welt der Anstalt das verhindert,* daß man auf halbem Wege stehen bleibt. Das ist eine sehr produktive Idee.

Ich zitiere Laing: »Diese Menschen werden oft aus dem äußerst schwierigen, mystifizierenden Kontext ihrer Familie gerissen und landen in einer Situation, die zumindest ebenso schwierig und mystifizierend ist: im Kontext der psychiatrischen Anstalt.«

Unsere »Behandlung« *hemmt* also diese Reise, die Möglichkeit, zu tieferer Integration zu gelangen[2].

Wir kehren zurück zu Leslie, Cathy, Isabel und den anderen, die in Upper Cottage trotz ihrer jahrelangen psychoanalytischen Therapie in einem Zustand chronischen Schizophrenseins versandet waren. Bei der Beschäftigung mit der Frage nach dem Warum dieses Versandens brauchen wir uns an dieser Stelle nicht in die ursprünglichen Probleme, die sich in »Symptomen«, »Wahngebilden« oder »Stimmen«, »sexuellen Identitätsstörungen« oder Einsamkeit äußern, zu vertiefen.

Die Fragen heißen:

1. Inwieweit hat das Feld um ihn zum Zustand des Patienten beigetragen?

2. Wie ist das geschehen? Wo liegt der am deutlichsten sichtbare Anknüpfungspunkt, der uns diesen Stagnationsprozeß am ehesten begreifen läßt?

Als Bezugsrahmen wähle ich die Literatur, die sich mit dem Begriff »self-esteem« beschäftigt. Man kann diesen in verschiedener Weise übersetzen: Selbsteinschätzung, Selbstvertrauen, Ich-Stärke. Aus der neuesten Literatur hat mich vor allem das Werk von Robert W. White beeindruckt, und auf seine Betrachtungen gehe ich nun zunächst ausführlich ein[3].

White lenkt das Interesse wiederum auf die Verdienste von

Freuds ursprünglichem Triebmodell und die Art, in der Freud die kindliche Entwicklung jedenfalls auf heroische und klare Weise in seiner Beschreibung der psychosexuellen Entwicklungsstadien überschaubar machte. Diese umfassende Theorie, die das Kind an der Brust (orale Phase), das Kind während der Reinlichkeitsdressur (anale Phase), das Kind in der Periode des Vorherrschens genitaler Impulse gegenüber Familienmitgliedern (phallische Phase) und den physisch reifen Erwachsenen in der heterosexuellen Beziehung (genitale Phase) umschließt, bietet große Vorteile, weil sie eine Fülle von Verhaltensformen gliedert und ordnet.

Wir wissen, nach White, daß Freuds ursprüngliches Libidomodell nach dem Stand der heutigen Forschung über menschliche Motivationen nur noch wenig plausibel erscheint.

Eine Anzahl »Neofreudianer«, darunter Karen Horney (1939), Clara Thompson (1950) und Erich Fromm (1947), haben versucht, die kindliche Entwicklung im Licht einer Reihe von Krisen zu sehen, welche die Eltern-Kind-Beziehung betreffen. Krisen der Kultivierung und Sozialisierung. In ihrer Theoriebildung wird das Libidomodell von einem zwischenmenschlichen Modell ersetzt. Es war vor allem Sullivan, der in diesem Punkt den konsequentesten Versuch unternommen hat. Faktisch blieben, so sagt White, bei den Revisionisten die oralen, analen, phallischen und genitalen Prototypen erhalten, aber sie bekamen andere Beschreibungen und Namen.

Den »Neofreudianern« gemäß hat jedes Stadium seine eigenen typischen Probleme. Das Problem des Defizits im oralen Stadium, des Gehorchens, Konformierens und der Rebellion im analen Stadium, der Rivalität, des Wettkampfes und der Genitalität im phallischen Stadium.

Faktisch bleiben also auch bei diesen Autoren »Nahrung, Reinlichkeitsdressur und die ödipale Problematik noch immer die determinierenden Kampfstätten auf dem Weg zur Entwicklung«.

Robert White ist Psychoanalytiker und will einen klaren Beitrag zum Aufbau einer psychoanalytischen Psychiatrie leisten. Unter Einfluß von Denkern wie John Dewey, George Herbert Mead, Harry Stack Sullivan und den Neofreudianern verkündet White seine ersten Thesen:

1. »Wir können die emotionale Entwicklung eines Kindes nicht adäquat erklären und verständlich machen im Rahmen des Libidomodells, so frei wir dieses Modell auch interpretieren.

2. Wenn wir die prototypischen, aus dem Libidomodell abgeleiteten Situationen in zwischenmenschliche Begriffe übersetzen, haben wir noch kein adäquates Modell für die Persönlichkeitsentwicklung.«

White stellt sich also bezüglich der Libidotheorie eindeutig auf die Seite der Neofreudianer. Dennoch hält er ihre Betrachtungen und ihr Begriffsvokabular für unzureichend, um essentielle Aspekte der kindlichen Entwicklung zu umfassen. White schlägt die Übernahme eines eigenen Modells vor, das er »competence-model« nennt.

Er glaubt, daß im heutigen Stadium unserer Anschauung über die menschliche Entwicklung ein *psychosexuelles*, ein *zwischenmenschliches* und ein *Kompetenzmodell* notwendig sind, um eine Reihe von Fakten näher erklären zu können.

Der Begriff Kompetenz ist keineswegs neu, und White betont denn auch sogleich, daß dieser Terminus aus dem Werk vieler Autoren auf dem Gebiet von Tierpsychologie, kindlicher Entwicklung und Persönlichkeitstheorie erwachsen ist und destilliert wurde. Der Begriff setzte sich bei jenen durch, die bei dem stark akzentuierten Konzept von »drives«, den menschlichen »Antrieben«, ein etwas ungutes Gefühl hatten.

Was versteht White nun unter »Kompetenz«? Er beschreibt sie näher als »fitness« (oder »ability«). So sagt er:

»The competence of an organism means its fitness or ability to carry on those transactions with the environment, which result in its maintaining itself, growing and flourishing.«

Wenn wir uns fragen, wie gerade der Mensch imstande sei, eine unbegreifliche Menge von Adaptationstechniken zu erlernen, so erweist sich jede auf dem Begriff »drive« basierende Lerntheorie als unzureichend. Dem Begriff »drive« sind die Begriffe »Defizit«, »interner Reizzustand« und »Befriedigung« inhärent.

Verminderung von »drive« gab also einer auf diesem Konzept aufgebauten Lerntheorie die Handhabe zur An- und Abgewöhnung bestimmter Verhaltensmuster. Wir lernen, was uns hilft, einen Antrieb (»drive«) zu verringern. Gründliche Forschung hat gezeigt, daß diese Anschauung schwache Punkte aufweist. Tiere scheinen nachhaltige Intentionen zu besitzen, ihre Umgebung aktiv explorierend zu erkunden und sie manipulierend zu beherrschen. Und es zeigt sich, daß diese Aktivitäten auch dann zustande kommen, *wenn primäre »drives« völlig befriedigt sind.* Es gab eine Forschungsrichtung, diesen theoretischen Schwächen dadurch zu begegnen, indem man neue »drives«, wie zum

Beispiel »exploratory drive« oder »manipulative drive«, postulierte. Aber diese Ausweitung unseres Antriebsarsenals hat Nachteile. Der wesentlichste Nachteil ist, daß wir damit die ursprüngliche Definition von »drive«, einschließlich Freuds ursprünglicher Konzeption der »Triebe«, über Bord werfen. In seiner ursprünglichen Bedeutung ist und bleibt der Begriff, wie ihn White faßt, äußerst wertvoll.

White schlägt vor, die ruhelose, forschende, manipulierende Aktivität des Kindes als Ausdruck einer Energie zu begreifen, die er »effectance« nennt. Es ist eine Motivationsquelle, die deshalb so bezeichnet wird, weil es für diese Aktivität charakteristisch ist, daß sie sich effektiv auf die Umgebung richtet. Die damit parallel laufende Erfahrung nennt er »the feeling of efficacy« (»Effizienz«).

»So ist ›competence‹ ein kumulatives Produkt, Ergebnis eines Verlaufs von effizienter oder nicht-effizienter Aufgabenerfüllung. Sie wird ein Muster in unserem Verhalten, eine Gegebenheit. Wir beurteilen, ob wir einen Bach überspringen oder eine Aufgabe lösen können. Das wird zur willkommenen Gegebenheit. Wir fühlen uns unbändig glücklich, wenn wir neue Beweise unserer Kapazität (ability) erfahren, oder sind tief enttäuscht, wenn wir das nicht tun können, was wir im Bereich unserer Möglichkeiten wähnten (within our power).«

White verweist darauf, daß wir den Begriff Vermögen, Kraft, »power« auch bei Sullivan wiederfinden, der ihn nur nie scharf herausgearbeitet hat. Und natürlich auch bei Adler! Sullivan spricht von einem »power motive«, und das bedeutet in seinen Worten: »das expansive biologische Streben nach Zuständen, die durch ein Gefühl der Stärke und der Fähigkeit charakterisiert werden.«

Ein »power drive« (Adlers »Machtstreben«) kommt zustande durch das unterschwellige Gefühl eines *Mangels an »power«*. Mit anderen Worten, ein »power drive« wird angelernt als Folge einer Frustration in dem Bedürfnis, etwas oder jemand zu sein, fähig zu sein, »to have ability, to have power«.

So beschreibt Sullivan den »power drive«, das Streben nach Macht über andere, als das Ergebnis eines tiefsitzenden beklemmenden Gefühls des Unvermögens – eines »inner sense of powerlessness«. Das Gefühl kann durch allerlei Niederlagen im Leben verstärkt werden.

Ein Mensch, der ein Gefühl der Ich-Stärke hat, will andere nicht beherrschen. Ein Mensch mit einem »power drive« (Streben nach Machtausübung) hingegen versucht seine Mitmenschen zu beherrschen[4].

Soweit Sullivan.

Nach Robert White besitzt der Mensch nicht nur die Kompetenz, mit den außer-menschlichen Fakten der ihn umgebenden Welt umzugehen – seine technische Kompetenz –, sondern er entwickelt in den Beziehungen zum Mitmenschen auch ein Gespür für zwischenmenschliche Strategie und deren Beherrschung. Man muß einfach lernen, was man mit Menschen alles machen oder nicht machen kann (in dieser Gesellschaft).

Im Anschluß an diese theoretische Betrachtung beschreibt White eingehender, wie er sein Kompetenzmodell in den verschiedenen Entwicklungsstadien des Kindes anwenden will. Wiederum sehr verkürzt, führe ich im folgenden einige Beispiele dafür an.

Das orale Stadium

Das »Kind, das von der Mutter genährt« wird, stellt ein ausgezeichnetes zentrales Modell für das dar, was während dieser Phase geschieht. Aber neben dieses orale Modell, symbolisiert durch das Kind an der Brust, möchte White ein Kompetenzmodell stellen, das die permanent explorierenden, spielerischen Aktivitäten näher durchleuchten kann. Der ungeheure Aktivitätsdrang des Kindes, vor allem in der zweiten Hälfte des ersten Lebensjahres, wird von Gesell gut beschrieben:

»The child wants to finger the clothespin, to get the feel of it. He puts it in his mouth, pulls it out, looks at it, rotates it with a twist of the wrist, puts it back into his mouth, pulls it out, gives it another twist, brings up his free hand, transfers the clothespin from hand to hand, bangs it on the high-chair-tray, drops it, recovers it, retransfers it from hand to hand, drops it out of reach, leans over to retrieve it, fails, a moment, then bangs the tray with his empty hand ... He is never idle, because he is under such a compelling urge to use his hands for manipulation and exploration.«[5]

Diese fortwährende motorische, explorierende Aktivität, die sich während der Nährsituation noch verstärkt (in dem, was Levy »the battle of the spoon« genannt hat)[6], kann nach White nicht anders als mit seinem Kompetenzmodell erklärt werden.

Das anale Stadium

Für White ist das anale Modell mit der Lust am Zurückhalten und Ausscheiden von Exkrementen und dem Kampf gegen die säubernde Elternfigur ausgesprochen unzureichend. Während des zweiten und dritten Lebensjahrs läßt sich die Charakterentwicklung fruchtbarer beschreiben als lediglich im Umkreis des Klosetts! Eriksons Beschreibung der Ich-Entwicklung in dieser Phase stellt die Begriffe *Autonomie* und *Stolz* als Gegensatzpaare zu *Zweifel* und *Scham* in den Mittelpunkt[7]. Tatsächlich scheint der Kampf um Selbständigkeit das herausragende Charakteristikum zu sein. Der Negativismus während des zweiten Jahres, die Fähigkeit zum Nein-Sagen, Levys Beschreibungen früher Selbstbehauptung und des Negativismus sind dafür Beispiele.

Im Mittelpunkt stehen also das Heranwachsen zu Selbständigkeit und die Ankündigung eigener Individualität. Die ungeheure spielerische Aktivität, die durch das Wachsen der Bewegungsfunktion, das Beherrschenlernen der Sprache ermöglicht wird, bietet dem sich entwickelnden Kind Gelegenheit, diese Kapazitäten eigensinnig zu erproben. Die rastlose Aktivität führt in der Beziehung zu den Elternfiguren gleichsam von einer Selbständigkeitskrise in die andere.

Das phallische Stadium

Der ursprüngliche Prototyp des dritten Stadiums der psychosexuellen Entwicklung kommt nach Freud durch die zunehmende Erregbarkeit der Geschlechtsorgane zustande, die sich in autoerotischen Aktivitäten (erotische Exploration der eigenen Geschlechtsteile) und wachsendem Interesse an den Fragen der Reproduktivität äußert. Freuds ursprüngliche Beschreibungen wurden vielfach, auch von Neofreudianern, zwischenmenschlich weiter vertieft und erweitert. Die drei Aspekte der Kompetenz: Möglichkeit zu körperlicher Bewegung, Sprache und Einbildungskraft, erweitern sich. Ein größeres Gebiet kann durchstreift werden, größere technische Beherrschung der nichtmenschlichen Welt wird möglich, und in der Imitation der Rolle der Erwachsenen wird das Gefühl des »Groß-und-Stark-Seins« stärker ausgebildet. Ich lasse Whites Beschreibung hier folgen.

Das Kind beginnt, sich seiner Stellung in der Familie und seiner Beziehungen zu Menschen überhaupt bewußt zu werden, experimentiert mit dieser wachsenden Fähigkeit (White verwendet Begriffe wie »social competence« und »social power«) vor allem in Beziehung zu Altersgenossen. Es kann anschaffen, seine Freunde prügeln, bedrohen usw. Auch entwickelt es ein Gefühl für die Rollen, die es spielen muß.

Wieder plädiert White hier für eine Betrachtungsweise, die sich nicht ausschließlich auf das Geschlechtsorgan konzentriert. Gewiß, das Gefühl geschlechtlicher Inferiorität ist wichtig, und vieles von dem, daß eine klare sexuelle Bezogenheit des Kindes auf die Elternfiguren besteht, ist unwiderlegbar. Aber ein *nicht* auf die Sexualität bezogenes Modell, das Kompetenzmodell, bildet auch hier einen wichtigen Bezugsrahmen für das, was in dieser Phase geschieht. Die ursprüngliche Beschreibung der ödipalen Situation, in der »sexuelle Wünsche aufgegeben werden müssen«, erklärt zwar viel von den Gefühlen der Scham und Schuld, »but they do not give as much reason to suppose that we could emerge with autonomy and initiative«. In diesem Zusammenhang weist White nun nochmals besonders auf die Begriffe *Scham* und *Schuld* hin.

Über die subtilen Unterschiede zwischen diesen beiden Gefühlstypen wurde ungeheuer viel geschrieben. In mancher Hinsicht finde ich Whites Betrachtung einfach und zutreffend. Er sagt, daß das Gefühl der »Scham« immer in Beziehung steht zu Unvermögen (»incompetence«).

»Es tritt auf, wenn wir etwas nicht können, was wir oder unser Zuschauer von uns erwarten: Wir können ein bestimmtes Gewicht nicht heben, einen Ball nicht erwischen, wir behaupten, daß wir jemanden zu Boden schlagen werden, und statt dessen liegen wir selbst auf der Nase. Es bedeutet Erniedrigung (belittlement) und Verlust von Respekt. *Schuldgefühl* heißt nicht, daß wir etwas nicht tun können, sondern daß das, was wir getan haben oder zu tun gedenken, etwas ist, was (obschon im Bereich unserer Möglichkeit) verboten ist.«

Anhand eines schönen Beispiels zeigt White, was er meint. Ein Junge kann mit seinem Penis spielen, und die Mutter kann dann sagen: »Tu das nicht, das ist schlecht (oder unanständig).« Sie kann das in Worten sagen oder nicht-verbal ausdrücken. Das erzeugt Schuldgefühl. Aber eine Elternfigur kann auch sagen: »Komm, komm, bilde dir bloß nichts ein, das ist ja noch ein ganz winziger Pimmel.« Das erzeugt Scham.

Diese Periode erhielt schärfere Konturen durch die Bemühungen all jener, die ein starkes zwischenmenschliches Modell verwenden, so etwa durch die Beschreibung dessen, was Sullivan die »juvenile era« nannte – die Zeitspanne zwischen dem sechsten und zwölften Lebensjahr. Eine zutreffende Beschreibung, die sich sehr auf die Beziehung zwischen Kindern untereinander konzentriert, wobei die wichtigsten Probleme nach Sullivan jene von »competition and compromise« sind.

Auch Erik Erikson beschreibt viele der mit dem Gefühl wachsender Kompetenz zusammenhängenden Aspekte. Er gebraucht das Wort »sense of industry«. Erikson machte klar, wie wichtig diese Phase für die wachsende Beherrschung der außermenschlichen objektiven Welt ist, während Sullivan dieser Phase große Bedeutung für die Entwicklung der sozialen Kompetenz zuschrieb.

Verschiedene Krisen müssen auf dem Weg zum Erwerb dieser Ich-Stärke (in dieser Phase) durchgestanden werden. Hausaufgaben machen, mehr Aufgaben der Erwachsenen erfüllen, wobei Erfolg weiteren Erfolg und Billigung nach sich ziehen kann, wobei aber auch tiefe Frustration und ein Gefühl grundloser Minderwertigkeit entstehen können. Erfahrungen im sportlichen Wettkampf, Versuche, sich einer Gruppe anzuschließen, können zu selbstverständlicher Aufnahme in die Gruppe führen, aber auch Hohn, Spott und Ausstoßung zur Folge haben. Die Suche nach (und der Gewinn von) Freunden kann den Weg zum Austausch warmer Gefühle der Zuneigung eröffnen, aber auch von einer Abweisung zur anderen und zum Rückzug in die Isolierung führen. Sind diese Krisen und Erfahrungen nach dem sechsten Lebensjahr für die Entwicklung eines Menschen noch so entscheidend? Auf diese Frage antwortet White mit seiner ganzen Originalität und Überzeugungskraft.

Er stellt sich völlig hinter Sullivan und beantwortet die Frage positiv. Die Phase ist ungeheuer wichtig, weil das, was zu Hause in den frühen Jahren (Sullivans »juvenile era«) verformt wurde, in den Freundschaftsbindungen während der Adoleszenz noch eine Korrektur zuläßt.

In der Tat können, wie White sagt, diese tiefen Freundschaften während und nach der Pubertät für viele junge Menschen eine Rettung bedeuten. Ohne diese Bindungen ist die Möglichkeit schwerer Probleme und schwerer geistiger Zusammenbrüche viel größer.

So vergrößern ein paar gute Freunde und die ersten erfolgreichen Erfahrungen bei einem Rendezvous mit einem Mädchen (was immer später nach dieser ersten »Strategieführung« falsch laufen mag) das Verhaltensrepertoire, das schließlich eine bessere Alternative eröffnen kann, selbst wenn ödipale Konflikte nicht verarbeitet sind. (Der Ausdruck »nicht verarbeitete ödipale Konflikte« entstammt dem typischen psychoanalytischen Begriffsarsenal, aber er hat sich nun einmal eingebürgert. Gemeint sind die konfliktuösen Beziehungen zu Vater und Mutter.)

Das genitale Stadium

Auch hier verweist White auf die besonders gute Darstellung von Erikson, der das Libidomodell mit dem zwischenmenschlichen Modell kombiniert. Sie weist dennoch einen Mangel auf. Die Beschreibung der geschlechtlichen Reife konzentriert sich auf die Fähigkeit zu gegenseitigen Orgasmen, was faktisch die Fähigkeit zum Ich-Verlust einschließt.

»He who takes the ego to bed with him will never get a gold star for genital primacy.«

Den großen Einwand gegen dieses orgastische Modell sieht White in dem geringen Akzent auf der Ich-Entwicklung auch während dieser Phase, die er wiederum besser mit seinem Kompetenzmodell illustrieren zu können glaubt. White legt für diese Phase den Akzent eindeutig auf *Arbeit,* die Fähigkeit, *eine Aufgabe zu erfüllen,* und er unterstreicht also auch für die genitale Phase, was Erikson für die Latenzperiode den »sense of industry« genannt hat.

Zusammenfassend läßt sich also sagen, daß der Begriff Kompetenz bei White das ganze Gebiet angelernten Verhaltens umschreibt. Verhalten, welches es dem Kind ermöglicht, effektiv mit seiner Umgebung umzugehen. Es schließt die Fähigkeit des Manipulierens, das Wachstum der Bewegungsfunktion, das Meistern der Sprache, ein allgemeines Erkunden der Welt und das Anlernen wirksamer Verhaltensmuster auch in Relation zum Mitmenschen ein.

Er nimmt eine Motivationsquelle an, die er »effectance-motivation« nennt und die ihre Befriedigung in einem Gefühl des »Effizientseins« findet.

Natürlich sind Whites Auffassungen durchaus nicht originell. Er betont das auch stets selber. Originell allerdings ist die Form, in der er verschiedene Meinungen früherer Forscher zusammenfaßt.

Neu ist bei White die zentrale Bedeutung, die er den explorierenden, spielerischen, zur Beherrschung der umgebenden Welt führenden Verhaltensformen beimißt. Diese sind äußerst bedeutsam für die Entwicklung und die sinnvolle Anpassung des Organismus. Hier verrät White auch seine deutliche Verwandtschaft mit dem amerikanischen Philosophen John Dewey, der immer wieder betonte, daß wir durch die *Tat* und die *Konsequenzen dieser Tat* lernen, effektiv mit unserer Umgebung umzugehen[8].

Schließlich haben wir auch noch den Zusammenhang festzustellen zwischen dem Begriff »self-esteem«, dem von White eingeführten Begriff »competence« und den Betrachtungen, die viele Psychoanalytiker über den Begriff »Ich-Stärke« angestellt haben.

Der Begriff »self-esteem«

Die psychoanalytische Theorie über den Begriff »self-esteem« (Selbstwert) hat sich nach White zu sehr auf infantile Phantasien und triebhafte Energie gestützt und zu wenig auf einen Bezugsrahmen, der eine Aktionstheorie in den Mittelpunkt stellte.

In Freuds Aufsatz ›Zur Einführung des Narzißmus‹ wird 1914 noch deutlich die Idee der »Ich-Triebe« verwendet. Freud spricht hier von einem Reservoir all dessen, was ein Mensch besitzt oder erreicht hat, und das, mit den Resten primitiver Allmachtsphantasien verbunden, den Umfang des Ich bestimmt. Ohne hier nun eine Exegese von Freuds ersten Betrachtungen über die »Ich-Triebe« vorzunehmen, kann man in seinem Werk (unter Einfluß seines Libidomodells) eine Verschiebung feststellen, die den Begriff »Selbstwert« mit »Selbstliebe« gleichzusetzen begann. Das Bild des Narzissus, der voller Ehrfurcht sein Spiegelbild auf der Wasseroberfläche bewundert, das Bild des Kindes, das allerhand Formen von autoerotischer Befriedigung praktiziert, dominiert, das heißt: der Begriff Selbstwert (Selbsteinschätzung) wurde eng mit dem vorhandenen oder fehlenden Maß an Liebe und Achtung verbunden, die die Eltern dem Kind schenken.

Für White ist es sehr fraglich, ob dieses Modell des Selbstwerts, das also von »the volume of narcissic supplies pumped in by the significant people in one's environment« abhängig ist, eine ausreichende Erklärung bietet. Er unterschätzt den Wert von Liebe und Achtung der Eltern gegenüber dem Kind keineswegs, aber für das Konzept Ich-Kraft (Stärke), Selbstvertrauen – Sullivans (und Adlers) Begriff »power« – ist nach White eine *Aktionstheorie* notwendig. Was das Kind und der Mensch *tun, erreichen* – worauf sie *als erfolgreiche Aktion, die sie selbst unternommen haben,* zurückblicken können – darauf liegt bei White der Akzent.

Identifikation und Kompetenz

In der Betrachtung von White besteht zwischen beiden Begriffen ein klarer Zusammenhang. Ein heranwachsendes Kind konstruiert sein Verhalten nicht nur auf einer »trial and error«-Basis, sondern imitiert deutlich die Verhaltensmuster Erwachsener, insbesondere der Eltern.

Identifikation muß nach White als eine Form der Imitation gesehen werden, aber das bedeutet nicht Kopieren des Verhaltens eines anderen. Der Nachahmungsprozeß läuft ab, wenn der Organismus selbst schon eine Reihe von Verhaltensformen entwickelt hat, eine »matrix of actions«, die den Nährboden für ein Verhaltensmuster bildet, das dann später kopiert wird. Das Kind, so sagt White, kann also erst dann zu imitieren beginnen, wenn es schon beinahe für dieses zu imitierende Verhaltensmuster aufnahmefähig ist.

So werde beim Lernen der Sprache bereits eine große Zahl von Vokalisierungen produziert, ehe die Erwachsenen in einem Prozeß des Wiedererkennens und des Beifalls die gewünschte Vokalisierung beim Kind näher akzentuieren und diese weiter eingeschliffen wird. Imitation ist also ein aktiver Prozeß, der das eigene Verhaltensrepertoire allmählich zu der des Modells umformt.

Das Charakteristische des Begriffs Identifizierung erhellt White durch den Vergleich zweier Sätze: »Wanting to do something that someone else has done«, und: »Wanting to be like someone else.« Beim zweiten Satz sprechen wir von Identifizierung. Das Modell hat hier eine persönliche Bedeutung, und damit ist die Identifizierung also eine bestimmte Form der Imitation.

Das Kopieren des Modells bedeutet hier nicht das Zustandekommen einer Anzahl spezifischer Handlungsmuster, *sondern hat den Charakter eines Sein-Wollens und eines Versuches, zu sein wie das Modell.* White betont besonders, daß Identifizierung *den Willen oder den Versuch einschließt, so kompetent zu sein wie das Modell.* Das ist der entscheidende Punkt.

Dabei ist unwichtig, welche spezifische emotionale Bindung, liebevoll oder aggressiv, zum Modell besteht. Verschiedene psychoanalytische Autoren haben den Nachdruck auf die Qualität der emotionalen Bindung zum Objekt gelegt, wodurch eine gewisse Verwirrung entstanden ist. Anna Freud zeigte eine Bindung, in der deutlich Angst und Haß gegenüber dem Modell vorhanden waren (die Identifikation mit dem Aggressor)[9]. In Freuds früheren Betrachtungen war der Begriff Identifizierung deutlich an die zärtliche Bindung zur Mutter geknüpft.

Die Verwirrung läßt sich auflösen, indem man den Begriff Identifizierung als einen Prozeß sieht, der in Beziehungsformen auftreten kann, die viele Kombinationen von Liebe, Zärtlichkeit, Angst und Haß enthalten können. Die einzige Gefühlsqualität, die beim Identifizierungsprozeß eine einseitige Rolle spielt, scheint Bewunderung zu sein.

Es geht White darum, daß trotz aller Gefühle in der Beziehung zum »bewunderten« (oder jedenfalls emotional wichtigen) Erwachsenen ein wesentlicher Aspekt erkannt werden muß, der den Begriff Identifizierung anwendbar macht. Das ist seiner Meinung nach »das Kopieren, Imitieren der Kompetenz anderer, um auf diese Weise eigene Kompetenz zu vergrößern«. Der wesentliche Akzent liegt hier wiederum auf dem Begriff Aktion mit dem Gefühl des Effizientseins (Erfahrenseins), der damit verknüpft ist.

Die Betrachtungen Whites haben uns den Begriff Ich-Stärke, wie dieser von einem modernen psychoanalytischen Autor erarbeitet wird, nähergebracht.

Die Erfahrung von Ich-Stärke und Kompetenz beruht hier eindeutig auf einer Entwicklungsgeschichte eigenen aktiven Auftretens, aktiven Zugehens auf die Welt, eines Erfahrens von Konsequenzen aus Taten und eines Beherrschenlernens von Teilgebieten der Welt. So entsteht während der verschiedenen Lebensphasen das wachsende Gefühl eines wirkungsvollen Auftretenkönnens, einer Einfühlung in die Strategie zwischenmenschlicher Rollenbeziehungen und ihrer Komplexität und deren Beherrschung sowie eines Erwerbs von Kompetenz auch in technischer Hinsicht.

Die Zeit, die ich auf die Erklärung dieses Kompetenzbegriffes verwandt habe, schien notwendig, weil er bei »schizophrenen« Menschen von so zentraler Bedeutung ist. Was mir an ihnen besonders aufgefallen ist, ist nicht nur das Ausmaß der Gefühlsverwirrung: die Konflikte im Hinblick auf sexuelle Identität, die ungeheure verdrängte Aggression, sondern vor allem ein unbegreiflich *schwaches In-der-Welt-Stehen.*

Dieses geringe Gefühl eigener Tatkraft wird namentlich von Eltern bewerkstelligt, die ihre Kinder brauchen, *um gewissermaßen ihre eigene Problematik zu lösen.* Die symbiotische Bindung an Vater oder Mutter, das wie ein Bauer auf dem Schachbrett Hin- und Hergeschobenwerden durch konfliktuöse Eltern, läßt der Entwicklung des Gefühls kultureller Kompetenz keinerlei Raum. Dem überwältigenden Gefühl der Ich-Schwäche muß meiner Meinung nach die zentrale Bedeutung für das Entstehen einer immer größer werdenden Passivität und Hingabe an Phantasieaktivität zuerkannt werden, die damit den Weg zu Wahnlösungen bahnt, wenn die Lebensproblematik reale und zielstrebige Aktion verlangt. Es ist deshalb nicht verwunderlich, daß Robert White die Ehre zuteil wurde, die achte Frieda Fromm-Reichmann Memorial Lecture zu halten[10]. In der Einleitung dieses bedeutsamen Vortrags wird vieles von dem oben Gesagten kurz zusammengefaßt.

Eigene Aktionskonsequenz, Lernen im Hinblick auf Realität, Wirkung beobachten, das Gefühl von »joy in being a cause«[11], das Gefühl von »power«, das aus effektiv agierendem Menschsein hervorgeht. Selbstverständlich kommt White zu der Schlußfolgerung, daß *»weak action on the environment« sehr charakteristisch für Schizophrensein ist.* Schwache Selbstbehauptung, geringe Konzentrationsfähigkeit, ein äußerst schwaches Erfassen des Charakteristischen des anderen (»mastery of cognitive experience«), ein sehr geringes Gefühl für Effizienz und Kompetenz, eine Lähmung des Gefühls, die Initiative zu haben und zu ergreifen (mit der Neigung, Kontakten auszuweichen), kurzum die *Unfähigkeit, ein eigenes Leben zu führen,* läßt sich als Generalisierung für diesen Zustand leicht aus der Literatur destillieren. Diese »ineffectiveness in action« steht dann während des ganzen Lebens im Mittelpunkt[12]. Sie führt zu einer sehr schmalen Basis des Selbstvertrauens. White sagt in diesem Vortrag:

»Die Welt wird so erfahren, daß sie nicht beeinflußt werden

kann. Weil so wenig Kraft (»power«) entwickelt ist, hat das Individuum das Gefühl, sich in seiner Umgebung nicht behaupten zu können, sondern von der Umgebung beherrscht zu werden.«

Es gibt zahllose Möglichkeiten, diesen »Mangel« zu erklären. Ich werde White in diesem Aufsatz nicht weiter folgen. Seine Ausführung über die Entstehungsweise, ihre Folgen und Manifestationen (Beziehungswahn, Größenwahn, völlige Verweigerung jeglicher Form der Aktion usw.) halte ich für grundlegend, weil ich in meinen psychotherapeutischen Begegnungen mit Schizophrenen immer wieder darauf gestoßen bin.

Selbstverständlich geht White in seinem Vortrag auch auf das ein, was auf den Stationen psychiatrischer Anstalten getrieben wird. Für ihn liegt das Geheimnis des Erfolgs der therapeutischen Milieuexperimente vor allem im »increase in the experience of efficacy«.

Alles, was Aktion, Tätigkeit, Partizipation, Effektsortieren stimuliert, führt zu größerer Selbstachtung, und von da aus entwickelt sich das In-Beziehung-Treten zu anderen. Ich bin mit White völlig einer Meinung und sehe dieses Thema auch immer wieder in der Literatur auftauchen, verbalisiert in Begriffen wie »role-training«, das Anlernen von »social skills«, »Ich-Stärkung« usw.

So können wir als eines der zentralen Themen des therapeutischen Milieus *die Stärkung eines schwachen Ich bezeichnen. Und wir können zugleich sagen, daß die ganze Literatur über psychiatrische Anstalten auf Kräfte hinweist, die Ich-Schwäche bewirken.*

Mit dieser Schlußfolgerung nimmt mein Bericht eine Wendung, auf die ich den Leser vorbereiten will.

Ich erinnere noch einmal an den Ausspruch des Sozialpsychologen Kurt Lewin: »If you want to know how things really are – try to change them.«

Die Wendung in meinem Bericht zielt darauf – »how things really are«. Meine einstweilige Schlußfolgerung lautet, daß die Dinge sehr schlecht stehen *und daß wir mit unseren »Reformen« auf keinen grünen Zweig kommen.*

Der Psychiater Hayward hat unter anderem darauf hingewiesen, daß die psychiatrische Anstalt als Ganzes und insbesondere das psychiatrische Pflegepersonal eine Art »Hilfs-Ich« (»auxiliary ego«) darstellen, welches dem schwachen und untergeordneten Ich des akut psychotischen Menschen während seiner Aufnahmephase in der psychiatrischen Klinik gleichsam beispringt[13].

Die verschiedenen »auxiliary egos« übernehmen Ich-Funktionen des Patienten, und sogar Verantwortung zu tragen, wird dem Patienten abgenommen. Ausufernde aggressive und erotische Impulse werden weitgehend unter Kontrolle gebracht. Die Anstalt als Ganzes und das Pflegepersonal im besonderen leihen gleichsam ihr mehr oder minder starkes »Ich« aus. Der Sinn dieser Prozedur ist natürlich, daß diese (von anderen geliehene) Ich-Stärke dem Patienten im gegebenen Augenblick »zurückerstattet« wird. So früh wie möglich muß diese Leihprozedur beendet werden. Eigene Verantwortung zur Befriedigung von Lebensbedürfnissen (das wäre in der Tat ideal), die Beherrschung von Triebäußerung müssen vom Patienten unter ständigem Ansporn wiedererlangt werden, zusammen mit all jenen anderen Aktivitäten, die es ihm ermöglichen können, sein Gefühl eigener Tatkraft wiederzugewinnen. *Aber das nun gerade geschieht nicht.*

Ich bringe einige Beobachtungen aus der Literatur, die die Entwicklung einer auf regressive Apathie und Abhängigkeit hinauslaufenden schleichenden Untergrabung der Ich-Stärke näher umschreiben.

So schreiben Schwartz und Waldron, die Gefährlichkeit der psychiatrischen Anstalt liege nicht in der Überängstlichkeit der Gesellschaft vor dem angeblich gefährlichen Patienten, sondern in der Überängstlichkeit des Patienten gegenüber der vorgeblich gefährlichen Gesellschaft. Die Überidentifizierung mit dem Patienten und die Unterschätzung seiner verbliebenen Ich-Kraft führen zu einer Art von Kommunikation, bei der dem Patienten gleichsam gesagt wird:

»Es war (und ist) wirklich unmöglich, sich gegen die Menschen da draußen (außerhalb der Anstalt) durchzusetzen. Jedenfalls für jemanden, der so schwach ist wie du. Es ist sinnlos, das zu versuchen. Sie müßten dich behandeln, wie wir (das Anstaltspersonal) das tun, denn wir wissen, wie viel Stress (oder besser wie wenig) du aushältst.«[14]

Diese oft auf nicht-verbaler Basis ablaufende Kommunikation halten die Autoren für einen der am stärksten unterminierenden Einflüsse.

Das Thema der Unterminierung von Ich-Stärke durchzieht natürlich die gesamte Literatur, und ich treffe daraus eine kleine

Auswahl. Der Psychoanalytiker Robert Knight hat in einer Reihe grundlegender Artikel über »Borderline states« zu diesem Thema viele beherzigenswerte Dinge gesagt[15]. So meint er, daß das Dilemma in der Behandlung des am Rande der Desintegration lebenden Menschen darin liegt, den richtigen Mittelweg zwischen einem Zuwenig und Zuviel an Stütze zu finden.

Die Atmosphäre in der Anstalt darf jedenfalls nicht einer Entwicklung in die Hand arbeiten, die zu »einer Ansammlung kranker Menschen führt, von denen jeder auf eigene Weise in Regression abgleitet und andere dabei mitreißt«.

Auch Knight gibt, wie so viele andere, Empfehlungen. Weil man ihnen überall und schon seit Jahren in der Literatur begegnet, kann ich mich des Eindrucks nicht erwehren, daß sie einen ziemlich verzweifelten Charakter tragen und am Kern des Problems vorbeizielen. Die Empfehlungen sind übrigens sehr sinnig. Knight sagt (ich fasse eine Reihe seiner Publikationen zusammen):

»Nicht autoritär und nicht zimperlich!«

Knight hat mit seinen Mitarbeitern diese Erkenntnis im psychoanalytischen Zentrum Austin Riggs praktiziert[16].

Es besteht eine wachsende Einsicht, daß »a hospital should not be a succession of Sunday afternoons« und daß gleichsam ein atmosphärischer Erwartungsdruck geschaffen werden muß, der zur Wiederherstellung des Ich und zur Stärkung der Ich-Kräfte führen kann. Ehe wir zu den Erfahrungen in Upper Cottage zurückkehren, will ich dieses theoretische Kapitel zusammenfassend abschließen.

Ich habe dem unbegreiflich niedrigen Grad an Ich-Stärke besondere Aufmerksamkeit gewidmet, weil er so vielen Patienten den Eindruck vermittelt, dem starken anderen machtlos ausgeliefert zu sein, von einer bedrohenden Welt überwältigt zu werden.

Ich halte das Phänomen des Im-Griff-des-anderen-Seins, das sich in Verfolgungs- und Beziehungswahn äußert, *für einen Ausdruck dieser Ich-Schwäche.* Verfolgungs- und Beziehungswahn und -gefühle lassen sich über das Projektionsprinzip aggressiver und erotischer Impulse *näher* erklären, aber ich halte diese Erklärungsform eher für komplementär und stelle das Problem der Ich-Schwäche in den Mittelpunkt.

Wir setzen den Bericht von Upper Cottage fort. Doch ... zunächst eine Anekdote.

Anekdote

Ein Urlaub führte mich nach Holland zurück. Aus sentimentalen Gründen besuchte ich die Klinik, an der meine Ausbildung begonnen hatte. Mir schien, als läge das Jahrzehnte zurück. Ein älterer Pfleger begrüßte mich begeistert. »Ach, Sie sind doch nach Amerika gegangen oder? ... Ich habe sowas gehört ... eine Klinik, wo sie vor allem mit den Leuten reden.«

Ja, das stimmte so ungefähr. »Psychoanalyse heißt es dort, Bruder, Psychoanalyse (man muß schließlich etwas sagen) ... Ich habe einen Monat Urlaub. In ein paar Wochen gehe ich wieder zurück.« Wir standen uns eine Weile stumm gegenüber. »Können Sie mal kurz mit mir kommen?« sagte der Pfleger. »Ich will Ihnen was zeigen.« Ich lief hinter ihm her durch den Aufnahmepavillon, und dort saß ... Bart! Ich erkannte ihn zunächst nicht wieder. Ein gut gekleideter Mann, der lachend aufstand und mir die Hand schüttelte. »Dr. Foudraine ... ich bin's ... Bart ... erinnern Sie sich nicht? ... Sie sind doch nach Amerika gegangen in so eine Klinik, wo sie mit Leuten wie mir reden?«

Plötzlich erinnerte ich mich. Ein Mann, meist nackt, in einer Isolierzelle, der ekelhaft süßliche Dunst von getrocknetem Urin, eine Matratze in der Ecke. Er stand oft mit einer Art eingebildeter Maschinenpistole da und schoß um sich. »Mein Gott, Bart«, sagte ich, »was ist mit Ihnen geschehen? Wie gut Sie aussehen!« »Das verdanke ich meinem Freund«, sagte Bart, und er legte seinen Arm um die Schulter des Pflegers.

Später ging ich mit dem Pfleger zurück. Er sah meine Verwunderung. »Wie ist das gegangen, was ist geschehen?« »Na ja, Herr Doktor, das konnte man doch nicht mehr mitansehen, diese ganzen Jahre über. Wissen Sie, er bekam immer neue Medikamente, mal mehr, mal weniger – na ja, Sie kennen das. Nun, ich dachte, ich rede mal mit ihm. Wir liefen zunächst jeden Tag eine halbe Stunde im Gang auf und ab, und Bart redete drauflos. Ich weiß nicht ... ich fing auf einmal an, etwas davon zu kapieren. Er hat es sehr schwer gehabt in Indonesien und auch früher sehr schlimm mit seinem Vater. Ja, ich bin nur ein Laie, wissen Sie, kein Psychiater und trotzdem ... ich dachte: Verdammt nochmal, er schießt andauernd seinen Vater tot. Später habe ich ihn zu mir nach Hause eingeladen. Einfach zu Tisch, zum Essen. Meine Frau war natürlich zuerst dagegen. Aber es ging gut, und er redete und redete. Er hat auch eingekauft für uns. Manchmal fragte ich: ›Sag, Bart, diese Stimmen ... hörst du sie jetzt noch?‹ Und dann sagte er: ›Ja, Bruder, aber sie sind viel leiser, und ich höre deine Stimme viel lieber.‹ Kurz und gut, ich begriff allmählich immer mehr von ihm, von seinem Leben und so. Ich hatte zwar ein etwas schlechtes Gewissen. Es war natürlich nicht direkt mein Fach. Einmal sagte er zu mir: ›Bruder, jetzt mußt du dich zu mir ins Bett legen.‹ Und da sagte ich einfach: ›Nein, Bart, das geht nicht, das ist homosexuell.‹ Und jetzt wollte ich Sie was fragen. Vor einiger Zeit ist wieder mal ein neuer Nervenarzt auf die Station gekommen. Ein netter Mensch, wissen Sie, aber ... er hat neue Tranquillizer verschrieben, und jetzt behaupten sie, daß diese ganze Besserung doch von den Tranquillizern kommt. Was meinen Sie? Glauben Sie das?«

Ich habe eine Zeitlang in das fragende Gesicht des Pflegers geblickt. Dann wußte ich nicht viel anderes, als zu ihm zu sagen: »Laß sie doch quatschen und mach weiter.«

Anmerkungen und Nachtrag

1. R. Laing: Is schizophrenia a disease? In: Social psychiatry 10, 1964, S. 184–193. Der englische Text lautet: »It would appear that once precipitated into psychosis the patient has a course to run. He is, as it were, embarked upon a voyage of discovery which is only completed by his return to the normal world, to which he comes back with insights different from those of the inhabitants who never embarked on such a voyage. Once begun, a schizophrenic episode would appear to have as definite a course as an initiation ceremony – a death and rebirth – into which the novice may have been precipitated by his family life or by adventitious circumstances, but which in its course is largely steered by an endogenous process. In terms of this picture, spontaneous remission is no problem. This is only the final and natural outcome of the total process. What needs to be explained is the failure of many who embark upon this voyage to return from it. Do these encounter circumstances either in family life or in institutional care so grossly maladaptive that even the richest and best organized hallucinatory experience cannot save them?«
   G. Bateson (Hrsg.): Perceval's narrative. A patient's account of his psychosis. Stanford/California 1961.
2. R. Laing: The study of family and social context in relation to the origin of schizophrenia. In: The origins of schizophrenia.
   J. Romans (Hrsg.): Proceedings of the 1st Rochester Conference on schizophrenia. 29.–31. März 1967. Excerpta Medica Foundation. Amsterdam/New York 1967.
3. Ich beziehe mich auf folgende Veröffentlichungen:

R. W. White: Competence and the psychosexual states of development. In: Nebraska symposion on motivation. Univ. of Nebraska Press, 1960.
Ders.: Ego and reality in psychoanalytic theory. In: Psychol. Issues 3, 1963, Nr. 3.
Ders.: Competence and the growth of personality. In: The Ego. Hrsg. v. J. H. Masserman. New York 1967.
4. H. Stack Sullivan: Conceptions of modern psychiatry. New York 1953.
5. A. Gesell und F. L. Ilg: The child from five to ten. New York 1946.
A. Gesell und F. L. Ilg: Infant and child in the culture of today. New York 1943.
6. D. M. Levy: Oppositional syndromes and oppositional behavior. In: Psychopathology of childhood. Hrsg. v. P. H. Hoch und J. Zubin. New York 1955.
7. E. H. Erikson: Childhood and society. New York 1950.
Ders.: Identity and the life cycle. Selected papers, Psychol. Issues. 1959.
8. Für eine Zusammenfassung von Deweys Werk siehe:
Intelligence in the modern world, John Dewey's philosophy. Hrsg. v. J. Rattner. New York 1939.
9. A. Freud: The Ego and the mechanisms of defence. Int. Univ. Press, New York 1946.
10. R. White: The Experience of efficacy in schizophrenia. In: Psychiatry 28, 1965, S. 199–212.
11. K. Groos: The play of man. Appleton/New York 1901.
12. Zur Ausführung derselben Gedanken siehe auch:
E. Becker: The Revolution in psychiatry. Free Press of Glencoe, New York 1964.
13. S. T. Hayward: On being ill in a mental hospital. In: Brit. Journal Medical Psychology 36, 1963, S. 57.
14. D. A. Schwartz und R. Waldron: Overprotection in a mental hospital. In: Psychiatry Quarterly 37, 1963.
15. R. P. Knight: Management and psychotherapy of the borderline schizophrenic patient. In: Bull. Menninger Clinic 17, 1953, S. 139.
Der Begriff »border-line« ist ein recht vager Fachausdruck. Damit bezeichnet man Menschen, die die Neigung haben, ihrer Lebensproblematik in psychotischer Weise auszuweichen.
16. R. W. White, E. Talbot und S. C. Miller: A psychoanalytic community. In: Current psychiatric therapies, Bd. 4. Hrsg. v. J. H. Masserman. New York 1964, S. 1–99.

Eine Literaturauswahl, die sich besonders mit der Ich-Stärkung (oder -Schwächung) in der psychiatrischen Klinik beschäftigt:

E. Talbot und S. C. Miller: Some antitherapeutic side effects of hospitalization and psychotherapy. In: Psychiatry 27, 1964, S. 170–176.

In dieser Veröffentlichung wird die »Patientengesellschaft« beschrieben, die eine Art Sog ausübt. Einen Sog, der die Neigung zu abweichendem Verhalten (»deviancy«) faktisch verstärkt. Eine Zusammenfassung aus dieser Veröffentlichung:

Abweichendes Verhalten wird in der Anstalt als normal, und normales Verhalten wird von der Patientengemeinschaft als abweichend betrachtet. Das heißt, daß der »Patient« nachgerade dazu gezwungen wird, seine »Krankheit« als Norm zu akzeptieren. Zusammen mit magischen Erwartungen im Hinblick auf allmächtige Ärzte und Schwestern, dem »magic mountain effect« als Folge der Isolierung, dem Fehlen der normalen Erwartungen und Forderungen, die die Gesellschaft stellt, beschäftigt sich der »Patient« immer ausschließlicher mit sich selbst. Die Psychotherapie kann dabei zu einem »Kult der Psyche« führen, einer Konzentration auf eigene Gefühle und einem stark reduzierten Interesse an produktiven Aktivitäten und Interesse an der »Außenwelt«. So entsteht auch ein Spontaneitätskult, »schleudere deine Gefühle nur heraus«, ein Verwischen der Zeitperspektive und die Vernachlässigung einer gewissen Vorbereitung auf die Zukunft. Wenn das alles nicht bekämpft wird, kann der stationäre Patient in einem Abgrund der Passivität versinken.

E. Talbot und S. C. Miller: The struggle to create a sane society in the psychiatric hospital. In: Psychiatry 29, 1966, S. 65–172.
Der Titel benennt bereits das Problem. »Struggle« ist es gewiß!

Während dieser vier Jahre wurde im Zentrum Austin Riggs (Stockbridge/Mass.) offensichtlich hart gearbeitet, um etwas zu erreichen. Eine Art Patientenstab regiert mit Kommissionen, Stimmrecht zur Wahl von Abgeordneten, Arbeit für jeden (offensichtlich kein »made-work«) wurde organisiert. Daneben Lehrgänge. Unterricht auf handwerklichem oder künstlerischem Gebiet mit dem Ziel, daß die Teilnehmer mehr als Schüler (»students«) statt als Patienten teilnehmen.

Als Schlußfolgerung sprechen die Autoren die Hoffnung (und Erwartung) aus, daß die psychiatrische Klinik kein Kloster werde, kein »cotton-padded milieu«, das nur die Zerbrechlichkeit, Unfähigkeit, Hilflosigkeit, das »Anderssein« unterstreicht.

J. Cumming: Communication: an approach to chronic schizophrenia. In: Chronic Schizophrenia. Hrsg. v. Lawrence Appleby, Jordan Scher, John Cumming. Glencoe, Illinois 1968, S. 106–120.
Cumming konzentriert sich auch hier auf die Stärkung des Ich, wobei er u. a. die Kommunikation zwischen dem Personal der unteren Ränge und den Patienten für entscheidend wichtig hält. Die Vorstellung, nicht »involved« werden zu dürfen, führt zu einer »interpersonal distance«.

»This they do by reacting to each schizophrenic, not as an individual but as a member of a class, namely patients, and by responding to overtures from the patient in terms of their own membership in a class of people, nurses or aides.«

Diese Form eines »efficient management« führt zur Chronizität. Authentische Kommunikation hat eine Ich-aufbauende Funktion.

J. und E. Cumming: Ego and Milieu. New York 1962.
Autorität muß in die Hände jener gelegt werden, die dem Patienten am nächsten stehen.

Auch hier wird noch einmal der Widerstand der »old line nurses« und die Rollenverwirrung als Folge neuer Strukturen beschrieben.

»In spite of preparation, ward staff can react sharply to the increased autonomy that self-government brings to patients. Attendants who no longer need to control the patients can feel useless and demoralized. This can be avoided by starting to give them the new therapeutic role of assistant in problem solution before they lose their traditional role of keeper.«

Ich-Stärkung erfordert Aktion, und wenn das »niedere Personal« (der Pfleger) keine Entscheidungsfreiheit hat, vermeidet es *Aktion* und *Engagement*.

Wenn alle zu »psychoanalysieren« anfangen, wird man als Patient nicht mehr normal angesprochen als Ehemann, Vater oder zur Zeit arbeitsloser Lastwagenfahrer.

Erfolgreiche Aufgabenerfüllung liefert vor allem die Bausteine zur Ich-Stärkung. Über das Rollentraining folgende Zitate: »In general, we may say that all personal problems are problems with the content of some role and that some patients will need to learn role elements they have never known, others to differentiate clearly between role elements that have always been unclear to them, and still others to master the correct role behavior when it is required.«

Und: »To act successfully in an appropriate role is one of the elements of ego identity. The resulting sense of ›fit‹ produces a pleasant ego feeling and thus tends to make such successful performance its own reward. If the hospital or day center is planned so that role learning takes place in a lucid social system, all patients can be expected to improve at least a little.«

Cumming weist auch darauf hin, daß wir uns oft unzureichend klar machen, daß Menschen einfach nicht wissen, wie bestimmte Dinge getan werden müssen. Als Beispiel dient die Beschreibung einer Frau, die regelmäßig Ladendiebstähle beging. Man entdeckte, daß diese Frau gar nicht wußte, wie man einkauft!

R. Freeman und D. A. Schwartz: A motivation center. In: Am. Journal of Psychiatry 110, 1953, S. 139–153.

Starker Nachdruck auf *Aktivität:* »Getting the patient involved in some relationship or activity rather than doing anything to or for him.«

W. N. Deane: Democracy and rehabilitation of the mental ill. In: Archives of Gen. Psychiatry 1, 1963, S. 1.

Viel Aufmerksamkeit in diesem Aufsatz für die »Atmosphäre hochgeschraubter Erwartungen«, die den Patienten zwingt (ihm hilft), aus seiner »sick-role« herauszukommen.

L. Appleby: Evaluation of treatment methods for chronic schizophrenia. In: Archives of Gen. Psychiatry 8, 1963, S. 8.

Der Hauptakzent liegt auch hier auf der Wiederherstellung von Ich-Funktionen, Verantwortung, »the re-awaking the ego.«

R. D. Scott: A conceptual model of the hospital as an aide to everyday handling of psychotic patients. In: Psychiatry 25, 1962, S. 208–219.

Der wichtigste Abschnitt scheint mir: »Die Funktionen des ›Ich‹ des Patienten gehen in die Hände des Teams über. Das Team wird zum Hüter dieses ›Ich‹, zum Treuhänder seiner Gefühlsäußerungen, und erhält die Aufgabe, seine Bedürfnisse zu befriedigen.«

Abgesehen von der bereits angeführten Problematik sagt ein Patient in diesem Artikel aus, wie er sich »von der Klinik aufgefressen fühlt« – »communicating his utter helpless feeling of being incorporated into the hospital as a whole«.

Appleby, Artiss, J. Cumming, Drye, Gyarfas, Stanton, E. Cumming u. a.: Milieutherapy – a dialogue. In: Mental Hospitals, Juni 1963, S. 337.

Eine lehrreiche Diskussion zwischen Pionieren auf dem Gebiet der Milieutherapie. Man stimmt darin überein, daß Reform in der traditionellen bürokratischen Anstalt auf sehr viel Widerstand stößt.

John und Elaine Cumming betonen die Ich-Stärkung (»ego-regrowth«) als Folge realer Erwartungen hinsichtlich »social and interpersonal performance«. Ich-Stärkung kommt zustande:

a) durch Vergrößerung der Möglichkeit zur Beherrschung primitiver Impulse;
b) durch erfolgreiche Stärkung der »executive competence side of the ego«.

Im zweiten Aspekt – »competence training« (sozial-zwischenmenschlich – »or whatever the patient is not good at«) – liegt für die Autoren die wesentliche Wirkung eines therapeutischen Milieus.

Artiss und Appleby weisen noch einmal auf die Bedeutung einer grundlegenden Neuschulung des Pflegers (»psychiatric aide«) hin, die übrigens nicht möglich ist, wenn sich das soziale System der Anstalt im ganzen nicht ändert.

In dieser Diskussion läßt Stanton das Wort »school« fallen: »The climate of a helpful psychiatric institution should be more like the atmosphere of a boarding school than of a hospital.«

F. F. Main: The hospital as a therapeutic institution. In: Bull. Menninger Clinic 10, 1946, S. 66.

Ich übersetze seine Aussagen: »Aus Tradition ist das psychiatrische Krankenhaus ein Ort geworden, in dem kranke Menschen Schutz vor den Stürmen des Lebens erhalten. Sie erfahren Aufmerksamkeit und Fürsorge des ärztlichen und des Pflegepersonals. Dieses Modell des Krankenhauses als Zufluchtsort bedeutet aber zu oft, daß der Patient auch seinen Status als verantwortlicher Mensch verliert. Viel zu oft wird er (in der Anstalt) als ›gut‹oder ›schlecht‹ bezeichnet, ausgehend von dem Kriterium seines Grades an Passivität gegenüber der Forderung der Anstalt, ›gehorsam, abhängig und dankbar‹ zu sein.«

Die orthodoxe psychiatrische Anstalt (mit ihrer individuellen Behandlung des individuellen Patienten durch einen Arzt) schafft ein Milieu, das nicht realistisch ist, sondern eher zu einem »state of retirement from society« führt. Isoliert und beherrscht, gerät der Patient damit in das Räderwerk der Krankenhausmaschinerie.

Ebenso wie Maxwell Jones betont Main, wie schwierig es besonders für den Arzt – daran gewöhnt, »to play a grandiose role among the sick« – ist, ein Stück seiner Macht abzutreten und Patienten eine wirkliche Unabhängigkeit zuzugestehen. Wir werden eine reale Situation mit realen Verantwortlichkeiten und realen Rollenerwartungen schaffen müssen, wenn der aufgenommene (sowieso schon stigmatisierte) Patient überhaupt eine Chance haben soll, in der Welt zu stehen, in die er zurückkehrt.

R. N. Rapaport: Principles for developing a therapeutic community. In: Current Psych. Therapies, Bd. 3, 1963, S. 244.

Ein klarer Überblick über eine Reihe von Grundprinzipien, in dem die Änderung des Rollenverhaltens beim Pflegepersonals explizit behandelt wird.

S. Boorstein: Ego autonomy in psychiatric practice. In: Bull. Menninger Clinic 23, 1959, S. 148–157.

Ein wichtiger Aufsatz, der das Thema der Ich-Stärkung unterstreicht.

Der Akzent liegt auf alldem, was zu »ego autonomy« beiträgt, der Nachdruck auf Eigenverantwortung zeigt viel Übereinstimmung mit dem, was Scher als »total push program« beschrieb. (J. M. Scher: Archiv. of neurology and psychiatry 78, 1957, S. 531–539.)

Viel Information enthält das Buch:

Chronic Schizophrenia. Hrsg. v. L. Appleby, J. M. Scher und J. Cumming. Clencoe/Ill. 1960.

K. L. Artiss und S. B. Schiff: Education for practice in the therapeutic community. In: Current Psychiatric Therapies. Hrsg. v. J. H. Masserman. Nr. 8, 1968, S. 233–248.

Das ist ein Überblick jüngeren Datums, in welchem noch einmal die Grundsätze dessen, was als »therapeutic community« bezeichnet werden kann, umschrieben werden.

Vorsichtig deutet Artiss an, daß sich Stationspsychiater durch restlose Naivität auszeichnen, wenn es um Probleme von »Management« und um die Rollenverhältnisse in sehr komplexen sozio-psychologischen Systemen geht. Es wird ein »Trainingsprogramm« für Psychiater beschrieben, die diese Arbeit leisten müssen.

R. White, E. Talbot und S. C. Miller: A psychoanalytic community. In: Current Psychiatric Therapies, Bd. 4. New York 1964, S. 199.

Ebenfalls eine Beschreibung, wie sich durch »atmospheric pressure of demand and expectation« verhindern läßt, daß der Patient in regressive Inaktivität verfällt. Aus dieser Arbeit stammt die hübsche Bemerkung: »Hospital must not be a succession of Sunday afternoons.« Neben der Aufnahme des Kampfes gegen Regression (die die Psychotherapie *auch* mit sich bringt) wird die Schaffung einer größeren Varietät sozialer Rollen befürwortet, das Stimulieren von »conflicting areas of competence, skills, talents and abilities«.

M. J. Kahne: Bureaucratic structure and impersonal experience in mental hospitals. In: Psychiatry 22, 1959.

Der Aufsatz konzentriert sich auf die formale institutionelle Struktur und schließt an Jules Henrys Artikel: ›Types of Institutional structure‹ (In: Psychiatry 20, 1957, S. 47–60) an, in dem gleichfalls die formale Struktur der psychiatrischen Klinik untersucht wird.

Für Kahne liegt die größte zukünftige Herausforderung offensichtlich nicht in der Resozialisierung des Patienten innerhalb des Kontexts der Anstalt, sondern in der Entwicklung von Techniken »which provide a reliable bridge to the outside world«. Faktisch sieht Kahne alles, was wir inzwischen über »Chronizität« als Folge der sozialen Prozesse in der Klinik gelernt haben (eine Erkenntnis, die äußerst wenig Anlaß zu Optimismus bietet), eher als einen Wegweiser zu *künftigen* Entwicklungen.

G. F. Steinfeld: Parallels between the pathological family and the mental hospital, a search for a progress. In: Psychiatry 33, 1970, S. 36–56.

Es ist kaum verwunderlich, daß die Situation in der psychiatrischen Klinik in dieser neueren Arbeit mit der ursprünglichen Familiensituation verglichen wird, in der psychotisches Verhalten die einzige Form der Adaptation in einem Feld äußerst verwirrender gegensätzlicher Kommunikationsmuster darstellte. Faktisch wird die psychiatrische Klinik als Ersatz-, *aber gleichfalls pathologische Umgebung* bezeichnet.

Der Autor unterstreicht in erster Linie das Werk von Jay Haley (›Strategies of Psychotherapy‹. Grune & Stratton, New York 1963), das von einer Kommunikationstheorie über menschliches Verhalten ausgeht. Viele sogenannte »Symptome« lassen sich *auch* als Art und Weise erklären, auf die der eine Mensch den anderen unter einem gewissen Zugriff hält, durch die er den anderen auf eine bestimmte Art manipuliert. Das geschieht in der psychiatrischen Klinik unaufhörlich.

Dehumanisierung, verwirrendes feed-back, kurzum, eine Atmosphäre, die durch Haley als: »a kind of formless, bizarre despair overlaid with a veneer of glossy hope and good intentions concealing a power-struggle-to-the-death coated with a quality of continual confusion« umschrieben wird.

Ein Beispiel, mit dem der Autor andeutet, wie sehr die Verwirrung in der psychiatrischen Klinik der ursprünglichen Familiensituation ähnelt.

Die Mutter-Oberschwester der Station untergräbt manchmal die Autorität des

Vater-Stationspsychiaters, es herrscht Verwirrung über die Frage, wer nun eigentlich das Regiment führt. Diese verwirrte Autoritätsstruktur wird vergrößert durch Manipulationen des Patienten, »... increasing the split between his parents, or parent surrogates, by acting helpless and despairing«. Großer Nachdruck wird auf das Element von »consistency« gelegt, auf eine gleichförmige und konsequente Reaktion des Teams auf die verschiedenen Arten, in denen der Patient über seine Symptome seine Umgebung zu fesseln sucht. Gerade an dieser »consistency« fehlt es manchmal ausgesprochen. Oft ganz entgegengesetzte Reaktionen von »Strafe« und »Belohnung« vergrößern die Verwirrung.

Bei der Empfehlung alternativer Auffangmöglichkeiten für die Zukunft bleibt Steinfeld verschwommen.

Teil III – Die Lebensschule

14. Upper Cottage, die Lebensschule

In Upper Cottage ist der Aufbau des therapeutischen Milieus jetzt etwa drei Jahre in der Entwicklung.

Wir wollen den Faden der Geschichte, der »natural history« eines Versuchs zur Veränderung eines Lebensmilieus wiederaufnehmen, in der Pflegepersonal und chronisch schizophrene Frauen (letztere alle in individuelle psychotherapeutische Beziehungen einbezogen) offenbar eine Chance bekommen, als Persönlichkeiten zu größerer Selbständigkeit heranzuwachsen.

Wir setzen den Bericht in einem Augenblick fort, als ich mich anschicke, auf dieser Station ein neues Experiment durchzuführen. Die Idee dazu ging von Beobachtungen aus, die ich zunächst beschreiben will.

Eines Morgens saßen wir, wie gewöhnlich, alle miteinander in dem kleinen Aufenthaltsraum bei unserem täglichen »community-meeting«. Unsere Gruppensitzung war an diesem Morgen sehr lebhaft. Es entwickelte sich ein Gedankenaustausch über ein Thema, mit dem sich viele fortwährend zu beschäftigen schienen. Es ging um die Frage, ob die Patienten »krank« oder »nicht krank« waren. Manche Patienten erzählten, daß sie eine »Geisteskrankheit« hätten. Sylvia murrte und stöhnte wie üblich, allerdings seltener als früher (ich beschrieb sie als die »Autistin«), und sagte, daß sie ein »disease of nerves« habe, und sie ließ dieser Feststellung sofort die Mitteilung folgen, daß sie »medical treatment« benötige. Ich habe bereits berichtet, daß Sylvia in vieler Hinsicht den Eindruck eines Menschen machte, der die Karikatur eines »an einer Krankheit Leidenden« darbot. Sobald sie sich verängstigt fühlte und eine bestimmte Tätigkeit nicht ausführen wollte (oder glaubte, sie nicht bewältigen zu können), begann sie unverzüglich zu jammern, daß sie einen »leichten Gallenblasenanfall« habe oder eine »Erkältung« und manchmal sogar eine »Blinddarmentzündung«. Wenn sie Wutausbrüche hatte, schrie sie oft: »I'm mentally insane. I've got the schizophrenia!« Sehr oft äußerte sie den Wunsch, in die psychiatrische Klinik zurückzukehren, in die sie kurz nach ihrer psychotischen Desintegration mit 16 Jahren aufgenommen worden war. »Es war dort viel schöner, es gab hübsche Blumen, und man wurde mit Elektroschocks behandelt.« Als ich sie davon zu überzeugen suchte, daß Elektroschockbehandlungen ihr doch wenig nützen könnten, antwortete sie sehr überzeugt (ihr Vokabular hatte sich beträchtlich erweitert): »Das glaube ich nicht. Es ist gut für meine Nervenkrankheit. Das hat meine Mutter gesagt, und der Arzt hat es auch gesagt.«

Auch Netty klagte über Magenschmerzen und wies zum soundsovielten Mal auf einen »streak of blindness« hin, der sich zu Beginn dessen entwickelt habe, was sie selbst ihren »nervous break down« nannte. Auch bei ihr war mir schon längst aufgefallen, daß ihre Sprache eine Mischung aus Worten war, die nicht nur auf persönliche Probleme und die Namen von Familienangehörigen hinwiesen, sondern daß sie auch großenteils aus Worten bestand, die auf den Körper, das Funktionieren des Körpers, die verschiedenen möglichen Defekte und die zahllosen medizinischen Behandlungen verwiesen. Die »Körper«worte und die »medizinischen« Worte »doctor, hospital, real hospital, D. C. general, George Washington Hospital, surgeons, stitches, hurting, stomach pains, injuries, blindness, brain disease, mentally retarded, tumor, pregnancy, sick, getting well« usw. wurden von ihr wie eine Mixtur gehandhabt. Das beraubte mich oft jeder Möglichkeit, mit ihr zu einer persönlicheren und pädagogischer gefärbten Form des Dialogs überzugehen. Netty schien völlig blind für den Umstand zu sein, daß Upper Cottage als Teil eines psychoanalytischen Sanatoriums eine psychotherapeutische Gemeinschaft darstellen sollte, innerhalb deren sie nähere Einsicht in ihre Problematik und Beziehung zu Mitmenschen bekommen konnte. Sie sprach mich natürlich als »medizinischen Doktor« an (eine Tatsache, an der ich wenig ändern konnte) und war der Ansicht, daß ich hier sei, um ihren Körper zu behandeln. Manchmal stellte sie mich auf eine Stufe mit Geburtshelfern oder Chirurgen. Sie schien meine wirkliche Funktion, nämlich die des Psychotherapeuten und Soziotherapeuten-Administrators, zu verspotten und überraschte mich oft mit Bemerkungen wie: »Herr Doktor, glauben Sie, daß es mir körperlich jetzt etwas besser geht? Werde ich bald gesund? Mein Magen ist heute schon in Ordnung. Warum halten Sie mich hier eigentlich noch fest?«

Angesichts der Tatsache, daß sie bereits vier Jahre in einer intensiven psychotherapeutischen Beziehung stand, erstaunte mich ihre Unfähigkeit, unsere psychotherapeutisch-pädagogische Fürsorge anzuerkennen.

Isabel sprach an diesem Morgen wie gewöhnlich wieder über ihre Eingeweide, Nase, Beckenknochen, Stuhlgang und Ermüdungsgefühle in ihren Beinen. Ich hatte während dieser Gruppensitzung einmal mehr versucht, den Unterschied zwischen einer körperlichen Krankheit und emotionalen Schwierigkeiten, die zu einer Störung in der Beziehung zum Mitmenschen führen, klarer herauszuarbeiten.

Um alles möglichst deutlich zu machen, hatte ich wieder über echte Hirnkrankheiten und auch über das Phänomen der wirklichen Schwachsinnigkeit gesprochen. Ich versuchte der Patientengruppe neuerlich zu erklären, daß diese medizinischen Krankheiten sich von ihren Krankheiten unterschieden, einer anderen Kategorie angehörten als die Verhaltensschwierigkeiten, die auf psychologischen Konflikten beruhen, auf Einsamkeit und Angst, auf einem Gefühl der Ohnmacht, eine befriedigende Rolle in der Gesellschaft zu übernehmen. Ich hatte wieder über zwischenmenschliche Probleme gesprochen und über »Schizophrenie«, und was wir miteinander darunter zu verstehen glaubten. Aber auch an diesem Morgen wurde mir deutlich, daß meine Worte wenig Eindruck machten. Was mich traf, war die Tatsache, wie völlig sich die Menschen um mich herum mit der Rolle des »medizinischen Patienten« identifizierten und wie sie bereit waren, diese Rolle auch auszuspielen und als eine Quelle der Sicherheit zu bejahen. Ich mußte mir wieder klar machen, daß praktisch alle psychotischen Menschen, die an dieser Gruppensitzung teilnahmen, nach ihrer ersten psychotischen Desintegration *medizinisch* behandelt worden waren. Ehe sie nach Chestnut Lodge verwiesen wurden, hatten die meisten wirklich Elektroschockbehandlungen und Insulinkuren bekommen. Es gab auch keinen Zweifel, daß ihnen diese Behandlungen früher von Ärzten zuteil wurden, von denen der größte Teil überzeugt war, daß ihr Patient Träger dieser oder jener mysteriösen »Krankheit« war. Diese sei als Folge verschiedener Spannungen manifest geworden, und wenn ich mich etwas tiefer in den Gedankengang dieser Kraepelinjünger versetze, so waren manche davon überzeugt, daß die »Krankheit«, durch das Milieu begünstigt, mehr oder minder direkt aus der »erblichen Konstitution« »erwachsen« war.

Sie waren also früher als »medizinische Patienten« behandelt worden, und sie hatten diese Behandlung und Definition akzeptiert. Ich blickte wieder auf Sylvia, von der ich wußte, daß ihre Mutter ihr bereits im Alter von vier Jahren erzählt hatte, sie habe eine »nervous illness«. Vermutlich weil Sylvia wenig redete und ihre Bewegungen ziemlich linkisch und steif waren. Sie murrte viel als Kind und äußerte ihre mangelhafte Sozialisierung durch eine infantile und höchst eigenwillige Sprechweise. Ich wußte auch, daß ihre Mutter sie bereits als Kind zu verschiedenen berühmten Neurologen geschleppt hatte und daß sie viele körperliche Untersuchungen über sich hatte ergehen lassen müssen. Später hätten die Psychiater den Standpunkt vertreten, Sylvia sei »autistisch«. Sie wurde mit 16 Jahren in die Klinik aufgenommen, weil sie glaubte, von giftigen Gasen umgeben zu sein, und von da an begann ihre Anstaltslaufbahn.

Sandy (neu in unserer Gemeinschaft; für sie war ich sowohl Therapeut als auch »administrator«) hatte eine ebenfalls sehr medizinisch gefärbte Vorgeschichte. Sie hatte sich, fortwährend den Ängsten ihrer Mutter ausgesetzt, als junges Mädchen immer mehr zurückgezogen. Vielleicht war ihr ausgeprägter Negativismus und ihr Eigensinn Ausdruck ihres Wunsches, ungeachtet dessen, was sie »my mother's verbal forcing« nannte, doch ein gewisses Maß an Individualität zu behaupten.

Zu Beginn dessen, was als ihre »hebephrene Störung« bezeichnet wurde, hatte sie selbst gesagt, daß sie eine »Hirngeschwulst« habe, und mir gegenüber (während der Therapie) sprach sie fortwährend über ihre Unfähigkeit, Freundschaften zu schließen, weil ihr »Hirn sich zurückgezogen habe«. Ihr störrisches Schweigen (sie war die mutistischste Patientin von Chestnut Lodge) erklärte sie mit einer »Krankheit der Stimmbänder«. Vor ihrer Aufnahme in Chestnut Lodge war sie in verschiedenen Anstalten gewesen. Dort hatte sie etwa hundert Elektroschocks und sehr viele Insulinbehandlungen gehabt, und einmal erzählte sie mir, daß sie ihre Eltern mit einem Psychiater habe reden hören, der über »Sandys unheilbare Schizophrenie« sprach. Ihre Eltern erzählten mir später, daß sie wahrscheinlich auch eine Unterhaltung zwischen ihren Eltern und dem Psychiater mitgehört habe, bei der die Möglichkeit einer Gehirnoperation diskutiert wurde (man erwog eine Leukotomie, das Durchtrennen der Hirnbahnen!).

Als ich an diesem Morgen um mich blickte, traf mich am meisten, wie entschlossen die Mitglieder der Gruppe die Rolle des »medizinischen Patienten« spielten. Sobald sie mit Problemen und Aufgaben konfrontiert wurden, beschrieben sie ihre Erfahrungen und ihr Gefühl der Ohnmacht in medizinischen oder quasi-medizinischen Begriffen.

Ich fühlte mich von der herrschenden Verwirrung überwältigt. Dennoch hatte sich die Station in vieler Hinsicht gewandelt. Die Beziehung zwischen Patienten und Personal war offener und viel persönlicher geworden. Die Station hatte die Atmosphäre einer Art »großer Familie«. Jeder hatte eine Aufgabe, einen »job«. Die früher beschriebenen symbiotisch-abhängigen Beziehungen waren großenteils verschwunden.

Und dennoch, trotz des Fortschritts, den die Patienten aufwiesen, ging mir alles nicht schnell genug. Mir kam es vor, als ob viele Patienten in ihrem verbalen und nicht-verbalen Verhalten zeigen wollten, daß sie einen berechtigten Anspruch auf diese Rolle des »medizinischen Patienten« hätten, diesen Anspruch verstärkten und auf allerlei Weise demonstrierten. Sylvia war ein klassisches Beispiel dafür. Wenn man sie bat, etwas zu tun, produzierte sie zunächst eine Serie von Wutanfällen, und wenn dies nicht überzeugend genug wirkte, rannte sie zum Fenster und schlug mit ihrer Faust die Scheibe ein. Dann lief sie zur Schwester, zeigte die blutende Wunde an ihrem Arm und sagte: »Medical treatment, if at all possible.«

Ich fragte mich, wie es möglich war, daß so viele dieser in jahrelanger intensiver Psychotherapie befindlichen Frauen doch nicht vom Wichtigsten überzeugt schienen, das jeder in diesem psychoanalytischen Sanatorium ihnen deutlich zu machen versucht hatte. Die »Botschaft« hieß doch: »Du bist hier, um zu lernen, was dein Verhalten angeht, deine Beziehung zu anderen, Verhaltensformen, die man dir früher, in deiner Jugend, eingeübt hat, die Denkformen und die Art des Kommunizierens. Du bist hier, um zu lernen und zu verlernen. Du hast das Spiel des Lebens einfach nach den falschen Spielregeln gespielt.« Man sagte in diesem Sanatorium doch dem psychotherapeutisch behandelten Patienten: »Du begegnest hier psychoanalytischen Psychotherapeuten, die bereit sind, dich in eine intensive Lehrerfahrung einzubeziehen, und diejenigen, die ›nurses‹ oder ›aides‹ genannt werden, assistieren in diesem Lern- und Verlernprozeß.« Das Team von Chestnut Lodge hatte konsequent diese Information erteilt.

Als ich während dieses »community-meetings« auf die Patientengruppe blickte, verließ mich der Mut. Die meisten Patienten schienen blind oder taub dafür zu sein. Sie betrachteten unsere Station weiterhin als Teil einer Art »Krankenhaus«. Ihre Augen und Ohren erkannten nicht, daß sie eine Art »Schule« war.

Es bestand eine ungeheure Diskrepanz zwischen der Art und Weise, wie wir (das Team) die Welt unserer Station sahen und interpretierten (warum wir hier waren und was wir taten), und der störrischen Art, wie die Patienten die Situation auslegten. Sie sprachen nicht nur über allerlei Körperteile und deren Defekte und »Behandlungen«, sondern benützten auch ständig Worte wie »ill«, »sick«, »getting well«, »getting better«, »doctor«, »patient«, »treatment«, »cure« usw.

Ich kam zu einer ganz bestimmten Schlußfolgerung und setzte diese impulsiv (ohne genau die Konsequenzen zu überblicken) auf der Stelle in die Tat um. *Ich wollte diese ganze medizinische Konzeption und damit auch diese medizinische Sprache loswerden.* Gleich folgt die Theorie. Zunächst will ich beschreiben, was geschah.

Ich verbot den »Patienten«, noch länger diese Sprache zu benützen, und schlug vor, sie »students« zu nennen. Das Wort »Patient« wurde tabu. Upper Cottage nannte ich eine »school for living«, und Julia bekam den Auftrag, ein großes Schild anzufertigen: *This is a school for living,* und es an die Zimmerwand zu hängen. Das Schildchen »Nursing office« änderten wir in »Educational office« um; ich bat das Team, bei diesem Experiment mitzumachen, und nannte sie »assistent-educators«. Ich erzählte den neugeborenen »students«, daß der Name »hospital« besonders unglücklich gewählt sei, und entschuldigte mich dafür. Kurzum, ich erzählte ihnen, daß wir in Upper Cottage zusammen in einer »school for living« waren, in der man lernen konnte, was im Leben falsch gelaufen war und wie man es anders anpacken konnte. Ich selbst nannte mich »educator« und erklärte auch die Worte »ill«, »sick«, »well« usw. für tabu. Ich erzählte meiner fassungslosen Gruppe neu getaufter »students« und dem Personal, daß es so etwas wie Geisteskrankheit (»mental illness«) nicht gäbe, daß das nicht existierte, sondern daß es besser sei, wenn sie sich als »unwissend« hinsichtlich ihrer selbst und ihrer Beziehungsbildung zu anderen betrachteten.

Es geschah alles spontan, und ich hatte, wie gesagt, kaum eine Vorstellung von den Konsequenzen dieses Eingriffs. Vielleicht hätte ich sie überblicken können, wenn ich begriffen hätte, daß das Recht, Dinge oder Situationen, ganz allgemein Faktizitäten zu *benennen* (d. h. das Recht, Sprachformen zu bestimmen), keineswegs das Recht des Individuums ist, sondern das Recht der Gruppe und Kulturgemeinschaft. Artiss hat diese Idee in seinem Buch ›Milieu therapy in schizophrenia‹[1] zur Sprache gebracht. Er nennt sogar eine derartige Rechtsanmaßung, bestimmte Dinge mit einem spezifisch *anderen* Namen zu belegen – wenn sie von einem *Individuum* praktiziert wird –, eine Art »schizophrener« Handlungsweise.

Auf diese Betrachtung von Artiss über das »naming prerogative« will ich etwas ausführlicher eingehen. Artiss versucht, einen Aspekt schizophrenen Verhaltens operabel zu machen, indem er die *verbale Transaktion* analysiert. In der »normalen« Entwicklung akzeptiert das Kind das Recht der Eltern, ihm einen Namen zu geben. Dieses »naming prerogative« zeigt an, daß eine reziproke Rollenbeziehung zwischen dem »Benenner« (den Eltern) und dem »Benannten« (dem Kind) besteht, eine Beziehung, die auch als Gehorsam, Respekt, Kultivierung bezeichnet werden kann. Operativ ist es »die stillschweigende Anerkennung einer Rolle, die wesentlich *durch andere bestimmt wird*, welche ihrerseits dafür eine Menge vitaler Verantwortung für sein Wohlergehen übernehmen.« Das geht zwar nicht ohne »Kampf« ab, aber bei der Entwicklung zum »Schizophrenen« läuft etwas in diesem Kampf schief. Hier postuliert Artiss, daß das *Kind* das »naming prerogative« an sich ziehe.

Er sagt: »Die verständige Elternfigur ermutigt zwar das Phantasieleben ihres Kindes, setzt aber in einem bestimmten Augenblick Grenzen (›setting limits‹). Das Kind darf ruhig im Garten ›Ritter‹ spielen, aber es darf sein Holzschwert beim Essen nicht ins Steak bohren.«

In der »abnormalen« (schizophrenogenen?) Situation *definiert das Kind* (nach Artiss) *die Situation, und es gibt ungenügenden oder keinen Widerstand seitens der Eltern.* Artiss stellt die Hypothese auf, daß der Kampf um das Recht zur Benennung bei der »schizophrenogenen Entwicklung« *zum Vorteil des Kindes* bestimmt wird. Das Kind diktiert, wird also eine Elternfigur gegenüber seinem Vater und seiner Mutter. Das führt zu einer verhängnisvollen Entwicklung in einer späteren Phase dieser Entwicklung[2].

Mit seiner hartnäckigen Selbstdefinition, wie er ist und was was ist (eine andere Art der Beschreibung von Omnipotenz) fährt sich »der Schizophrene« natürlich in der Gruppe fest, die ihn infolge seines Verhaltens als »crazy« ausstößt.

Wir setzen nun die Beschreibung und die Folgen meines Usurpierens des »naming prerogative« fort. Die Folgen werden bald sichtbar werden, wenn ich die Reaktionen von drei Gruppen beschreibe:

1. die psychiatrischen Kollegen;
2. das psychiatrische Pflegepersonal;
3. die Patienten (»Schüler«).

1. Die Reaktion der Ärzte

Zunächst wurden die Wortneuerungen auf meiner Station von vielen meiner Kollegen als eine Art »practical joke« behandelt. Sie meinten, ich sei einem zeitweiligen Verlust von Realitätssinn zum Opfer gefallen. Ein Psychoanalytiker, der zu Beginn des Experiments die Station besuchte und dem ich über meine Neubenennungen berichtete, betrachtete mich mißtrauisch und besorgt und fragte mich, ob ich in Analyse wäre. Nachdem ich ihm versichert hatte, daß dies der Fall sei, schien er erleichtert. Die allgemeine Reaktion hatte die Tönung einer mitleidigen Verspottung der ganzen Idee, und nur von wenigen wurde sie ernst genommen. Allmählich nahm die Reaktion aber doch persönlichere Form an. Bald wurde das Experiment mit den Worten »grandios«, »oberflächlich« und »verrückt« betitelt, obwohl meine Kollegen gleichzeitig ihr freundliches Interesse bekundeten und die Hoffnung aussprachen, daß ich doch bald von meinem Irrweg zurückkehren und wieder zur normalen medizinischen Begriffsbildung übergehen werde. Jedenfalls zum sprachlichen Brauch! Der war nun einmal Teil unserer medizinischen Kultur geworden. Man machte mir klar, daß sich dieser »Scherz« nicht allzu lange als Scherz einstufen ließe. Allmählich wuchsen die Anschuldigungen, die Wortneuerungen enthielten eine deutliche Leugnung des Ernstes der Krankheit.

2. Die Reaktion des Personals von Upper Cottage

Auch das Stationsteam betrachtete die Neubenennung als ein interessantes, aber doch etwas lächerliches Experiment. Man war bis jetzt begeistert bei der Realisierung der verschiedenen Reformen mitgegangen und hatte allmählich deren Resultate erlebt. Die Bewohnerinnen von Upper Cottage als »students« zu bezeichnen, ging aber auch diesen Mitarbeitern zu weit. Um eine solche Anrede zu vermeiden und trotzdem die Abmachung, den Namen »Patient« nicht mehr zu verwenden, einzuhalten, fühlten sie sich gezwungen, die Menschen noch öfter als gewöhnlich bei ihren wirklichen Namen zu nennen. Die Oberschwester sagte dazu:

»Die Einführung des Wortes Schüler (›student‹) hat, vor allem im Anfang, sehr positiv auf die Moral gewirkt. Die ganze Atmosphäre wurde dadurch gleichgewichtiger und freundlicher.«

Das Personal anderer Stationen stand diesen Wortneuerungen natürlich noch kritischer gegenüber, und es geschah häufig, daß sie das Personal von Upper Cottage mit der Bemerkung ansprachen: »Das ist das Lächerlichste, was mir je untergekommen ist. Wie kann denn jemand in einem psychiatrischen Krankenhaus ein Schüler sein?«

Nach einigen Monaten erzählte mir die Oberschwester, daß diese ganze neue Terminologie doch eine Stärkung unserer Solidarität zur Folge gehabt habe. Sie schweißte gleichsam das Personal von Upper Cottage noch enger zusammen. Wenn sie sich auch schon bewußt waren, eine einmalige Stellung in ihrer Station einzunehmen, die mit deren besonderer Struktur und Organisation zusammenhing, so bestärkte diese Sprachneuerung dieses Gefühl noch.

3. Die Reaktion der Patienten

Worum es mir letztlich bei der Beschreibung dieses Experiments geht, ist meine Entdeckung, wie stark der medizinische Jargon in seinen verschiedenen mitschwingenden Bedeutungen sich der Patienten bemächtigt hatte. Wie er sie zwang, sich selbst auf eine sehr spezifische Weise zu definieren und die sie umgebende Welt auf eine sehr spezifische Weise zu interpretieren. Hier folgt die Reaktion von vier »Patientinnen« (»Schülerinnen«).

Sylvia reagierte heftig, als diese Wortneuerungen eingeführt wurden, und selten habe ich erlebt, daß sich ihr Vokabular so erweiterte wie in diesem Augenblick. Sie war strikt dagegen. Als sie »Schülerin« genannt wurde, war sie sogleich äußerst aufgebracht, drohte, einen Wutanfall zu produzieren, und rief aus: »Ich kann dieses Wort ›Schülerin‹ nicht ausstehen ... So will ich nicht genannt werden ... Ich will lieber ›Patientin‹ genannt werden. Das ist doch ein Krankenhaus oder? Ein Krankenhaus für Geisteskranke?«

Als ich fortfuhr, sie »Schülerin« zu nennen, und meinen Grund dafür wiederholte, hatte das Äußerungen zur Folge wie: »Verdammt nochmal, ich bin geisteskrank! Das hat man festgestellt. Ich habe eine Nervenkrankheit. Ich will eine Hirnoperation. Ich habe eine Geisteskrankheit! (›I have a disease of the mind!‹)«

Als ich tiefer auf diese ganze Idee des »diseased mind« einging und sie damit herausforderte, wurde sie immer wütender. »But the mind is up there!« rief sie nun aus und versuchte, mich davon zu überzeugen, indem sie sich auf die Stirn schlug. Manchmal stieß sie während einer Gruppensitzung Sätze aus wie: »Upper Cottage wird einfach zur Hölle. Ich mag diese Art nicht, wie Sie mich anreden.«

Nachdem ich auch ihr Psychoanalytiker geworden war und öfter mit ihr zusammen in mein Arbeitszimmer ging (ich nannte die Stunden mit ihr »educational hours«), entwickelte sich häufig folgender Dialog zwischen uns. Während unseres Ganges sagte ich lässig: »Hello, student, how are you?« Worauf sie prompt flüsterte: »Patient«. Wenn ich dann flüsternd mit dem Wort »student« antwortete, flüsterte sie wieder: »Patient«.

So legten wir oft den ganzen Weg zu meinem Arbeitszimmer zurück, störrisch mit dem Aussprechen von Worten unserer eigenen Wahl beschäftigt, eine Situation, die schließlich auch in ihren Augen nicht ganz der Komik entbehrte.

Netty änderte ihr Verhalten nicht wesentlich, aber sie war deutlich gefesselt von unserem Versuch, eine neue Terminologie einzuführen. Sie benutzte einmal eine Pause in unserer Gruppensitzung und machte folgende Bemerkung: »Herr Doktor ... meinen Sie das eigentlich ernst ..., daß Sie uns Schüler nennen? Ist das wirklich eine Art Schule, wo ich lernen muß, mit mir selbst und mit anderen zu leben?« Was mir in diesem Augenblick auffiel, war der ernste, nachdenkliche Ton in ihrer Stimme, den wir im allgemeinen nicht von ihr gewöhnt waren.

Ihre Bemerkung klang so, daß ich mich des Eindrucks nicht erwehren konnte, sie sei drauf und dran, etwas zu realisieren, etwas zu begreifen, was ihr bislang ungreifbar schien. Die Art ihrer Bemerkung hatte tatsächlich etwas von einem »Aha-Erlebnis«. Ehe ich übrigens diesen Moment weiter positiv ausbauen und ihr meine Freude über ihre Einsicht zeigen konnte, produzierte sie allerdings sofort mehr »medizinische und Körperworte«, als sie je zuvor ausgestoßen hatte.

Sie erzählte mir einige Zeit später: »Ja ... daß ich Schülerin genannt werde, gibt mir das Gefühl, daß ich allein stehe (›that I'm on my own‹), daß ich lerne. Das Wort gibt mir das Gefühl, daß ich auf eigenen Füßen stehe: Man spürt, daß man eine Person, ein Individuum ist. Mit diesem Wort lehne ich nicht mit meinem ganzen Körper am Arzt. Wenn ich Patient genannt werde, dann sind der Doktor und die Schwester mehr meine Krücken. Wenn ich Schülerin genannt werde, gibt mir das das

Gefühl, daß ich aufrechter stehe. (›To be called a student gives you an upstanding feeling.‹)«

Isabel bemerkte: »Wie kann ich denn je eine Schülerin sein? Da kann ich mich nicht mehr wie ein Patient einer psychiatrischen Klinik *fühlen*. Man kann doch nicht sagen: eine Schülerin in einer psychiatrischen Klinik. (›A state-hospital student‹).«

Als wir mehr darüber wissen wollten, entwickelte sich folgende Konversation. Ein Stationspfleger fragte sie: »Wie würden Sie lieber genannt werden, krank oder einfach unwissend?«

Isabel: »Ich finde es nicht schön, unwissend genannt zu werden. Mir wäre fast lieber, krank genannt zu werden. Aber trotzdem gibt es einen Haufen Dinge, über die ich wenig weiß.«

Cathy macht folgende Bemerkung: »Wenn man mich ›Schülerin‹ nennt, bedeutet das eigentlich vor allem ein Versagen. Ich muß dann daran denken, daß ich dauernd versagt habe bei meinen Versuchen, mit Menschen umgehen zu können und Freunde zu kriegen. Ich würde mich lieber als Patient bezeichnen lassen. Das Wort hat einen beruhigenderen Charakter (!). Dann muß ich auch nicht arbeiten und mich anstrengen. Das einzige, was ich dann tun muß, ist einfach hier sein. Dann bin ich hier, um im Bett zu liegen und gesund zu werden durch eine Schwester und einen Arzt.« (In diesem Moment brach Cathy in Lachen aus.) »Wissen Sie, es erinnert mich an die Schwierigkeit, die ich in der Schule gehabt habe. Mir ist es viel lieber, Sie als jemanden zu sehen, der mich gesund macht. Wenn man mich Schülerin nennt, wird mir klarer, daß ich hier eines schönen Tages fort muß und daß Sie nicht bereit sind, so lange zu warten, bis es uns besser geht.«

Während eines Gesprächs mit einem Pfleger entwickelte sich folgender Dialog:

Pfleger: »Was ist der Unterschied zwischen Patientsein und Schülersein?«

Patientin: »Ja, ein Patient, da wird ganz für einen gesorgt, und ein Schüler ... da muß man mehr seine eigene Meinung bilden.«

Pfleger: »Glauben Sie nun, daß das Leben hier mehr das einer Schülerin oder mehr das einer Patientin ist?«

Patientin: »Wenn es mehr das einer Schülerin wäre, würde ich sofort weggehen.«

Pfleger: »Wenn Sie wählen dürften, mit welchem Namen Sie angesprochen werden sollen, würden Sie dann lieber krank oder unwissend genannt werden?«

Patientin: »Krank.«

Pfleger: »Warum?«

Patientin: »Ja, mir wäre lieber, daß andere mich krank fänden, als daß sie mich in einer bestimmten Sache für dumm hielten. Ich würde mich schämen, wenn sie mich unwissend nennen würden.«

Pfleger: »Ich fragte Sie, ob Sie lieber krank oder unwissend genannt würden. Aber ›krank‹ ist eine ziemlich milde Bezeichnung. Was wäre Ihnen lieber: ›verrückt‹ oder ›unwissend‹?

Patientin: »Verrückt«.

Pfleger: »Wollten Sie, daß Upper Cottage sich mehr zu einer Art Schule entwickeln würde?«

Patientin: »Nein, ich hoffe, daß sie nicht mit einer Art Unterricht oder sowas anfangen. Das ärgert mich immer so.«

Pfleger: »Finden Sie, daß sich diese Station verändert hat?«

Patientin: »Ja, es ist eigentlich viel eher eine Schule geworden. Es geht hier alles sehr stark zurück.«

Es ist unmöglich, Ihnen bei der Wiedergabe dieses Interviews den Sarkasmus und den Humor zu beschreiben, den Cathy bei der Beantwortung dieser Fragen an den Tag legte.

Die Beschreibung des Experiments schließe ich damit ab. Es hat im ganzen (bis zu meinem Weggang) zwei Jahre gedauert. Wieder erlebte ich, wie viel sichtbar wird, wenn man versucht, Veränderungen zu erreichen! Ein Hintergrund wurde plötzlich erhellt. Unter dem Druck dieser semantischen Neuerungen wurde manifest, was in diesem sozialen System latent bereits vorhanden war.

Was mich am meisten beeindruckte, war, in welchem Ausmaß sich das *medizinische Wertsystem der Patienten bemächtigt hatte* und wie sie es mit störrischer Hingabe verteidigten. Sie schienen zu sagen: »Wenn ich als Patient angesprochen werde und andere als ›Arzt‹ und als ›Schwester‹ ansprechen muß und mich einer medizinischen Behandlung unterziehe innerhalb einer Institution, die ›hospital‹ genannt wird, dann bin ich *also* ›mentally ill‹. Was mir an psychoanalytischer Psychotherapie vorgelegt wird, betrachte ich als eine etwas verwirrende Variation über das Thema ›Krankheit‹, ›Behandlung‹ und ›Genesung‹.«

Das Problem läßt sich vorläufig folgendermaßen zusammenfassen: Solange der Begriff »Geisteskrankheit« (»mental illness«) als praktischstes Etikett für abweichendes Verhalten verwendet wird und solange Ärzte (die Psychiater und Psychoanalytiker geworden sind) zusammen mit »Schwestern« ihre Aufgabe als

»Behandlung« definieren und ihre Zielsetzung in Begriffen wie »Gesundheit« und »Genesung« artikulieren, steht man auf einer medizinischen Bühne. Auf dieser Bühne, in sie einbezogen, werden die verschiedenen »role-players« ihre medizinischen Rollen des »Arztes« und »Patienten«, des »Gesunden« und »Kranken« hingebungsvoll spielen.

Das Spannende in Chestnut Lodge war, daß gleichzeitig *eine andere Bühne benutzt wurde,* basierend auf einer Ansicht, die besagte, daß die Problematik des psychotischen Menschen sich nur *quantitativ von allgemeinen Lebensproblemen unterscheidet.* So wurde gleichzeitig eine andere Bühne benutzt, die pädagogische, mit anderen Rollenerwartungen. Die Psychoanalytiker versuchten, ihre Patienten in einen Lernprozeß einzubeziehen, der nicht eine Form von »Normalsein« zum Ziel hatte, sondern auf Persönlichkeitsentwicklung, Reifung und allmähliches »unfolding of potentialities for living« gerichtet war. Dieses pädagogische Schauspiel verlangte ein Rollenspiel zwischen »Lehrer« und »Schüler«, und es ist klar, daß die Rolle des »medizinischen Patienten« (mit ihren unterschwelligen Bedeutungen der Hilflosigkeit, Passivität, Unverantwortlichkeit) sich damit nicht in Einklang befand.

Mir hat das ganze Experiment die Augen für das simple Faktum geöffnet, *daß wir in unsere soziale (medizinische) Organisation wahrscheinlich zuerst eine ungeheure Barriere einbauen und diese daraufhin zu überspringen suchen.* Meine Erfahrung und die Literatur haben mir die Augen für die Tatsache geöffnet, daß viel Verwirrung bei unseren Patienten durch uns selbst verursacht wird. Unsere medizinische Kultur und Sprache könnte durchaus eines Tages so viel »background-noise« verursachen, daß unsere wichtigste »Botschaft« in diesem Kontext einfach nicht mehr durchdringt.

Eine Analogie kann das ganze noch etwas deutlicher machen. Ich würde beim Besuch einer Eisenwarenhandlung sichtlich verwirrt, wenn der Verkäufer sich an mich mit der Frage wendete: »Mein Herr, was für Schokolade darf es sein?« Wahrscheinlich würde ich dieser Schokolade, wenn sie dort zwischen Rasenmähern läge, auch nicht ganz trauen!

Es geht mir um die Idee, daß wir psychoanalytisch-psychotherapeutische Schokolade in einem medizinischen Laden für Eisenwaren verkaufen. Die nun fällige Frage klingt ziemlich einfach: Warum verkaufen wir die Schokolade nicht in einem Schokoladengeschäft?

Das führt uns unweigerlich zu der Schlußfolgerung, daß wir das ganze Problem von Menschen mit Lebensschwierigkeiten, die den Namen »schizophren« verdienen, nicht lösen können, wenn wir nicht zuerst die Verwirrung im Herzen der Psychiatrie einer Lösung entgegenbringen. Das heißt, daß wir unsere »medical habits of action and language« ablegen müssen. Das verlangt eine Art »cultural reform«, die unsere geliebten »Mythen« und »Traditionen« antastet. So sehr diese medizinischen Vorstellungen uns auch auf Abwege und zu destruktiven Handlungen geführt haben: Sie sind uns vertraut, und wir umklammern sie, wie ich glaube, bar jeglicher Logik. Und dementgegen sagt Susan Langer: »Wenn wir neue Erkenntnis gewinnen wollen, dann müssen wir uns eine Welt neuer Fragen stellen. (›If we would have new knowledge we must ask us a whole world of new questions.‹)«[3]

Eine dieser Fragen wurde von Artiss klar formuliert.

Er sagt: »Welcher Teil unserer Erwartungen über die Schizophrenie wird durch das traditionelle Krankheitsmodell bestimmt und beherrscht? Wie bestimmend sind die Erwartungen für den Modus, nach dem wir die so etikettierten Menschen behandeln? Wie könnte eine Änderung unseres Verhaltens einen solchen Menschen beeinflussen, zum Beispiel wenn wir ihn in anderer Weise etikettierten? Als einen Menschen, dem eine essentielle Erfahrung in seiner Sozialisierung einfach gefehlt hat und der also als »kulturell absonderlich« und als »verrückt« ausgestoßen bleibt? Gerade so lange ausgestoßen, bis er die oben erwähnten sozialisierenden Erfahrungen(›vital socialising experiences‹) *doch noch* (kursiv von mir) gemacht hat und sich integrieren konnte, was immer diese Erfahrungen auch sein mögen?«[4]

Im Juni 1965 nahm ich Abschied und ging nach Holland. Der Abschied war schmerzlich.

Fünf Jahre später kehrte ich für einen Monat zurück. Sylvia, mit Gebiß und Brille, wohnte in einem Apartment in Rockville, besuchte Theater und Konzerte und sprach flott. Wir haben zusammen gesessen und uns über die abgelaufenen Präsidentschaftswahlen unterhalten.

Anmerkungen

1. K. L. Artiss: Milieu therapy in schizophrenia. New York 1962.
2. Das wörtliche Zitat von K. L. Artiss über das »naming prerogative« lautet: »... ›the battle‹ between parent and child for the naming or defining prerogative may be crucial to the schizophrenic issue ... If it is a battle between parent and child, then presumably it must be won by the parent. If it does not have this outcome, then the child who takes the parent's prerogatives *is* the parent. Therefore, he *is* anyone or anything he dictates and by that token ›outside the social law‹.
   Another logical extension would be to set up an hypothesis:
   Non-schizophrenic child = history of battle for prerogatives won by parent.
   Schizophrenic child = history of battle for prerogatives won by child – or no contest.«
3. S. K. Langer: Philosophy in a new key. Boston 1948.
4. K. L. Artiss: Environmental Therapy. In: Current psychiatric therapie. Hrsg. v. J. H. Masserman, Bd. 4. New York 1964, S. 30.

15. Die Lebensschultheorie

Die vergangenen Jahre boten ausreichend Zeit, um das im letzten Kapitel beschriebene Experiment näher zu durchdenken[1]. Zu meiner Verwunderung gab es sehr wenig Literatur über den medizinischen »Kontext«, der, als ob das die natürlichste Sache der Welt wäre, den Hintergrund unseres psychiatrischen Handelns und den Charakter unserer psychiatrischen Klinik bestimmt.

Wir beginnen mit der Frage, welcher *Typ* von Reform im letzten Kapitel beschrieben wurde.

Die ganze Reform von Upper Cottage war an sich nichts Neues. Derartige Versuche wurden in vielen Aufsätzen beschrieben. Die Zahl der Bücher, die diesem Veränderungsprozeß auf dem Fuße folgt, ist übrigens ziemlich gering[2].

Das vorige Kapitel hat aber einen neuen Aspekt. Nichts ist darin originell, aber das zweijährige Praktizieren eines Versuchs, die Station ihrer *medizinischen Mythologie zu entkleiden,* ist relativ neu. Ich bin in der Literatur noch keiner Beschreibung eines Versuchs begegnet, etwas Derartiges in einer psychiatrischen Klinik konsequent durchzuführen.

Ist etwas dabei herausgekommen? Für mich gewiß. Ich habe viel daraus gelernt. Ich habe auch den Eindruck, daß es die Resozialisierung einer Reihe von Bewohnern von Upper Cottage kräftig gefördert und außerdem auch die Milieubildung und den Korpsgeist des Teams sehr positiv beeinflußt hat.

Um den Reformtyp näher zu analysieren, beziehe ich mich auf die Vorstellungen, die Karl Popper darüber in seinem Buch ›The poverty of historicism‹ entwickelt hat[3].

Popper beschreibt zwei Typen sozialer Aktion, die Veränderung in bestimmten sozialen Institutionen (Groß- oder Kleinbetrieb, Kirche, Versicherungsgesellschaft, Schule, Armee usw.) zuwegebringen. Den ersten Typ nennt er »utopian« oder (und) »holistic social engineering«. Den zweiten Typ nennt er »piecemeal-social engineering«.

Er ist ein ausgesprochener Anhänger des letzten Typus. Wie ein Ingenieur eine Maschine entwirft, zu einem neuen Modell kommt oder die Maschine repariert – so ist der »social engineer« jemand, der bestimmte bestehende soziale Organisationen reorganisiert oder ... reformiert. Natürlich gründet sich eine soziale

Organisation auf Menschen, aber der Organisationsplan ist mindestens ebenso wichtig. Der »piecemeal social engineer« ist jemand, der in kleinen Schritten arbeitet, bröckchenweise reformiert und Veränderungen einführt. Er weiß, wie wenig er weiß, führt seine Reformen schrittweise durch, lernt aus seinen Fehlern, versucht Konsequenzen vorauszusehen (»always on the look-out for the unavoidable unwanted consequences of any reform«). Er lehnt die »sweeping reform«, die Zerstörung bestimmter, oft durch Tradition gewachsener sozialer Institutionen *als Ganzes* ab. Ein solches Vorgehen ist ihm zu komplex. Er kann dann nicht mehr überblicken, was Ursache und Wirkung war. Kurzum, er weiß dann nicht mehr, was er tut.

Das »piecemeal tinkering« (eine Art mehr oder minder bescheidenes Basteln) ist eine Aktivität, die in ziemlich großem Kontrast zu dem Werk des politischen »Aktivisten« mit seinem temperamentvollen »alles muß anders werden« steht. Hier, in diesem holistischen oder utopischen »social engineering« geht es darum, Veränderungen »in der ganzen Gesellschaft« vorzunehmen. Natürlich kann auch der »piecemeal social engineer« sich hohe Ziele stecken. Eine Reform des gesetzgebenden Systems, eine Serie aufeinanderfolgender Teilreformen, die inspiriert werden von einem allgemeinen Reformbestreben (etwa bessere Einkommensverteilung) – das alles kann man als »piecemeal«-Methode der Reform bezeichnen.

Dennoch besteht für Popper ein Unterschied hinsichtlich des Ausgangspunktes und der Mentalität. Die Riesenschritte des holistischen Reformers zeitigen in der Praxis häufig so viele unbeabsichtigte und oft unerwartete Gegenwirkungen, daß als Ergebnis doch eine Art »piecemeal«-Improvisation entsteht, eine Art »unplanned planning«.

Der Unterschied steckt vor allem in dem Faktum, daß sich der »piecemeal«-Arbeiter vorsichtiger, kritischer und besser vorbereitet ans Werk macht. Popper geht in seiner Kritik an den holistischen, utopischen Reformern sehr weit. »Bei der Betrachtung der beiden Methoden stelle ich fest, daß eine möglich ist, während die andere einfach nicht existiert.«

Und weiter:

»Einer der Unterschiede zwischen der utopischen (oder holistischen) Methode und der ›piecemeal‹-Methode läßt sich so formulieren: Während der ›piecemeal‹-Gesellschaftsreformer seinen Problemen vorurteilsfrei, ganz offen im Hinblick auf die Ausweitung der von ihm erstrebten Reform begegnen kann,

kann der holistische Reformer dies gerade nicht. Letzterer hat bereits im vorhinein beschlossen, daß eine komplette Reform möglich und notwendig ist.«[4]

Popper hielt die holistische, utopische Methode der Gesellschaftsreform für unwissenschaftlich, jedenfalls »einer echten wissenschaftlichen Haltung zuwiderlaufend«.

Die Entmythologisierung der medizinischen Mythologie, die Art und Weise, wie das Team von Upper Cottage diese in die Praxis umsetzte, die ziemlich heftigen Reaktionen, die das bei medizinischen Kollegen und Teamangehörigen anderer Stationen hervorrief – gehörte das alles zu der »piecemeal«-Methode (mit ambitiösem Charakter), oder schimmerte hier eine utopische, holistische Methode durch? Ich neige dazu, das letztere anzunehmen.

Das ganze Experiment von Upper Cottage als »school for living« und die Abschaffung des medizinischen Jargons wurden aus dem Gedanken geboren, daß »Worte« an sich stark genug sein können, um unseren Bestrebungen, ein Lern- (und Verlern-) Milieu zu schaffen, zu widerstehen. Wir müssen also erst auf die näherliegende Frage eingehen: Warum Worte durch andere Worte ersetzen? »What's in a name?«

Die Antwort darauf bietet die gesamte semantische Literatur, angefangen bei Korzybski[5]. Die Macht von Worten (oder allgemeiner von »linguistic systems«) ist viel eindrucksvoller, als wir glauben.

Worte können einen bestimmten Teil der uns umgebenden Welt erhellen, bestimmte Bedeutungsinhalte schaffen, Möglichkeiten zur Interpretation, die zu bestimmten Möglichkeiten des Denkens, Handelns und Verhaltens führen. Worte (»linguistic systems«) können aber auch einen Teil der uns umgebenden Welt verdunkeln, eine bestimmte Art der Deutung, Interpretation *unmöglich* machen und damit auch bestimmte Formen des Denkens, Handelns und Verhaltens. Worte können uns befreien, uns Einsicht und Verständnis schenken, aber sie können uns auch gefangen halten, blind machen oder lähmen. George Herbert Mead, Edward Sapir und Benjamin Lee Whorf sind einige der vielen Autoren, die uns davon überzeugt haben.

Menschen leben nicht in einer objektiven Welt, sondern die Sprache, die sie sprechen, bestimmt ihre Wahrnehmung dieser Wirklichkeit. Nach Sapir ist es eine Illusion zu glauben, daß man sich an die Realität anpaßt und daß die Sprache nur Ausdrucksmittel, eine Form der Kommunikation und Motor für reflexives

Nachdenken ist. Die »real world« ist großenteils als Wahrnehmung aus der Sprache der Gruppe aufgebaut. »Wir sehen und hören und erfahren so, wie wir es tun, infolge der Prädispositionen zu bestimmter Auswahl und zu bestimmten Interpretationen, zu denen die Sprache (›language habits‹) uns zwingt.«[6]

Kenneth Artiss (während des oben beschriebenen Experiments »director of research« von Chestnut Lodge) machte mich auf die Zusammenarbeit zwischen Sapir und einem anderen Linguisten, Benjamin Lee Whorf, aufmerksam, die zu einer interessanten (wenngleich unbewiesenen) Sapir-Whorf-Hypothese führte, welche »principle of linguistic relativity« genannt wurde. Chase formuliert diese folgendermaßen:

1. Alle höheren Ebenen des Denkens sind abhängig von der Sprache.

2. Die Struktur der Sprache, die man spricht, beeinflußt die Weise, in der man seine Umgebung begreift. Das Bild der Welt ist abhängig und wechselt von Sprache zu Sprache. »The picture of the universe shifts from tongue to tongue.«[7]

Whorf selbst formuliert es so:

»Sprecher verschiedener Sprachen sehen den Kosmos unterschiedlich, bewerten unterschiedlich, manchmal in geringerem Ausmaß, manchmal sehr weitgehend.«

Ein weiteres Zitat: »Eine Veränderung der Sprache kann den Begriff der Welt völlig verändern.« (»A change of language sometimes can transform appreciation of the cosmos.«)[8]

Vor allem dieses letzte Zitat überraschte mich. Denn genau das hatte ich bei diesem Experiment beabsichtigt. Der Leitgedanke war, den Patienten Einsicht in den pädagogisch-psychotherapeutischen »Kosmos« zu geben, den wir ihnen unermüdlich darboten, und von diesem auch Gebrauch zu machen. Ich wollte dieses edukative Feld so verstanden wissen, daß es auffordern, stimulieren und Verhaltensmuster festigen sollte, die essentiell für jede Form von (gruppen-)psychotherapeutischer Arbeit sind.

Wir lassen die Semantiker kurz beiseite und untersuchen, was in der Literatur zu diesem Problem geäußert wurde. Es ist erstaunlich wenig. Man schafft zwar ein »therapeutic milieu«, eine »therapeutic community«, geht aber völlig an der Tatsache vorbei, daß der »workshop« doch immer noch eine Art medizinisches Unternehmen ist. »Krankenhaus«, »Patient«, »Schwester«, »Arzt«, »Behandlung«, »Wiederherstellung«, »Genesung« – alle diese Worte und Requisiten, einschließlich der weißen Kittel, sind wie selbstverständlich vorhanden. In Abwandlung dessen, was Whorf einmal gesagt hat: Wir merken es nicht einmal mehr, weil diese ganze medizinische Kultur und Sprache so sehr zum Hintergrund unserer Arbeit geworden sind, daß sie wie die Luft sind, die wir einatmen und deren wir uns erst bewußt werden, wenn wir plötzlich keine Luft mehr bekommen und zu ersticken drohen.

Das Problem blieb nicht unbeachtet. Schon jetzt möchte ich zunächst Thomas Szasz einführen, der sich in seinem Buch: ›The myth of mental illness‹ vorgenommen hat, allerlei Mythen anzugreifen und als logisch unhaltbar zu analysieren[9]. In seinem glänzend geschriebenen Buch bringt er alle traditionellen Vorstellungen ins Wanken, und das beginnt bei der Vorstellung, die »Psychiatrie« sei doch ein medizinisches Spezialfach, das sich mit »mental illness« beschäftigt. Das gilt wohl für organische Krankheiten (Epilepsie, Tumor, Demenz, neurologische oder andere nachgewiesene Krankheiten), aber für die Psychiatrie ist nach Auffassung von Szasz eine andere Entwicklung geboten.

Die Verwirrung beginnt nach Szasz mit dem Neurologen Charcot, der zwar eine Menge über neurologische Krankheiten (Krankheiten des Nervensystems) wußte, aber von Menschen mit Lebensschwierigkeiten vermutlich wenig verstand. Ein in Paris berühmter Neurologe, dem der logische Unterschied zwischen einer körperlichen Krankheit (neurologisches Leiden) und körperliche Krankheit imitierendem Verhalten (die hysterische Kommunikationsform) entging, das als Ausdruck psychischer Konflikte und einer Störung im Aufbau zwischenmenschlicher Beziehungen übersetzt und begriffen werden muß. Dadurch daß er beide Kategorien zusammenwarf und man aufgrund seiner (Charcots) Autorität die letzte Kategorie (körperliche Krankheit imitierendes Verhalten) als Geisteskrankheiten (»mental illness«, »nervöse Krankheiten«) definierte, begann die Verwirrung[10]. Dabei glaubte Charcot, daß die Menschen, die er vor vollen Hörsälen demonstrierte (eine Zirkusprozedur, die leider von vielen Professoren der Psychiatrie übernommen wurde und noch immer nicht ausgestorben ist), *auch* an einer körperlichen Krankheit litten, deren »Ursache« nur noch gefunden werden müßte. So wurde die Psychiatrie ein medizinisches Spezialfach, und die Rolle des »medizinischen Patienten« wurde einem jeden angeboten, der (Szasz schreibt sehr trocken) »played the game of life according to the wrong rules«. Die Rolle wurde akzeptiert, aber diese Haltung christlicher Nächstenliebe hatte auch eine destruktive Wirkung. Nicht nur daß ein »doctor-patient-illness-game« zu einem Ingredienz unserer Kultur wurde, sondern die wirklichen Probleme und Fragestellungen wurden dadurch verdunkelt. Der Weg der psychodynamischen Psychiatrie als Teil der Sozialwissenschaften wurde blockiert, psychiatrische Institute wurden zu »Krankenhäusern«, und die Rolle des »medizinisch kranken psychiatrischen Patienten« wurde zumindest zum zweischneidigen Schwert. Sie schenkte Sicherheit und Geborgenheit, stiftete aber auch große Verwirrung, und Szasz vergleicht die Rollendefinition schließlich mit einem Mühlstein, der Menschen in Lebensschwierigkeiten um den Hals gelegt wird. »Mental illness« ist nach Szasz ein Mythos, und das gilt auch für die Psychiatrie als *medizinischem* Spezialfach.

Wenn sich die Psychiatrie den Sozialwissenschaften anschließen will, dann muß sie sich auf das kommunikative Verhalten des Menschen als »rule-following and role-playing symbolic animal« konzentrieren. Ihre Hauptaufgabe liegt im Aufspüren und Erforschen von Defekten im Sozialisierungsprozeß. Aufgabe der Psychiater ist es (oder sollte es sein), die ihnen anvertrauten Personen in einen Lernprozeß einzubeziehen, damit die Quelle alter Regeln aufgedeckt werden kann und neue Regeln gefunden und angelernt werden können. Wenn Psychiater »humanitarian« werden wollen, müssen sie jene Kompetenz erwerben, die es ihnen ermöglicht, ihren Patienten in einem Prozeß beizustehen, der diesen zu einer effizienteren Lebensführung und einer befriedigenderen zwischenmenschlichen Kommunikation verhilft, statt sie zu dem werden zu lassen, was Sullivan einmal als »Karikaturen dessen, was sie hätten sein können«, bezeichnet hat. Szasz definiert hier den Psychiater also eindeutig als einen Spezialisten in inner-seelischen Kommunikationsprozessen. Was die psychodynamisch orientierten Psychotherapeuten geleistet haben, geschah trotz der medizinischen Basis der Psychiatrie und nicht dank ihrer. Wie wir später sehen werden, sind das keine neuen Ideen. Szasz spricht sie nur unverblümt aus.

In diesem Augenblick beschränke ich mich auf das Problem der medizinischen Organisation, der medizinischen Kultur der psychiatrischen Klinik und finde auch bei dem Soziologen Goffman eine klare Stellungnahme. In seiner Arbeit analysiert Goffman Logik und Konsequenzen des »medical service model«, wie es in den psychiatrischen Kliniken angewandt wird. Goffman bringt zunächst eine spannende Analyse des professionellen

»service model« im allgemeinen – der kompetenten Hilfeleistungen durch einen Spezialisten.

Der Fachmann leistet einem Kunden Hilfe, der ein bestimmtes Objekt zur Reparatur bringt. Während dieser »tinkering service« früher vor allem zu Hause verrichtet wurde (so wie das auch heute noch der Installateur tut), ist inzwischen ein »workshop-Komplex« entstanden; der Kunde sucht den Hilfeleistenden auf und läßt den zu reparierenden Gegenstand zurück, um ihn später wieder abzuholen.

Auf das medizinische Dienstleistungsmodell übertragen, ist der »workshop« das Krankenhaus geworden und das Objekt der Körper. Wir können ihn nur nicht zur Reparatur zurücklassen, um ihn später wieder abzuholen. Zum Problem wird nun, daß dieser »workshop« als Organisation durchaus keine neutrale Umgebung ist, sondern den »aufgenommenen« Menschen auch in ungünstigem Sinne beeinflussen kann. Obgleich die Krankenhäuser vorgeben, Dienstleistungen für Menschen zu erbringen, meint Goffman, daß dies doch sehr zweifelhaft sei. Es gehe nicht nur um die finanziell-wirtschaftlichen Interessen dieser Institute, sondern es sei auch eine Tatsache, daß sogar ein kurzfristiger Krankenhausaufenthalt eine geradezu traumatisierende Erfahrung sein kann. Kleinkinder reagieren zum Beispiel mit »separation anxiety«; die Trennung von den Eltern; die Angst und ihre Folgen. Das ist eines der Beispiele, wo laut Goffman »der ›workshop‹ keine gute positive oder neutrale Umgebung ist, sondern eher eine schädliche«. Natürlich wird man sich in Allgemeinkrankenhäusern dessen mehr und mehr bewußt, aber Goffman spielt speziell auf die psychiatrische Klinik an und die Art, wie das »medical service model« dort angewandt wird.

Logisch zu vertreten ist dieses medizinische Modell zum Beispiel für Hirnanomalien. Die Schwierigkeit liegt auf dem Gebiet der sogenannten »funktionellen Psychosen«, wie diese im Fachjargon genannt werden. Hier werden anomales Verhalten (»social misconduct«) und echte körperliche Krankheit zusammengebracht, wodurch suggeriert wird, daß diese Kombination innerhalb des medizinischen Dienstleistungssystems sehr wohl möglich sei. Das scheint sehr unlogisch, und Goffman führt eine Anzahl von Argumenten an. Es geht um die ganze medizinische Definition der Situation, in welcher sich der Patient in einer Anstalt befindet. Alle Fakten, die mit den auf einer Station sich abspielenden Prozessen zusammenhängen, die Dynamik, die disziplinarischen und die Verwaltungsaspekte, das alles wird in der Sprache des medizinischen Dienstleistungssystems ausgedrückt. Goffman ist also der Ansicht, daß dadurch alles in diesem Bezugssystem entstellt sein muß und daß dadurch die Realität dessen, was nun wirklich auf einer Station geschieht, in höchstem Maß verzeichnet werde. Das wörtliche Zitat lautet:

»Everything that goes on in the hospital must be legitimated, assimilating it or translating it to fit into a medical service frame of reference.

To effect this translation, reality must be considerably twisted, somewhat as it is by judges, instructors or officers and others in our coercive institutions.«

Leistet sich der Patient Dinge, die der Institution nicht passen, Mißachtung von Regeln und Anordnungen des Pflegepersonals etwa, kann das als unmittelbarer Beweis dafür gelten, daß man noch nicht »frei sein darf«, daß man noch weiterer »Behandlung« bedarf, daß man noch nicht »geheilt« ist.

Das schafft eine äußerst verworrene und undurchsichtige Situation. Patienten und Pfleger kollaborieren in einer Art Theatervorstellung (»an elaborate dramatized tribute«), die bestätigen soll, daß ein medizinisch-(psychiatrisches) Dienstleistungssystem angewandt wird und daß das psychiatrische Personal diese Dienstleistung auch darbietet. Auch hier also wieder das »medical game«, in dem die Patienten jene Rolle zugewiesen bekommen, die die medizinische Identität des Teams bestärkt und unterstützt.

Dann folgt seine scharfe Passage:

»Um aus dem psychiatrischen Krankenhaus herauszukommen oder sich das Leben dort möglichst zu erleichtern, müssen die Patienten ihre Rolle und ihren Platz akzeptieren und die Berufsrolle jener, die sie dazu *zwingen* (kursiv von mir), uneingeschränkt anerkennen. Das ist eine selbstverfremdende moralische Unterwerfung unter die Dienstleistenden und stellt vielleicht eine der Erklärungen für die Verwirrung dar, der die Patienten-Insassen einer Anstalt manchmal zum Opfer fallen. Diese ganze unterwürfige Anerkennung durch die Patienten soll die große Tradition des von Experten geleisteten Service aufrechterhalten, und zwar ... von medizinischen Experten.«

Goffmans Schlußfolgerung: »Mental patients can find themselves crushed by the weight of a service ideal that eases life for the rest of us.«[11]

Goffman kommt zu dem Schluß, daß das medizinische Dienstleistungssystem sinnvoll im Falle körperlicher Störungen sei, daß die Sache aber bezüglich der »funktionellen Psychosen« unhaltbar sei und nicht stimme. Selbst die Behauptung, es werde ein bestimmter Service geboten, sei falsch.

Es gibt keinerlei Beweis, so sagt er, daß Aufnahme in eine psychiatrische Klinik durch die erzielten »Erfolge« gerechtfertigt werde. Im Gegenteil, die »Hospitalisierung« richtet wahrscheinlich eher Schaden für die zukünftigen Lebensmöglichkeiten des »Aufgenommenen« an. Außer dem *medizinischen* Dienstleistungssystem stimmt auch das *Dienstleistungs*system als solches nicht. Es gibt wenig echten »service«, der »service« hält nicht, was er verspricht, und es ist die Ironie der Situation, daß man erst »zum Patienten« gemacht wird (zu einem »serviceable object«) und dieser »service« dann nicht vorhanden ist.

Kai Erikson hat ebenfalls einen wichtigen Beitrag zum Problem der medizinischen Kultur der psychiatrischen Anstalt geleistet. Seine Publikation ›Patient role and social uncertainty, a dilemma of the mentally ill‹ liefert uns weiteres Material. Erikson betrachtet zunächst die Rolle des »medizinisch Kranken«, die wir in unserer Gesellschaft Menschen mit abnormalem Verhalten eingeräumt haben, ohne daß diesem Verhalten eine nachgewiesene Krankheit zugrunde liegt. Wenn wir diese Rolle des »medizinischen Patienten« trotzdem anbieten, wenn die Psychiater (und die Psychiatrie) weiter behaupten, ihre »Therapie« sei eine medizinische Angelegenheit – dann bleibt diese Rolle bestehen. Wo der »Patient« aber einige (übrigens gerechtfertigte) Zweifel an der Legitimität dieser medizinischen Rollendefinition hegt und auch die Skepsis »der Öffentlichkeit« nachempfindet, kommt es zu einer Art *Beweisführung.* Erikson verwendet das Wort »validation« und deutet auf die Versuche, die Rolle mit krankheitsimitierendem Verhalten zu rechtfertigen. Um sich als Träger der »medical-sick-role« zu qualifizieren, gerät ein Mensch auf diese Weise in einen Circulus vitiosus der Beweisführung.

»Andere von ›seiner Krankheit‹ überzeugen ist gleichsam die logische Folge des Sich-Einrichtens in der sicheren Ecke, die die Gesellschaft ihm reserviert hat.« Diese Spirale der Beibringung von Beweismaterial, der Versuche, die medizinische Patientenrolle zu rechtfertigen, kann zur permanenten Rollendefinition eines »being sick« führen. Dadurch wird dann das »Patientsein« mit der Zeit von einem provisorischen Rettungshafen zum ... permanenten Bollwerk.

Auch Erikson ist in seiner Kritik nicht gerade zimperlich, obwohl seine Arbeit von ruhigem, sachlichem Charakter ist.

»Gut«, sagt dieser Soziologe, »wenn ihr es für so logisch haltet, die psychiatrische Anstalt ein Krankenhaus zu nennen, dann wird der stationäre Patient auf dieses Milieu mit derselben Logik reagieren ... in Anbetracht des Milieus scheint es nur richtig und logisch, daß er (der Patient) die Rollenerwartungen auf sich nimmt, die normalerweise an den medizinischen Patienten geknüpft sind.« Solange Psychiater weiterhin menschliches Verhalten in der Medizinersprache beschreiben, Verhalten als Teil eines Spektrums sehen, in dem Grade von Krankheit unterschieden werden (die Pole sind dann die »ideale Gesundheit« und der »totale Zusammenbruch«), wird sich daran nichts ändern. Die Situation wird fortbestehen – und hier rückt Erikson erst richtig heraus –, solange der fundamentale *Unterschied* zwischen der Psychiatrie und der medizinischen Wissenschaft (»psychiatric practice« und »medical practice«) verschleiert wird.

All diese Dinge bringen auch Kai Erikson zu dem Schluß, daß es für die Psychiatrie höchste Zeit sei, die ganze Situation einmal auf ihre Erfolge hin zu untersuchen und eine Änderung ihrer Methoden zu erwägen, um in unserer Gesellschaft eine realistischere Position für jene zu schaffen, *die es einfach schwer im Leben haben.*

Erikson weist in seinem Artikel auf Zentren in Europa hin, wo seiner Meinung nach die Atmosphäre viel weniger medizinisch ist.

Ein Zitat: »Es liegt mehr Nachdruck auf Reedukation, auf Entwicklung und Training (die therapeutische Gemeinschaft), welche auch stärker in der Gemeinschaft außerhalb der Anstalt mit ihrer spezialisierten medizinischen Kultur verwurzelt sind.«

Dann folgt die überraschende Aussage, daß in Europa »... der Patient eher ein Schüler (›student‹) ist als ein medizinischer Patient«.

Wir dürfen die Idealisierung der europäischen Verhältnisse als »wishful thinking« einschätzen, denn davon kann in der Realität meiner Meinung nach nicht die Rede sein. Zwar wurde in Europa (England) der Gedanke einer neuen Organisationsform geboren (Maxwell Jones' »therapeutic community«), aber das »organische« Denken bezüglich der Probleme des psychotischen Menschen überwiegt stark, und die Vorstellung, daß die Psychiatrie ein medizinisches Spezialfach sei, scheint eine unantastbare Überzeugung zu sein. Jeder, der das bezweifelt, gilt schon bald als unangepaßter Sonderling. Ich gehöre mit Sicherheit in diese

Kategorie. Ich führe deshalb noch kurz einen weiteren Sonderling an, der bereits früher erwähnt wurde. Es ist der Psychoanalytiker John Rosen, der dieselben Gedanken wie Szasz, Goffman und Erikson äußert. In seiner ›Direct psychoanalytic psychiatry‹ (New York, 1962) läßt er daran keinen Zweifel. Ein Zitat:

»Dem Leser wird auffallen, daß Begriffe wie Angst, Patient, Symptom, Diagnose, Krankheit, Ätiologie (Ursache) und weiteres medizinisches Vokabular nicht in diesem Buch vorkommen. Ich habe absichtlich darauf verzichtet, weil ich den Nachdruck auf meine Überzeugung legen will, daß ›Psychose‹ nicht als ein medizinisches Problem betrachtet werden darf und ihre Behandlung nicht als eine medizinische Aufgabe. Diese Überzeugung vertrete ich ungeachtet der eindeutig medizinischen Orientierung in der Psychiatrie, wie sie heutzutage noch besteht, und ungeachtet meiner eigenen Ausbildung zum Arzt und meinem Interesse an der medizinischen Wissenschaft.«

Für Rosen ist die »Psychose« (wie ich bereits früher erwähnte) eine Art Traum und keine »medizinische Krankheit«. Für den Psychiater erfindet Rosen den Namen »Psychotrophist«, Ernährer des »mind«. Daß er die Begriffe »Neurose« und »Psychose« trotzdem substantivisch verwendet, interessiert ihn nicht weiter. Sein Patient wird auf jeden Fall in ein Haus aufgenommen, umgeben von den Assistenten-Psychotherapeuten, die 24 Stunden am Tag jenem Gesamtprozeß widmen, der neben Einsicht in die »unbewußten Prozesse« ein ungeheures Stück echter Reedukation und das Anlernen sozialer Techniken (Geschick, *überhaupt* mit Menschen umzugehen) umfaßt.

Wenn wir einen Augenblick auf das Wort »mental illness« zurückkommen wollen, so können wir sagen, daß diese Form des Benennens von Anpassungsstörungen (auch schon wieder so ein Schandwort) dem Individuum ausgesprochen wenig hilft und wahrscheinlich zur Fortsetzung seiner Seinsweise beiträgt. Wie Kubany in einem neueren Artikel ›Anxiety yes – mental illness no‹ sagte: »Was immer die Vorteile der Verwendung des allumfassenden Begriffes ›Geisteskrankheit‹ sein mögen, die Nachteile fallen wesentlich schwerer ins Gewicht.«[12]

»Es geht nicht nur um die soziale und rechtliche Diskriminierung, die dieses Wort provoziert, das Wort führt auch zu einer demoralisierenden Verwerfung der eigenen Person (›selfdenigration‹). Das Etikett hat einen Bedeutungsumkreis, der impliziert, daß kein einziger Aspekt menschlichen Funktionierens in Ordnung ist. Manche Menschen benützen das Etikett als eine Krücke, um damit der moralischen Verantwortung für eigene Taten auszuweichen.«

Nach Kubany hat das Wort »mental illness« in jedem Falle negative Auswirkungen. Man könnte den Begriff in der »richtigen« Weise definieren, aber es handelt sich darum, daß der Laie und auch Professionals *an der konnotativen Bedeutung des Wortes haften.* »Diese assoziativen Bedeutungen verändern bedeutet in semantischer Hinsicht soviel wie ein Zebra seiner Streifen entkleiden.«

Auf der Suche nach einer neuen Definition behauptet Kubany, wir müßten Menschen, die mit Problemen kämpfen, das Gefühl vermitteln, daß sie Teil einer sehr großen Gruppe sind, deren einzelne Glieder dieselben Probleme haben. Wir müssen nach einem »labelling system« suchen, welches uns deutlich macht, daß wir alle zusammen Anpassungsschwierigkeiten haben. Der eine mehr, der andere weniger. Es ist sicher ungeheuer wichtig, einmal reinen Tisch zu machen, und zwar auch semantisch. Das bedeutet, das negativ bedrohende Stigma der Worte »Geisteskrankheit«, »psychische Krankheit« usw. durch Änderung unserer »labels« zu entfernen. Sie als eine Vielzahl von Anpassungsproblemen verschiedener Grade zu sehen (wobei diagnostische Kategorien vermieden werden), scheint die beste Lösung. Der Begriff Anpassung muß nicht von vornherein beinhalten, *wie* die Anpassung zu geschehen hat, und er schreibt die Form dieser Anpassung auch nicht vor. Es geht darum (ich folge hier Kubany), daß wir dem Menschen die Freiheit lassen müssen, mit seiner Umgebung in Beziehung zu treten und sich in der Form anzupassen, die er wählt. Der Begriff Anpassung kann sehr wohl bedeuten, daß das Individuum sich selbst verändert, um besser in seine Umgebung zu passen, aber es ist ebenso eine Deutung möglich, die beinhaltet, daß das Individuum seine Umgebung verändert, um damit besser in ihr funktionieren zu können.

Das ist zunächst ausreichender Rückhalt für den Gedanken, der dem Experiment von Upper Cottage als »school-for-living« zugrunde lag. Die drei zitierten Autoren (Szasz, Goffman und Kai Erikson) sind sich in ihrer Kritik an dem die ganze psychiatrische Anstalt durchziehenden medizinischen Begriffsarsenal und an der dadurch hervorgerufenen Verwirrung einig. Sie deuten alle auf die Gefahr hin, die in einer solchen medizinischen Organisationsform, welche ein »chronische Krankheit imitierendes Verhalten schafft«, evident ist, ein Rollenverhalten, das komplementär und hilfreich für die medizinische Identität des Teams ist. Bei einer Reihe von Autoren (Psychiatern, Soziologen, Semantikern) findet man Rückendeckung bei dem Bestreben, den medizinischen Sprachgebrauch zu eliminieren. Ich versuchte darzulegen, daß das »medizinische Denken«, angewandt auf Menschen, die sich nicht an die Spielregeln der Kultur halten, faktisch ein Anachronismus ist und sozial-destruktive Resultate zeitigt und daß sich das am deutlichsten im Verhalten manifestiert, welches wir in psychiatrischen Anstalten als »chronisch schizophren« bezeichnen. Ich versuchte auch klar zu machen, daß meine Erfahrungen in diesem Punkt ein zusätzliches Plus an Beweiskraft haben, weil sie in einem in vieler Hinsicht einzigartigen Sanatorium zustande kamen, wo es weder an Arbeitskräften noch an persönlichem Einsatz, noch an psychotherapeutischer Kompetenz und Fürsorge fehlte.

Es war keineswegs eine altmodische »Schlangengrube«, in der ich arbeitete, auch keine große psychiatrische Anstalt (»State Mental Hospital«), in der Elemente wie »privacy«, Fürsorge und persönliche oder Gruppentherapie kaum (oder gar nicht) gegeben waren.

Im Vorangegangenen deutete ich an, daß ich mich an diesem Aspekt – der medizinischen Psychiatrie und allem, was diese bewirkt – festbeißen werde. Dieses Kapitel war der Anlauf dazu.

Anmerkungen und Nachtrag

1. Es wurde, kurz zusammengefaßt, publiziert unter dem Titel: ›Chronic schizophrenia and the medical culture‹. In: Psychother. Psychosom. 17, 1969, S. 133–152.
2. Siehe auch: R. Rubenstein und H. D. Lasswell: The sharing of power in a psychiatric hospital. New Haven 1966.
3. K. Popper: The poverty of historicism. New York 1964.
4. Das Zitat von Popper lautet wörtlich: »One of the differences between the utopian or holistic approach and the piecemeal approach may therefore be stated in this way: while the piecemeal engineer can attack his problem with an open mind as to the scope of the reform, the holist cannot do this; for he has decided beforehand that a complete reconstruction is possible and necessary.«
5. A. Korzybski: Science and sanity. In: Internat. Non-Aristotelian Library, Publ. Comp., Colonial Press, Clinton [4]1958.
6. E. Sapir: Language. New York 1939. Das Zitat lautet wörtlich: »Human beings do not live in the objective world alone, nor alone in the world of social

activity as ordinarily understood, but are very much at the mercy of the particular language which has become the medium of expression for their society. It is quite an illusion to imagine that one adjusts to reality essentially, without the use of language and that language is merely an incidental mean of solving certain specific problems of communication or reflection. Matter of fact the ›real world‹ is to a large extent unconsciously built upon the language habits of the group. We see and hear and otherwise experience very largely as we do, because the language habits of our community predispose certain choices of interpretations.«

7. S. Chase: The tyranny of words. New York 1938.
8. B. L. Whorf: Language, thought and reality. Cambridge/Mass. 1956.
9. T. S. Szasz: The myth of mental illness. New York 1961. Deutsch: Geisteskrankheit – ein moderner Mythos? Olten 1972.
10. Sarbin ist gleichfalls einer jener Autoren, die argumentieren, daß die medizinisch-psychiatrische Theorie (und die Konzeption »Geisteskrankheit«) auf dem Treibsand unbewiesener Voraussetzungen stehe. Er bietet eine historische Übersicht, wie Verhalten, das im Rahmen einer bestimmten Gesellschaft als nicht akzeptabel betrachtet wurde, den Namen »Geisteskrankheit« erhielt. Die Vorstellung des »Behextseins«, »durch Dämonen Besessenseins« zur Erklärung für bestürzendes und abweichendes menschliches Verhalten führte zur Inquisition, die durch Verbrennung oder andere Strafen kurzen Prozeß mit dem »Abweichler« machte. Um ihren Mitschwestern dieses Los zu ersparen, erklärte Therese von Avila sie als »krank«. Sie gebrauchte eine Bildsprache: »gleichsam krank«, aber »krank« und »gleichsam krank« wurde bald in einen Topf geworfen und danach mit körperlichen Fehlfunktionen erklärt.
    T. R. Sarbin: The scientific status of the mental illness metaphor. In: Changing perspectives in mental illness. Hrsg. v. Edgerton, B. Robert und C. Stanley. New York 1969.
11. Die Zitate stammen aus dem Essay ›The medical model and mental hospitalization. In: ›Asylums‹ von E. Goffman. New York 1961.
12. A. Kubany: Anxiety yes – mental illnes no. E. T. C. 26, 1969, S. 475–481.

Eine Literaturauswahl, die vor allem dem Problem der »Chronizität« und der Rolle des »medizinischen Patienten« Aufmerksamkeit schenkt.

T. Parsons: Illness and the role of the physician, a sociological perspective. In: Am. Journal of Orthopsychiatry, Bd. 11, 1951, S. 452–461.

Eine vielzitierte Veröffentlichung, weil sie eine Grundlagenbeschreibung jener Form abweichenden Verhaltens enthält, die »Krankheit« genannt wird, sowie der Rollenerwartungen, die mit dem »Kranksein« in unserer Kultur verknüpft sind. Parsons beschreibt vier Aspekte der »sick-role«.

1. Der Kranke gerät in einen Ausnahmezustand, er wird von einer großen Zahl gesellschaftlicher Verpflichtungen und von deren Wahrnehmung entbunden.

2. Man wird nicht für den eigenen »Zustand« verantwortlich gemacht. Der Kranke muß sich entweder spontan bessern, oder er muß von jemandem »geheilt« werden. Zwar kann der Kranke für seine Situation (Autounfall infolge unvorsichtigen Fahrens, sich dauernd einer ansteckenden Krankheit aussetzen) verantwortlich gemacht werden, aber für die »Besserung« ist er nicht verantwortlich.

3. Kranksein ist sozial unerwünscht, man muß also schnellstmöglich gesund werden. Man darf krank sein und alle Privilegien des Krankseins genießen, aber nur solange wie »he cant't help it«. Parsons bezeichnet den Ausnahmezustand deshalb als partiell gerechtfertigt.

4. Kranksein wird definiert als hilfsbedürftig sein. Der Typus der Hilfe ist ebenfalls vorgeschrieben. Sie ist Menschen vorbehalten, die speziell für die Hilfeleistung zuständig sind – Ärzten. Dabei muß der Kranke mit seinem Arzt zusammenarbeiten. Diese vorgeschriebene Zusammenarbeit bestätigt das Kranksein.

K. T. Erikson: Patient role and social uncertainty, a dilemma of the mentally ill. In: Psychiatry 20, 1957, S. 263–275.

Aus dieser Arbeit wurde im Text viel zitiert. Ich halte sie bezüglich der Rolle des »mental patient« für eine der aufschlußreichsten.

Der Begriff »role-validation« wird eingeführt und definiert als »the giving to a person certain expectations to live up to, providing him with distinct notions as to the conduct it considers appropriate or valid for him in his position«. Der Begriff »role-commitment« wird definiert als: »the complementary process whereby a person adopts certain styles of behavior as his own, committing himself to the roles which seem to best represent the kind of person he assumes himself to be and best reflect the social position he considers himself to occupy«.

Erikson verwendet den Begriff »role-commitment«, um darzulegen, daß eine Rolle nicht nur zugeteilt wird, sondern daß die Person aktiv und überzeugend bestimmte Verhaltensformen zeigen kann, so daß die Gesellschaft »is persuaded to accept these models as the basis of a new set of expectations on its part«. Dieser subtile Verhaltensprozeß tritt auch auf, wenn jemand eine psychiatrische Anstalt betritt. Um die Rolle des »medizinischen Patienten« annehmbar, legitim in den Augen der Gesellschaft zu machen, muß Krankheitsverhalten produziert werden (Erikson verwendet das Wort »engineering«) »in their bargaining with society for a stable patient role and in the absence of clear-cut organic symptoms, a real illnes which can't be helped is a most precious commodity.«

Erikson weist auch auf das hin, was von anderen gleichfalls beschrieben wurde, nämlich die Art, wie »Patienten« plötzlich dieses ganze Rollenverhalten des »Geisteskranken« von sich abschütteln können (zum Beispiel bei der Teilnahme an einer Probe oder Aufführung eines Theaterstücks). Aber nach »committing himself to positive constructive activity the patient tries afterwards like Penelope, who wove a cloak by day only to unravel it by night – to undo this constructive activity by a dramatic retreat into impulsivity and destruction.«

Ein energischer Versuch also, hilflos-abhängiges Verhalten zu produzieren, um damit wieder für die »sick-role« in Betracht zu kommen.

D. L. Burnham: Identity definition and the role demand in the hospital careers of schizophrenic patients. In: Psychiatry 24, 1961, S. 96–123.

Burnham hat lange in Chestnut Lodge gearbeitet; bleibt in diesem Artikel deutlich im Schwebezustand. Um sich herum sieht er die ziemlich verhängnisvolle Entwicklung von »patient-roles« (zu der die Krankenhausorganisation nötigt).

Er bringt auch ein treffendes Zitat aus einem Gedicht von Robert Frost (›Collected Poems‹. New York 1945),

»... nothing to look backward to with pride
and nothing to look forward to with hope
So now and never any different«,

und drückt damit aus, wie prekär die Situation der Identität, des Gefühls der Selbständigkeit für den Menschen ist, der als »psychotisch« hospitalisiert wird. Mit so viel Fragmentierung, Verwirrung und Gefühl von Ich-Schwäche kann die aufgezwungene Rolle des »Patienten« mit ihrer Nebenbedeutung des »Hilflos-« und »Unverantwortlichseins« gerade der letzte Anstoß zum Weg in die völlige Regression sein. Er sieht das um sich her geschehen und bringt treffende Beispiele.

Burnham erkennt auch genau, was geschieht, wenn diese ganze Anstalts-Krankenhaus-Organisation plötzlich wegfällt. Sivadon schilderte, wie während der deutschen Invasion in Frankreich das ganze Personal flüchtete und die Patienten sich selbst durchschlagen mußten. Eine Untersuchung nach dem Kriege ergab, daß viele Patienten das ganze nicht nur überlebt, daß sie vielmehr mit großem Erfolg Arbeit organisiert und andere soziale Rollen wirkungsvoll ausgefüllt hatten.

Von Hilde Bruch stammt das Beispiel, daß eine Anstalt mit »chronic mental patients« in Israel aus wirtschaftlichen Gründen zu einem Arbeitslager umgebaut werden mußte. Auch hier vollzogen sich überraschende und positive Veränderungen. »Fresh role-opportunities« wurden aufgegriffen, und als den »Arbeitern« ein Lastwagen angeboten wurde, auf den ein rotes Kreuz gemalt war, erhoben sie heftig Einspruch. »They objected vigorously that they no longer were patients and that the red cross should be erased.«

Burnham wird trotz seiner überzeugenden Darlegung sehr schwankend, wenn es um die Konsequenzen geht. Er fordert von der Anstalt, daß supplementäre Rollen zugestanden und ermöglicht werden – supplementär also zu der einzigen Rolle, die zu heißen scheint: Patient. Nun beginnt Burnham zu zweifeln. Ist das überhaupt möglich? So kommt er zu der Aussage:

»For certain types of patients perhaps a hospital is not the proper treatment setting, and alternatives such a halfway houses, foster homes, work camps, clubs and day-hospital-schools might be more suitable.«

Aber dieser Gedanke wird nicht weiter verfolgt. Dabei beurteilt Burnham die Regression einer starren Persönlichkeitsstruktur – zumindest als Phase der Desintegration – auch weiterhin positiv. »Patients have to get worse before they get better«, geht ihm zwar zu weit, aber es gibt schließlich auch so etwas wie positive Desintegration – eine therapeutische (?) regressive Phase.

Mein Einwand gegen diesen Aufsatz geht dahin, daß Burnham zu vorsichtig bleibt, keine wirkliche Alternative bietet und praktisch keine Konsequenzen zieht.

G. R. George und R. W. Gibson: Patient-staff relationship change with environment. In: Mental hospitals, Nov. 1959.

Ein Bericht über eine Ferienreise mit einer Anzahl (20) »chronisch Schizophrener«. Also weg von Chestnut Lodge zu einem kleinen Bungalow am Meer. Man entdeckt, daß im psychoanalytischen Sanatorium der Hauptakzent auf *Verstehen,* Sehen und Auffangen von *Bedürfnissen* liegt, dem Versuch, Kommunikation herzustellen. Die Autoren wollen es nicht »permissiveness« nennen, sondern »the primary emphasis was on understanding behavior rather than controlling it«.

Dann kommen die Entdeckungen, wenn man mit Patienten und als Team in einer ganz anderen Umgebung ist.

Sie beschreiben einen Mann (Albert), der schon jahrelang ins Bett machte. Das Bett wurde auf der Station gut gesäubert. Das Verhalten dieses Mannes war während der Ferienreise im Bungalow von ungeheurer Wichtigkeit. Patienten und Personal lebten jetzt 24 Stunden zusammen! Das Verhalten des Mannes wurde hier für die Gruppe unmöglich (und wenn es lange anhielt, auch für den Besitzer des Bungalows!). Es war jetzt kein »psychiatrisches« Symptom mehr, sondern ein gewaltiges Problem, und mit großer Anteilnahme wurde es verurteilt. Das machte offensichtlich Eindruck, denn der Mann stellte sein störendes Verhalten ein. Und nun entdeckte man, daß der Mann auch imstande war, viel mehr selbständig zu tun. Auf der Station hatte man das nicht von ihm erwartet – jedenfalls hatte Albert die Sympathie und das Streben nach Verständnis seitens des Personals offensichtlich so ausgelegt, daß er nicht imstande war, auf erwachsenem Niveau zu funktionieren.

In der neuen Umgebung, während der Ferien, entfällt die Trennungslinie kurzfristig – wir (das Team) gegen sie (die Patienten). Die neue Umgebung zwingt zu einer echten Gruppenerfahrung, wodurch diese Barriere verschwinden *muß*, weil jeder seine Aufgabe und Verantwortung erhält.

Nach den Ferien versucht Gibson seine Station zu verändern (Delegieren von Verantwortung auf die Patienten, Öffnen des »Nursing office« usw.). Er kommt zu der längst bekannten Schlußfolgerung, die nur deshalb interessant ist, weil sie *nicht* in Chestnut Lodge geboren wurde, sondern einfach während eines Ferienaufenthalts, abseits von der »Kultur« des Sanatoriums. Er sagt das auch selbst: »In diesem Fall gab uns nur die totale Veränderung der Umgebung die Chance, Einsicht in das zu erhalten, was auf der Station geschah.«

Gibson nimmt sich nun vor, das während der Ferien Gelernte auf seiner Station in die Praxis umzusetzen.

»In any event, we believe that if we hope to maintain and improve our treatment program, a continuing search must be made to discover and correct the recurring antitherapeutic features of patient-staff relationships.«

Es ist Gibson *nicht* gelungen. Ich habe seine Station später sehen können: Viele »Patienten« verhielten sich dort sehr regressiv.

R. Sobel: Role conflict and resistance. In: Am. Journal of Psychotherapy, Bd. 18, 1964, S. 25–35.

In der psychotherapeutischen Beziehung umgibt der Patient den Therapeuten mit elterlichen Attributen (»parentification«); Abhängigkeit von und Konflikte mit den Elternfiguren werden in der »Übertragung« sichtbar.

Aber ist das eigentlich alles? Sobel akzentuiert die Bedeutung der »Rolle« des »Patienten«, und zwar besonders des »medical patient«. Sobel versucht, einen Unterschied zwischen dieser letzten Rolle und der des »psychiatrischen Patienten« zu treffen. Bezüglich der Rolle des »medical patient« verweist Sobel auf die einschlägige Analyse von Talcott Parsons.

Sobel versucht die »psychiatric patient«-Rolle anders zu definieren (Initiative, Zusammenarbeit, Lernen) und sagt, daß ein Teil der Verwirrung in der Psychotherapie möglicherweise als Folge des beherrschenden medizinischen Modells und des vom Patienten erwarteten und produzierten Rollenverhaltens eines »medical patient« verstanden werden kann. Das mag man dann »Übertragung« oder »Widerstand« nennen, und man übersieht dabei, daß der Patient vielleicht in der Selbstdefinition des »Krankheitsträgers« verharrt, einer Selbstdefinition, zu welcher »Ärzte«, die Psychiater-Psychotherapeuten geworden sind, ebenfalls stark beigetragen haben.

Darum schlägt Sobel vor, in der Anfangsphase der Psychotherapie den Unterschied zwischen der »medizinischen« Patientenrolle und der »psychiatrischen« Patientenrolle zu erklären. Damit wird von Anfang an eine Form von Arbeitsbeziehung klarer strukturiert.

J. H. Thrasher und H. I. Smith: Interactional contacts of psychiatric patients: Social roles and organizational implications. In: Psychiatry 27, 1964, S. 389–399.

Viel über Rollen! Ein Satz, der mir in dieser Veröffentlichung auffiel: »Some patients simply are convinced of the purely physical nature of their illness and restructure the patient role to be consonant with that of the medical patient.«

A. M. Ludwig und F. Larrelly: The code of chronicity. In: Arch. Gen. Psychiat. 15, 1966, S. 562–569.

Das Thema des Mitgerissenwerdens und Gefangenseins in der sozialen Rolle des »Geisteskranken« mit allen Verhaltensformen, die diese Rolle impliziert, wird in diesem Artikel herausgearbeitet. Es wird als »code of chronicity« bezeichnet.

»This code, partially reinforced by staff and society, tends to perpetuate ›crazy‹ behavior, helps sustain a staff-patient barrier, leads to the acceptance and rationalization of continued hospitalization, and thus effectively eliminates any incentive for change, improvement, and eventual discharge.«

Sie beschreiben den »model patient«, der eine billige Arbeitskraft in der Anstalt ist und damit eine Art Extra-Personalangehöriger wird. Das garantiert ihm auch einen permanenten Anstaltsverbleib. In der permittierenden Atmosphäre vertieft sich die Selbstdefinition eines »victim of society«, die totale Geborgenheit als Gegenleistung fordert. Ich stimme mit den Autoren völlig überein, wenn sie bezüglich des »crazy behavior« sagen:

»... craziness does not remain fullblown constantly, but is a sometime thing. We have gained the distinct impression that patients may frequently turn their craziness off and on in both a predictable and nonpredictable manner.

We believe that the aperiodic nature of many patient's ›craziness‹ effectively pays off for them in a variety of ways, not the least which is continued hospitalization.«

So entsteht die Waffe der »craziness«, der das Team (das »human« bleiben muß) eigentlich keinerlei Antwort entgegenzusetzen hat. Es ist die Waffe: »If you upset me, I'll make-you-wish-you-hadn't.«

Die Autoren beschreiben auch, wie die Patienten untereinander diesen Code handhaben und ihr diesbezügliches Verhalten festigen. Beschrieben wird der Kampf, die Chronizitätsmauer zu durchbrechen.

K. L. Artiss: Environmental therapy. In: Current Psychiatric Therapies, Bd. 4, New York 1964, S. 46–54.

Artiss beweist in diesem Artikel sein steigendes Interesse an der Semantik (Sapir und Whorf). Neben dem Zitat im Text deutet Artiss klar an, daß mit dem Verschwinden des medizinischen Modells und dem Sprachgebrauch zum Beispiel die »nurse« der Zukunft »may have dropped off part of her role, to be replaced by an appellation that suggests teaching or tutoring«.

Und er fragt:

»What will happen to the white-coated Doctor making ›rounds‹ with his whiteclad and starched Nurse in their Hospital ward filled with sick Patients?«

Man stellt mit Interesse fest, daß Artiss über diesen Hinweis nicht hinausgeht.

16. Die medizinische Psychiatrie

Dieses Kapitel setzt sich eingehender mit den theoretischen Hintergründen eines Problems auseinander, das ich vorläufig nicht mehr aus dem Auge lassen will: Warum ist die Psychiatrie (einschließlich der Psychoanalyse) ein medizinisches Spezialfach geworden, und warum wurden die *Organisationen* (psychiatrische Krankenhäuser, psychiatrisch-neurologische Abteilungen in Allgemeinkrankenhäusern, medizinisch-pädagogische Beratungsstellen, Institute für medizinische Psychotherapie usw.) dadurch mit dem medizinischen Warenzeichen abgestempelt?

Ich glaube, daß die Psychiatrie, wie wir sie heute kennen, von einem Problem belastet ist, das uns als eine Art »Leiche im Schrank« beunruhigt. Es ist ein ausgesprochen lästiges Problem, das wir nicht gerne angehen. Es dreht sich darum, daß die Psychiatrie von jeher ein medizinisches Spezialfach war und es noch immer ist. Noch immer macht der heutige Psychiater eine medizinische Ausbildung von sechs bis sieben Jahren durch, und wenn er sich, meist nach seiner Fachausbildung zum Psychiater, zum Psychoanalytiker geschult hat (diese Schulung ist obendrein eine Ausnahme), ist die Arztexistenz Kern seiner professionellen Identität. Auch die Psychoanalyse definiert sich, vor allem durch die Schüler Freuds, als ein medizinisches Spezialfach, als einen Teil der medizinischen Wissenschaft.

Der Psychoanalytiker, der sich mit menschlichem Verhalten innerhalb einer bestimmten Kultur beschäftigt, lebt und arbeitet in einer medizinischen Welt, die ihm eine medizinische Sprache und eine medizinische Form der Begriffsbildung von Problemen aufdrängt. Er wird als »Doktor« tituliert, spricht »Patienten« an und versucht an den Begriffen »geistige Gesundheit« und »geistige Krankheit« einen Halt zu finden. Er ist gezwungen, die Entwicklung einer psychoanalytisch-psychotherapeutischen Beziehung als »Behandlung« zu bezeichnen, und seine Patienten bieten ihm unermüdlich die Begriffe »Genesung« und »Wiederherstellung« als Ziel seines Handelns an.

Man muß sich fragen, ob der Psychiater, der menschlichen und existentiellen Problemen mit seiner medizinischen Sprache begegnet, nicht die Sicht auf diese Probleme verliert. Man muß sich fragen, ob die medizinische Sprache und Kultur ihm nicht Denkformen, Weisen der Begriffsbildung aufdrängen und ihn die Wirklichkeit, der er begegnet, dermaßen verzeichnen lassen, *daß er nicht zu den richtigen Fragestellungen und ebensowenig zu einer richtigen Definition der Probleme vordringt.*

Semantiker, jene Leute, die sich mit der Sprache beschäftigen, weisen darauf hin, daß Sprache unsere Sicht auf die Wirklichkeit verschleiern kann. Sie haben uns klar gemacht, daß zwischen Worten und den Fakten oder Dingen, worauf diese Worte verweisen, keinerlei essentieller Zusammenhang besteht. Eine bestimmte Benennung wird von der Kultur diktiert, in der wir leben; es ist eine Übereinkunft, die wir gemeinsam getroffen haben.

Korzybski und seine Nachfolger betonen besonders den Unterschied zwischen der Erkenntnis, die durch Worte oder Wortkombinationen (the »intensional orientation«), und der Erkenntnis, die durch direkte Erfahrung mit der Wirklichkeit (the »extensional orientation«) erworben wurde[1].

Irving Lee faßte das Prinzip folgendermaßen zusammen:

»Extensionale« Orientierung besagt, daß man sich die primäre Bedeutung der Fakten realisiert, Beobachtung und Untersuchung voranstellt, daß man zuerst die Fakten ansteuert und sich von diesen leiten läßt.

»Intensionale« Orientierung besagt, daß der Mensch sein Verhalten bestimmen läßt durch Definitionen, Argumentationen, Betrachtungen in Worten und Theorien, wobei die Existenz der zu verifizierenden Tatsachen außer acht gelassen wird. Märchen, Romane, Mythen usw. können, so gesehen, als intensionales Verhalten bezeichnet werden. Verbalisierungen, die das, was sich in uns abspielt, darstellen, werden auf diese Weise analysiert und nicht in Beziehung zu den Fakten außerhalb unserer selbst gesetzt (»facts-outside-the-skin«)[2].

Die Grundfrage, wenn jemand uns in einem Schwall von Worten beschreibt, wie die Wirklichkeit aussieht, muß nach Lee lauten: »I do not know, let's see.« Der einfache, aber essentielle Gedanke ist der, daß das Wort nicht gleich dem Ding ist, für welches das Wort steht.

Jedermann weiß, daß wir nicht auf einem »Stuhl« sitzen. Das ist ein Wort mit fünf Buchstaben. Wir sitzen auf etwas, wofür dieses Wort steht. Es besteht kein notwendiger Zusammenhang zwischen dem Symbol und demjenigen, was symbolisiert wird. Aber wir haben oft das Gefühl, als ob ein notwendiges Band bestehe. Fremde Sprachen erscheinen uns manchmal absurd. Die

Dinge werden nicht bei ihrem »richtigen« Namen genannt. Manchmal geschieht es, daß man einem Touristen, dessen Sprache man nicht spricht, etwas zu erklären sucht, indem man einfach in der eigenen Sprache lauter spricht!

Das Gefährliche ist also, daß wir die Worte oft mit demjenigen gleichsetzen, worauf sie verweisen, und daß das Gewebe von Worten, das wir um die Wirklichkeit spinnen (die Wortwelt), uns zu Kurzschlußreaktionen in unserem Begreifen und unserer Aktion führt. Das bedeutet oft Mißverständnis und Aktion, die dieser Wirklichkeit im ganzen überhaupt nicht Rechnung tragen.

Von Korzybski stammt der berühmte Vergleich, daß die Wortwelt in Relation zur Erfahrungswelt (»extensional world«) wie »eine Landkarte zu dem Gebiet steht, das sie repräsentieren soll«.

Hayakawa veranschaulichte es später so:

»Wenn ein Kind mit einer Wortwelt in seinem Kopf erwachsen wird, die ziemlich genau mit der Welt übereinstimmt, die es mit seiner wachsenden Erfahrung entdeckt, verringert sich für dieses Kind die Chance (und Gefahr), durch das, was ihm begegnet, schockiert und verletzt zu werden. Seine Wortwelt (›verbal world‹) hat ihm ziemlich genau gesagt, was es erwarten kann. Es ist auf das Leben vorbereitet. Aber wenn das Kind mit einer falschen Landkarte im Kopf aufwächst – das heißt, mit einem Kopf voller falscher Voraussetzungen und Aberglauben –, dann fährt es sich fest und gerät in Schwierigkeiten. Es funktioniert nicht mehr effizient, verhält sich sonderbar, findet keinen Anschluß an die Welt, wie sie ist. Wenn dieser Mangel an Anpassung groß ist, landet es in einer psychiatrischen Anstalt.«[3]

Viele, unter anderen auch Cassirer[4] und Susan Langer[5], haben darauf hingewiesen, daß der Mensch als »animal symbolicum« ein unermüdlicher Kartograph ist.

Ich fasse zunächst Cassirers Darstellung kurz zusammen. Wir finden, so sagt er, in der menschlichen Welt eine völlig neue Charakteristik, die den Menschen essentiell vom Tier unterscheidet. Der Lebensbereich, der Umfang der Wirklichkeit (die »Umwelt«) ist nicht nur quantitativ größer, sondern es besteht auch ein qualitativer Unterschied. Zwischen dem Empfangsapparat und dem ausführenden Apparat (»receptor system« und »effector system«) besitzt der Mensch einen dritten Apparat, eine durchaus essentielle Verbindung, die wir als symbolisches System bezeichnen können. Das System transformiert das ganze menschliche Leben. Der Mensch lebt, im Vergleich zum Tier, nicht nur in einer umfassenderen Realität, sondern auch in einer neuen Dimension dieser Realität. Es besteht ein essentieller Unterschied zwischen der tierischen organischen Antwort und der menschlichen. Im ersten Fall handelt es sich um eine direkte und unmittelbare Reaktion auf einen von außen kommenden Reiz. Beim Menschen wird die Reaktion, die Antwort, verzögert. Sie wird unterbrochen durch einen langsamen und komplizierten Prozeß, den wir Denken nennen. Statt sich direkt mit den Dingen selbst zu beschäftigen, führt der Mensch fortwährend Konversation mit sich selbst. Er ist so eingehüllt in Sprache (»linguistic forms«), Bilder, mythologische Symbole oder religiöse Riten, daß er gleichsam nicht mehr unmittelbar sehen und wissen kann. Das dritte Medium (das »symbolic system«) befindet sich dazwischen. Das gilt nicht nur im theoretischen Bereich, sondern auch im praktischen. Auch hier lebt der Mensch nicht in einer Welt harter Tatsachen oder in einer Welt, die durch seine unmittelbaren Wünsche und Bedürfnisse bestimmt ist. Er lebt inmitten seiner »imaginary emotions«, seiner Hoffnung und seiner Angst, seiner Illusionen und Desillusionen, seiner Phantasien und seiner Träume.

Cassirer zitiert den Philosophen Epiktet, der einmal sagte: »Was den Menschen beschäftigt, stört, erregt, sind nicht die Dinge, sondern seine eigenen Meinungen und Phantasien über die Dinge.«

Das veranlaßt Cassirer, den Menschen nicht als »animal rationale«, sondern als »animal symbolicum« zu definieren.

Susan Langer hat gleichfalls dieses essentielle Charakteristikum des Menschen, sein fortwährendes Bedürfnis nach Symbolisierung, stark betont.

Sie schreibt: »Die symbolisierende Funktion ist eine der primären Aktivitäten des Menschen wie Essen, Schauen oder Sich-Bewegen. Es ist ein fundamentaler Prozeß seines Geistes, und er ist fortwährend damit beschäftigt.«

Wir fertigen als »symbolic animals« dauernd Wortkarten der Welt an, und wir übernehmen diese Karten voneinander. Nicht jede Karte ist eine gute Karte. Das merken wir, wenn wir mit ihr reisen. Eine gute Karte führt uns an den richtigen Bestimmungsort. Wir brauchen nur selten, zur Korrektur, auf die Landschaft zu blicken. So ist nach Anatol Rapoport »language a representation of the world we live in«, und seiner Meinung nach gibt es nur eine menschliche Aktivität, die uns beständig zwingt, die Karte zu verbessern, damit diese *noch* besser auf die Landschaft der Welt paßt. Das ist wissenschaftliche Aktivität[6].

Trotz des Wort(symbol)vorhangs, der zwischen uns und der Welt steht, gibt es glücklicherweise noch viele, die hin und wieder hinter den Vorhang zu schauen versuchen. Der naive Mensch (oder der wissenschaftliche Forscher) betrachtet die Dinge einfach einmal neu. Ohne »preconceived ideas«, ohne Vorurteile. Er leugnet den Wert des Wortvorhangs nicht. Welten der Erfahrung haben sich in diesem Vorhang verdichtet, und Generationen geben auf diese Weise einander Erkenntnis weiter. Aber hin und wieder (vor allem wenn einige Probleme auf der Welt ungelöst bleiben und wenn »die Dinge falsch laufen«) durchstößt schon einmal jemand den »Sprach- und Wortevorhang« (die »semantische Karte«) und trotzt der Angst, von der jede neue Entdeckung begleitet ist.

Nun zurück zur Ausgangstellung. Die Frage ist sicher berechtigt, ob die medizinische Sprache eigentlich im Bereich des menschlichen Verhaltens befriedigend und angemessen ist. Wir können uns fragen, ob sie nicht ständig auf die Irrwege der falschen Fragestellung führt und uns zu falschen Handlungen (sogenannten »therapeutischen Eingriffen«) zwingt, die die Probleme nicht lösen, sondern sie, im Gegenteil, nur verschlimmern und daher als destruktiv zu gelten haben. Das behaupten jedenfalls der Psychoanalytiker Thomas Szasz und der Soziologe Goffman. Auch E. Becker eröffnet den Angriff auf die medizinische Psychiatrie. Letzterer spricht in diesem Zusammenhang sogar von einer Revolution in der Psychiatrie. Er umschreibt diese Revolution als die Invasion der Sozialwissenschaften in die Psychiatrie. Auch Becker hält das medizinische Modell für viel zu eng, es könne kein gutes Präventivprogramm unterstützen, höchstens »Symptome« weniger schmerzlich machen. Der Angriff richtet sich auch gegen die »psychiatrischen Syndrome«, die neu definiert und untersucht werden müssen. Natürlich stimme ich mit Becker darin überein, daß diese Revolution unaufhaltsam ist, aber daß die Widerstände sehr groß sein werden[7].

Vor allem Thomas Szasz hat in seinem 1961 erschienenen Buch ›The myth of mental illness‹ das ganze Problem der medizinischen Begriffsbildung in der Psychiatrie zur Diskussion gestellt. Explizit behauptet er, der Begriff »geisteskrank« habe im 19. Jahrhundert eine historische Berechtigung gehabt, müsse aber im 20. Jahrhundert als wissenschaftlich wertlos gelten. Szasz definiert die Psychiatrie als ein pseudomedizinisches Spezialfach und reißt in seinem Buch das Gebäude der Medizin bis auf die Grundmauern nieder. An seine Stelle setzt er eine »theory of personal conduct«, die auf den fruchtbaren, aus den Sozialwissenschaften (Psychoanalyse, Soziologie, Sozialpsychologie, Kommunikationstheorie) gewonnenen Hypothesen basiert, welche uns Kenntnis über den Menschen verschafft haben. Wissenschaft beginnt mit Hypothesen, die sich zu Mythen auswachsen können (so zitiert er Karl Popper). Eine Hypothese ist eine vorläufige Darstellung der Dinge. Man muß den Mut haben, diese Mythen zu kritisieren, wenn sich herausstellt, daß sie die Wirklichkeit nicht erhellen, sondern verdunkeln und damit neuen Fragestellungen im Wege stehen. Vor allem Popper hat wiederholt geäußert, daß Wissenschaft nicht mit Fakten beginne, die man aneinanderreiht und beobachtet, was dann erst zur Entdeckung von Gesetzmäßigkeiten führe[8].

Wissenschaft beginnt mit einer *Idee,* die unseren Blick auf bestimmte Fakten lenkt und diese nun sichtbar macht. Wir beobachten die Fakten durch die Brille unserer Hypothesen. Wenn diese Brille nun immer wieder dieselben Fakten zeigt und unsere Schlußfolgerungen zu Aktivitäten führen, *die die Probleme nicht lösen, sondern vielmehr verschlimmern,* wird es Zeit, eine andere Brille aufzusetzen, Fakten in einem anderen Licht zu sehen und somit neue Schlußfolgerungen zu ziehen, die uns zu einer neuen Form sozialer Aktion zwingen. Daß es dafür in der Psychiatrie tatsächlich höchste Zeit wird, dürfte aus dem Durcheinander von logisch unvereinbaren Aktivitäten hervorgehen, denen unser heutiger »Nervenarzt« anheimzufallen droht.

Der Naturwissenschaftler P. W. Bridgeman schrieb einmal: »Die wirkliche Bedeutung eines Wortes können wir dadurch entdecken, daß wir beobachten, was jemand damit anfängt, nicht dadurch, was er darüber sagt.«[9]

Nun, die Behandlungsarten des heutigen Nervenarztes sind verwirrend und unterschiedlich. Unter der Maske des medizinischen Experten, der kranke Menschen behandelt, übt er Tätigkeiten aus, wie die Verabreichung von Elektroschocks, Insulinkuren, das Verschreiben von Medikamenten, das Abfassen psychiatrischer Berichte, und hört zu guter Letzt Menschen mit Lebensschwierigkeiten in Gruppen oder als Einzelne an. Nach Szasz steht die Psychiatrie nun vor der Aufgabe, daraus eine Auswahl zu treffen. Die Aufgabe der Psychiater besteht seiner Meinung nach darin, daß sie mit Menschen kommunizieren und gleichzeitig die Art dieses Kommunikationsprozesses in einer

Situation, die an bestimmte Spielregeln gebunden ist, einer näheren Analyse unterziehen.

So deckt sich die Psychiatrie in ihren »Operationen« mit all jenen Wissenschaften, die sich mit zwischenmenschlichen Kommunikationsprozessen beschäftigen – Wissenschaften, die den Menschen als »Regeln befolgendes« und »Rollen spielendes symbolisches« Tier beschreiben.

Der linguistische Apparat der medizinisch-biologischen Wissenschaft mit seinen Ausdrücken wie »Neurose«, »Psychose«, »Geisteskrankheit«, »psychoanalytische Behandlung«, »Psychopathologie« usw. führte nicht nur zu einem statisch-begrifflichen Denken (während wir in *Prozessen* denken müssen), sondern verhinderte ganz allgemein das Auswachsen der Psychiatrie zu einem Bestandteil der Sozialwissenschaften. Wir sind nach Szasz in der Psychiatrie in einem wissenschaftlich veralteten Denkmodell gefangen. Psychiater können sich noch eine Zeitlang überlegen gebärden, aber sie können die Krise in ihrem eigenen Fach nicht leugnen.

Wie gesagt, die Verwirrung hat nach Szasz mit Charcot begonnen, der als Spezialist für Krankheiten des Zentralnervensystems all jene Verhaltensformen, welche körperliche Krankheiten (zum Beispiel neurologische Erkrankungen) *imitieren*, auch zur »Krankheit« erklärte[10]. Diese Ansicht wurde von Freud übernommen, ohne den begangenen logischen Denkfehler zu analysieren. So wurde die »Hysterie« eine »nervöse Krankheit« mit einer noch ungeklärten Ursache, und diese Definition wurde zum Vorläufer aller späteren »Geisteskrankheiten«. Sozial gesehen, schien das Etikett »krank« eine humanere Honorierung für ein von Menschen produziertes Verhaltensmuster, die sich bestimmten Lebensaufgaben nicht gewachsen fühlten, in der Rolle des »medizinisch Kranken« einen Zufluchtsort erhielten und darin Sicherheit fanden. Statt solche Menschen wegen »Schauspielerei« als Simulanten abzuweisen oder sie als von »Dämonen besessen« zu verbrennen und zu verfolgen, schien es menschlicher, diese Verhaltensformen Krankheiten zu nennen. Aber das Etikett »krank« ist nach Szasz zu einem zweischneidigen Schwert geworden. Diese Honorierung brachte den Leidenden nicht nur in größere Verwirrung über die Art seiner eigenen Problematik, sondern auch zu einer sich ständig vertiefenden Definition von Kranksein, die die komplementäre Rolle des Arzt-Helfers forderte. Man hat nach Szasz also die *Übereinstimmung* im Verhalten des neurologisch Gestörten und dem der

Lebensaufgabe nicht gewachsenen Menschen unterstrichen und diese Übereinstimmung schwerer wiegen lassen als die Unterschiede.

So entstand ein medizinisch-theoretisches Denkmodell, das die Korrektur von »problems in living« vermutlich eher erschwerte als erleichterte. (Es führte auch dazu, daß die Stellungnahme gegenüber einer Gesellschaft ausblieb, die Möglichkeiten des Menschseins zerstört oder unmöglich macht. Der Psychiater glaubte, daß sein Fach nichts mit Politik zu tun habe!)

Charcot trifft also keine logische Unterscheidung zwischen den Verhaltensformen, die auf einem körperlichen Defektzustand beruhen, und jenen, die angelernt und soziologisch bestimmt sind. So erhielt der Begriff »Geisteskrankheit« schnell eine konkrete Bedeutung, die auch von Kraepelin, Bleuler und Freud trotz der Tatsache verwendet wurde, daß dieser Begriff (der alles zu erklären schien) nichts klar machte. Schließlich führte das zu einer hartnäckig verfochtenen psychiatrischen Lehre von Krankheitsbildern (Nosologie), einer Schizophreniekonzeption, die noch immer ausgedehnte biologische Forschung zur Folge hat, zu psychiatrischen Krankenhäusern, in denen sich Tausende in der Rolle des »chronisch-medizinisch Kranken« eingenistet haben (eine Rollensicherheit, aus der sie praktisch nie mehr zu lösen sind), und zu jenem Forum von Ärzten und Nervenärzten, die, was ihre Ausbildung betrifft, nicht einmal das Minimum an Kompetenz haben erreichen können, um diese »problems in living« kollektiv anzugehen, geschweige denn fähig sind, eine soziale Organisation zu schaffen, die neue Lernprozesse in Gang setzen kann. (Trotz der sich nun Bahn brechenden sozialpsychologischen Konzeptionen sind viele Nervenärzte in psychiatrischen Anstalten mangels Ausbildung nur unzureichend imstande, zum Beispiel die mit dem Aufbau einer »therapeutic community« zusammenhängenden organisatorischen Probleme zu überblicken, geschweige denn zu der Schlußfolgerung zu gelangen, daß möglicherweise ihr Arbeitsplatz als solcher nichts taugt.)

Das medizinische Denkmodell, das die Psychiatrie zum medizinischen Spezialfach in bezug auf Studium, Diagnose und Behandlung von »Geisteskrankheiten« definierte, brachte Schwestern in weißer Tracht hervor, die bezüglich ihrer Ausbildung und infolge einer medizinischen Tradition Verhaltensformen entfalteten, die die Verwirrung noch steigerten und die Krankheitsrolle verstärkten. Das hat nicht zuletzt zu psychiatrischen Universitätskliniken geführt, wo der Charcot imitierende Professor in weißem Kittel seine Visite an den Betten machte und den ehrfürchtigen, gleichfalls weißgekleideten Assistenten mit »Diagnosen« und »klinischen Bildern« indoktrinierte, die diesem lebenslänglich die Sicht auf »problems in living« zu verstellen pflegten, anstatt ihn zu befähigen, sie kollektiv und konstruktiv anzugehen.

Wir wollen hier Szasz einen Augenblick verlassen und untersuchen, auf welche Weise Freud der bereits entstandenen Verwirrung die Stirn zu bieten versuchte. Szasz geht darauf in seinem Buch leider nicht ein.

Anmerkungen

1. A. Korzybski: Outline of general semantics. In: General semantics, collected by Baugh, Hansell, New York 1938.
   Ders.: Science and sanity, Internat. Non-Aristotelian Library Pull. Co. Lakeville [4]1958.
2. I. J. Lee: Language habits in human affairs. New York 1941.
3. S. J. Hayakawa: Language, thought and action. New York 1963. Deutsch: Sprache im Denken und Handeln. Allgemeinsemantik. Darmstadt [5]1975.
4. E. Cassirer: An essay on man. New Haven/London 1944.
5. S. K. Langer: Philosophy in a new key. Boston 1948.
6. A. Rapoport: Integrating knowledge and action. In: E.T.C. 27, 1970, S. 7–27. Deutsch: Integration von Wissen und Tun. In: Wort und Wirklichkeit. Beiträge II zur Allgemeinsemantik. Darmstadt 1974.
7. E. Becker: The revolution in psychiatry. London 1964.
8. K. R. Popper: Conjectures and refutations. New York 1962.
9. P. W. Bridgeman: The way things are. New York 1959.
10. Zu Recht wurde Szasz in diesem Punkt kritisiert. Das medizinische Modell in der Psychiatrie wurde bereits viel früher sichtbar. Kritische Betrachtungen über das Werk von Szasz bieten u. a.: F. C. Thorne: An analysis of Szasz' myth of mental illness. In: Am. Journal Psychiatry 23, 1966, S. 652–657.
    G. R. Moss: Szasz, review and criticism. In: Psychiatry 31, 1968, S. 184–195.

17. Freud – die »medizinische« Psychiatrie und die »medizinische« Psychoanalyse

Während seines Aufenthalts in Paris, wo Freud am Krankenhaus »Le Salpêtrière« studiert (Herbst 1885 bis Ende Februar 1886), bewundert Freud das Werk des Neurologen Charcot. Als Freud nach Wien zurückkehrt, hat er allen Grund, Charcots Art der Konzeptualisierung und Benennung der Probleme kritiklos anzuerkennen. Beide sind sie Neurologen. Ihre medizinisch-professionelle Identität bietet ihnen ganz selbstverständlich eine medizinische Sprache und Ideologie an, die Sprache der »Fälle«, Krankheiten, die man diagnostiziert und behandelt. Die Logik dieses Sprachgebrauchs schreibt unerbittlich vor, daß es Patienten gibt (im Anfang vor allem Frauen), die die Aufmerksamkeit auf sich lenken, indem sie ein körperliche Krankheit imitierendes Verhalten produzieren. Die Logik schreibt vor, daß die Ursache dieser »nervösen Krankheiten« ein mysteriöser Defekt im Funktionieren des Körpers-als-Maschine noch der Entdeckung harrt.

Freuds Lehrer Brücke hat ihm die Überzeugung vermittelt, daß alles, was er an Krankheiten bei Menschen antreffen würde, seine endgültige Erklärung in der unerbittlichen Gesetzmäßigkeit physisch-chemischer Prozesse finden würde. Freud arbeitete ursprünglich im neuro-anatomischen Laboratorium und wurde in der Ideologie physisch-physiologischer Methodik geschult. Er hat bereits viele Arbeiten veröffentlicht, vor allem auf dem Gebiet der Krankheiten des Nervensystems. Es spielt in diesem Zusammenhang kaum eine Rolle, daß Freud sich häufig als Arzt »wider Willen« beschreibt. Er hat wichtige Arbeit auf dem Gebiet der Erforschung des zentralen Nervensystems geleistet und bezeichnete sich einmal als guten Diagnostiker – vor allem nach dem Tode des Patienten!

Als Freud nach seinem Besuch bei Charcot wieder Kenntnis von der Arbeit seines Kollegen Breuer nimmt, Arbeit mit Frauen, die an diesen »nervösen Krankheiten« litten, und erlebt, wie sie auf rein psychologischem, mitmenschlichem Weg eine Befreiung von ihren Ängsten und Halluzinationen erfahren, sehen wir, wie er psychologische Zusammenhänge aufdeckt, deren körperliche Symptome (Lähmungen usw.) symbolische Ausdrucksformen zu sein schienen. Ergriffen von den Zusammenhängen, die aus der Lebensgeschichte verständlich werden, und als Mensch immer stärker in jenen Beziehungen zu Frauen engagiert, die uns in den ›Studien über Hysterie‹ beschrieben werden, konfrontiert mit dem heftigen Wiedererleben verborgener und unbewußter Konflikte, entwickelt sich Freud vom Arzt zu einem glänzenden Psychologen.

Die Psychoanalytikerin Clara Thompson hat meiner Meinung nach mit Recht als kreativsten Teil seines Werkes bezeichnet, wie Freud uns als Psychologe in den Studien über Hysterie begegnet[1]. Das Gespür für menschliche Symbolik, die Fähigkeit, durch Verdrängung verborgen gehaltene sinnvolle Zusammenhänge psychologisch zu rekonstruieren, ist eindrucksvoll. Beispiele dafür erübrigen sich. Was uns hier vor allem interessiert, ist der Übergang von der medizinisch-professionellen Identität und der Sicherheit einer vertrauten medizinischen Vorstellungswelt zu der gänzlich neuen professionellen Identität des Psychologen, die eine Ablösung von vertrauten Konzeptualisierungsweisen und die Schaffung einer vollkommen neuen Sprache und neuer Gesetzmäßigkeiten verlangte. Dieser Übergang, mit dem Freud sein Leben lang ringt, begegnet uns als die anhaltende Krise in Freuds Berufsidentität. Was ist oder wird er nun eigentlich – Arzt oder Psychologe?

Die Ablösung von der medizinisch-professionellen Identität und ihrer Vorstellungs- und Sprachwelt ist Freud nie restlos geglückt, auch wenn er den Grad, in dem ihm dies gelang (Psychologe zu werden), als den größten Triumph seines Lebens bezeichnet. Erik Erikson vergleicht Freud mit Darwin, beide »lonely discoverers«, und in seinem Essay ›The first psychoanalyst‹, weist dieser Autor uns darauf hin, wie Freud in der frühen Periode seiner Studien über Hysterie Erinnerungen und tiefer verborgene Erinnerungen untersucht, als wäre er damit beschäftigt, die Gehirne von Tieren in kleine Stückchen zu schneiden[2]. Aber auffällig ist vor allem, daß Freud später, nachdem er die medizinisch-autoritäre Hypnosebeziehung aufgegeben hatte, bewußt den Versuch unternahm, die Person (seinen Patienten) zu Wort kommen zu lassen, und daß er ihr im Ablauf ihrer Gedankenassoziationen nur mit ermutigender Hilfestellung folgte. So entstand die psychoanalytische Technik der freien Assoziation innerhalb einer Beziehungsform freier Zusammenarbeit zwischen zwei Erwachsenen in einer Haltung des Respekts.

Auffällig ist, wie Freud seine Beschreibungen menschlichen Leides zwar in persönliche psychologische Sprache umsetzt, sich dafür aber stets gewissermaßen entschuldigt. Als wäre die Art des Sprachgebrauchs und der Konzipierung unwissenschaftlich literarisch und als könnten seine Kollegen diesen Romancier Freud nicht für voll nehmen. Aber diese Angst vor dem Verlust beruflicher Geborgenheit und von Prestige scheint auch eine Entschuldigung gegenüber dem »inneren Arzt« zu sein.

Der ganze Kampf kommt in Freuds Beziehung zu einer Art väterlichem Freund zum Ausdruck, dem Berliner Hals-, Nasen- und Ohrenarzt Wilhelm Fliess. Von dieser Beziehung ist uns ein wichtiger Briefwechsel erhalten geblieben.

Freud begegnet Fliess 1887. Letzterer hatte einige Theorien über den Zusammenhang zwischen der Nasenschleimhaut und dem weiblichen Geschlechtsorgan entwickelt. 1893 beginnt ihr Briefwechsel. Zwei medizinische Spezialisten, die beide eine Familie gründen und von großen Entdeckungen träumen. In der Entstehungszeit der (Ende 1885 erschienenen) ›Studien über Hysterie‹ hat Freud bereits viele Konflikte mit Breuer, einem Mann, der als Mentor und Freund für ihn von großer Bedeutung gewesen ist. Für den von vielen medizinischen Kollegen in Wien abgewiesenen Freud füllt vor allem Fliess die Leere und Einsamkeit. Das führt zu einer Idealisierung dieses Berliner Freundes und Mitkämpfers. Manuskripte werden ausgetauscht und kommentiert, persönliche Begegnungen scheinen weniger häufig zu sein. Worum es mir geht, das kommt in der von Ernst Kris geschriebenen Einleitung zu diesem Briefwechsel zum Ausdruck[3].

Hinter der Idealisierung von Fliess steckt viel mehr als das Auffinden eines Resonanzbodens und eines möglichen Mitkämpfers. Freud wendet sich auch an Fliess, als er zu sehr Psychologe zu werden droht. Es ist, als bäte er immer wieder den Arzt Fliess, ihn auf der rechten medizinischen (physiologischen) Spur zu halten.

In einem Brief (25. 5. 1895) spricht Freud von einer Leidenschaft, die ihn beherrscht. Er kann ohne diese Leidenschaft, »einen Tyrannen, mit Schiller zu reden«, nicht leben. Es ist die Psychologie, die nun in Freuds Begegnung mit den sogenannten Neurosen so viel näher rückt. (»Es ist die Psychologie von jeher mein fern winkendes Ziel, jetzt seitdem ich auf die Neurosen gestoßen bin, um soviel näher gerückt.«) Dann schildert er seinen Konflikt:

»Mich quälen zwei Absichten, nachzusehen wie sich die Funktionslehre des Psychischen gestaltet, wenn man die quantitative Betrachtung, eine Art Ökonomik der Nervenkraft, einführt, und zweitens aus der Psychopathologie den Gewinn für die normale Psychologie herauszuschälen.«

Dieser letzte Satz zeigt den Psychologen Freud. Als er seine Verdrängungstheorie aufstellt und die Angst mit seinen Patienten erlebt, Angst, die so viel Verdrängung früherer Erlebnisse enthält, ersucht er Fliess um ein erlösendes Wort. Etwas Chemisches, die Menstruation: Kannst Du mir nicht mit etwas Physiologischem zur Erklärung helfen?

Wörtlich (30. Juni 1896):

»Mit der Verdrängung-Theorie bin ich auf Zweifel gestoßen, die so ein Wort von Dir wie das von der männlichen und weiblichen Menstruation bei demselben Individuum etwa lösen kann. Angst, Chemismus, u. dgl. – vielleicht finde ich bei Dir den Boden, auf dem ich aufhören kann, psychologisch zu stützen!«

Freud will aufhören, die Dinge psychologisch zu erklären. Er ist in großer Verwirrung.

Es klingt wie ein Freudenschrei, als Freud, der noch immer auf der Suche nach diesen physio-chemischen Kräften, der organischen Basis der psychologischen Konflikte und anderer Mechanismen, ist, schließlich eine Art neurologisches Modell konzipiert (den Entwurf) und dieses Fliess zusendet.

Es ist so etwas wie ein komplizierter Radioapparat geworden, voller Nervenbahnen, Zellen, Übergänge, Formen gebundener und freier Energie. Alles wird erklärt, das Bewußte und das Unbewußte, die »psychosexuale Gruppe«:

»Die Sexualitätsbedingung der Verdrängung, endlich die Bedingungen des Bewußtseins als Wahrnehmungsfunktion – das alles stimmte und stimmt heute noch! Ich weiß mich vor Vergnügen nicht zu fassen.«

Aber einen Monat später äußert er tiefe Enttäuschung und findet es unbegreiflich, Fliess diese ganze Maschinerie geschickt zu haben. Ernest Jones bezeichnet in seiner Freud-Biographie die Jahre 1888–1898 als jene Jahre, in denen Freud einen schweren Kampf führt, ehe er den Entschluß faßt, die ganze Idee einer Korrelation zwischen körperlicher und psychischer Aktivität aufzugeben. Jones schreibt: »Es ist evident, daß die Kenntnis der Anatomie und Physiologie des Nervensystems für Freud eine Quelle der Sicherheit darstellte.«[4]

Und dennoch – die der medizinischen Identität und ihrer Vorstellungswelt inhärente Sicherheit wird von Freud nie aufgegeben. Er klammert sich weiter an ihr fest. Sie tritt in den beständig wiederholten Voraussagen zutage, daß eines Tages die körperliche Grundlage der »Neurose« und »Psychose« gefunden werden könne, die Möglichkeit, »Hysterie« durch die Verabreichung einer chemischen Substanz zu heilen; auch dort, wo er oft auf konstitutionelle und erbliche Faktoren verweist, die zum Beispiel Ich-Organisation, Triebstärke und Sensitivität der erogenen Zonen bestimmen könnten; vielleicht noch am deutlichsten in dem hartnäckigen Festhalten an Worten wie »Krankheit«, »Patient«, »Behandlung«, »Genesung« und auch an den Worten »Neurose« und »Psychose«. So bleibt Freuds Sprache und damit die Sprache der Psychoanalyse immer »vorläufig«, als ob schließlich die Verbindung zwischen psychologischen und biochemischen Prozessen gefunden werden könnte.

Trotz alledem bekennt Freud schon in dieser frühen Phase des Briefwechsels mit Fliess seine wirkliche Berufung erneut in dem Brief vom 1. Januar 1896. Er sagt zu Fliess:

»Ich sehe, wie Du auf dem Umwege über das Arztsein Dein erstes Ideal erreichst, den Menschen als Physiologe zu verstehen, *wie ich im Geheimsten die Hoffnung nähre, über dieselben Wege zu meinem Anfangsziel der Philosophie zu kommen.* Denn das wollte ich ursprünglich, als mir noch gar nicht klar war, wozu ich auf der Welt bin.«

Philosoph also, das wollte Freud im Grunde sein. Erneut in dem Brief vom 2. April 1896:

»Ich habe als junger Mensch keine andere Sehnsucht gekannt als die nach philosophischer Erkenntnis, und ich bin jetzt im Begriffe sie zu erfüllen, indem ich von der Medizin zur Psychologie hinüberdenke.«

Diese Aussagen leiten auch den Bruch mit Fliess ein, der Freud auf dem rechten Pfad des physiochemischen Denkens halten will und ihm deswegen vieles suggeriert, was Freud ablehnen muß.

Der große Meilenstein auf dem Weg von Freuds Entwicklung zum Psychologen steht ... am Ende seines Lebens. Aber auch da ist er noch voller Zweifel.

Ein letzter Essay, der mir ungeheuer wichtig erscheint, gerade bezüglich der Problematik, die wir nun besprechen. Aber ein Essay, der in der Literatur sehr vernachlässigt wurde. Ich spreche von Freuds Publikation ›Die Frage der Laienanalyse‹. Sie beschäftigt sich mit der Frage: Kann der Laie, das heißt der *Nicht-Arzt*, Psychoanalytiker sein?

Der Aufsatz wurde zur Verteidigung eines Freundes von Freud, des Psychologen Theodor Reik, geschrieben, der wegen unbefugter Ausübung der Psychoanalyse angeklagt wurde, eines

Verfahrens, das offensichtlich von den Wiener Autoritäten nur Medizinern vorbehalten sein sollte. Reik wurde also wegen unbefugter Ausübung der Heilkunst verfolgt, und in dieser Situation sah Freud sich praktisch gezwungen, seinem psychologisch-psychoanalytischen Kollegen zu Hilfe zu kommen und sich klar über das auszusprechen, was Psychoanalyse nun eigentlich war (anno 1926), wer Psychoanalyse zu Recht betreiben konnte und welche Ausbildung dazu erforderlich war. *Er mußte sich auch zu der Frage äußern, welche Richtung die Psychoanalyse in Zukunft einschlagen würde.*

Es ist fraglich, ob dieser äußerst wichtige Essay je geschrieben worden wäre, wenn die Umstände Freud nicht dazu gezwungen hätten.

Ein paar Bemerkungen, ehe wir näher auf diesen Essay eingehen. Es ist auffällig, daß Freud in seinem ganzen Werk weder dem Beruf des Psychoanalytikers einen befriedigenden Namen zu geben wußte, noch demjenigen, der mit dem Analytiker eine persönliche und eine Arbeitsbeziehung eingeht, dem Analysanden. Erzieher – Lehrer sind zwar von ihm verwendete Begriffe, aber er hält nicht lange an ihnen fest, als könnte er sich nicht entschließen, endgültig Abstand von der medizinischen Terminologie zu nehmen. »Weltliche Seelsorge« ist die Bezeichnung, die er in dem Aufsatz über die Laienanalyse verwendet. Ich glaube, daß die artikulierte Ambivalenz zwischen einer medizinischen Sprache und einer Wortwahl, die zu Lernprozessen paßt, den Kern der Sache nicht trifft.

Der Psychologe Carl Rogers verwendete später die Begriffe »counceller« und »client«. Adler spricht glücklicherweise nicht von medizinisch-pädagogischem Institut – eine meiner Meinung nach sehr irreführende Benennung –, sondern von »Beratungsstelle«. Es ist in diesem Zusammenhang interessant zu beobachten, wieviel glatter Adler für seine Person das ganze Problem des Übergangs von einer medizinischen Ideologie zu einer Ideologie der Sozialwissenschaften gelöst hat. Offensichtlich viel weniger um den Verlust professionellen Prestiges besorgt, wendet er sich rascher von den Wiener medizinischen Kreisen ab und dafür an die Lehrer und Seelsorger. Wenn man Adlers Werk unter diesem Aspekt studiert, kann man sich dem Eindruck nicht verschließen, daß er diesen Identitätswechsel viel schneller vollzogen hat und zum »social scientist« geworden ist. Er wird der am meisten ausgeschlachtete (und am wenigsten zitierte!) Psychologe. Sein Beitrag zur Ich-Psychologie, seine Sicht auf das Individuum und dessen durch Milieueinflüsse bestimmtes Verhaltensrepertoire, dessen Lebensstil, der in der Beziehung zum anderen die Erfahrung ängstlicher Machtlosigkeit (Minderwertigkeitsgefühl) abwehrt, werden später mühelos von Karen Horney (»neurotic trends«) und Sullivan (»selfsystem« und »security operations«) übernommen – beides Autoren mit einem ausgesprochenen Bedürfnis, sich von Anfang an auch als »social scientists« zu definieren.

Man hat sie nicht zu Unrecht als »Neo-Adlerianer« bezeichnet. Übrigens kam der Amerikaner Stack Sullivan, der einen sehr originellen Zusammenhang zwischen Freuds Auffassung und der reichen soziologischen und sozialpsychologischen Tradition in Amerika herzustellen wußte, hinsichtlich des Problems, das uns nun beschäftigt, ebenfalls nicht zu einer Lösung. Er findet die Sozialpsychologen allerdings weit weniger naiv als die auf körperliche Krankheiten ausgerichteten Psychiater, und obwohl er mit einer Fusion von Psychiatrie und Sozialwissenschaften sympathisiert, zieht er doch keine letzte Konsequenz. Aus einem Grund, dessen Verteidigung wir später noch ausführlich von anderen hören: Es gibt schließlich körperliche Krankheiten (die sich als Lebensprobleme, »neurotic disorders«, maskieren), es gibt schließlich eine Art Überlappung des »Organischen« und des »Funktionellen« (der Lebensprobleme). Darum sieht Sullivan keine andere Lösung, als dem Arzt ausreichende, psychiatrische Kenntnisse zu vermitteln.

Sullivan, der meiner Meinung nach trotz seines schwierigen Stils selten unklar schreibt, tut dies allerdings bei diesem Problem. Er wird damit nicht fertig.

Helen Swick Terry schreibt in ihrer Einleitung mit Recht, daß Sullivan ein Dilemma berühre, es aber nicht löse. »Dieses Dilemma, wie es von Sullivan 1939 aufgezeigt wurde, steht heute noch immer im Mittelpunkt.«[5]

Nun Freuds Essay ›Die Frage der Laienanalyse‹. Freud schreibt diesen Aufsatz in Form eines Dialogs mit einem »Unparteiischen«, den er später in seinem Nachwort als einen »Mann von wohlwollender Gesinnung und ungewöhnlicher Integrität« definiert.

Warum er gerade diese Form wählt, ist deutlich genug. Freud spricht die Parteiischen auf *indirekte* Weise an. Er muß sich dessen bewußt gewesen sein, daß das Sprechen über die Frage, wer nun eigentlich die Psychoanalyse von ihm übernehmen würde, wer sie ausüben sollte, welchen Kriterien zum Beispiel der behandelnde Analytiker zu genügen habe, eine schwierige Angelegenheit war. Die Parteilichkeit der Ärzte unter seiner Leserschaft, die bei ihnen vorherrschende Meinung, daß Mediziner die Erben der Psychoanalyse sein müßten, kann ihm nicht entgangen sein. Die Diskussion der ganzen Frage zu dieser späten Stunde erfordert Takt, eine Form der Kommunikation, die Widerstände nicht vergrößert. Das ist Freud nicht gelungen. Fast möchte man wünschen, er wäre an dieses Thema frontaler und direkter, weniger vorsichtig, mit seiner vollen Autorität herangegangen und hätte damit eine Meinung und Überzeugung postuliert, die nicht unterschiedlich hätte interpretiert werden können. Ich erwähnte bereits, daß gegen seinen Freund Theodor Reik ein Prozeß angestrengt worden war, weil der österreichische Gesetzgeber die medizinischen Begriffe in ihrer wörtlichen Bedeutung auslegte. Wenn man von »Neurosen« als von »nervösen Krankheiten« sprach und von Psychoanalyse als von einer »Behandlung« kranker Menschen, die zur »Heilung« führte, ergab sich automatisch, daß *folgerichtig* der Laie als Nicht-Arzt unbefugt war, solch eine medizinische Behandlung durchzuführen. Die semantische Falle war weit geöffnet, der medizinische Jargon zwang zu einer bestimmten Logik, der Psychologe Reik wurde ihr Opfer und zur »cause célèbre«. Freud fühlt sich genötigt, das Problem aufzugreifen und beginnt mit der Behauptung, »daß die Kranken in diesem Falle nicht sind wie andere Kranke, die Laien nicht eigentlich Laien und die Ärzte nicht gerade das, was man von Ärzten erwarten darf und worauf sie ihre Ansprüche gründen«.

Er erklärt dem Unparteiischen wiederum, was Psychoanalyse eigentlich ist. Hören und Sprechen, offensichtlich nicht viel mehr als ein Austausch von Worten. Danach erklärt er ihm die psychoanalytische Theorie und Technik. Eine glänzende Einleitung, in der er feststellt, daß derjenige, der eine eigene Analyse durchgemacht hat, der um die Psychologie des »Unbewußten« weiß, der sich auf das Erklären (die »Deutungskunst«) versteht, der die ganze Technik des Aufbaus einer Beziehung, des allmählichen Abbaus von Widerständen, des emotionalen Wiedererlebens (die »Übertragung«) beherrscht..., *auf dem Gebiet der Psychoanalyse kein Laie ist.* Danach geht Freud direkt zum Angriff über und beschreibt die medizinische Ausbildung gleichsam als das *Gegenteil* dessen, was der zukünftige Psychoanalytiker an Vorbereitung braucht, und die Ausbildung in der Psychiatrie kommt nicht viel besser weg. Die Vertreter dieses Fachgebiets pflegen nach Freud nicht viel mehr als körperliche Ursachen geistiger Störungen zu suchen und von da aus eine Art Krankheitslehre aufzustellen. Um dem neurotischen Menschen psychotherapeutisch adäquat zu begegnen, dafür »leistet die medizinische Schulung nichts, aber auch gar nichts«. In diesem Moment weicht Freud allerdings wieder einen Schritt zurück, als wage er selbst die Konsequenz seiner eigenen Einsicht nicht ganz. Wieder erwähnt er die Möglichkeit, daß eines Tages über eine Beeinflussung durch die Biologie der Organe und durch die Chemie psychische Störungen direkt beeinflußt werden könnten. Eine alte Idee, die er offenbar nicht abschütteln kann, selbst nicht in dem Augenblick, als er die schwerwiegenden Folgen dieses Gedankenganges klar bekämpft.

Nach einer äußerst scharfen Kritik an denen, die er die medizinischen Kurpfuscher nennt, Ärzten, die sich nach einer ungenügenden psychoanalytischen Ausbildung das Recht zu analysieren anmaßen und nun glauben, daß sie ausgezeichnet vorbereiteten Psychologen dieses Recht streitig machen dürften, behauptet Freud, daß in Wahrheit sie die Laien sind, *die als Psychoanalytiker inkompetent sind,* das heißt unzureichend geschult. Wieder läßt Freud dann den Unparteiischen auf größere Deutlichkeit drängen: »Ja, aber die Ärzte, die Ärzte!«

Das ist ein Augenblick in dem Essay, wo man spürt, daß Freud sich schmerzlich seiner Isolierung bewußt ist.

Hier muß ich auch meine eigene Interpretation einfügen. Meiner Meinung nach galt Freuds Sympathie doch nicht seinen Arztkollegen. Dies trotz des Umstandes, daß der größte Teil von Freuds Schülern Ärzte waren und ihm in den Jahren bitterer Isolierung eine starke Stütze gewesen sind.

Wieder versucht Freud sowohl integer als auch diplomatisch zu sein. Nach einigen vagen Bemerkungen über das »Standesbewußtsein« der Mediziner weiß er nicht viel anderes zu tun, als das Problem an der Wurzel zu packen. Seine Strategie ist in diesem Augenblick klar; er will alle Argumente aufzählen, die Ärzte zur Rechtfertigung ihres Standpunktes anzuführen pflegen, um ihnen dann mit unerbittlicher Logik den »Gnadenstoß« zu versetzen. Wir werden später sehen, daß diese Strategie für ihn nicht erfolgreich war.

Der Arzt kann tatsächlich eine wirkliche körperliche Krankheit diagnostizieren, die sich hinter dem neurotischen Symptomverhalten verbirgt. Aber das kann nicht als Argument gelten, weil der Arzt-Psychoanalytiker überhaupt nicht in einer medizinisch diagnostischen Beziehung zum Patienten stehen darf und also auch ein mögliches organisches Leiden einem Internisten zur Diagnostizierung überlassen muß. Der Psychologe-Psychoanalytiker muß das gleichfalls tun. Das andere Argument ist, inwieweit psychische Störungen eine direkte Folge organischer Defektuosität sind.

Wiederum gerät Freud hier in Verwirrung und führt »Erbfaktoren« an, im Körper liegende »Anlagen«, die die Schwäche des »Ich«, die »Antriebsstärke« bestimmten. Er sagt wörtlich: »Ohne irgendeine solche konstitutionelle, kongenitale Begünstigung kommt wohl kaum eine Neurose zustande.«

Auf diesen Satz legten seine Arztkollegen ihn später fest.

Sein Schüler Ferenczi hat später darauf verwiesen, welche Gefahr solch vage Konzeptionen wie »Konstitution« und »Vererbung« mit sich bringen. Es sind Begriffe, die allzu leicht zu unausgereiften und offensichtlich vereinfachten Erklärungen von Phänomenen (wie etwa Ich-Schwäche) führen können, die eine detaillierte Untersuchung all jener psychologischen, zwischenmenschlichen Prozesse erfordern, die ihnen zugrunde liegen. Meiner Ansicht nach ist überzeugend bewiesen, wie kompliziert die Persönlichkeitsbildung und -verbildung innerhalb einer bestimmten Kultur verläuft und wie wenig fruchtbar diese organischen Hypothesen für die Entwicklung der psychoanalytischen Persönlichkeitstheorie letzten Endes gewesen sind.

Der Kernpunkt von Freuds Darlegung wird deutlich, wenn er am Ende seines Aufsatzes wiederum sein Ideal einer »psychoanalytischen Hochschule« aufgreift. Einer Schule, wo neben Unterricht in den Fertigkeiten der Psychoanalyse das Studium der »Kulturgeschichte, Mythologie, Religionspsychologie und Literaturwissenschaft« den Hauptbestandteil des Unterrichts ausmachen sollen. Einer Schule, die auch bestimmen soll, wer Laie (= inkompetent) ist und wer Psychoanalytiker werden kann. (In seinem später verfaßten »Nachwort« nennt er auch die Soziologie.)

Die Wirkung von Freuds Essay ist für viele seiner medizinischen Fachkollegen bestürzend. Es scheint, als fühlten sie sich völlig im Stich gelassen. Eine Versammlung in New York veröffentlicht eine hastige Resolution, in der die Psychoanalyse zu einer Form der medizinischen Behandlung und als in das Fachgebiet der Ärzte gehörig erklärt wird. Wenn man liest, was während dieser

Diskussion von Psychoanalytikern wie Ernest Jones, Wilhelm Reich, Oberndorff, Glover und anderen behauptet wird, ist man bei genauer Analyse der Diskussion betroffen von der erschrekkenden Nachlässigkeit der Argumentation, dem Fehlen jeglicher Logik und dem Vorherrschen von Interessen, Status- und Prestigedenken der Mediziner.

Faktisch wird Freuds äußerst wichtige Publikation gewertet, als ob es sich dabei um eine zeitweilige Denkverwirrung eines nun zu alten Mannes handle, der sich lieber nicht mit der Zukunft der Psychoanalyse befassen sollte.

Die daraufhin ausbrechende Diskussion war enthüllend und für die Zukunft der Psychoanalyse *und* der Psychiatrie äußerst wichtig. Um so erstaunlicher mutet es an, wie wenig sie beachtet wurde[6].

Ich zeichne sie im folgenden genau nach. Die Reihe der Sprecher wird von Ernest Jones eröffnet, der nochmals erklärt, wie schwierig die Anfänge der Psychoanalyse gewesen seien und daß man in der Wahl, *wer* Psychoanalytiker werden konnte, nicht zu zimperlich sein durfte. »Beggars can't be choosers.« Sein Respekt, auch gegenüber den nicht-medizinischen Analytikern der ersten Stunde, ist groß, und er macht ganz deutlich, daß eine gute Ausbildung eine selbstverständliche Voraussetzung werden müsse. Als er aber über die »external organisation of psychoanalysis« spricht, womit er die Beziehung der Psychoanalyse zu den »Wissenschaften« meint, läßt er die Katze aus dem Sack.

Welche Wissenschaft verdient hier den Vorrang? Die Antwort lautet nach Jones selbstverständlich: die medizinische Wissenschaft. Jones führt noch einmal die Gründe auf: Freud war klinischer Neurologe, aus dem Boden der Neurologie ist die Psychoanalyse gleichsam erwachsen, man hat mit »suffering patients« zu tun, die Hilfe brauchen.

Diese Argumentation besitzt wenig logische Überzeugungskraft, und Jones trägt noch ein bißchen dicker auf: Die »Psychosen« werden immer eine medizinische Angelegenheit bleiben (?). Und dann zeigt sich eine Art des Argumentierens, die typisch für die ganze Diskussion ist. *Man nagelt Freud auf seine eigenen (frühen) organisch-neurologischen Vorstellungen fest.* Die erogenen Zonen, die chemische Basis der Libido, das Funktionieren der Drüsen sind doch »körperlich«! (Man fragt sich, welche Drüsen Jones meint.)

Dann wird die Argumentation wieder historisch. »Große« Mediziner haben so viel wichtige psychologische Arbeit geleistet

(William James, Janet und – »sun among stars« – Freud!). Nun muß Jones doch deutlicher Stellung beziehen, und er entscheidet sich für einen Mittelweg. Aber ehe er das tut, muß er sich noch rasch vom Herzen reden, daß die »Diagnosen« trotzdem oft nur von Medizinern gestellt werden können. Eine Geschlechtskrankheit wie die Syphilis kann sich häufig als eine »Neurasthenie« darstellen – und damit in einem Atemzug:

»Die Dementia praecox und die Paranoia maskieren sich oft als hysterische Phobie, Konversionshysterie kann eine Katatonie verbergen, zwanghaftes Verhalten kann die Maske manisch depressiven Irreseins sein.«

Für Jones besteht also keinerlei Zweifel daran, daß das »Krankheiten« sind, und diese verlangen nicht nur Kenntnis der klinischen Psychiatrie, sondern auch der Neurologie. Dann kommt er zu seiner Schlußfolgerung. Freuds Stellung zu diesem Punkt ist eindeutig: Es ist irrelevant, ob ein Psychoanalytiker ein Medizinstudium hinter sich gebracht und einen medizinischen Grad erworben hat. Es geht auch ohne (und das bietet sogar Vorteile). Diese Hypothese lehnt Jones ab. Sie ist zu verrückt. Wenn man das zugibt (»the divorce between psychoanalysis and clinical medicine«), ist der Damm gebrochen. Dann könnten ja psychische Schwierigkeiten (»psychical affectations«) eines Tages als nicht-medizinisch gelten (tatsächlich eine Schlußfolgerung, zu der Szasz 1961 gelangt!).

Für Jones ist das ein Ding der Unmöglichkeit. Wenn man die Psychoanalyse dem Nichtmediziner (Psychologen!) überläßt, bleiben Probleme wie Biochemie, Vererbung, »somatic erogenesis« (für mich ein nebuloser Begriff) ein Buch mit sieben Siegeln für ihn.

Jones verwirrt sich nun immer mehr. Die »Öffentlichkeit« setze mehr Vertrauen in die ethische Einstellung der Ärzte (!). Dem »Image« der Psychoanalyse komme das also auch zugute. Vor allem in Amerika sind die Ärzte (nach Jones) »verantwortungsbewußte Menschen«, dennoch gibt es dort zu viele Scharlatane, Nicht-Ärzte, denen man die Psychoanalyse nicht anvertrauen sollte.

Dann kommt jenes Argument, mit dem Freud nach Auffassung Jones' wohl doch zu kurzen Prozeß gemacht hat. Menschen in Analyse können körperliche Beschwerden äußern. Jones nennt das Beispiel eines Falles von Dickdarmkrebs, der rechtzeitig erkannt und operativ entfernt wurde. Der Nichtmediziner kann zwar sofort an einen Arzt überweisen, aber er wird vielleicht trotzdem eher zögern, da er zu sehr der psychologischen Bedeutung dessen, was sein Patient ihm anbietet, verhaftet ist. Es ist einfach sicherer, bei einem »richtigen Arzt« in Analyse zu stehen. Der hat schneller erfaßt, daß es sich um einen körperlichen Defekt handelt. So kommt Jones zu seiner Schlußfolgerung, daß die Psychoanalyse eine medizinische Disziplin bleiben müsse.

Jones will allerdings den Nichtmedizinern einen Platz einräumen. Der nichtmedizinische Psychoanalytiker kann seine Arbeit zwar verrichten ... aber er muß ständig Kontakt mit einem Arzt unterhalten und sollte, wenn es nur eben geht, trotzdem Medizin studiert haben.

Der nächste Diskussionsredner ist Oberndorff, der praktisch dasselbe sagt wie Jones. Er legt Freud auf seinen organisch-medizinischen Sprachgebrauch und frühere Arten der Begriffsbildung fest. Dabei führt er ein Manöver durch, das die Entkräftung des Kerns von Freuds *Zukunftsvision* bezweckt. Oberndorff meint, Freud sei so erbost über die schlechte Aufnahme, die die Mediziner seiner Psychoanalyse im allgemeinen (und bestimmt in Wien) bereitet haben, daß er sich *deshalb* nun von der medizinischen Wissenschaft abwende und seine Psychoanalyse lieber ganz bei der Psychologie unterbringen wolle. Nun, so sagt Oberndorff, das ist nicht mehr notwendig, denn die Mediziner sind heute (1930) viel toleranter geworden und haben die Psychoanalyse als ein Teilgebiet (wie die Bakteriologie, Röntgenologie usw.) bitter nötig.

Dann aber beginnt er wieder laut die medizinische Trommel zu rühren: die »instinktiven Bedürfnisse« mit ihrer Beziehung zu »Störungen in der physiologischen Funktion des Körpers«. Und dann die »Psychosen« – »so evident mit medizinischen Problemen – Infektion, Erschöpfung, Vergiftung – verbunden«.

Der Zwang der medizinischen Semantik wird auch in folgendem Zitat deutlich: »Auch ich glaube, daß Psychoneurotiker ›kranke Menschen‹ sind und nicht nur psychologisch Anomale (›psychological oddities‹). Um sie zu lenken (Oberndorff benutzt das Wort ›handling‹), ist die Kenntnis der allgemeinen Reaktion von Menschen im Stadium von Krankheit und Gesundheit unerläßlich.«

Oberndorff übersieht in seinem wachsenden Unmut völlig die wichtige Zukunftsvision, die Freud in seiner »analytischen Hochschule« zur Heranbildung des zukünftigen Psychiater-Psychoanalytikers entwickelt. Oberndorff besteht auf einer medizinischen Ausbildung, die neben den Prinzipien der Biologie eine »wissenschaftliche Kenntnis des Sexuallebens und Kenntnis der psychiatrischen Krankheitsbilder« vermittelt. Dann kommt der Höhepunkt, woraus meiner Meinung nach hervorgeht, wie sehr Oberndorff eigentlich nach *körperlich-organischen* Gesichtspunkten denkt. Er erwähnt, daß Biologen und Chemiker uns eines Tages noch helfen können zu begreifen, was die »Libido« ist, spricht wörtlich von der »Chemie der Psyche« und nimmt Freuds *Bildsprache* des »Ich« und des »Unbewußten« in ihrer vollen Wörtlichkeit. Es könnte uns gelingen, die beiden »Phänomene« vielleicht eines schönen Tages im Hirn zu lokalisieren!

Der Psychoanalytiker Harnik geht sogar so weit zu behaupten:

»Ich glaube nicht, daß man Psychoanalytiker sein kann, ohne daß man die Bandwürmer kennt (!).«

Ein klassisches Beispiel für die Weise, wie das medizinische Vokabular zu einer bestimmten Denkweise zwingt, bietet auch Schilder (Wien):

»Es scheint mir keinem Zweifel zu unterliegen, daß die Behandlung des Kranken eine Sache des Arztes ist. Jeder, der leidet oder (im Fall des Geisteskranken) seinen Zustand als ein Leidenan erfährt, ist krank. Jeder, der Heilung sucht, gehört zu einem Arzt.«

Und so geht diese Diskussion aufgebrachter Ärzte-Psychoanalytiker in einer Art weiter, die deutlich macht, wie unklar viele die Zukunftsvision Freuds sehen. Zwar führen die Diskussionsteilnehmer ihre Thesen mit aller gebotenen Hochachtung an die Adresse des »Meisters« ein – aber es bleibt alles durch und durch »Mediziner«-Sprache.

Nur Franz Alexander (damals noch in Berlin) äußert sich in dieser Diskussion klar und überraschend originell. Aus seiner ganzen Darlegung geht hervor, daß er Freuds Essay sehr genau gelesen hat und die Konsequenzen überblickt. Er ist faktisch mit Freud ganz einer Meinung. Er erfaßt genau das Wesentliche, wie es später von Szasz herausgearbeitet wurde.

»Das Problem der ›Laienanalyse‹ entsteht und kann nur dadurch entstehen, daß die Position der Psychoanalyse in Beziehung zur medizinischen Wissenschaft noch nicht bestimmt ist.«

Alexander verteidigt (mit Freud) nicht nur die Psychoanalyse als *Psychologie*, sondern glaubt, daß die medizinische Wissenschaft eher viel von der Psychoanalyse lernen kann als umgekehrt. Faktisch, so meint Alexander, kann man mit weit mehr Recht verlangen, daß Ärzte eine psychoanalytische Ausbildung durchmachen, als daß die Psychoanalytiker eine Ausbildung als Arzt absolvieren.

Er übernimmt auch ganz im Sinne Freuds die wesentlichen Forderungen, die der Ausbildung des Psychoanalytikers zugrunde gelegt werden müssen. Seiner Meinung nach ist ein solches Ausbildungsinstitut (Freuds »analytische Hochschule«) keineswegs utopisch. Er sieht die Aufgabe der Psychoanalyse nicht in der Forderung nach einer medizinischen Vorbildung, sondern in der Organisation einer wirklich effizienten Ausbildung in Psychoanalyse. Eine besonders interessante Feststellung 1930, allerdings ein Wunsch, der praktisch negiert wurde und 1970 noch immer nicht in diesem Sinn verwirklicht ist.

Für Alexander ist es evident, daß Literatur, Mythologie usw. (leider führt er sein usw. nicht aus) viel wichtiger sind zum »study of the human mind« als die medizinische Ausbildung. Diese Äußerungen sind deshalb so interessant, weil Alexander in seinem späteren Werk die menschliche existentielle Problematik und ihre Auswirkung auf die körperlichen Funktionen stark unterstrichen hat. Er ist einer der Begründer der »Psychosomatik« geworden: körperliche Defektuosität (Magengeschwür, Asthma, hoher Blutdruck, Kopfschmerzen) hängt eng mit psychischen Schwierigkeiten zusammen.

Ich will dieses Exposé einer interessanten Diskussion mit den Meinungen zweier Diskussionsteilnehmer beschließen, die, wie ich glaube, Freuds Zukunftsvision in ihrer Bedeutung erkannt haben: Müller-Braunschweig und der Mann, dessentwegen alles begann, der Psychologe Theodor Reik.

In der Darlegung von Müller-Braunschweig fällt auf, daß dieser Autor endlich die Worte »Werte«, »Normen« und »Ethik« in den Mund nimmt. Auch der Wert der Symbolik, die Lehre von den Bedeutungen, wird von ihm unterstrichen.

Der Psychoanalytiker Müller-Braunschweig ist der einzige in dieser Diskussion, der etwas Wesentliches berührt, daß nämlich der Mensch ein »symbolisierendes Tier« ist, daß sein »Unbewußtes« voller Symbole, Bilder mit Bedeutung (»meaning«) ist und daß zwischen den Symbolen und den Dingen (oder Prozessen), für welche diese Symbole stehen, keine kausale Beziehung besteht, sondern eine Beziehung der »correspondence« von Sinn und Bedeutung.

Ich übertrage das kurz auf konkrete Beispiele. Ein Mensch

kann auf einen Arbeitgeber mit etwas autoritären Zügen reagieren, als ob es sich um seinen Vater handelte, der ihm gegenüber früher sehr diktatorisch aufgetreten ist. Der Ehemann kann seine etwas traurige, bedrückte Frau wie eine drohende Gefahr erleben, weil seine Mutter ihn früher unter ihren depressiven Zuständen begrub. Eine Mutter kann eines ihrer Kinder merkwürdig ungerecht behandeln, es sei denn, sie kommt darauf, daß dieses Kind eine gewisse Ähnlichkeit mit ihrem Bruder besitzt, mit dem sie dauernd auf Kriegsfuß gestanden hat.

Die Psychoanalyse ist faktisch auch ein Prozeß des *Wiedersymbolisierens,* des Aufspürens der alten Symbole, die weiterhin einen ungeheuren Einfluß ausüben. Müller-Braunschweig ist der einzige, der dieses Problem anrührt. Für ihn ist es die Sprachwissenschaft, die im Mittelpunkt der Psychoanalyse steht (er verwendet die Worte »science of language« und »linguistic science«) und nicht das naturwissenschaftliche Denken der medizinischen Wissenschaft.

Auch Theodor Reik kämpft vergebens gegen das medizinische Bollwerk an, und ... mit Überzeugung. Bedenken Sie – das alles geschah 1930.

Er sagt: Psychoanalyse ist Psychologie. Wenn wir das nicht in vollem Umfang realisieren, gefährden wir die Zukunft der Psychoanalyse. Und was wir am dringendsten brauchen, fährt Reik in seinem Plädoyer fort, sind Philosophen und große Autoren, die das Drama eines Menschenlebens behandeln. Die Urväter der Psychoanalyse finden wir in Platon, Spinoza und Nietzsche. Wir stoßen auf größere psychologische Einsicht bei Shakespeare, Sophokles und Dostojewskij als in der ganzen medizinischen Literatur von Galenus (einem Arzt des Mittelalters) bis Kraepelin.

Aber was Reik, Alexander, Müller-Braunschweig und einige andere im Sinne von Freud auch versuchen, es ist vergeblich. Die Diskussion endet – Stimmenmehrheit entscheidet – mit folgender Resolution der New York Psychoanalytical Society:

»Die praktische Ausübung der Psychoanalyse mit dem Ziel, Therapie zu betreiben, muß auf Ärzte beschränkt bleiben, die eine anerkannte, abgeschlossene medizinische Universitätsausbildung genossen haben, die sich einer speziellen Ausbildung in Psychiatrie und der Psychoanalyse unterzogen haben und den Anforderungen, die an die medizinische Praxis gestellt werden, entsprechen. Die praktische Ausübung der Psychoanalyse umfaßt die Behandlung von Menschen, die an Geisteskrankheiten leiden, die Symptome haben, welche bei der effektiven Ausübung ihres normalen Tagesablaufs störend auftreten.«[7]

Die Nichtmediziner können zwar eine Ausbildung erhalten und psychoanalytische Kenntnis in Fachgebieten wie Kriminologie, Anthropologie, Theologie, Pädagogik einsetzen, aber nur, »um die Probleme, mit denen sie auf diesen Gebieten zu tun bekommen, besser interpretieren und begreifen zu können«.

Nicht um zu »behandeln«.

Man wendet sich damit direkt gegen Freud. Für die Praxis hat diese Resolution wenig Bedeutung erlangt, *aber der Einfluß, den sie auf die Entwicklung nach 1930* gehabt hat, war sehr groß.

Deshalb habe ich diese Diskussion so ausführlich beschrieben.

Nach dieser Diskussion schreibt Freud sein ›Nachwort zur Frage der Laienanalyse‹[8].

Er nimmt darin kein Wort zurück, im Gegenteil. Seine Stellungnahme ist nun schärfer, klarer umrissen und überzeugender. Das folgende Zitat scheint mir sehr bedeutsam, weil Freud wieder in die Zukunft weist:

»Ich hatte ja den Satz in den Vordergrund gerückt, es käme nicht darauf an, ob der Analytiker ein ärztliches Diplom besitzt, sondern ob er die besondere Ausbildung erworben hat, deren er zur Ausübung der Analyse bedarf. Daran konnte die Frage anknüpfen, über die die Kollegen so eifrig diskutiert haben, welche die für den Analytiker geeignetste Ausbildung sei. Ich meinte und vertrete es auch jetzt, es sei nicht die, welche die Universität dem künftigen Arzt vorschreibt. Die sogenannte ärztliche Ausbildung erscheint mir als ein beschwerlicher Umweg zum analytischen Beruf, sie gibt dem Analytiker zwar vieles, was ihm unentbehrlich ist, lädt ihm aber außerdem zuviel auf, was er nie verwerten kann, und bringt die Gefahr mit sich, daß sein Interesse wie seine Denkweise von der Erfassung der psychischen Phänomene abgelenkt wird.

Der Unterrichtsplan für den Analytiker ist erst zu schaffen, er muß geisteswissenschaftlichen Stoff, psychologischen, kulturhistorischen, soziologischen ebenso umfassen wie anatomischen, biologischen und entwicklungsgeschichtlichen. Es gibt dabei soviel zu lehren, daß man gerechtfertigt ist, aus dem Unterricht wegzulassen, was keine direkte Beziehung zur analytischen Tätigkeit hat und nur indirekt wie jedes andere Studium zur Schulung des Intellekts und der sinnlichen Beobachtung beitragen kann. Es ist bequem, gegen diesen Vorschlag einzuwenden, solche analytische Hochschulen gebe es nicht, das sei eine Idealforderung. Jawohl, ein Ideal, aber eines, das realisiert werden kann und realisiert werden muß. Unsere Lehrinstitute sind bei all ihrer jugendlichen Unzulänglichkeit doch bereits der Beginn einer solchen Realisierung.«

Er erklärt sich zum Gegner der in New York angenommenen Resolution, »denn sie kann nicht eines der Momente verändern, welche die Sachlage beherrschen«!

Das mag schon wahr sein, aber die »Sachlage« wird noch 1970 durch die New Yorker Beschlüsse (1930) ziemlich nachhaltig beeinflußt. Eine Reihe von Psychologen und Sozialpsychologen ist dennoch Psychoanalytiker geworden – schließlich sanktioniert von den offiziellen Ausbildungsinstituten der Internationalen Vereinigung für Psychoanalyse.

Aber was viel schwerer wiegt – die Ansicht, daß die Psychiatrie ein medizinisches Spezialfach ist, wurde durchaus *nicht* angetastet, sondern, im Gegenteil, durch diese Resolution bestätigt und verfestigt. Das Visionäre in Freuds Essay nahm keine Gestalt an. Seine »analytische Hochschule«, die als Institut psychoanalytisch, sozialpsychologisch und soziologisch ausgebildete Psychotherapeuten hervorbringen sollte, ist nie zustande gekommen. Wenn ich Freud recht verstanden habe, wollte er sogar viel mehr Ausbildung. Kenntnis der menschlichen Symbolik, Mythologie, Philosophie, die in der Literatur sich manifestierenden Einsichten in die existentielle Problematik von Menschen – das alles hätte einen neuen Typus von Psychotherapeuten geschaffen.

Aber – der Wind hat sich gedreht. Szasz hat nicht umsonst eine solche Aufregung verursacht. Von dieser Aufregung und dem Beginn eines Durchbruchs handelt das nächste Kapitel.

Anmerkungen und Nachtrag

1. C. M. Thompson: Interpersonal psychoanalysis. Selected papers. New York 1964.
2. E. H. Erikson: The first psychoanalyst. In: Yale Review, Sept. 1956.
3. S. Freud: Aus den Anfängen der Psychoanalyse. Briefe an Wilhelm Fliess 1887–1902. London 1950.
4. E. Jones: The life and works of Sigmund Freud, Bd. 2. New York 1953–1957, S. 152–167.
5. H. Stack Sullivan: The fusion of psychiatry and the social sciences. New York 1964.

6. Die ganze Diskussion wurde ungekürzt abgedruckt in: International, Bd. 8, 1930, S. 74–284.
7. Die Resolution lautet wörtlich: »The practice of psychoanalysis for therapeutic purposes shall be restricted to physicians (doctors of medicine), who are graduates of recognized medical schools, have had special training in psychiatry and psychoanalysis and who conform to the requirements of the medical practice acts to which they are subject. Such practice of psychoanalysis embraces the treatment of individuals suffering from nervous or mental disease presenting symptoms which interfere with the efficient performance of their normal daily routine.«
8. S. Freud: Nachwort zur Frage der Laienanalyse. In: Ges. W., Bd. 14. London 1948, S. 288.
   Der hier behandelten Problematik hat Kurt Eissler ein Buch gewidmet: Medical orthodoxy and the future of psychoanalysis (Intern. Univ. Press, New York 1965). Meiner Meinung nach ein schwer lesbares Werk eines sehr belesenen Mannes. Seine Schlußfolgerungen lassen sich nur schwer ausmachen. Eissler plädiert für den Nicht-Arzt-Psychoanalytiker und dessen Beitrag zu Entwicklung und Ausbau der Psychologie, deren Fundamente Freud und seine Schüler gelegt haben.

T. S. Szasz: The myth of mental illness. In: Amer. Psychologist 15, 1960, S. 113–119.

Das ist der vorbereitende Aufsatz zu Szasz' Buch ›The myth of mental illness‹. Nachdem er zunächst die Position der Psychiater, Ärzte und anderer umrissen hat, die tatsächlich meinen, daß eines Tages »problems in living« auf physiochemische Prozesse (mehr oder minder subtile neurologische Defekte) zurückgeführt werden könnten, sagt er, daß *auch dafür* der Begriff »mental illness« unbrauchbar und irreführend sei: »Was diese Psychiater meinen, ist, daß Menschen mit diesem Etikett an einer Hirnkrankheit leiden. Wenn sie das meinen (und glauben) werden die Dinge klarer – wenn sie das auch aussprechen und nicht etwas anderes sagen.« Darauf wird der Begriff »mental illness« als eine Art »short hand label« für »problems in living« unter die Lupe genommen. Es sind Normen, die bestimmen, was in einer Kultur »abweichend« genannt wird, und diese Normen werden definiert durch die Person selbst (den »Patienten«) oder durch den »anderen« (Familienangehörige, Psychiater, der letztere frei oder von einer Instanz angestellt, die den Abweichler zu korrigieren hat). Der Begriff »mental illness« lädt zur Normung abweichenden Verhaltens (»psychosocial ethical and/or legal deviations«) via *medizinische* Aktion ein.

»Since medical action is designed to correct only medical deviations (Abweichung von der Norm struktureller und funktioneller Integrität des menschlichen *Körpers),* it seems logically absurd to expect that it will help solve problems whose very existence had been defined and established on nonmedical grounds.«

Und wenn schon die medizinische Wissenschaft voller Werte und Ethik steckt, so gilt dies für die Psychiatrie noch in verstärktem Maße.

Es gibt aber, nach Szasz, nicht den Anschein eines Beweises, daß Menschen in Lebensschwierigkeiten (die in ihrem kommunikativen Verhalten »are expressing unacceptable ideas, often framed, moreover, in an unusual idiom«) etwas »haben«, so etwas wie eine richtige »Krankheit« bekommen haben. Die Probleme von Werten, Ethik, Moral stehen im Mittelpunkt der Psychotherapie. Szasz geht auf das Warum des Begriffes »mental illness« ein, auf die Funktion, die dieses handliche Wort gehabt hat und noch immer hat. Das Leben von Menschen in ihrer

Beziehung zueinander ist schwierig, voll von Kampf und Auseinandersetzungen. *Es ist ganz und gar nicht harmonisch.* Früher hat man Dämonen und Behexung dafür verantwortlich zu machen versucht. Der unpersönliche Begriff »Geisteskrankheit« ist ganz einfach ein *Nachfolger* der früheren Erklärweise. Als solcher dient er als »a disguise; for instead of calling attention to conflicting human needs, aspirations, and values, the notion of mental illness provides an amoral and impersonal ›thing‹ (an ›illness‹) as an explanation for ›problems in living‹.«

Probleme von Menschen im Mittelalter (»erklärt« durch Dämonen) hatten eine theologische Korrektur zur Folge, Probleme von heute werden »medizinisch« korrigiert.

Szasz ist sich des ungeheuren Problems des Menschen in dieser komplexen Gesellschaft durchaus bewußt. Unsere Bewußtwerdung hat uns eine noch größere »burden of understanding« (Susan Langer) auferlegt. Entscheidend ist, daß wir dieser Belastung nicht mit Hilfe falscher Etiketten entgehen können, sondern daß wir uns ihr stellen und die Verantwortung dafür übernehmen müssen. Früher wurde diese Verantwortung umgangen, weil das Leben als »Schicksal« durch »Götter« bestimmt wurde.

Bereits in dieser Veröffentlichung zeigt sich Szasz als ein sehr engagierter Mann, der dafür eintritt, daß wir heute, in dieser Entwicklungsphase der Menschheit, die wirklichen Probleme und unsere Verantwortung keinesfalls hinter dem Schleier des allumfassenden Begriffes »Geisteskrankheit« vernebeln dürfen. Dieser Begriff ist für Szasz ein »social tranquillizer«, der die Illusion nährt, daß das menschliche Leben gut und schön wäre, *wenn* es nicht diese dumme »Psychopathologie« und »Geisteskrankheit« gäbe.

Ein letztes Zitat: »Our adversaries are not demons, witches, fate or mental illness. We have no ennemy whom we can fight, exercise, or dispel by ›cure‹. What we do have are *problems in living* – whether these be biologic, economic, political or sociopsychological.«

T. S. Szasz: The uses of naming and the origin of the myth of mental illness. In: Amer. Psychologist 16, 1961, S. 59–66.

In diesem zweiten vorbereitenden Artikel zu seinem Buch ›The myth of mental illness‹ erklärt Szasz seinen Standpunkt und beweist, daß er einen großen Vorsprung vor seinen Gegnern (z.B. David Ausubel: Personality *is* disease. In: Amer. Psychologist 16, 1961, S. 69–75) hat.

Szasz befindet sich nämlich ganz auf der Höhe der Linguistik und Logik. Er nennt (angeregt von Reichenbach) drei Sprachfunktionen: »to transmit information, to induce mood and to promote action«. Vor allem dieser »promotive use of language« spielt beim »mental illness«-Konzept eine sehr große Rolle. Namentlich die Nebulosität und der ambivalente Charakter bestimmter Wörter machen diese außerordentlich geeignet zur Beeinflussung von Menschen.

»Thus, psychiatric or sociologic descriptions and explanations may themselves present a barrier to recognizing and comprehending the very phenomena which they allegedly seek to elucidate, because in their formulations they frequently offer promotive statements in the guise of cognitive assertions. Or, to put it more simply, psychiatrists often *prescribe* conduct, while claiming merely to *describe* it.«

T. S. Szasz: The manufacture of madness. New York 1970.

Obwohl dieses letzte Buch von Szasz an anderer Stelle erwähnt werden könnte, schien es mir richtig, es hier anzuführen. Wiederum ein glänzend geschriebenes Werk, in dem Szasz die Konzeption des »Behextseins« (die zur Hexenjagd als

Form von »social control« führt) auf eine Stufe mit der Konzeption des »Geistes-krank«seins (verrückt, psychisch krank usw.) stellt, die zu einer *medizinischen Hexenjagd* auf den »Abweichenden« geführt hat.

Es gibt nach Szasz Geschehnisse und Verhaltensformen; darüber hinaus gibt es Erklärungen, und die Art der Erklärung bestimmt unsere Handlungen – unsere Form des »Unter-die-Norm-Zwingens«. Nach Szasz ist aber unsere medizinische Erklärungsweise falsch, und daher wird seiner Meinung nach die ganze institutionelle Psychiatrie zu einer neuen Version der Inquisition.

Die Schlußfolgerung ist damit umrissen. Es sind keine »Verbesserungen« im herrschenden psychiatrischen institutionellen System (zum Beispiel psychiatrischen Kliniken) möglich. Das System als solches ist untauglich.

H. O. Mowrer: Sin, the lesser of two evils. In: Amer. Psychologist 15, 1960, S. 301–305.

Mowrer hat gleichfalls nichts für das Wort »Krankheit« übrig, wenn es sich um Verhalten handelt, das wir gemeinhin als »neurotisch« und »psychotisch« beschreiben. Die Allmacht der medizinischen Wissenschaft ärgert ihn, weil Mediziner seiner Meinung nach keinerlei Anspruch auf das »Behandeln« von Menschen in seelischen Schwierigkeiten haben. Er geht sehr weit in seiner Verärgerung, denn er beschreibt die psychodynamische und psychoanalytische Psychiatrie so, als befinde sie sich in einem Zustand des »virtual collapse and imminent demise«. »Was wir brauchen, ist Forschung. Wir wissen noch nicht, wie Menschen in Verwirrung geraten können und wie wir sie wieder da herausholen können.« Das sind, wie ich glaube, völlig unverantwortliche Aussagen, dennoch ist seine Kritik an der medizinischen Begriffsbildung ebenso hart und nützlich wie die von Szasz. Er erinnert uns nochmals daran, wie sich Freud hoffnungslos in seinem medizinischen Denkmodell festfuhr. Aus Freuds Autobiographie zitiert er: »Mein ärztliches Gewissen fühlte sich durch diese Aufstellung befriedigt. Ich hoffte, eine Lücke in der Medizin ausgefüllt zu haben, die bei einer biologisch so wichtigen Funktion keine anderen Schädigungen als durch Infektion oder grobe anatomische Läsion in Betracht ziehen wollte. Außerdem kam der ärztlichen Auffassung zugute, daß die Sexualität ja keine bloß psychische Sache war. Sie hatte auch ihre somatische Seite ...« (S. Freud: In: Ges. W., Bd. 14. London 1955, S. 50).

Aber, so sagt Mowrer, zur Zeit von Freuds letzter Veröffentlichung »his Big Idea had been let loose in the world and was no longer entirely under its control«. Um das noch einmal schärfer zu umreißen, bringt Mowrer interessante Zitate aus einem Dokument der »American Psychiatric Association« (Committee on relations of medicine and psychology, October 1954). Dieses Dokument, 1957 (!) mit Zustimmung der »American Medical Association« und der »American Psychoanalytic Association« wieder aufgelegt, gibt den Stand der Dinge gut wieder.

Die Mediziner behaupten: »For centuries the western world has placed on the medical profession responsibility for the diagnosis and treatment of illness. Medical practice acts have been designed to protect the public from unqualified practitioners and to define the special responsibilities assumed by those who practise the healing art ... Psychiatry is the medical speciality concerned with illness that has chiefly mental symptoms.«

Und weiter: »Psychotherapy is a form of medical treatment and does not form the basis for a separate profession ... When members of these (other) professions contribute to the diagnosis and treatment of illness, their professional contributions must be coordinated under medical responsibility.«

Mowrer kommt dann zu der (Wieder)einführung des Begriffes »sin«, der ihm sinnvoller erscheint als »sickness«, und mit diesem Begriff geht er in seinem Artikel sehr provozierend um – meiner Meinung nach weit weniger konstruktiv und fruchtbar als Szasz.

K. Menninger: Advocacy of a unitary concept. In: Chronic Schizophrenia. Hrsg. v. L. Appleby, J. M. Scher und J. Cumming. Glencoe, Ill. 1960, S. 59–69.
Menninger bringt noch einmal in einem Überblick, wie die Klassifikationslehre psychiatrischer Krankheitsbilder ursprünglich zustande kam. Das abweichende Verhalten (Größenwahn), welches das letzte Stadium der Syphilis kennzeichnete, verlangte nachgerade nach mehr »disease entities«. So kamen Begriffe wie Hebephrenie (1864), Katatonie (1874) und später Dementia praecox (1896) zustande.

Schon 1820 erklärte einer der Schüler des Psychiaters Esquirol, Georget, Geisteskrankheit für eine »Erkrankung des Hirns«. So auch Wilhelm Griesinger (1861) mit seinem berühmten Ausspruch: »Geisteskrankheiten sind Gehirnkrankheiten.«

Menninger verweist auf einen lange vergessenen Mann, Heinrich Neumann (1859), der eine Einheitskonzeption vorschlug. Menninger zitiert ihn im folgenden: »Diagnosis is not simply the designation of a group of symptoms but the key to the comprehension of the case ... We consider any classification of mental illness to be artificial, and therefore unsatisfactory, and we do not believe that one can make progress in psychiatry until one has resolved to throw overboard all classifications and to declare with us: there is only one kind of mental illness.«

Dann zieht Menninger seine eigenen Schlüsse: »The fact remains, however, that in the minds of many young doctors and in the minds of vast numbers of laymen, mental illness and particularly schizophrenia is a definite, specific, evil thing which invades the unsuspecting like a fungus or a tapeworm.«

Diese Feststellung scheint mir völlig richtig. Sie existiert noch immer. Menninger will fort von der Idee, daß Menschen diese oder jene Art von »Krankheit« (mit diesem oder jenem Namen) hätten, eine Krankheit, die dann bekämpft und »beseitigt« werden müsse. Er reflektiert über Menschen nach Graden der Isolierung und nach Graden der unbefriedigenden und gestörten Beziehungen zum Mitmenschen. Es handelt sich also nicht um qualitative, sondern um quantitative Unterschiede. Dieser Schluß wird in seinem Buch ›The Vital Balance‹ näher herausgearbeitet (K. Menninger: The Vital Balance. New York 1963. Deutsch: Das Leben als Balance. Seelische Gesundheit und Krankheit im Lebensprozeß. München 1968).

18. Sich ausweinen und neu anfangen

Die erste Fassung dieses Kapitels entstand 1966. Als ich sie für dieses Buch überarbeitete, entschloß ich mich, die jüngsten Jahrgänge psychiatrischer Zeitschriften und Publikationen durchzusehen, und entdeckte dabei, daß die Entwicklung doch sehr schnell verläuft.

Thomas Kuhn hat über die Voraussetzungen für eine wissenschaftliche Revolution geschrieben[1]. Er stellt fest, daß es Zeiten gibt, in denen ein bestimmter, von allen geteilter Grundglaube oder die Vorstellung von einem bestimmten Phänomen ins Wanken gerät. Man wird skeptisch. Stimmt das? Ist unser Denkmodell eigentlich adäquat? Gleichzeitig tauchen, noch zögernd, neue Ideen auf (meistens sind es keine ganz neuen) und neue Denkmodelle. Die Situation ist dann reif für eine Revolution, einen plötzlichen Durchbruch, eine sprunghafte Veränderung in der Wissenschaft (»discontinuous transformation«), die zu einer fundamental anderen Begriffsbildung für bestimmte Phänomene führt und einen Strom neuer (und fruchtbarer) Forschung in Gang setzt.

Die neuesten Reaktionen auf die Veröffentlichungen von Szasz (dem großen »Zerstörer« des medizinischen Modells der Psychiatrie) deuten an, daß er durchaus nicht allein steht. Es gibt viele, die seinem Kurs folgen, und manche beginnen bereits den Schutt wegzuräumen und eine neue Zukunft vorzubereiten.

Die Veröffentlichungen von Szasz haben hohe Wellen geschlagen, obgleich in der Literatur auch eine Neigung besteht, die Folgen seiner durchdringenden Analyse zu bagatellisieren oder zu negieren. Auch seine Bücher ›Law, liberty and psychiatry‹ (New York, 1963) und ›Psychiatric justice‹ (New York 1965) haben ihm keine Popularität bei den »forensischen« Psychiatern verschafft, weil er die These der »Unzurechnungsfähigkeit«, die Position der Gerichtspsychiater (und ihrer Gutachten) und die Institution der Freiheitsberaubung als Folge der Prozedur der Sicherheitsverwahrung (eine Art lebenslänglicher Abhängigkeit von den Ansichten von Psychiatern) als völlig unhaltbar analysierte. In den zuletzt genannten Werken ist Szasz in der Tat noch mehr »enfant terrible« als in seinen früheren Veröffentlichungen. Sein letztes Buch ist übrigens die Krönung (›The manufacture of madness‹. New York 1970). Vor allem die sogenannten klinischen Psychologen fühlen sich angesprochen. Das sind zumeist Menschen, die die Unterwerfung von Patienten unter psychologische Testprozeduren ziemlich unerquicklich finden und sich schon längst keinen Rat mehr mit der Hegemonie des »Arzt-Psychiaters« wußten, selbst dort, wo es sich um Menschen in Not und ohne körperliche Krankheit handelte. Es sind die »Laien«, für deren Zukunft als Psychoanalytiker Freud eine Lanze brach.

Einer dieser Psychologen ist der Amerikaner Albee, und eine Reihe seiner Äußerungen gibt die Stimmung unter ihnen gut wieder. Zu Recht weist er auf einen ungeheuren Mangel an (gut vorbereiteten) Kräften hin, um existentieller Not als Psychotherapeut, Gruppentherapeut, Familienpsychotherapeut, Organisator und Leiter eines neuen Institutstypus, der vorläufig mit »community mental health center« umschrieben wird, zu begegnen.

Völlig berechtigt erscheint mir auch Albees Behauptung, daß wir dieses Fachkräfteproblem nicht lösen können, *ehe wir nicht einen Durchbruch in unserem Verständnis von »mental disorder« erzielen.*

Im folgenden Zitat wird dieser Gedanke behandelt.

»Das ganze professionelle Feld, das sich mit der Fürsorge für den Geistesgestörten beschäftigt und mit dem Problem der Personalplanung auf dem Gebiet der geistigen Gesundheit, wird von der Konzeption der *Geisteskrankheit* beherrscht, während faktisch die meisten Störungen primär angelernte, abweichende Verhaltensformen sind, auf die der Bezugsrahmen des Krankheitsmodells einfach nicht anwendbar ist.«

Und weiter: »Wenn wir das Krankheitsmodell schließlich zu Grabe getragen haben, kann unsere Gesellschaft eine neue Art professioneller Hilfeleistender ausbilden. Menschen, die wahrscheinlich mehr Ähnlichkeiten mit einem Lehrer als mit einem Psychiater aufweisen. Sie werden mit gestörten Menschen (›disordered people‹) in einer neuen Art von Institut arbeiten, welches wahrscheinlich eher einer Schule als einem Krankenhaus gleicht.«[2]

Wachgerüttelt, schlägt Albee einen sehr scharfen Ton an, wo er die Position behandelt, die Psychologen an den medizinischen Arbeitsplätzen (psychiatrischen Anstalten u.ä.) seit etwa zwanzig Jahren eingenommen haben. Er nennt das Beziehen dieser Position einen »horrible mistake«. Auch die Position des freien Psychotherapeuten (mit dem ungeheuren Kostenaufwand, den nur ein geringer Prozentsatz der Bevölkerung für diese

Therapie aufbringen kann) ist keine Lösung für die Probleme, mit denen die Menschen in unserer Gesellschaft zu kämpfen haben. Faktisch waren die klinischen Psychologen nach Albee wohlgelittene Gäste, folgsame Sklaven, die auch noch die Werte und die Sprache ihrer (medizinischen) Herren übernahmen. Sie begannen gleichfalls von »Patienten« mit »Krankheiten« zu sprechen, die der »Behandlung« bedürften. Er bezeichnet das medizinische Modell, genau wie Szasz, als einen Mühlstein der uns um den Hals hängt[3]. Albee behauptet in seinen Veröffentlichungen, daß von der alten Vorstellung – »abweichendes Verhalten beruht auf abweichenden Zellen« (»there can be not twisted behavior without a twisted molecule«) – sehr wenig übrig geblieben ist[4].

Das medizinische Modell gerät auch in einer Veröffentlichung von Sarason und Ganzer unter Beschuß[5]. Nach dem religiösen Modell des Mittelalters, wo abnormes Verhalten als eine Funktion von »Teufeln« und »Hexen« gesehen wurde, von denen das Individuum »besessen« war, entsteht, wie diese Autoren feststellen, bereits 1653 ein Krankheitsmodell (Johannes Weyer), und 100 Jahre später erfindet William Cullen den Begriff »neurosis«. Er glaubt, ebenso wie ein anderer englischer Neurologe (Hugling Jackson), daß abnormes Verhalten (»maladaptive behavior«) durch einen Defekt im Zentralnervensystem verursacht werde; der Grund liege in den Nervenzellen (den Neuronen).

Zurück zu Albee. In seinen Äußerungen zeichnet sich bereits das Thema einer neuen unabhängigen beruflichen Identität ab: ein neuer Typ des Hilfeleistenden. Wir müssen das Krankheitsmodell verlassen und ein Alternativmodell entwickeln. Die klinische Psychologie kann nicht ein unabhängiges Fach und zugleich eine »health profession« sein[6].

Wie scharf die Kontroverse geworden war, zeigte sich auf der 124. Jahresversammlung der »American Psychiatric Association«. Obwohl ein berühmter Psychiater, Roy Grinker, durch eine übrigens wenig überzeugende Darlegung Öl auf die Wogen zu gießen suchte[7], präsentierte Albee auch hier seine Ansicht, die nichts an Deutlichkeit zu wünschen übrig läßt[8]. Wieder greift Albee die Behauptung an, daß gestörtes Verhalten seine Ursache letztlich in dieser oder in jener Form körperlicher Krankheit finde. *Dabei stellt er die Schizophrenie als Problem mit Recht in den Mittelpunkt.* In dieser »äußersten« Form »abnormen« Verhaltens *mußte* ja die sogenannte biologische Ursache gefunden werden. Es fällt Albee nicht schwer festzustellen, daß die ganze

Forschung auf diesem Gebiet nichts Substantielles erbracht habe. Die neuere Literatur über diese Millionen verschlingende Forschung münde in das ein, was er als »polysyllabic nonsense« bezeichnet, der schließlich darauf hinauslaufe, daß die Forscher sagen: »Wir haben noch nichts gefunden, aber wir suchen weiter.« Ich glaube, daß die ständig propagierte (und finanzierte) Forschung auf dem Gebiet der »Schizophrenie« zu einem unserer hartnäckigsten Leugnungsversuche gehört, daß menschliche Not und Verwirrung diese Form annehmen kann[9].

In einem neueren Buch, ›Schizophrenie und Familie‹, schreibt der Psychiater Kulenkampff in seiner Einleitung: »Dabei hat der Elefant einer weltweiten biochemischen, anatomischen, genetischen und sonstigen naturwissenschaftlichen Forschung auf dem Gebiet der Ätiologie von Schizophrenien bis heute nicht einmal eine Maus geboren.«[10]

Ein ebenfalls publizierter Bericht der Amerikanischen Psychologischen Gesellschaft beschäftigt sich mit der Idee des »community mental health center« als Alternative zur psychiatrischen Anstalt. Auch hier Kritik am Krankheitsmodell und bereits ein Zukunftsentwurf.

»Mental disorders« unterscheiden sich essentiell von körperlichen Krankheiten. Sie entstehen in sozialen Systemen (Gruppen, Familie usw.), denen der Mensch, der sich in Not befindet, zugehörig ist. Deshalb lautet die Schlußfolgerung: »Verändert die sozialen Systeme, damit das Individuum, das die Notsignale sendet, wieder imstande ist, wirklich als Mensch zu leben.«[11]

Viele derartige Aussagen und Schlußfolgerungen fand ich in einer Veröffentlichung des Psychiaters Kaufman, der gegen diese Ansicht Stellung zu nehmen versucht[12]. Der Widerstand Kaufmans ist schwach und gleichzeitig sehr aufschlußreich. Er fällt auf alle alten Positionen zurück. Die »Vererbung«, die Untersuchungen auf dem Gebiet des Gehirnstoffwechsels, das Vorhandensein körperlicher Krankheiten, Hormone, die Funktion der Nebennieren, die biochemischen Untersuchungen auf dem Gebiet des als »schizophren« Klassifizierten, die »großen« Männer der Vergangenheit (Kraepelin, Bleuler) und ... zu meiner Verwunderung auch Freud. Wenn man liest, was Kaufman dazu bewegt, ausgerechnet Freuds Essay ›Die Frage der Laienanalyse‹ in den Vordergrund zu rücken, begegnet man wieder derselben Argumentation, die bereits im Vorhergehenden skizziert wurde. Kaufman zitiert einfach all jene Passagen, in denen Freud sich über die mögliche körperliche Ursache des »Neurotischen« oder »Psychotischen« ausläßt.

Zum Schluß will ich auf ein neueres Buch hinweisen, dessen Titel, ›Changing perspectives in mental illness‹, bereits andeutet, worauf die Herausgeber (Plog und Edgerton) hinauswollen[13]. Eine umfassende Sammlung, teils für und teils gegen das medizinische Modell der Psychiatrie. Die Einstellung der Herausgeber dieses Buches wird aus ihrer Einleitung ersichtlich, in der sie behaupten, daß die friedvoll-selbstgefälligen Tage der Psychiatrie gezählt zu sein scheinen. Das medizinische Monopol, das zu einer Art Alleinherrschaft mit dem Recht führte, »Geisteskrankheiten« zu diagnostizieren und zu »behandeln«, wird von allen Seiten untergraben. Der Wind dreht sich, und »... die Mauern des psychiatrischen Bollwerks werden durch das Geschrei einer erstaunlichen Stimmenmenge zum Einsturz gebracht«.

Der Kern des Problems schält sich vielleicht besser heraus, wenn wir abnormes Verhalten als die Folge des Stress sehen, den das Leben in einer sehr komplexen Gesellschaft mit sich bringt, und dieses Verhalten auch als einen Protest gegen die »restrictive norms and social conventions« betrachten. Dieser zweite Aspekt verleiht abnormem Verhalten eine Signalfunktion, die die *Reform einer bestimmten Gesellschaft zwingend herausfordert.*

Der provokativste Essay in diesem Buch heißt ›The scientific status of the mental illness metaphor‹ (von Sarbin)[14]. Auch dieser Autor konzentriert sich auf das Etikett »mental illness« und das Denkmodell sowie die Aktionsformen, die daran gekoppelt sind (Absonderung, Degradierung, Chirurgie, chemische oder psychologische Behandlung usw.).

Bestimmte Denkmodelle, so sagt Sarbin, sind praktisch unveränderbar, trotz einer Flut rationaler Argumente und empirischer Fakten, mit denen wir uns auseinandersetzen müssen. Sie werden zu »Mythen«. Der »Mythos der Geisteskrankheit« hat Medizinern die Macht und die Verpflichtung zu be- und zu verurteilen gegeben. Sarbin analysiert die Geschichte dieser Form von Bildersprache und deren soziale Folgen. Eine semantische Analyse erscheint ihm sehr sinnvoll. »Er hat Schwierigkeiten mit dem Leben« hat eine ganz andere Auswirkung als: »Er ist psychiatrischer Patient mit einer Geisteskrankheit.« Sarbins historische Analyse ist interessant, weil er ausführlicher auf die Hintergründe des Krankheitsmodells eingeht als Szasz. Sarbin schenkt Therese von Avila relativ viel Aufmerksamkeit. Sie führte im 16. Jahrhundert das Bild »als ob- krank« ein, um ihre Mitschwestern (die sich infolge ihres Klosterlebens recht sonderbar zu verhalten begannen) vor dem Los der Verbrennung durch die Inquisition zu bewahren. Die Folge war, daß sich allmählich Ärzte der abweichenden Verhaltensformen annahmen und die Priester sich zurückzogen. Mit dem Verschwinden des Wortes »als ob« wurde die Bildsprache zum Bild »Krankheit« und damit bald zu einem Faktum, auf das sich die Mediziner auch tatsächlich stürzten. Die Lehre des Arztes Galenus (der allerlei Körpersäfte als Krankheitsursachen beschrieb) erstreckte sich nun auch über körperliche Krankheiten hinaus auf von bestimmten Normen abweichendes menschliches Verhalten. Beide werden durch irgend etwas im Körper verursacht. Verhalten wurde »Krankheitssymptom« – Lachen, Weinen, Spucken, Schweigen, Lügen, Phantasieren und Glauben wurden durch »interne Pathologie« hervorgerufen.

Faktisch wurde dieses galenische Modell von der modernen klinischen Psychiatrie übernommen. Die »Körpersäfte« des Galenus wurden später zu den Mikroben, Tumoren, Giftstoffen, endokrinologischen (hormonalen) Abweichungen usw. Die Frage war nun, »wo« die »Ursache« steckte. Antwort: Im »mind« (»Geist«, »Psyche«). Im 19. Jahrhundert hielt die Neurologie ihren Einzug, und »mind« und »Hirn« lagen begrifflich dicht beisammen. Der Name »mental illness« wurde geboren.

Obwohl »krank« im allgemeinen keine negative, abwertende Nebenbedeutung hatte (man ist nicht verantwortlich dafür), erhielt der Begriff »geisteskrank« bald eine andere Bedeutung. Die Menschen, die das »hatten«, gehörten damit zu einer besonderen Art von Menschen, für die man Angst, Verachtung oder Mitleid empfinden mußte. Sarbin meint, daß wir diese zum Mythos gewordene Bildsprache nun aufgeben können, daß wir aber dann eine Alternative bieten müssen.

»The time has come for replacing the old myth with a new metaphor.« Wir brauchen eine neue Benennung für das, was wirklich unsere Strategie bestimmen muß, nämlich: »to reach out in the community and help those people who lead lives of quiet desperation, some of whom occasionally break out of their social entrapment with bizarre conduct or violence«.

Frei übersetzt: Stelle dich der Gesellschaft, und hilf jenen Menschen, die ein Leben stiller Verzweiflung führen und von denen manche hin und wieder durch bizarres Verhalten oder Gewalttätigkeit aus ihrem Ghetto ausbrechen.

Mit diesem letzten Zitat sitzen wir wieder mitten in der Aufgabenstellung und den Anforderungen an eine zukünftige Psychiatrie.

Anmerkungen und Nachtrag

1. T. Kuhn: The structure of scientific revolutions. Chicago 1962.
2. J. W. Albee: The relation of conceptual models to manpower needs. In: E. Cowen (Hrsg.): Emerging concepts of mental health. New York 1967.
3. J. W. Albee: Manpower needs for mental health and the role of psychology. In: Canad. Psycholog. 62, 1965, S. 82–92.
4. J. W. Albee: The dark at the top of the agenda. In: Clinical Psychologist 1, 1966.
5. J. G. Sarason und V. J. Ganzer: Concerning the medical model. In: American Psychologist 23, 1960, S. 507–511.
6. J. W. Albee: Give us a place to stand and we will move the earth. In: Mental health manpower needs in psychology. Conference, University of Kentucky Press, Lexington 1966.
7. R. Grinker: Emerging concepts of mental illness and models of treatment: the medical point of view. In: Amer. Journal of Psych. 125, 1969, S. 865–870.
8. J. W. Albee: Emerging concepts of mental illness and models of treatment. In: The psychological point of view, in: Amer. Journal of Psychiatry 125, 1969, S. 870–877.
9. R. Coles: The limits of psychiatry. In: The Progressive 31, 1967, S. 32–34.
10. H. Blumenberg u. a. (Hrsg.): Schizophrenie und Familie. Frankfurt/M. 1969.
11. M. B. Smith und N. Hobbs: The community and the community health services. In: Dep. of Psych. Western Reserve University, 22. Nov. 1969.
12. R. M. Kaufman: Psychiatry, why »medical« or »social« model. In: Arch. Gen. Psych. 17, 1967, S. 347–361.
13. S. C. Plog und R. B. Edgerton (Hrsg.): Changing perspectives in mental illness. New York 1969.
14. Einen ausführlichen Literaturhinweis auf andere Artikel dieses Autors bietet das Buch ›Changing perspectives in mental illness‹, s. Anm. 13.

Die meiste Literatur wurde in den Text integriert. Noch einige Beispiele der sich in der Literatur abzeichnenden Versuche zum Durchbruch zu einer neuen Konzeption.

M. G. Field: Learning (and relearning) is the name of the game. In: Internat. Journal of Psychiatry 8, 1969, S. 659–661.

In einem Diskussionsbeitrag äußert dieser Autor seine gemischten Gefühle über das Recht der medizinischen Wissenschaft (»the medical establishment«), sich mit problembeladenen Menschen in konfliktuösen Situationen zu beschäftigen.

Auch in diesem Artikel taucht ein Thema auf, das immer aktueller wird: Welche Ausbildung braucht ein solcher Psychiater-Psychotherapeut eigentlich?

Im folgenden Zitat meint man (anno 1969), eigentlich Freud (1927!) wiederzuhören. Der Psychologe Field vertritt die Ansicht, daß diese Ausbildung folgendermaßen auszusehen habe: »...a special training curriculum, separate from the traditional medical one, might increase the availability of psychotherapists. Indeed, *the insistence on full medical training, most of which is irrelevant to the psychotherapist,* serves to deflect from this critically needed profession many who by personality, temperament, and inclination would be able to help patients.«

R. Rubenstein und H. D. Lasswell: The sharing of power in a psychiatric hospital. New Haven 1966.

Aus diesem sehr informativen Buch, das die Versuche beschreibt, eine psychiatrische Anstalt von Grund auf zu reformieren (was übrigens nicht recht gelingt), wähle ich einige Zitate aus, die zeigen, daß man sich allmählich über das medizinische Modell der Anstalt beunruhigt.

Es handelt sich um typische Äußerungen des Zweifels: »We must weigh the possibility that the traditional medical model is, in fact, inappropriate to deal with the problems of those who have gone down to defeat in the struggle for power. Our analysis suggests that when a hospital is transformed in the direction of a democratic community, many traditional medical elements are discarded or modified to such an extent that they are no longer recognizable; indeed, what persists as ›medical‹ appears to be less clearly justifiable. Perhaps a new specialized environment, elaborated from a new perception of the problem, might do a better job than the hospital.«

Ich fand noch einige weitere Zitate dieser Autoren im selben Tonfall von: »Sind wir vielleicht doch auf dem Holzweg?« – Und eine etwas schärfere Äußerung: »The use of the medical-therapeutic model for coping with the predicaments of the defeated is, in part, fostered by the medical orientation of psychoanalysis and psychotherapy in the United States. The application of psychoanalysis to work with the psychoses has been carried out largely within the framework of a specialized branch of medicine, and in medically supervised hospitals and clinics, the only institutions in which psychotherapy of the psychoses has been systematically undertaken. It is conceivable that procedures of self-exploration, undertaken in specialized environments which do not conform to the medical model, would undergo further developments impossible within medical and hospital contexts. The possibility of stimulating such experimentation is a potentially worthwhile and important consequence of developing specialized environments which depart from current approaches in psychiatric institutions« (S. 277).

19. Klassifizierung, Verfremdung und »sekundäre Abweichung«

Beginnen wir mit dem Anfang. Wenn man zufällig einen schmalen Brustkorb hat, sich in aktiver Selbstbehauptung gehemmt fühlt, wenn die Freunde im Schwimmbad einen oft necken und diese Freunde in den Augen des verspotteten jungen Mannes alle ein »athletisches Aussehen gewinnen«, dann kann bereits ein Prozeß der Verfremdung einsetzen. Man verwirft seinen eigenen Körper, Teile der eigenen Leiblichkeit werden gleichsam mit Scham bedeckt, die »appraisals of others« werden »reflected appraisals«. Man wird von seinem eigenen Körper entfremdet. Man lebt in Verfremdung.

Die Mutter runzelt die Stirn, wenn das Mädchen seine Genitalien berührt. Der Vater sagt: »Hände auf die Decke«, kurzum: »der andere« mit seiner verbalen, vor allem aber nicht-verbalen Kommunikation der Ablehnung und Zurückweisung läßt uns das eigene authentische Selbst verwerfen. Idealbilder werden errichtet, die der Zustimmung sicher sein können, Teile des eigenen Körpers (und so geht es mit unseren eigenen Meinungen, Gedanken, Ansichten, Überzeugungen) können »bad-me« werden (Sullivan), und wenn alles ganz tief verdrängt werden muß, spricht Sullivan sogar von »not-me«. Aber die Eltern und Freunde sind Kulturträger, sie geben herrschende Überzeugungen, Meinungen und Normen weiter.

Das Problem der Alteration, Bestürzung, Selbstverfremdung hat viele Philosophen beschäftigt. Freud war einer der wichtigsten. Er setzt sich fortwährend mit dem Thema der Selbstverfremdung, der Verdrängung durch Gebote und Verbote auseinander. Ortega y Gasset beschreibt die »Alteration« folgendermaßen:

»Darum ist der Mensch zum Unterschied von den übrigen Wesen des Universums niemals mit Sicherheit Mensch; *Mensch sein* bedeutet vielmehr gerade, immer im Begriff sein, es nicht zu sein, ein lebendes Problem, ein absolutes und gefahrvolles Abenteuer sein oder, wie ich zu sagen pflege, wesensmäßig *Drama* sein!

Denn es gibt nur ein Drama, wenn man nicht weiß, was geschehen wird, wenn vielmehr jeder Augenblick reine Gefahr und beklemmendes Risiko ist. Während der Tiger nicht aufhören kann, Tiger zu sein, sich nicht enttigern kann, lebt der Mensch in ständiger Gefahr, sich zu entmenschlichen. Nicht nur das ist für ihn problematisch und zufällig, daß ihm wie den anderen Lebewesen dieses oder jenes zustoßen kann, dem Menschen geschieht vielmehr zuweilen nichts Geringeres, als nicht Mensch zu sein.«[1]

Zum Nicht-Menschen werden, zum Ding gemacht werden, ist auch das Thema, welches das Werk von Karl Marx durchzieht. Seine Philosophie ist ein Protest gegen die Verfremdung, gegen die Entmenschlichung in der westlichen Industriegesellschaft. Er legte den Akzent darauf, wie Institutionen Menschen umformen, und er konzentrierte sich vor allem auf die Produktionsweise in einer kapitalistischen Wirtschaft. Sein Protest ist ein Protest gegen die Vermaterialisierung, das Konditionieren von Bedürfnissen nach Geld und Besitz. Er ruft auf zur Befreiung des in einem Arbeitsprozeß gefangenen Menschen, der ihn zum Ding und zum Sklaven von Dingen macht. Wie Erich Fromm es zusammenfaßt:

»Wiederum muß nachdrücklich betont werden, daß die Zielsetzung von Marx nicht auf die Emanzipation der Arbeiterklasse beschränkt bleibt, er will die Emanzipation des menschlichen Wesens durch die Wiederherstellung der nicht-verfremdeten und infolgedessen freien Aktivität jedes Menschen und eine Gesellschaft, in der der Mensch und nicht die Produktion von Gütern das Ziel ist, in welcher der Mensch nicht länger ›a crippled monstrosity‹ ist und zum völlig entfalteten Wesen wird.«[2]

Ich möchte nicht in den Zitaten von Philosophen ertrinken und begnüge mich mit der Erwähnung von Sartre, Tillich, Gusdorff, Hegel, Kierkegaard, Buber, von Dichtern wie Luigi Pirandello und Rainer Maria Rilke, die alle diese Verdinglichung einmaliger Menschlichkeit, die Gefangennahme in die Zwangsjacke dessen, was von einem erwartet wird, das man sein soll, zum Grundthema ihres Werkes machen.[3]

Eine der treffendsten Beschreibungen der Verfremdung und des Gefangenseins in einer Rolle finde ich noch immer die folgende Passage aus Rilkes ›Tagebuch des Malte Laurids Brigge‹[4]. Rilke beschreibt einen Jungen, der auf dem Speicher einen Schrank mit fremden Kleidern findet und sich als eine Art Türke verkleidet. Dann bewundert er sich vor dem Spiegel.

»Ich lernte damals den Einfluß kennen, der unmittelbar von einer bestimmten Tracht ausgehen kann. Kaum hatte ich einen dieser Anzüge angelegt, mußte ich mir eingestehen, daß er mich in seine Macht bekam; daß er mir meine Bewegungen, meinen Gesichtsausdruck, ja sogar meine Einfälle vorschrieb; meine

Hand, über die die Spitzenmanschette fiel und wieder fiel, war durchaus nicht meine gewöhnliche Hand; sie bewegte sich wie ein Akteur, ja, ich möchte sagen, sie sah sich selber zu, so übertrieben das auch klingt.«

Und weiter:

»Ich ergriff noch einen großen Stab, den ich, soweit der Arm reichte, neben mir hergehen ließ, und schleppte so, nicht ohne Mühe, aber, wie mir vorkam, voller Würde, in das Fremdenzimmer hinein auf den Spiegel zu.

Das war nun wirklich großartig, über alle Erwartung. Der Spiegel gab es auch augenblicklich wieder, es war zu überzeugend. Es wäre gar nicht nötig gewesen, sich viel zu bewegen; diese Erscheinung war vollkommen, auch wenn sie nichts tat. Aber es galt zu erfahren, was ich eigentlich sei, und so drehte ich mich ein wenig und erhob schließlich die beiden Arme: große, gleichsam beschwörende Bewegungen, das war, wie ich schon merkte, das einzig Richtige. Doch gerade in diesem feierlichen Moment vernahm ich, gedämpft durch meine Vermummung, ganz in meiner Nähe einen vielfach zusammengesetzten Lärm; sehr erschreckt, verlor ich das Wesen da drüben aus den Augen und war arg verstimmt, zu gewahren, daß ich einen kleinen, runden Tisch umgeworfen hatte mit weiß der Himmel was für, wahrscheinlich sehr zerbrechlichen Gegenständen. Ich bückte mich, so gut ich konnte, und fand meine schlimmste Erwartung bestätigt: es sah aus, als sei alles entzwei. Die beiden überflüssigen, grün-violetten Porzellanpapageien waren natürlich, jeder auf eine andere boshafte Art, zerschlagen. Eine Dose, aus der Bonbons rollten, die aussahen wie seidig eingepuppte Insekten, hatte ihren Deckel weit von sich geworfen, man sah nur seine eine Hälfte, die andere war überhaupt fort. Das Ärgerlichste aber war ein in tausend winzige Scherben zerschellter Flacon, aus dem der Rest irgendeiner alten Essenz herausgespritzt war, der nun einen Fleck von sehr widerlicher Physiognomie auf dem klaren Parkett bildete. Ich trocknete ihn schnell mit irgendwas auf, das an mir herunterhing, aber er wurde nur schwärzer und unangenehmer. Ich war recht verzweifelt. Ich erhob mich und suchte nach irgendeinem Gegenstand, mit dem ich das alles gutmachen konnte. Aber es fand sich keiner. Auch war ich so behindert im Sehen und in jeder Bewegung, daß die Wut in mir aufstieg gegen meinen unsinnigen Zustand, den ich nicht mehr begriff. Ich zerrte an allem, aber es schloß sich nur noch enger an. Die Schnüre des Mantels würgten mich, und das Zeug auf meinem

Kopfe drückte, als käme immer noch mehr hinzu. Dabei war die Luft trübe geworden und wie beschlagen mit dem ältlichen Dunst der verschütteten Flüssigkeit.

Heiß und zornig stürzte ich vor den Spiegel und sah mühsam durch die Maske durch, wie meine Hände arbeiteten. Aber darauf hatte er nur gewartet. Der Augenblick der Vergeltung war für ihn gekommen. Während ich in maßlos zunehmender Beklemmung mich anstrengte, mich irgendwie aus meiner Vermummung hinauszuzwängen, nötigte er mich, ich weiß nicht womit, aufzusehen und diktierte mir ein Bild, nein, eine Wirklichkeit, eine fremde, unbegreifliche monströse Wirklichkeit, mit der ich durchtränkt wurde gegen meinen Willen: denn jetzt war er der Stärkere, und ich war der Spiegel. Ich starrte diesen großen, schrecklichen Unbekannten vor mir an, und es schien mir ungeheuerlich, mit ihm allein zu sein. Aber in demselben Moment, da ich dies dachte, geschah das Äußerste: ich verlor allen Sinn, ich fiel einfach aus. Eine Sekunde lang hatte ich eine unbeschreibliche, wehe und vergebliche Sehnsucht nach mir, dann war nur noch er: es war nichts außer ihm.

Ich rannte davon, aber nun war er es, der rannte. Er stieß überall an, er kannte das Haus nicht, er wußte nicht wohin; er geriet eine Treppe hinunter, er fiel auf dem Gange über eine Person her, die sich schreiend freimachte. Eine Tür ging auf, es traten mehrere Menschen heraus: Ach, ach, was war das gut, sie zu kennen. Das war Sieversen, die gute Sieversen, und das Hausmädchen und der Silberdiener: nun mußte es sich entscheiden. Aber sie sprangen nicht herzu und retteten; ihre Grausamkeit war ohne Grenzen. Sie standen da und lachten, mein Gott, sie konnten dastehn und lachen. Ich weinte, aber die Maske ließ die Tränen nicht hinaus, sie rannen innen über mein Gesicht und trockneten gleich und rannen wieder und trockneten. Und endlich kniete ich hin vor ihnen, wie nie ein Mensch gekniet hat; ich kniete und hob meine Hände zu ihnen auf und flehte: ›Herausnehmen, wenn es noch geht, und behalten‹ aber sie hörten es nicht; ich hatte keine Stimme mehr.«

In dieser Passage voll tiefer Symbolik drückt Rilke die Selbstverfremdung und Gefangenschaft in einer Rolle aus.

Und dennoch – es ist nun einmal eine der Funktionen einer Kultur, eine ungeheure Vielfalt potentieller Seinsformen eines Menschen in bestimmte soziale Rollen (Mann, Frau, Vater, Mutter, Kellner usw.) zu zwängen. Wir nehmen Menschen gefangen im Beruf, in der Berufsrolle und in vorgeschriebenem und erwartetem Rollenverhalten. Jeder muß »jemand« sein, und derjenige, der sich weigert, sich auf eine der Rollen festlegen zu lassen (»ich bin so, aber ich bin auch anders«), weigert sich, sich einer Stereotypie anzupassen, weigert sich, sich klassifizieren zu lassen, ist dem Mißtrauen und der Feindseligkeit ausgesetzt.

Wir sagen zwar, daß wir eine Persönlichkeit, ein Individuum bewundern – aber wir werden von ihm auch beunruhigt. Wir können sein Verhalten nicht vorausberechnen.

So stößt ein Mensch im Lauf seiner Existenz auf eine Reihe von Übereinkünften und Regeln, denen treu zu bleiben er von der Gesellschaft, in der er lebt, gezwungen wird. Er findet sich selbst in den diversen *Rollen,* die er auf der Bühne des Lebens spielt. Es scheint, daß wir nacheinander durch verschiedene Rollen besetzt werden, mit denen wir uns mehr oder minder identifizieren. Wir sind immer »en représentation«, wir fallen nie mit uns selbst zusammen. Der Mensch, der Aktivität entfaltet, tut dies aufgrund dieser oder jener Rolle, die für diese Gelegenheit geschaffen ist. Er kann also nie voll und ganz in dem Maß verantwortlich sein, in dem er selbst teilweise abwesend ist.

Unser Verhalten trägt eine *Außenfassade* (der Schauspieler ist nur ein besonderer Fall dieser Äußerlichkeit) in sich, weil wir als Prinzip unserer Aktivität *Begriffe* akzeptieren und Regeln befolgen, die nicht aus unserem eigenen Innern kommen.

So ist die Rolle eine *»fonction de la personne«.* Ein Bild, zum äußeren Gebrauch bestimmt. Die Rolle (Jungs »persona«) besteht als eine soziale Kategorie, unabhängig vom gegebenen Zeitraum oder gegebenen Milieu. Man kann ihr Widerstand leisten, sie braucht unser Verhalten nicht in Einzelheiten zu diktieren, aber sie besteht, und ihr Einfluß ist um so stärker, je *weniger man sich dessen bewußt ist.*

Der Mensch in seinem Sicherheitsbedürfnis hat auch ein Bedürfnis, auf sich selbst zählen zu können. Über verschiedene Rollen ist diese Sicherheit erhältlich. Das Gleichgewicht zwischen dem, was das Milieu fordert, und dem, was wir selbst sein wollen. Aber eben dieser Halt, einesteils das Instrument der Selbsterkenntnis (die Rolle als »forme d'intelligibilité de soi à soi«), stellt andernteils ein Hindernis für Selbsterkenntnis dar, nämlich in dem Maße »où elle serait prise à la lettre acceptée en bloc et comme un dernier mot« (Gusdorff).

Über die Problematik des Menschen-in-der-Rolle, aus der dieser sich immer wieder zu befreien sucht, in der er aber auch gefangen werden kann durch die Bräuche, Regeln, Normen, Werte, Erwartungen »des anderen«, der »Leute« (Ortega y Gasset), gibt es, wie gesagt, eine ausgedehnte Literatur. Jedenfalls ist diese Problematik ein Grundproblem eines jeden Menschen in einer Gemeinschaft.

Martin Buber, sein Schüler Hans Trüb, Ludwig Binswanger und andere sehen die Befreiung aus der Rolle, der »persona«, des »moi-social« als möglich an durch »les pensées des autres« (Proust, Pascal), in der liebevollen Verbundenheit mit dem anderen – das Ich-Du-Verhältnis nach Buber. »Ich werde ich selbst an dir.« Wir begegnen dem wieder, wo Binswanger von »liebend-miteinander-sein« spricht.

Auf welche Weise menschliches Verhalten von Geburt an kanalisiert und in bestimmte Bahnen gelenkt wird, das ist als Thema in diesem Zusammenhang von größter Bedeutung. Man darf fragen, wie die geschriebenen und ungeschriebenen Spielregeln der Kultur ein Individuum von Geburt an konditionieren, *bestimmte* Verhaltensformen zu entfalten, *bestimmte* Dinge zu sehen (und andere nicht zu sehen) und *bestimmte* Aktionsformen zu wählen. Es ist ein äußerst komplexer Prozeß. Jerome Bruner sieht zwei Angriffsflächen[5]. Die auffälligste ist Strafe und Belohnung. Strafe kann allerlei Formen annehmen. Ein Mittel ist »Ausstoßung«, das Einspielen auf »the fear of ostracisme«. Man droht, jemanden aus der Gruppe auszustoßen; tiefe Angst vor Trennung und Isolierung zwingt das Individuum dann, »sich anzupassen«. Über einen Prozeß der Benennung (Psychopath, Querulant, Delinquent, Verrückter, Phantast, Visionär) wird dieser Prozeß der Ausstoßung als Sanktion und durch Aufrechterhaltung bestimmter Spielregeln in sozialen Systemen (Familie, Verein, Gesellschaft) vollzogen.

Die andere Angriffsfläche ist die Art und Weise, wie Menschen konditioniert werden (programmiert scheint eine andere Übersetzung für »being controlled«), die Welt, in der sie leben, *zu sehen und zu konzipieren.* Das ist die »cognitive control«, welche die Wahrnehmung und damit die Aktionsmöglichkeiten begrenzt. Hier spielen Sprache und Mythos eine große Rolle. Ernst Cassirer und Benjamin Lee Whorf haben uns das kürzlich am eindringlichsten bewußt gemacht.

Jerome Bruner weist darauf hin, daß Sprache in erster Linie eine Frage-Sprache ist. Vom Kind erwartet man natürlich, daß es die Sprache sprechen lernt, die in seiner Gemeinschaft gilt. Aber das hat seinen Preis. Man lernt auch nur in den Formen dieser

Sprache zu denken, in den Konzeptionen, die in der grammatikalischen Struktur dieser Sprache beschlossen liegen.

Bruner kommt hier zu der Hypothese von Sapir und Whorf, zumindest sympathisiert er mit einer etwas abgeschwächten Version dieser Hypothese. Auch er glaubt, daß die Sprache, die wir benützen, uns jedenfalls prädisponiert, bestimmte Dinge zu denken, bestimmte Wahrnehmungen zu machen und bestimmte Zusammenhänge herzustellen. Eine Begrenzung also, die allen Mitgliedern einer gleichen Sprachgemeinschaft eigen ist.

Die Komplexität unserer Benennungswelt wird damit auf eine bestimmte Weise kodifiziert, strukturiert und überschaubar gemacht. So können Menschen innerhalb einer bestimmten Sprachgemeinschaft auch besser miteinander kommunizieren. Es besteht eine linguistische und eine konzeptuelle Übereinstimmung. Aber – es gibt auch ein Korsett. Es reduziert die Variabilität des Verhaltens und Denkens und des Formulierens neuer Fragen.

Damit habe ich sehr flüchtig und oberflächlich das Problem der »social control« zur Diskussion gestellt: die subtile Weise, in der Menschen vorgeschrieben bekommen, welche Verhaltensweisen möglich sind und welche nicht, die Weise, in der man Menschen klar macht, »wo ihr Platz ist«.

Kehren wir zurück zu den Psychiatern. Sie spielen eine sehr wichtige Rolle in diesem Prozeß der »social control«, und wir müssen uns dessen bewußt werden. Szasz hat darüber eindringliche Essays geschrieben[6]. Ich benütze sie.

Falls die Voraussetzung von Szasz stimmt, daß Abweichungen von der biologischen Norm *zwar* als Krankheit bezeichnet werden können, Abweichungen von den Normen und Werten der Gesellschaft jedoch *nicht* als solche gelten können, dann befindet sich die psychiatrische Klassifikationslehre in gefährlicher Nähe der Bewertung und nicht der Darlegung von Fakten. Der Psychiater als »classifyer« spielt sich dann zum Richter über den Klassifizierten auf. Er wird zum Sprachrohr der Normen einer Gesellschaft, und seine »labels« fungieren als »social constraint«, verborgen in einem pseudomedizinischen Jargon. In all seinen neueren Aufsätzen, in denen die humanistischen Werte von Freiheit, Selbständigkeit und Selbstverantwortung des Individuums im Mittelpunkt stehen, greift Szasz die medizinisch-klinische Psychiatrie und ihre Vertreter an und bezeichnet diese als Handlanger einer Gesellschaft, die ihre sozio-ethischen Werte (und Systeme) um jeden Preis aufrechterhalten will und sich zu diesem

Zweck neben allen anderen Mitteln *auch durchaus der Psychiatrie und ihrer »catch-all-phrase« »psychische Krankheit« bedient.*

So werden, wenn sich in Zukunft die Psychiatrie als medizinische Disziplin unerwarteterweise behaupten kann, die Psychiater und die Psychiatrie unter dem Deckmantel einer Gesundheitsethik und dem Schutz des medizinischen Berufs eine ungeheure soziale Kraft zur Regulierung menschlichen Verhaltens bleiben.

Diese warnenden Töne über die Gefahr einer Gesellschaft, die Menschen manipuliert, ihr Verhalten konditioniert und in bestimmte vorgeschriebene Kanäle leitet und Menschen damit auch die »intolerable burden of freedom« von den Schultern nimmt, sind natürlich nicht ganz neu. Das Buch von William H. Whyte ›The organisation man‹ ist noch nicht vergessen. Gewiß, sagt Whyte, Teamarbeit ist prächtig und auch das Zusammenarbeiten und die Zugehörigkeit zur Gruppe als Quelle der Kreativität. Aber diese soziale Ethik des Kollektivismus hat uns zu einer Vergötzung der »Organisation« geführt, und es wird immer schwieriger, sich als Individuum *gegen* die Organisation zu stellen. Und trotzdem wird es nötig sein, daß der kreative Mensch (der neue Wege einschlagen will) sich der »Organisation« widersetzen kann.

Der stetige Druck, sich der Organisation hinzugeben, die Geborgenheit, die geboten wird, die Indoktrination des Teamideals, wobei man meint, daß im *Idealfall* kein Konflikt zwischen Individuum und Gesellschaft zu bestehen brauche – all dem ist sehr schwer zu widerstehen, ja, es ist sogar schwer, es zu erkennen. Und dennoch, sagt Whyte, besteht ein Konflikt zwischen Individuum und Gesellschaft (und Organisation), und die Ideologie des Kollektivismus kann diesen Konflikt nicht umschiffen. Der sogenannte »peace of mind«, den die bereitwillige Organisation bietet, bleibt »surrender«, ein Verzicht auf eigene kreative Stellungnahme[7].

Szasz' ganzes Werk ist vom Kampf gegen die Organisation der institutionellen Psychiatrie geprägt. In seiner Kritik geht er sehr weit. So betrachtet er das von Clifford stammende »mental hygiene movement«, das dieser 1908 als »work for the conservation of mental health« definierte, faktisch als einen Versuch, die Selbständigkeit des Individuums zu unterdrücken. Das Ziel der Sozialwissenschaften (und der Psychiatrie) wurde die Definition (Vorherbestimmung) und Kontrolle menschlichen Verhaltens durch eine wissenschaftliche Elite, die die »Geisteskranken« als minderwertig betrachtet.

Der »mental health professional« ist seinem Wesen nach autoritär. Seine Werte sind Kollektivismus und soziale Ruhe (»social tranquillity«), und die sogenannte soziale Rehabilitierung des Geisteskranken läuft praktisch darauf hinaus, einen »social misfit« zu einem »social useful citizen« umzufunktionieren.

Es dürfte klar sein, daß diese Gedanken Szasz noch mehr Feinde eingetragen haben als seine ganze Analyse der »medizinischen Psychiatrie«.

Ich beschäftige mich im folgenden nur mit seiner Analyse des Klassifizierungsprozesses in der Psychiatrie eingehender:

Der Mensch ist das einzige Tier, welches klassifiziert, welches das, was es wahrnimmt, in Kategorien festlegt. Das tut nicht nur der wissenschaftliche Forscher. Jeder Mensch benennt, und das dieser Namengebung zugrunde liegende Motiv ist, eine gewisse Beherrschung der Welt, in der er lebt, zu erlangen. Jede Form der Klassifizierung impliziert die Hoffnung auf erfolgreiche Beherrschung. Nicht klassifizieren zu können, wird von einem Gefühl der Ohnmacht begleitet.

»So schwierig es auch sein mag, Dinge zu klassifizieren und besonders, sie richtig zu klassifizieren, noch schwieriger ist es, Dinge nicht zu klassifizieren: das Urteil und die klassifizierende Handlung zu unterlassen und hinauszuschieben.«

Klassifizieren läßt uns Regelmäßigkeiten erkennen, wir werden durch unsere symbolischen Identifikationen nicht fortwährend von den Ereignissen überrumpelt. Wir können sie vorhersagen. Darum sind die Zielsetzungen des Naturwissenschaftlers »prediction« und »control«, und das Benennen und Klassifizieren bilden mit Hypothese und Theoriebildung die Bausteine zu diesem Ziel. Das ist die Haltung des rationalen Menschen gegenüber der Welt der Dinge (Felsen, Steine usw.), Pflanzen und Tiere.

Aber was tun wir mit Menschen, was tun wir Menschen *an*, wenn wir auch sie klassifizieren? Daß ein Mensch Ordnung und Regelmäßigkeit in einem potentiell chaotischen Universum schafft und daß die Klassifizierung von Dingen, Pflanzen und Tieren dieses Bedürfnis ausdrückt, ist völlig in Ordnung. Damit »besiegt« der Mensch die Natur. Dabei ist Dingen, Pflanzen und Tieren unsere Klassifizierung glücklicherweise egal. Unter den Säugetieren können wir Kühe zwar unterscheiden, aber das Verhalten dieser Kühe beeinflussen wir nur, wenn wir zu direkter Aktion schreiten. Wir melken oder schlachten sie. Unsere symbolische Aktion (unser Be-nennen und Klassifizieren) tut der

Kuh nichts. »That which we call a rose by any other name, would smell as sweet.«

Mit Menschen ist das anders. Den Mitmenschen zu benennen, zu klassifizieren, mit einem Etikett zu versehen, *beeinflußt diesen Menschen in höchstem Grad.* Jemanden als homosexuell, verbrecherisch, schizophren, hysterisch, neurotisch, psychotisch, psychopathisch, neurasthenisch usw. zu bezeichnen, ist durchaus Handlung *gegenüber* diesem Menschen (oder besser *gegen* ihn).

Szasz sieht auch hier im Motiv der »Verdinglichung« von Menschen – »thingnifying« – Versuche der psychiatrischen Etikettenkleber, den Mitmenschen zu beherrschen, das heißt unter sozialer Kontrolle zu halten. »To classify human behavior is to constrain it.« Einen Menschen mit einem Etikett versehen, heißt, ihn in eine Schublade stopfen. »To pigeonhole« lautet der englische Ausdruck dafür.

Nach dieser Einleitung sind wir in der Lage, das Werk der amerikanischen Soziologen Scheff und Lemert zu betrachten, die beide das Problem der »Geisteskrankheit« als Form abweichenden Verhaltens sehr eigenständig behandeln und es gleichfalls mit dem Thema von »social control«, der normierenden Reaktion der Gesellschaft, verbinden[8].

So beginnt Thomas Scheff seine soziologische Analyse dessen, was nun eigentlich »being mentally ill« bedeutet, mit dem Hinweis auf das Werk von Howard Becker. Becker führte den Begriff »abweichendes Verhalten« (»deviance«) in origineller Weise ein. Ein Zitat aus Beckers Werk:

»Eine Gruppe schafft abweichendes Verhalten (›deviance‹), indem sie Regeln aufstellt, die – falls diese übertreten werden – das Verhalten abweichend machen. Und indem sie diese Regeln dann auf bestimmte Menschen anwendet und sie als ... outsiders etikettiert.«

Für Becker ist abweichendes Verhalten nicht einer Tat inhärent, die jemand ausführt, sondern die Definition kommt durch die Anwendung von Regeln durch andere und die Sanktionen zustande, die gegen den »Übertreter« getroffen werden[9].

»The deviant is one to whom that label has successfully been applied. Deviant behavior is behavior that people so label.«[10]

Zunächst geht es einmal darum, *welche Regeln und Normen* übertreten werden, das heißt, welcher Verhaltenstyp uns einlädt, nicht das Etikett kriminell, verbrecherisch, exzentrisch usw. zu verwenden, sondern das Etikett »geisteskrank«.

Zur Beantwortung dieser Frage greift Scheff auf das Werk Erving Goffmans zurück und beschreibt die Art der übertretenen Regeln als »residual rules«. Es ist das Netzwerk häufig kaum umrissener, oftmals ungeschriebener Verhaltensnormen. Verhalten in Situationen, die wir sehr wohl aus den Handbüchern der Etikette holen können. Eine ausführliche Beschreibung und Analyse dieser übertretenen »residual (social) rules« findet sich bei Goffman[11].

Man kann auf einer Cocktailparty fünf oder sogar zehn Minuten aus dem Fenster starren, wenn man es aber eine Viertelstunde lang tut, fällt man auf. Die Spielregeln der Party erlauben das nicht. Aber – »residual rule-breaking« als solches muß nicht zum »labelling«, zur Klassifizierung und zum Eingreifen durch öffentliche Instanzen führen. Viele Menschen können sehr lange verrückt spielen, ohne offiziell gebrandmarkt zu werden[12]. Scheff beschreibt das ausführlich. Das abweichende oder störende Verhalten kann zum Beispiel geleugnet und in Abrede gestellt werden oder von temporärer Art sein. Mit sanfter Hand (durch »informal control«) kann der »Abweichler« zur Ordnung gerufen werden. Norm-alisierung kann durch informelle Sanktionen (Ablehnung, Prestigeverlust, Kritik usw.) zustandekommen. Wenn das geschieht, war keine »öffentliche Instanz« (oder Amtsperson) notwendig. Die Situation hat sich auf dem Niveau primärer Abweichung (»primary deviance«) konsolidiert und normalisiert.

Ganz anders wird es, wenn sich »officials« (Psychiater usw.) des Falles annehmen, vor allem, wenn sie Vertreter von Institutionen sind. Hier beginnt ein sozialer Prozeß, der dieses primär abweichende Verhalten (»residual rule-breaking«) *zu einem festen Rollenverhalten machen kann.* Zunächst Scheff:

»Das Übertreten der (oft ungeschriebenen) Verhaltensspielregeln (›residual rules‹) kann sich zu einer starren Rolle verfestigen, wenn – und darum geht es – das Verhalten als Beweis für ›Geisteskrankheit‹ definiert wird.

Der Übertreter erhält damit den Status des Abweichenden ›and begins to play the role of the mentally ill‹.«

Scheffs Buch setzt sich sehr ausführlich mit diesem Prozeß des »living up to one's level« auseinander, und es ist wenig sinnvoll, an dieser Stelle lange Auszüge zu referieren[13]. Besser scheint es, das Werk des Soziologen Edwin Lemert zur Diskussion zu stellen.

Auch für Lemert bildet die Frage der »social control« den Ausgangspunkt, die Weise nämlich, in der der Bürger informell oder formell (durch zuständige Instanzen) gezwungen wird, sich an die Verhaltensspielregeln zu halten, die für eine bestimmte Gesellschaft gelten. Lemert kehrt nur die Behauptung: Abweichung führt zu »social control«, um. *Er nimmt einen neuen Blickwinkel soziologischer Forschung als gegeben an,* indem er behauptet, daß »social control« auch zu abweichendem Verhalten führt und – was das wichtigste ist – solches Verhalten herauskristallisiert, das abweichendes Verhalten aufrechterhält und verfestigt. Ihm erscheint dieser umgekehrte Weg als fruchtbar zu weiterer Forschung, und er rückt sogleich mit einem Trumpf, nämlich dem Begriff »secundary deviance«, heraus.

Abweichendes Verhalten kann zahllose Ursachen haben: Krankheit, Kriminalität, Sucht, Verhalten, das aus dem Kontext einer Familie oder aus psychischer Problematik hervorgeht – früher als »Symptome« der »Geistesstörung« bezeichnet usw. Diese Grenzüberschreitung von Regeln und Normen (bei einer körperlichen Krankheit handelt es sich hauptsächlich um biologische Normen) wurde als *primäre Abweichung* (Scheffs »residual rule breaking«) bezeichnet. Gegen dieses grenzüberschreitende und abweichende Verhalten können bestimmte Maßnahmen ergriffen werden. Versuche zur »Normalisierung«, die oft informell verlaufen, haben dann versagt. Was immer die Ursachen für primär abweichendes Verhalten sein mögen – die »offizielle« Reaktion der Gesellschaft kann zu einer Kettenreaktion mit sehr weitgehenden Konsequenzen für den »deviant« führen. Durch Etikettieren, offizielle Ablehnung, Degradierung, strafende Isolierung entsteht nicht zuletzt eine symbolische Neuorganisation der Haltung des »Abweichenden« gegen das eigene Selbst. »Ich bin doch nur so!« (»Verrückt«, »schizophren«, »psychotisch«, »verbrecherisch«, »manisch-depressiv« usw.) Man wird *auf eine bestimmte Rolle* festgenagelt, wird Träger eines Etiketts, man gerät in »Sicherheitsverwahrung« korrigierend behandelnder Instanzen, juristischer oder medizinisch-psychiatrischer. Dieser Prozeß der *Adaptation an diese Gesellschaftsmaßnahmen* führt dann zu »sekundärer Abweichung«. Lemert betont besonders die ungeheuren Folgen, die dieses Einfrieren in eine bestimmte Rolle für den ursprünglich »primär Abweichenden« hat.

Er unterstreicht auch, wie manche Verhaltensarten sich aus dieser wachsenden sekundären Abweichung erklären lassen[14].

Der offiziell etikettierte und verwaltete Abweichende kann zu einem Rollenverhalten kommen, das die ursprünglichen Probleme fast in den Hintergrund drängt. Ich stelle die Behauptung auf: »Deviance breeds (erzeugt) deviance.« Der sogenannte sekundär Abweichende (»secundary deviant«) beginnt, mehr Befriedigung im Abweichen als im Nicht-Abweichen zu finden. Ein Einbrecher (»delinquent«) *kann* also neuerlich einbrechen, etwa weil er glaubt, daß er sich in der Einbrecherrolle am besten behaupten kann und daß seine Gefangennahme wieder zu Versorgung und einer Form der Geborgenheit führt. Man will einfach ins Gefängnis zurück. Und wenn dieses Beispiel nicht deutlich genug ist, so ist der sogenannte »chronisch Schizophrene« meiner Meinung nach ein klassisches Beispiel für »secundary deviance«. Man kann in einem bestimmten Kontext (zum Beispiel in Familie oder psychiatrischer Anstalt) die Rolle des »Verrückten« durchaus akzeptieren und mit ihr vertraut werden[14]. Das war übrigens längst bekannt. In der psychoanalytischen Literatur hat man von »sekundärem Krankheitsgewinn« gesprochen. Das Wort »sekundär« ruft die Assoziation hervor, daß das weniger wichtig sei. Aber nach Meinung der Soziologen Scheff und Lemert wird es sehr wichtig.

Ich glaube, daß die vorangegangene Beschreibung der Bewohnerinnen von Upper Cottage die Behauptung überzeugend rechtfertigt, daß ihr Verhalten (innerhalb des beschriebenen Kontexts) als Beispiel für festes Rollenverhalten (»secundary deviance«) bezeichnet werden kann.

So haben auch unlängst Braginski und andere ein sehr provozierendes Buch geschrieben, in dem sie ganz einfach feststellen, daß das Verhalten derer, die »chronisch schizophren« in der psychiatrischen Anstalt leben, besonders intelligent, sehr rationell und äußerst zielstrebig ist[15]. Ihr Ziel ist ... dort zu bleiben.

Man verhält sich gerade nicht »verrückt« genug – um in die geschlossene Abteilung zu kommen – und gerade »verrückt« (gestört) genug, um *nicht entlassen zu werden.* Man braucht nur eine psychiatrische Anstalt zu betreten (mit ihren schönen Rasenflächen, der sauberen humanen Fürsorge, den Arbeitsplätzen, dem beauty-shop und dem Schwimmbad auf dem Gelände usw.), um zu verstehen, daß hier eine ungeheure Geborgenheit und Sicherheit liegt, die viele Menschen um keinen Preis mehr verlieren wollen. Die Folge dieser Situation ist natürlich, daß das Personal verzweifelt nach Möglichkeiten zur Entlassung von

Patienten aus den überfüllten psychiatrischen Anstalten sucht – Möglichkeiten die man dann in der Überweisung in »Pflegeheime« (dieselbe Situation, aber weniger luxuriös) und »half-way-houses« zu finden glaubt, die euphemistisch als »Resozialisierungszentren« bezeichnet werden. Ein hübscherer Name, der meist keinerlei Deckung durch einen realen Inhalt besitzt.

So fragen sich die obengenannten Autoren (Braginski und andere), ob der »Patient« eigentlich ein so hilfloses Opfer der ungeheuren und sanktionierten »Macht« sei, die die psychiatrische Anstalt als »total institution« über sie ausübt.

Es könnte sich auch um ein Machtgleichgewicht handeln, in dessen Rahmen viele Patienten mächtiger sind, als wir glauben. Die Gegenmacht besteht dann aus einer subtilen Form von Sabotage der Entlassung durch das Präsentieren von Rollenverhalten (einer sekundär abweichenden Rolle), das von Goffman einmal als »impression management« bezeichnet wurde. Ein manipulatives Verhalten mit dem Hauptmotiv, in der Anstalt zu bleiben und dort so angenehm wie möglich zu leben. Über das »Unsichtbarwerden«, Vermeiden von Kontakt mit einem Psychiater (an sich nicht so schwierig, denn diese sind auch nicht unbedingt kontaktversessen) und einfach »verrückt« spielen im richtigen Augenblick!

Wir wollen noch einmal das Problem des »Verrückten« illustrieren, der nicht mehr in die Gesellschaft zurückkehren will. Der beinahe bewußt die Rolle »des Verrückten« spielt, um nicht wieder mit den Spannungen und Aufgaben konfrontiert zu werden, die das Leben (wie wir es eingerichtet haben) ihm stellt.

Luigi Pirandello behandelt das Thema am eindringlichsten in seinem Drama ›Heinrich der Vierte‹: Ein Mann wird »verrückt« und bildet sich ein, Heinrich der Vierte zu sein. Seine Familie richtet ihm ein Schloß ein, mietet Leibwachen und Personal und läßt den Verrückten in seinem Wahn, Heinrich der Vierte zu sein. Aber der Wahnhafte »erwacht« nach vielen Jahren und realisiert, daß er jetzt einen Entschluß fassen muß. Er ist grau geworden. Der Tisch des Lebens ist abgeräumt, seine frühere Geliebte ist verheiratet. So läßt Pirandello seinen Helden zum Psychiater sagen:

»Und nun, Doktor, sehen Sie, ob der Fall nicht wirklich etwas Neues in der Geschichte der Geisteskranken ist! – Ich habe es vorgezogen, verrückt zu bleiben, weil ich darin einen Genuß ganz neuer Art entdeckte: bei klarstem Bewußtsein meinen

Wahnsinn auszuleben ...«. Und etwas später in dem Drama kommt eine Passage, die wiederum voller Symbolik steckt:

»Dies (er schüttelt seinen Mantel), dies ist für mich die offensichtliche und freiwillige Karikatur jener unaufhörlichen Maskerade, deren unfreiwillige Narren wir sind, wenn wir uns, ohne es zu wissen, so maskieren, wie wir zu sein glauben.« Und später:

»Ich bin geheilt, meine Herrschaften, denn ich kann hier ausgezeichnet den Narren spielen, und ich tue es in aller Ruhe. – Euer Unglück ist es, daß ihr so aufgeregt in eurem Wahnsinn lebt, ohne ihn zu erkennen und zu sehen.«

Wir nähern uns nun der Alternative: Wie könnte man es anders machen? Warum nicht über die Zukunft nachdenken?

Anmerkungen

1. J. Ortega y Gasset: Insichselbstversenkung und Selbstentfremdung. In: Der Mensch und die Leute. Stuttgart 1958.
2. E. Fromm: Marx's concept of man. New York 1961.
3. G. Gusdorff: La découverte de soi. Paris 1948.
   E. Fromm: The fear of freedom. London 1942.
   L. Pirandello: Naked masks. New York 1952.
   Ders.: Angst vor dem Glück. Heidelberg 1953.
   Ders.: Short stories. New York 1959.
   Ders.:Humoresken und Satiren. Heidelberg 1956.
   P. Tillich: Der Mut zum Sein. Stuttgart 1954.
   M. Buber: Die Schriften über das dialogische Prinzip. Heidelberg 1954.
   J.-P. Sartre: Das Sein und das Nichts. Hamburg 1952.
4. R. M. Rilke: Das Tagebuch des Malte Laurids Brigge. In: Ausgewählte Werke, Bd. II. Frankfurt/M. 1948.
5. J. Bruner: On knowing, essays for the left hand. Cambridge 1962.
6. T. S. Szasz: Ideology and insanity. Essays on the psychiatric dehumanization of man. New York 1970.
7. W. H. Whyte: The organisation man. New York 1957.
8. T. J. Scheff: Being mentally ill. Chicago 1966.
9. Howard Becker wörtlich: »Social groups create deviance by making rules whose infraction constitutes deviance, and by applying those rules to particular people and labelling them as outsiders ... deviance is not a quality of the act the person commits, but rather the consequence of the application by others of rules and sanctions to an ›offender‹.«
10. H. S. Becker: Outsiders. New York 1963.
11. E. Goffman: Behavior in public places. New York 1963.
12. Für eine ausführliche Analyse des Stigmatisierungsprozesses verweise ich auf: E. Goffman: Stigma. Inc. Englewood Cliffs M. D. 1963.
13. Ausführlich legt Lemert seine Ideen in ›Social pathology‹ (1958) und in einer später erschienenen Sammlung von Essays dar. (E. M. Lemert: Human devian-

ce, social problems and social control. New York 1967). Man stößt hier auch auf die einschlägige soziologische Literatur, die sich vor Lemert mit dem Problem des sich abweichend verhaltenden Menschen beschäftigt hat.

14. A. P. Towbin: Understanding the mentally deranged. In: Journ. Existentialism. Siehe auch J. Haley: Strategies of psychotherapy 73. New York 1963, S. 63–84.

15. B. M. Braginski u. a.: Methods of madness, the mental hospital as a last resort. New York 1969.

Und wie sieht nun die Zukunft aus? Welches sind die Alternativen für die Psychiatrie und ihre Institutionen? Ich folge der Antwort, die Szasz gibt. Es wird eine Entwicklung sein, die von der medizinischen Wissenschaft fort- und zur Psychologie hinführt. Eine Wissenschaft über den Menschen in seiner Gesellschaft, mit seiner Vergangenheit und seiner Zukunft und der Aufgabe, die sein Menschsein ihm stellt. Medizinische Wissenschaft kann Naturwissenschaft bleiben, aber: die Psychiatrie muß sich aus ihr lösen. Sie ist eine Wissenschaft, die mit Werten, Normen, Regeln, ethischen Problemen zu tun hat – eine »moral science«. Durch die Trennung von Psychiatrie und Medizin entsteht keine antimedizinische Disziplin, sondern ... »a non-medical ... equally open to physicians and non-physicians interested in the study of man and in psychotherapy«[1]. Eine völlige Abtrennung von der Neurologie ist ein Teil dieser Loslösung. Der Prozeß wird allerdings schwierig sein. Zu einer schlechten Ehe – zwischen Psychiatrie und Neurologie – gehört meist ein sehr schwieriger Scheidungsprozeß.

Eine zwischen Neurologie und Psychiatrie stehende Disziplin, die sich mit den Erkrankungen des Nervensystems – besonders des Hirns – und den sich daraus ergebenden Anpassungsstörungen und Defekten in der Fähigkeit zur Symbolisierung befaßt, zeichnet sich dann auch klarer ab. Als praktisches Teilgebiet der Neurologie wird diese Wissenschaft heute bereits als »biologische Psychiatrie« oder »Neuropsychiatrie« bezeichnet. Das bedeutet, daß praktisch-organisatorisch eine eigene Ausbildung zum Psychiater und gleichzeitig eine Ausbildung zum Psychotherapeuten erfolgen muß. Ich teile den Standpunkt von Szasz[2]. Dabei glaube ich, daß wir, wenn wir das medizinische Krankheitsmodell über Bord werfen, das psychoanalytische Modell durchaus nicht zu verlieren brauchen. Allerdings stimme ich mit Scheff darin überein, daß das psychoanalytische Modell einen zu geschlossenen Charakter hatte. Als ob es so etwas wie ein defektuoses Persönlichkeitssystem gäbe, aus dem unweigerlich das Neurotische hervorginge.

Wir verlieren weiter auch nichts von alledem, was Psychoanalytiker und andere an Einsichten über Menschen in Not erbracht haben. Aber wir brauchen einen anderen Einstieg, der uns vom

Ballast des »Krankheitsmodells« befreit, neue Möglichkeiten zur Vorbeugung und Intervention gibt. Einen Einstieg, der neue Organisationen und neue Aktionen stimuliert, mit denen wir der still getragenen oder laut hinausgeschrienen ungeheuren psychischen Problematik so vieler Menschen adäquat begegnen können.

Hinter der Entschuldigung, daß die psychoanalytische Psychologie, die Soziopsychologie, kurzum die Sozialwissenschaften, »noch so junge Wissenschaften« seien, können wir uns keineswegs mehr verschanzen. Theoretisch wissen wir ungeheuer viel. Wir können es nur nicht in die Praxis umsetzen. Es ist hier nicht der Ort, um auf die Kenntnis und Bereicherung an Einsichten einzugehen, die wir durch das Studium des sozialen Kontexts erhalten haben (die Familie als permanentes soziales System und andere Gesellschaftsstrukturen), der abweichendes Verhalten hervorruft, verfestigt, ja sogar stimuliert.

Das Studium des Kontexts, wie das zum Beispiel im Rahmen einer psychotherapeutischen Intervention in einer Familie geschehen ist, hat bereits viel offensichtlich abweichendes und »unverständliches« Verhalten eines oder mehrerer Gruppenmitglieder verständlicher gemacht. Sogar einsichtig gemacht als die *einzig mögliche Form adaptiven Verhaltens in einem solchen Kontext* ...

Worauf wir nun unser Augenmerk richten müssen, ist die Art, wie wir an den Abweichenden (den »deviant«) heranzugehen haben, um in Zukunft eine schnelle und wirksame Hilfeleistung zu ermöglichen. Gewiß, wir haben in zahllosen Fällen Schwierigkeiten mit Menschen, die die sozialen Spielregeln in einem Ausmaß verletzen, das uns zu dieser oder jener Form der Intervention zwingt. Es handelt sich darum, ob wir der Entwicklung der verhängnisvollen Rolle des »secundary deviant« vorbeugen können, das heißt, ob wir Institutionen schaffen können, die *nicht* explizit auf bestimmtes Verhalten die bestimmten Etiketten kleben und qua Kontext *nicht* zu dem Prozeß führen, der im vorigen Kapitel behandelt wurde, nämlich zur Entwicklung des »secundary deviant« (des Berufspatienten), wie sie eingehend in dem Werk von Becker, Lemert und Scheff beschrieben wurde.

Zur Lösung dieses Problems schlage ich zunächst den einfachsten Weg vor, den Weg dessen, was meiner Meinung nach unsere Prioritäten sind. Der amerikanische Ausdruck lautet: »You've got to have your priorities straight.« Darum plädiere ich zunächst für die *Ausbildung eines neuen Typs von Hilfeleistenden.*

Ich glaube nämlich, daß jede Diskussion über die Erneuerung der Psychiatrie (die kritische oder Anti-Psychiatrie oder wie immer man sie bezeichnen will), daß eine Art futurologischer Entwurf der zukünftigen Institute sinnlos bleibt, wenn nicht zunächst das Problem der Ausbildung eines neuen Mitarbeitertyps in Angriff genommen wird.

Konzentrieren wir uns also zunächst auf den Hilfeleistenden (vielleicht heißt er noch Psychiater) der Zukunft. Ich sehe ihn als jemanden, der nach Ablegung einer Art Kandidatenexamen (sei es in Psychologie, Medizin, Soziologie, Sozialpsychologie, Pädagogik, Andragogik, kultureller Anthropologie) *ein gesondertes Studium durchläuft. Dieses Studium umfaßt in erster Linie die Grundprinzipien der Soziologie und der Sozialpsychologie.* Die ganze psychoanalytische Ausbildung wird darin eingebaut. Das würde heißen, daß die heutigen psychoanalytischen Vereinigungen verschwinden oder der hier vorgeschlagenen Ausbildung höchstens einen »finishing touch« verleihen könnten.

Nachdrücklich muß hier auf die Gefahr hingewiesen werden, daß wir ohne eine gesellschaftskritische Einstellung und Ausbildung keine *Veränderungen* (wie sich diese effektiv erreichen lassen, ist praktisch noch immer unbekanntes Gelände) zustande bringen werden. Wir bleiben in Halbheiten stecken, wenn wir die Augen vor Gesellschaftsstrukturen und Verhältnissen schließen, die schwere Störungen schon innerhalb der Familie hervorrufen.

Während dieses Studiums unterzieht sich der Student auch einer eigenen Psychoanalyse, wird in seinen ersten psychotherapeutischen Erfahrungen mit Individuum und »Systemen« (Ehepaaren, Familie, Organisationen) und Gruppen kontrolliert. Die philosophische Schulung, als notwendiger Bestandteil dieser Ausbildung, wird auf die Entwicklung einer gesellschaftskritischen Einstellung zielen. Dem zukünftigen Psychiater muß völlig klar sein, daß er auch eine politische Funktion hat und sein Fach nicht wertfrei ausüben kann. Im Gegenteil. Ethische Normen wie Respekt vor dem Individuum, einer Freiheit, seiner Selbständigkeit und seinem Kampf um größtmögliche Entfaltung bilden den Hintergrund für die Ausbildung eines zukünftigen Psychiaters.

Nun zu den »Institutionen«.

Die psychiatrische Anstalt in ihrer heutigen Form ist eine unhaltbare Organisation. Sie ist ein Anachronismus. Goffman, der kürzlich noch viel schärfer gegen diese bürokratischen Kolosse Stellung bezogen hat, macht im folgenden Zitat kurzen Prozeß mit ihnen. Er faßt die Sache, um die es geht, nochmals zusammen: »In den letzten zwanzig Jahren haben wir gelernt, daß die Behandlung Geisteskranker unter medizinischen Auspizien eine Segnung von großer Fragwürdigkeit war.«

Und er fährt fort: »Die Behandlung, die den meisten Patienten zuteil wurde – Aufnahme in einer psychiatrischen Klinik – kann gleichfalls mit einem Fragezeichen versehen werden. Sie erholen sich zwar häufig wieder (wenigstens zeitweise), aber das scheint trotz der Anstalt und nicht dank ihrer der Fall zu sein. Bei genauer Untersuchung zeigt sich, daß die meisten dieser Anstalten hoffnungslose Sammelplätze, herausgeputzt mit psychiatrischem Firlefanz sind. Die Anstalten haben dazu gedient, den Patienten aus der Situation herauszunehmen, in der sein abweichendes Verhalten entstand. Das kann an sich konstruktiv sein. Aber diese Funktion wurde durch Mauern erreicht und nicht durch Ärzte. Und der Preis, den der Patient für diese Leistung zu bezahlen hatte, war sehr hoch. Die Entwurzelung aus dem Leben als Bürger, Entfremdung von geliebten Angehörigen, die manchmal die Aufnahme bewerkstelligt haben, Verdinglichung (»mortification«) als Folge der Krankenhausroutine und Beaufsichtigung, bleibende Stigmatisierung nach der Entlassung (»posthospital stigmatisation«). Das ist weit mehr als ein unangenehmer Lauf der Dinge, deren Opfer man wird. Es ist eine absurde Situation.«[3]

Was aber fangen wir mit all diesen Gebäuden in schöner Umgebung an? Ich meine, daß wir die psychiatrischen Kliniken nach einer langen Übergangsphase all den *organisch kranken Menschen mit Verhaltensstörungen* zur Verfügung stellen müssen.

Dem Hirntumor mit Verhaltensanomalien, der (echten) Epilepsie, schweren Formen von Imbecillitas mentis, der schweren Debilität, der Idiotie. Zugleich allen Stoffwechselstörungen mit den dazugehörigen symbolischen Funktionsstörungen, dem Alkoholdelirium, eventuell sehr schweren Süchten und natürlich der Kategorie psychisch gestörter Greise – einer Kategorie von Menschen, bei denen wir uns infolge Platzmangels völlig festgefahren haben. Es handelt sich dabei also um alte Menschen, deren Verhaltensstörungen auf einem Hirnschwundprozeß beruhen.

(Ein interessierter Kollege machte mich nach Erscheinen der ersten Auflage dieses Buches auf die Möglichkeit aufmerksam, daß in dieser Form der Lösung durchaus auch ein beachtlicher

Denkfehler enthalten sein könne. Sind die bekannten Symptome wie »Dekorumverlust« (nächtliches Verwirrtsein), Inkontinenz usw. wirklich so unmittelbar auf verlorene oder degenerierte Hirnzellen zurückzuführen? Ein Mann, der Blumenvasen als Pissoir benützt, macht Schwierigkeiten. Aber wenn seine Frau stirbt und der Mann die Vasen dann zum Fenster hinauswirft, ist er ein »psychisch gestörter Greis«. Vielleicht stehen uns noch zahlreiche Entdeckungen bevor, wenn wir die gestörten Alten in ihrer natürlichen Lebensgemeinschaft mit den festen Erkennungskoordinaten belassen und eine gute sozialpsychologische Fürsorge organisieren. Der kausale Zusammenhang mit degenerierten Hirnzellen könnte sich dann bei vielen alten Menschen als weniger relevant erweisen. Ausschluß aus der Gemeinschaft und Unterbringung in einer Anstalt wird unter solchen Umständen zu einer Tat, die auf einem gut gemeinten Denkfehler beruht.)

Darüber hinaus haben wir die Gruppe von Verhaltensstörungen nach einer Hirnblutung oder Hirnverletzung und die verschiedenen Formen von Hirnschwund. Diese Kategorie läßt sich beliebig erweitern. Es ist ausreichend Platz vorhanden, und der Psychiater kann hier seine Position in seiner Funktion als Berater an einem Arbeitsplatz finden, den man jetzt getrost als »Krankenhaus« bezeichnen kann.

Jedenfalls erscheint mir die Fortdauer der Situation, in der sich die heutige psychiatrische Anstalt befindet, als eine sehr unglückselige Vergeudung von Geld und aufgewandter Energie. Das Geld, das in diese Einrichtungen gesteckt wird, sollte lieber primär präventiven Instituten zufließen. Die psychiatrische Anstalt wird sich dann auf die humane Aufnahme und Betreuung organisch Gestörter beschränken. *Natürlich kann auch alles unternommen werden, um die psychiatrische Anstalt allen Widerständen zum Trotz zur soziotherapeutischen Gemeinschaft zu reformieren.*

Nun etwas über das psychotherapeutische Zentrum. Nach meiner Rückkehr aus Amerika habe ich drei Jahre lang ein solches Zentrum geleitet. Klein, etwa 30 Patienten, ein Minimum an Personal. Ein ideales Milieu zur Bildung einer therapeutischen Gemeinschaft. Das tägliche »community-meeting«, Sport, Malen, Basteln. Gruppenpsychotherapie, der Psychodrama-Nachmittag, die individuelle psychotherapeutische Betreuung. Wie ich glaube, eine optimale Betreuung, eine recht zufriedenstellende Nachbetreuung und gewiß zuweilen eindrucksvolle Ergebnisse bei völlig »festgefahrenen« Menschen. Und dennoch habe ich in den vergangenen Jahren neben den Vorteilen auch die Nachteile einer so kleinen Lebensgemeinschaft kennengelernt.

Ich zweifle nicht am großen Wert, den eine solche Gemeinschaft für Menschen hat. Die Durcharbeitung von ad-hoc-Beziehungsstörungen, der Akzent auf Mitverantwortung füreinander, die horizontale Organisationsstruktur und die Offenheit der Kommunikation. In vieler Beziehung eine Oase menschlicher Solidarität. Aber der Nachteil ist, daß man sich um so geborgener fühlt, je idealer eine solche Gemeinschaft wird. Trotz allem, was man gegen diese Geborgenheit unternimmt, schleicht sich Sicherheit und ein Gefühl des Versorgtseins ein. Die Gesellschaft draußen verliert ihre Konturen. Was man an Einsicht bietet, scheint allmählich wieder rückgängig gemacht zu werden durch eine schleichende Schwächung des Ich.

Ein anderer Nachteil wiegt vielleicht noch schwerer. Es handelt sich in erster Linie darum, daß Menschen, die Bestandteil von »Feldern« (Ehe, Familie, feste Partnerbeziehung) sind und als »Pol« dieses Feldes ausfallen, nun das Etikett »krank« erhalten (neurotisch, psychotisch usw.) und jetzt isoliert von ihrem ursprünglichen Feld (systematisierter Transaktionen) »behandelt« werden.

Zwar wird ein als echte therapeutische Gemeinschaft organisiertes psychotherapeutisches Zentrum der Rollenveränderung zum »mental patient« teilweise vorbeugen können, aber trotzdem besteht das Problem des *Feldes* unvermindert fort. Der sogenannte »gesunde« Ehepartner liefert seine alkoholsüchtige Frau ab, der tyrannisch-sadistische und erfolgreiche Geschäftsmann, der jede eigene Gefühlsregung abwehrt, liefert seine frigide, von Ängsten geplagte Frau mit dem Air von »Gebt ihr mal einen ›one hour cleaning service‹ « ein und ... geht nach Hause.

Der Aufenthalt im psychotherapeutischen Zentrum kann dann Besserung bringen. Ich habe solche Besserung nach einem Jahr intensiver therapeutischer Arbeit erlebt, aber nach einer Woche zu Hause schien die Sache bereits wieder zunichte gemacht. Die ganze Idee, einen einzelnen Partner eines »Feldes« geographisch zu isolieren und in eine Gemeinschaft aufzunehmen, ist unlogisch. Sie stimmt auch nicht mit unseren heutigen Auffassungen über das Paar und die Familie überein, die als permanente Sozialsysteme oft in erstarrten Spielregeln von Beziehungsformen gefangen sind. Die Abwehrstellung des einen »Pols« wird dank unterdrückter potentieller Seinsmöglichkeiten des anderen aufrechterhalten. Die Kompensation eines der Pole ermöglicht Kompensation des anderen Pols oder des Systems im ganzen.

Wenn diese Idee stimmt (wir haben eine umfassende Literatur, die in diese Richtung weist), müssen wir die Konsequenz ziehen und neue Organisationsformen schaffen. Ich bin mir bewußt, ein Plädoyer gegen das psychotherapeutische Zentrum zu führen. Das ist fast erschreckend, denn mir imponieren die dort vollbrachten Leistungen gewaltig, und es ist traurig, daß die Pioniere so wenig Unterstützung von denen erfahren haben, die für die »geistige Gesundheitsfürsorge« verantwortlich sind. Man sollte die weitere Entwicklung dieser Zentren begeistert begrüßen, statt sich auf eine Erörterung einzulassen, die mit der Schlußfolgerung endet, daß diese Zentren sich ihrerseits auch bereits überlebt haben. Die Geborgenheit und Isolierung aus einem »pathogenen« Feld (das als System nicht aufgebrochen wird, um allen Polen dieses Feldes Entwicklungschancen zu bieten) einerseits, die Stigmatisierung andererseits, zwingen uns jedenfalls zum Nachdenken über neue Organisationsformen auch für das psychotherapeutische Zentrum.

Nun zu dem neuen Institutstyp für eine Kategorie von Menschen, für die ich kein Etikett habe. Die Menschen mit »problems-in-living«.

Niemand bestreitet, daß es sie gibt und daß sie große Varianten im Ausdruck ihrer inneren Not aufweisen. Es handelt sich darum, ob wir zu einer wirksameren Behandlungsweise ihrer Probleme kommen.

Das Prinzip, welches die neuere Literatur prägt, ist »community-containment«: das Bewahren von Menschen innerhalb ihrer natürlichen Gemeinschaft. Dieses Prinzip scheint völlig richtig, und ich frage mich, ob es nach all dem Vorausgegangenen noch der Veranschaulichung bedarf. Jedenfalls haben uns Menschen, die in ihrer Angst SOS-Signale funken, selbst wenn sie sagen »Stop the world – I want to get off«, etwas mitzuteilen über die Gemeinschaft, in der sie und wir leben. Sie sind tatsächlich »loudspeaker of family-trouble«, oder besser: Lautsprecher für konfliktuöse, entfaltungshemmende Subsysteme der Gemeinschaft und letztlich für unsere Gesellschaft überhaupt. Anstatt sie (inklusive Etikett) zu entfernen, sollten wir lieber einmal auf sie hören. Für mich besteht das Bestürzendste meiner persönlichen Erfahrung mit sogenannten »Schizophrenen« in der Entdeckung, *wie viel* der mutloseste, vereinsamteste und verwirrteste Mensch uns zu sagen und zu lehren hat. Ich sage mit Absicht bestürzend, weil gerade auf diese Kategorie Menschen so erschreckend wenig gehört wird. Auch Psychoanalytiker haben sich bitter wenig darum geschert.

Das Prinzip, den Betroffenen »innerhalb der Gemeinschaft« zu halten – ein schnelles (und kompetentes) Intervenieren – ist leichter gesagt als getan. Das Personalproblem ist ein Problem ersten Ranges. Aber es bleibt uns nicht erspart, doch über die Frage nachzudenken, wie wir das Prinzip des »community-containment« in die Praxis umsetzen können.

Das letzte Zitat Goffmans auf Seite 381f. entstammt einer Publikation aus jüngster Zeit (›The insanity of place‹). Goffman beginnt die Beantwortung der oben aufgeworfenen Frage mit dem Hinweis darauf, wie unerhört schwierig es sein wird, sie zu lösen. Traditionen über Bord zu werfen ist schon schwierig genug. Neue Lösungen zu schaffen nicht minder. Was soll man mit dem Menschen anfangen, der drauf und dran ist, Hand an sich zu legen? Wie soll man einem manischen Zustand begegnen? Goffman analysiert diese letztgenannte Situation.

Der manische Mensch hinterläßt eine Spur der Zerrüttung in seiner Familie und an seinem Arbeitsplatz, während sein Auftreten in der Öffentlichkeit gleichfalls alle genormten Regeln mit Füßen tritt. In diesem exuberanten, zügellos-energischen Auftreten (in dem sich Aggression und Kummer ausdrücken) werden z. B. unverantwortliche Ausgaben und Einkäufe getätigt. In der Familie ist ein Mensch mit einem manischen Erregungszustand kaum zu halten. Durch die am Arbeitsplatz geschaffene Beunruhigung wird der manische Mensch schnell (nach einem mißglückten Beruhigungsversuch) zum »center of distraction«. Man nimmt ihn nicht mehr ernst, und wenn alle informelle »social control« versagt hat und man Korrekturversuche einfach aufgegeben hat, kann es zur Ausstoßung aus der Gruppe und damit zur Bildung einer »real paranoid community for the paranoid« kommen[4].

Goffman verwendet dieses Beispiel und analysiert genau alle Konsequenzen der Nichtaufnahme in eine psychiatrische Klinik. Er macht das brillant. Danach nimmt er in seinem Aufsatz eine Haltung an, die besagt: »So, ihr Psychiater, jetzt löst das Problem einmal mit eurer Philosophie des ›community-containment‹!«

Und tatsächlich – wie lösen wir dieses Problem ohne jegliche »social control« in Form dieser oder jener offiziellen Sanktion?

Der manische Erregungszustand ist nur ein Beispiel, eine Reihe anderer Beispiele lassen sich leicht anführen.

Ich sehe dennoch keinen Grund, warum wir vor dieser Aufgabe zurückschrecken müßten. Im Gegenteil, sie fordert uns zum Nachdenken über einen Institutionstyp heraus, den wir stattdessen organisieren müssen. Darüber existiert bereits eine ausführliche Literatur, die ein hilfeleistendes Institut als Zielvorstellung hat, das als »community mental health center« bezeichnet wird. Andere Namen wie »Krisen-Interventionszentrum« oder, kürzlich, »social intervention center« (Albee) werden in dieser Literatur vorgeschlagen. Es ist eine Diskussion im Gange über das, was man ein »day hospital« oder eine »Tagesklinik« nennt (die ein in einer Krisensituation befindlicher Mensch dann abends wieder verläßt). Auch der Begriff »Nachtklinik« ist im Umlauf, in der prinzipiell abends Hilfe geleistet und zeitweise auch Übernachtungsmöglichkeit geboten werden kann.

Auch hier bleibt als Prinzip das »community-containment«. Der Patient behält seinen Arbeitsplatz und seine eigene Wohnung und erfährt nicht den Prozeß langdauernder Entfernung aus seiner ursprünglichen Lebens- und Arbeitsgemeinschaft. In den Niederlanden gibt es sozialpsychiatrische Einrichtungen, in denen vor allem von Sozialarbeitern und sozialpsychiatrischen Schwestern unter oft sehr schwierigen Umständen gute Arbeit geleistet wurde. Auch bei diesen Einrichtungen, die häufig gleichzeitig eine Beratungsstelle für Lebens- und Familienschwierigkeiten unterhalten, besteht die Neigung, so etwas wie ein eigenes »Zentrum« aufzubauen, im Grunde mit derselben Zielsetzung.

Maxwell Jones hat in seinem Buch ›Beyond the therapeutic community‹ auch eine Art futurologisches Kapitel, in dem man etwas von seiner Verwirrung spürt[5]. So sagt er: »Es bahnen sich große Veränderungen hinsichtlich von Theorie und Praxis des Unterrichts (er meint die Ausbildung des Psychiaters) an, und niemand kann genau vorhersagen, was daraus in den nächsten Jahren werden wird.« Er spürt, daß Veränderung in der Luft liegt. Wie ist die zukünftige Beziehung zwischen Psychiater und »educator«? Er bietet keine Lösung, hängt noch an Begriffen wie »mental health« und »mental illness«, aber doch schwebt ihm ein neuer Typ von Psychiater vor, der »community psychiatrist«. Er will von den alten Institutionen, den psychiatrischen Einrichtungen (selbst den modernsten) loskommen. Und es ist spannend zu lesen, wie ihn der Begriff »hospital« irritiert und ihm eigentlich der alte Begriff »asylum« (wo man um Asyl bittet und eine Zuflucht findet) viel ehrlicher erscheint.

Das Leben *ist* schwierig, manchmal unlebbar, es *ist* zu schmerzlich für viele. Eine Zuflucht ist manchmal notwendig, und warum deshalb nicht eine Art Dorf gründen, wo man neu auf das Leben vorbereitet wird (oder in dem man bleiben kann)? Von den Begriffen »Patient«, »Schwester« und »Psychiater« (im alten Sinne von ärztlicher Autorität) und den Rollenbeziehungen, zu welchen derart bezeichnete Funktionen führen, bleibt möglicherweise in Zukunft nichts mehr übrig.

So kommt Jones zu dem Schluß: »Wir müssen viel mehr über den Lernprozeß wissen. Es ist nicht unmöglich, daß der Psychiater in Zukunft dem Vertreter der Verhaltenswissenschaft und auch dem Pädagogen (»the educationalist«) viel näher stehen wird.« Für Jones ist das eine erregende Öffnung hin zu einer zukünftigen Psychiatrie.

Nach diesem Anlauf eine kurze Skizzierung des zukünftigen Instituts.

In erster Linie denke ich an ein Institut, *das der Eingliederung in die heute bestehenden psychiatrischen Kliniken vorbeugt.* Ein Institut, präsentiert durch sozialpsychiatrische Einrichtungen und andere Instanzen, das Menschen in der Krisis vorübergehend Tag- und Nachtaufenthalt gewähren kann. Vom »intake« und der Auswahl an muß dieses Institut die Atmosphäre einer auf baldige Rückkehr in die Gesellschaft gerichteten »therapeutic community« atmen.

Ein Institut ohne medizinische Atmosphäre und dito Sprachgebrauch und getragen von einer Ideologie des »social learning« und »unlearning« in dem hier und nun geschaffenen Gruppenprozeß. Keine Pension eines psychiatrischen Krankenhauses also, kein psychotherapeutisches Zentrum, sondern eine »therapeutic community in the community«.

Dieser Begriff stammt von Jones. Was ihm genau vorschwebt, ist mir nicht klar geworden. Aber das ist auch nicht so wichtig. Das mir wichtigst erscheinende Charakteristikum dieses Institutstyps ist, daß es *in* der Gesellschaft steht. In diesem hilfeleistenden Zentrum werden die Prinzipien der therapeutischen Gemeinschaft nicht aufgegeben, sondern Teil einer Organisationsform, die auf Vorbeugung und Intervention zielt. Mit Vorbeugung meine ich hier in erster Linie das Verhüten der »psychischer-Patient-Krankheits«-Rolle. Mit dem Wort Intervention deute ich auf eine baldigst mögliche Hilfeleistung für einen in psychischer Not befindlichen Menschen oder eine Gruppe von Menschen. Keinesfalls spreche ich von »Überweisung«, nachdem zuerst »Untersuchungen« stattgefunden haben. (Also kein Wegweiser in eine Sackgasse.) Diese Prozedur ist veraltet und auch verletzend. Das Prinzip der unmittelbaren Hilfeleistung (im weitesten Sinne) ist nun voll in der Diskussion, und über deren Wert muß hier nicht ausführlich geschrieben werden.

Das Zentrum wird von einer Ideologie getragen, über die bereits gesagt wurde, daß sie keine »medizinische« sein darf. Es wird eine Art Schule, aber es läßt sich noch einiges mehr über diese Ideologie sagen. Ich teile Laings Auffassung, das psychische Not, gewiß auch wo diese mit dem Namen dessen, was wir »Irrsinn« nennen (ich lasse ausdrücklich körperliche Krankheitsprozesse außer Betracht), belegt wird, auch als »break through« aufgefaßt werden kann. Durchbruch neuer Möglichkeiten des Menschseins, den wir üblicherweise »break down« nennen[6].

Wir haben gewohnheitsmäßig dem eine Art negatives Etikett angehängt, was wir auch als positives Phänomen werten können. »Irrsinn« kann ein Durchbrechen *aus* den »Sinnen«, *aus* den »games«, der Überheblichkeit, der karikaturhaften Erstarrung und Begrenzung sein, die das Leben so vielen auferlegt hat. Es geht darum, diesen Durchbruch positiv zu begleiten.

Dieser Auffassung sind wir auch bei Fromm-Reichmann begegnet, und es gibt viele (erstaunlicherweise vor allem Psychotherapeuten, die intensiv mit »Schizophrenen« gearbeitet haben), die genauso darüber denken. Unlängst äußerte Carl Whitaker, ein sehr erfahrener Psychotherapeut, diese Ansicht auf treffende Weise. Er wurde gefragt, warum er so großen Wert auf die Arbeit mit Familien legte, in denen ungeheure Probleme herrschten. In einem Interview sagte man ihm: »Es scheint, als ob Sie sich über so viel Verzweiflung und Zerrüttung freuten. Ja, es scheint geradezu, als ob Sie den Familienangehörigen dazu gratulieren!«

Whitaker gibt folgende Antwort:

»In gewisser Weise ist das wirklich so. Wenn ein schizophrener Junge zu mir kommt und mir erzählt, was sein Vater und seine Mutter ihm für fürchterliche Dinge angetan haben, dann sage ich: ›Hör mal zu. Du solltest ihnen dankbar sein. Sie haben dich verrückt gemacht, und du machst etwas aus deinem Leben.

Du bist jedenfalls nicht tot wie so viele Leute, die mit einer Aktentasche herumlaufen.‹ Ich mache einen Unterschied zwischen ›crazy‹ und ›insane‹. Die ›insane‹ sind jene Menschen, die Christus die weißgetünchten Grüfte genannt hat. Die Leute, die jeden Morgen in ihren grauen Flanellanzügen zur Arbeit gehen.«

Der Interviewer: »Viele Menschen, die sich in intensiver psychotherapeutischer Arbeit mit Schizophrenen engagieren, scheinen den Irrsinn jenem Leben vorzuziehen, das der ›normale‹ Mensch führt.«

Whitaker: »Das stimmt. Ich bin auf Menschen eifersüchtig, die richtig verrückt gewesen sind (›who have had an overt craziness‹). Ich habe auch selbst meine Augenblicke gehabt, den faden Abglanz, aber noch nie die volle Kreativität, über die so viele sogenannte ›Schizophrene‹ verfügen. Es gelingt ihnen vielleicht nicht, diese Kreativität einzusetzen, aber sie haben sie.«

Dann sagt Whitaker: »I think this is why the psychiatrist gets into craziness with his mind. He's hoping to find it in himself.« Und er fährt fort: »Man kann die Menschen in zwei Gruppen aufteilen: die Menschen, die verrückt sind und versuchen, herauszukommen, und jene Menschen, die nicht verrückt gewesen sind, sondern versuchen, es zu werden. Und ich sage zum Verrückten: ›Du hast zwei Leben. Ich will, daß du verrückt bleibst, aber ich will auch, daß du in dieser Welt mit diesen anderen (›insane‹) Menschen lebst. Denn das ist die Welt, in der du lebst, und aus der kannst du auch was machen.«[7]

Diese Ansicht stößt natürlich auf große Widerstände, vor allem bei jenen, die glauben, in ihrem »right mind« zu sein! Neben der persönlichen Bedeutung psychischer Problematik als Durchbruch enthält dieses SOS-Signal auch die andere Bedeutung, nämlich den Aufruf, uns selbst zu betrachten und die Gesellschaftsformen, die auch wir (ich meine mit »wir« einfach uns alle zusammen) nicht mehr annehmbar finden. Die autoritären Strukturen, die Verdinglichung von Menschen, die Schaffung von Pseudobedürfnissen (die Werbefanatiker unserer Konsumgesellschaft) und die aggressiv-kompetitiven und ausbeuterischen Gesellschaftsformen in unserem kapitalistischen Wirtschaftssystem, die Diskriminierung, die Wohnungsnot, die Umweltverschmutzung, die absolut veraltete Scheidungs- und Abtreibungsgesetzgebung und Moral und vor allem: unsere hartnäckige Weigerung, die Geburtenkontrolle einzuführen. Das sind nur wenige Beispiele.

Im ganzen zwingt die oben beschriebene Ideologie zu unmittelbarem menschlichen (psychotherapeutischen) und politischen Engagement und keinesfalls zur Verordnung von letztlich knebelnden Tranquillizern und einigen mehr oder minder oberflächlichen sogenannten sanierenden Manipulationen.

Das Institut, das mir vorschwebt, ermöglicht auch die Realisierung einer Systemveränderung. Psychotherapie der Familie als ganzes wird dabei zu einem integrierten Bestandteil. Die Kenntnis über Familie und Ehe nimmt so rasch zu, und die Entwicklung auf diesem Gebiet ist so fruchtbar, daß wir sagen können, Familien- und Partnertherapie seien über das experimentelle Stadium hinausgekommen. Es ist merkwürdig, daß wir diese natürlichen Gruppen (Familie und Ehe) erst so spät ernsthaft studieren und so spät erst eine psychotherapeutische Technik zur konstruktiven Beeinflussung dieser »Felder« mit dem Ziel der Veränderung und neuer Entfaltungschancen für alle Familienangehörigen entwickelt haben.

Wir werden in dieser Entwicklung den Kern unserer zukünftigen primär vorbeugenden psychotherapeutischen Betreuung und ihrer Struktur suchen müssen. Psychotherapeutisches Eingreifen in jenes Transaktionssystem, das »Ehepaar« und »Familie« heißt, darf nicht den »happy few« vorbehalten bleiben. Sozialpsychiatrie wird zu einem entscheidenden Teil »family psychiatry« Howells)[8].

So wird das »soziale Interventionszentrum« (ein Name, den ich bevorzuge) als Institut eine Zusammenfassung der oben beschriebenen Entwicklung psychotherapeutischer Intervention in den Lebensgruppen von Familie und Ehe.

Gedacht ist also an eine Organisationsform, ein Institut, das den aufgenommenen Patienten nicht gleichzeitig »institutionalisieren« darf. Natürlich steckt darin etwas Unlogisches. Wir nehmen schließlich auf – wenn es sich als notwendig erweist.

Es wird von der Arbeitsweise abhängen, inwieweit wir der Gefahr der Institutionalisierung, des Zur-geschlossenen-Gemeinschaft-Werdens entgehen können. Es wird vom Aufbau des Teams und von der Art des Teams abhängen, das wir wollen – und an Ort und Stelle schulen können.

In kurzen Zügen sei nun beschrieben, worauf in der Praxis hingearbeitet wird. Es gibt zwei Kategorien von Menschen, die sich für die Rolle des »Patienten« anbieten.

1. Der Vereinsamte

Es handelt sich hier um eine Kategorie von Menschen, die nicht verwoben sind, nicht in permanenter und aktueller Wechselbeziehung mit »emotional significant adults« (Vater, Mutter, Ehemann, homo- oder heterophiler Partner) stehen.

Natürlich bestehen Beziehungen, die konfliktuöse »Übertragungs«entwicklungen fördern (zum Beispiel mit Arbeitgeber oder Vermieterin), aber wir sind noch nicht so weit, daß wir diese »Felder« ausreichend systematisch bearbeiten können. Übrigens wird darüber in der Literatur ernsthaft nachgedacht – wie das Konzept der »network therapy« beweist. Diesen Menschen könnte man *Gruppenpsychotherapie* bieten.

Der Hauptakzent unserer Zielsetzung liegt hier auf der Wiederherstellung der Fähigkeit, zwischenmenschliche Beziehungen einzugehen und Arbeitsprobleme und zwischenmenschliche Konflikte, die die Arbeitssituation stören, zu beseitigen. Der Nachdruck liegt hier also ebenfalls darauf, schnell wieder eine berufliche Stellung zu finden (und zu halten). Zugleich ist die Möglichkeit gegeben, über psychodramatische Techniken (Rollenspiel) im Rahmen der Gruppenpsychotherapie ein Bewerbungs-Situations-Training durchzuführen. Gerade in der Situation der Stellenbewerbung führt der Patient ja so oft Abweisung provozierende Manöver durch.

Vor allem Menschen, die einen psychiatrischen Klinikaufenthalt hinter sich haben, werden oft mit einer ablehnenden Reaktion der Gesellschaft konfrontiert. Sie sind stigmatisiert. Aber die soziale Rolle des »Patienten« kann auch dazu führen, daß man sich bei jedem neuen Schritt in der Gesellschaft so verhält, daß Ausstoßung (oder Abweisung) zwangsläufig erfolgen *muß.* Ein typisches Beispiel ist das Verhalten des Expatienten, der den Arbeitgeber bei seiner ersten Bewerbung ausführlich (und unaufgefordert) darüber informiert, »daß er drei Jahre in der psychiatrischen Klinik zugebracht hat«, um sich danach, nicht ohne eine gewisse Befriedigung, wieder der Fürsorge in die Arme zu werfen, laut gegen die Vorurteile der Gesellschaft und seine abgewiesene Bewerbung protestierend. Diese Situationen sind vorhersehbare, und dieser Verhaltenstyp muß sorgfältig ausgeleuchtet werden. Der Kategorie der »Vereinsamten« können wir Tag- und Nachtverbleib bieten. Die Gefahr dabei liegt auf der Hand. Die Konzeption des sozialen Interventionszentrums verliert jeden Sinn, wenn eine große Zahl von Menschen dieser

Kategorie tagsüber dasitzt und auf ihre Gruppentherapiestunde wartet, und erst recht, wenn wir eine Töpferei für sie einrichten! Unsere Aufgabe ist es, sie schnellstmöglich auf eine Tagesvollbeschäftigung in der Stadt anzusetzen und Maßnahmen zur Revision etwa der Wohnsituation (und was ansonsten relevant ist) zu treffen. Unser Problem wird dann, die Gruppentherapie entweder so bald wie möglich auf den Abend zu verlegen oder bei Arbeitgebern dafür einzutreten, die Gruppentherapiestunde tagsüber zu gestatten. Jedenfalls muß schon bei der Auswahl des Patienten die Zielsetzung der Arbeitswiederaufnahme und der menschlichen Kontaktwiederherstellung klar gemacht werden.

2. Diejenigen, die sich für die Rolle des »Patienten« in der Ehe- und Familiensituation anbieten

Diese Kategorie nenne ich der Einfachheit halber »Pole«. Hier drückt der »Abweichende« in seinem Verhalten aus, daß er die Rolle des »Patienten« auf sich nimmt und diese auch von den Mitgliedern der Gruppe, der er angehört, zugeschoben bekommt. Wir können diesen Menschen *Partnertherapie* und *Familientherapie* anbieten. Wir wollen die natürliche Lebensgruppe von *Ehe* und *Familie* psychotherapeutisch angehen. Wenn wir diesen augenscheinlich am meisten gestörten Menschen (die faktisch »Pole« von Feldern sind) eine Übernachtungsmöglichkeit bieten, so braucht das nicht unbedingt im Widerspruch zu dieser Ansicht zu stehen. Es ist durchaus einleuchtend, daß wir einen Menschen, der mit seinen Symptomen SOS-Signale aussendet, aus seiner unmittelbaren Streßsituation holen. Der Selektions- und Aufnahmeprozeß muß aber eine wesentlich *andere* Qualität haben. Von Anfang an müssen wir auf unsere Zielsetzung, daß es sich hier um ein *Feldproblem* handelt, hinarbeiten und die »non-patient partners« auf aktive Teilnahme an unserem psychotherapeutischen Tun vorbereiten. Die »non-patient partners« (Vater und Mutter usw.) müssen sofort mit einem Team konfrontiert werden, das an diese Ideologie wirklich glaubt und in der Praxis Ernst damit macht.

Hat die vorangegangene Betrachtung überhaupt einen Sinn? Es ist leicht, sich durch die heutige Situation restlos entmutigen zu lassen und sich auf jenen Standpunkt zu stellen, den Max Planck einnahm, als er sagte:

»Eine neue wissenschaftliche Wahrheit pflegt sich nicht in der Weise durchzusetzen, daß ihre Gegner überzeugt werden, und sich als belehrt erklären, sondern vielmehr dadurch, daß die Gegner allmählich aussterben.«[9]

Ich glaube dennoch, daß wir Anlaß zu einem etwas größeren Optimismus haben. Es gibt überall Veränderung in der Welt der Psychiater und vor allem bei den Psychiatern im Ausbildungsstadium. Es brodelt und gärt allerorten. Die letzte Kategorie (die Assistenten) wird sich schockartig der Ausbildungssituation bewußt, in der sie sich befindet. Sie beginnt, sich ihre schlechte (oder ungenügende) Ausbildung zu realisieren. Während der Leitung eines Seminars kam es mir vor, als ob viele Assistenten Namen wie die von Rosen, Sullivan, Sechehaye, Fromm-Reichmann nicht einmal vom Hörensagen kannten. Diejenigen, die nach vierjähriger Spezialisierung in der Psychiatrie eine gezielte Ausbildung in einem Ausbildungsinstitut für Psychoanalyse suchen, haben die Chance, etwas aus dem Werk der obengenannten Autoren in Form eines kurzen Seminars zu vernehmen. Das heißt, in ihrem dreißigsten Lebensjahr! Sozialpsychologische und soziologische Literatur wird überhaupt nicht behandelt.

Psychiatrisches Pflegepersonal unternimmt Versuche zur Veränderung seines Status und seiner Ausbildung. Medizinische Ausbildungsstätten geraten in Panik und werden sich bewußt, daß in ihrer Struktur und Arbeitsweise schwere Mängel stecken. Psychiatrische, an Sozialakademien ausgebildete Sozialarbeiter beginnen mit psychotherapeutischen Interventionen bei der Familie als Ganzem oder bei Ehepaaren. Sie erhalten im allgemeinen eine Ausbildung, die um einiges besser ist als die eines zukünftigen Psychiaters.

Die Organisationen, die für die geistige Gesundheitsfürsorge verantwortlich sind, werden gleichfalls in zunehmendem Maße beunruhigt und organisieren Kongresse, auf denen Alternativen gesucht werden. Der Titel eines Kongresses in den Niederlanden war vielsagend: »So verrückt kann es nicht bleiben.« Es entsteht endlich eine gesunde Unruhe in der psychiatrischen Welt. Entsprechende Artikel erscheinen in Zeitungen und Zeitschriften. Direktoren von psychiatrischen Anstalten befinden sich in einem Prozeß der Bewußtwerdung.

Kürzlich besuchte ich eine solche Anstalt, und ich verließ sie mit gemischten Gefühlen. Respekt und Bewunderung für die Menschlichkeit, die Opferbereitschaft, den Mut, womit viele Mitarbeiter (vom Direktor bis zum Gärtner) sich dort einsetzen, um etwas Gutes aus der Sache zu machen. Sie werden mit ungeheuren Problemen belastet, die die Gesellschaft von sich schiebt. Die Arbeitstherapie, der Pfleger, der mir voller Stolz die Produkte zeigt, die dem Ausdruck verliehen, was Menschen in psychischer Not beschäftigt. Ich erlebte die Bewegungstherapie im neuen Gymnastiksaal mit, wo das Gefühl für Rhythmus und Spontaneität bei einem gehemmten Mann angeregt wurde. Und auf der anderen Seite herrschte doch auch das Gefühl, daß all das meine Schlußfolgerung nicht umwarf, die Überzeugung, daß wir nicht auf dem rechten Weg sind.

Der Direktor gab seine »Philosophie« preis: »Piet ist jetzt zum fünften Mal hier«, erzählte er mir, »und ich sagte zu ihm: ›Ach, Sie müssen sich einfach vorstellen – ein Auto muß auch hin und wieder zur Inspektion. Ölwechsel, neue Stoßdämpfer! Deswegen brauchen Sie sich nicht zu schämen, so ein psychotischer Zustand wiederholt sich eben hin und wieder.‹« Ich fühlte mich gelähmt, weil mir eine polemische Debatte über die Tatsache, daß das doch nicht die richtige Antwort auf diesen »psychotischen Zustand« sei, als völlig sinnlos erschien. Faktisch können wir diese psychiatrischen Anstalten in dieser Phase auch nicht entbehren. Meine Befürchtung ist nur, daß wir sie erweitern. Denn wenn man diese »Dörfer« (darum handelt es sich meistens) besucht, fällt sogleich auf, daß der Direktor den Besucher begeistert herumführt und ihm den neuen »Um- und Anbauplan« an der Wand zeigt! »Schauen Sie, dort habe ich einen neuen Aufnahmepavillon projektiert, die Debilen kommen in diesen Neubau, diese und jene Pavillons werden ganz modernisiert. Dorthin kommt unser neues Theater, das Schwimmbad und die Sporthalle.« Der Besucher fragt sich dann erschüttert, ob die für diesen Umbau erforderlichen Millionen nicht ganz anders verwendet werden sollten. Und wer um Himmels willen unterstützt das alles weiter, wenn die Fakten uns doch entgegenschreien, daß die Vergrößerung dieser psychiatrischen Anstalten keineswegs eine Lösung bringen kann.

Mein Stoff ist zu Ende. Mir ist klar, daß dieses letzte Kapitel nicht mehr als eine Skizze geworden ist. Das ganze Problem des neuen »Etiketts« für Menschen in Not habe ich ausgespart. Ich weiß selbst keine Antwort darauf. Was gleichfalls nicht besprochen wurde, sind die sozialwirtschaftlichen Folgen, die eine fundamentale Reform unserer psychiatrischen Betreuung mit sich bringen. Es wurden bereits genug Widerstände gegen Erneuerung aufgezeigt. Und doch ist es evident, daß dieser Punkt zu einer sehr großen Widerstandsquelle werden wird. Das hohe Jahreseinkommen der medizinischen Spezialisten (denen eine Anzahl von »Nervenärzten« nicht nachsteht), die Beträge, die Menschen in psychischer Not aufbringen müssen, kurzum, die ganze Finanzierung ist ein Politikum. Warum politische Parteien bezüglich dieser (und übrigens der ganzen) Problematik in der Psychiatrie so unwissend geblieben sind und warum sie sie meistens an einen medizinischen Abgeordneten oder medizinischen Staatssekretär delegiert haben, ist für mich eines unter vielen Rätseln. Die Antwort ist wahrscheinlich einfach. Mangel an Information oder unkritische Übernahme der vorhandenen Information. »Doctor knows best!«

Nun – der Arzt wußte und weiß es nicht besonders gut. Er glaubte, es zu wissen, und tat überzeugend. Die Vertreter der medizinisch-klinischen Psychiatrie haben (mit dem Mythos der »Geisteskrankheit« in der Hand) eine ungeheure Macht in unserer Gesellschaft. Macht über Menschen ohne körperliche Krankheit, wohl aber in psychischer und sozialer Not. Die große Frage ist, ob diese Macht gebrochen werden kann. Und ... ob wir die Spannungen, die die Folge sehr widersprüchlicher Werte und Normen in unserer Gesellschaft sind, einer Lösung zuführen können. Private Wahnvorstellungen haben wir alle. Wir destillieren sie aus den kollektiven Wahnvorstellungen, die uns während des Rundfunkgottesdienstes zugeweht werden und die sich zweifelsfrei in einer starren Gesetzgebung manifestieren. Natürlich können wir der Lösung dieser Konflikte und Spannungen weiterhin ausweichen. Unsere bevorzugte Lösung, Konflikte innerhalb einer Gruppe *nicht* zur Lösung zu bringen, ist ... die Suche nach einem Sündenbock. Der Sündenbockmechanismus als »escape«.

Neger, Jude, Homosexueller und »Geisteskranker« sind unsere Blitzableiter.

Aus meiner Gymnasialzeit erinnere ich mich an einen Jungen, der, wenn der Mathematiklehrer eine Gleichung auf der Tafel ausgerechnet hatte, unbeirrt seinen Finger hob und sagte: »Herr Lehrer, es geht auch anders.« Er durfte dann immer aufstehen und an die Tafel kommen, und wirklich ... es gab eine andere Möglichkeit.

Anmerkungen

1. T. S. Szasz: Ideology and insanity. Essays on the psychiatric dehumanization of man. New York 1970.
2. Die Ethik der psychoanalytischen Situation hat Szasz in seinem Buch: The ethics of psychoanalysis: The theory and method of autonomous psychotherapy. New York 1965, dargelegt.
3. E. Goffman: The insanity of place. In: Psychiatry 32, 1969, S. 257–389.
4. Siehe dazu den Essay ›Paranoia and the dynamics of exclusion‹, in: E. M. Lemert: Human deviance, social problems and social control. New York 1967.
5. M. Jones: Beyond the therapeutic community. Yale University Press, 1969.
6. Eine wichtige Beschreibung eines neuen Institutionstyps gibt David Cooper: Psychiatry and antipsychiatry. London 1967.
7. Gespräch mit Carl Whitaker, in: Haley und L. Hoffman: Techniques of family therapy. New York 1965.
8. M. Howells (Hrsg.): Theory and practice of family psychiatry. Edinburgh 1968. Siehe auch M. D. Boszormenyi-Nagi und J. L. Framo (Hrsg.): Intensive family therapy. New York 1965.
9. M. Planck: Wissenschaftliche Selbstdarstellung, in: Lebensdarstellungen deutscher Naturforscher, Bd. 5. Leipzig [3]1955.

Epilog

Beim Durchblättern der Seiten des Manuskripts, das nun vor mir liegt, wird mir klar, daß es eine Art Odyssee geworden ist, und so war es auch tatsächlich. Die Geschichte begann persönlich und sollte persönlich enden.

Im November 1956 kehrte ich in die Niederlande zurück, voller Enthusiasmus, mit meinen Aufzeichnungen als kostbarem Besitz, und trotz aller Erfahrungen (einschließlich des Stückes Selbsterhellung, das einen Teil der Ausbildung zum Psychoanalytiker ausmacht) mit der Erwartung, »meinen Beitrag zu leisten«.

Es schien mir am besten, an der Universität anzufangen. Man braucht eine Plattform, eine gewisse finanzielle Sicherheit, Zeit zum Schreiben und zu weiterer Forschung. Schon bald entdeckte ich, daß die in Amerika gewonnene Erfahrung mir mehr Türen verriegelte als öffnete. Ich stieß auf Unsicherheit bei denen, die in der psychiatrischen Welt Positionen innehatten, und auf ein Quantum vernichtender (und allzu menschlicher) Mißgunst, die man auffangen und mit der man umgehen können muß und die man jedenfalls ... nicht provozieren darf. Man muß warten. Nicht – was ich in meiner Naivität tat – anklopfen und die Sache »austragen« wollen. Meine ersten Gespräche bildeten die Einleitung zu dem Anrennen gegen einen unrealistischen Idealismus, der mir in den vergangenen Jahren viel Enttäuschung und Niedergeschlagenheit eingetragen hat. »Förderlich« vielleicht, so etwas macht »reifer«, aber schmerzlich.

Mir wurde schon bald klar, daß niemand auf eine Art holländisch-amerikanischen »Messias« wartete. Dabei schien es mir, daß hinsichtlich des Schizophrenieproblems keine fundamentale Änderung in der Auffassung eingetreten war. Es blieb eine Art Privathobby, über das ich offensichtlich »anders« als andere dachte. Aber die Zeiten ändern sich nun schnell.

Eine Anzahl von Psychoanalytikern hatte die Lehrstühle in der Psychiatrie erobert. Verglichen mit der früheren Situation eine ungeheure Verbesserung. Aber ich hatte den Eindruck, daß sie kaum wußten, wie sie die Ausbildung zukünftiger Psychiater organisieren sollten. Diesen Eindruck habe ich immer noch.

Die Verwirrung scheint jetzt erst richtig einzusetzen.

Warum wurde das alles geschrieben und für wen? Wahrscheinlich für mich selbst. Aber ich wollte doch auch mitteilen und viele Menschen mit meinem Bericht erreichen. Menschen, die sich auf diesem Weg durch die Psychiatrie wiedererkennen würden, und Menschen, die die Reise fortsetzen wollen. Es ist notwendig, daß wir fortfahren, und zwar auf neuen Wegen. Es gibt viel menschliches Leid und Zerrüttung. Aber auch viel Reichtum für einen jeden, der bereit ist, diesen seltsamen Beruf des Psychiaters zu ergreifen. Freud bezeichnete an einigen Stellen seines Werkes das Fach einst: »dieser unmögliche Beruf«.

Was mich wieder und wieder beschäftigt, ist die Frage, warum wir nicht einsehen, daß diejenigen, die »psychotisch« oder »schizophren« genannt werden, uns am *meisten* über die »condition humaine« lehren können. Warum wir so wenig bereit waren, gerade auf sie zu hören.

Ich hoffe, daß wir das nun jedenfalls tun werden.

Personenregister

Adland, M. L. 7, 155
Adler, A. 31, 34, 41, 91, 93f., 208, 268, 275, 338f.
Albee, J. W. 356ff., 361, 387
Alexander, F. 346ff.
Appleby, L. 237, 284ff., 354
Argyras, Ch. 226ff., 232
Arieti, S. 103, 125
Artiss, K. L. 7, 231f., 285ff., 296f., 304f., 309, 323
Ausubel, D. 352

Baan, P. A. H. 7
Bachrach, A. J. 107f., 124
Bateson, G. 264, 282
Baugh 332
Becker, E. 283, 328, 332
Becker, H. S. 372, 377, 380
Bell, N. W. 232f.
Benedetti, G. 28, 99, 102f., 125
Bentley, A. 102
Binswanger, L. 97, 122, 368
Bleuler, E. 89–96, 102, 331, 358
Bleuler, M. 95f., 103
Blumenberg, H. 361
Bockoven, S. 17
Bodenheimer, A. R. 121, 124, 131
Boorstein, S. 286
Boss, M. 93, 95
Boszormenyi-Nagi, M. D. 209, 220, 397
Braginski, B. M. 375f., 378
Breuer 333f.
Bridgeman, P. W. 329, 332
Brody 191, 198
Brown, E. 17, 206, 220
Bruch, H. 321
Brücke 333
Bruner, J. 368f., 377
Buber, M. 31, 35, 364, 368, 377
Bullard, D. M. 7, 123, 129f., 155, 235
Burnham, D. L. 123, 180, 198, 212, 320f.

Cancrio, R. 102
Carp, E. A. D. E. 7, 31f., 38
Carson, R. C. 233
Cassirer, E. 326f., 332, 368
Caudill, W. 12, 17, 157
Centuria, A. G. 235
Chanowsky, T. 7
Charcot, J. M. 310, 330–333
Chase, S. 309, 319
Cheff, T. J. 234
Clark, D. H. 237
Clifford 370
Coles, R. 361
Cooper, D. 397
Cowen, E. 361
Cullen, W. 357
Cumming, E. 284f.
Cumming, J. 237, 284ff., 354

Daniels, R. S. 233
Dantzig, A. und B. van 7
Darwin, Ch. 334
Dawson, J. G. 198
Deane, W. N. 285
Denber, H. C. B. 198
Dewey, J. 102, 266, 274, 283
Dix, D. 13, 182
Dostojewskij, F. M. 348
Drye 285
Dunham, W. H. 233

Edgerton, R. B. 319, 359, 361
Eijgenstein, P. 7
Einstein, A. 39
Eissler, K. 351
Eldred, S. H. 229f., 232f.
Engelsman, P. 7, 111, 114
Epiktet 327
Erikson, E. H. 215, 220, 270, 272f., 283, 334, 350
Erikson, K. T. 314–317, 320
Esquirol 354
Etzioni, A. 237f.
Evan 220

Farber, L. 34, 41f.
Federn, P. 93, 104, 217
Ferenczi, S. 212f., 217, 220, 342
Field, M. G. 361f.
Fliess, W. 335ff., 350

Foudraine, J. 125
Framo, J. L. 220, 397
Frank, A. R. 235
Freeman, R. 285
Freud, A. 276, 283
Freud, S. 27, 31, 41, 90–95, 97, 104, 266, 268, 270, 274, 276, 324, 330–351, 353, 356, 358, 361, 363, 399
Fromm, E. 266, 364, 377
Fromm-Reichmann, F. 28, 37, 74, 87, 93, 104, 122, 129–134, 137f., 141, 143, 155, 277, 389, 394
Frost, R. 20, 320

Galenus 348, 360
Galioni, E. F. 237
Ganzer, V. J. 357, 361
George, G. R. 321
Georget 354
Gesell, A. 269, 283
Gibson, R. W. 198, 321f.
Gladstone, A. 198
Glover, E. 343
Goffman, E. 15, 17, 157, 205, 219, 233, 311–314, 316f., 319, 328, 373, 376f., 381f., 386, 397
Goldberg, A. 178, 198
Greenblatt, M. 17, 181f., 198, 207, 220
Griesinger, W. 29, 354
Grinker, R. 357, 361
Groos, K. 283
Guntrip, H. 216, 220
Gusdorff, G. 364, 367, 377
Gyarfas 285

Haeine, R. W. 233
Häfner, H. 125
Haley, J. 287, 378, 397
Harnik 346
Hayakawa, S. J. 326, 332
Hayward, S. T. 278f., 283
Hegel, G. W. F. 364
Heidegger, M. 102
Henry, J. 234, 287
Hill, L. B. 48, 104, 107, 198
Hobbs, N. 361
Hoch, P. H. 283
Hoffman, L. 397
Hooper, D. F. 236f.
Horney, K. 31, 41, 266, 339
Howells, M. 391, 397
Humphry 220
Hunter, P. 17, 233

Ilg, F. L. 283

Jackson, H. 357
James, W. 343
Janet 343
Jaspers, K. 96, 104
Johnson, A. M. 198
Jones, E. 336, 343ff., 350
Jones, M. 14, 17, 32, 150, 171, 188, 198, 208, 226, 233–237, 286, 315, 387f., 397
Jung, C. G. 31, 35, 91, 93f., 104, 367

Kahne, M. J. 178, 222–225, 229, 232, 234, 237, 287
Kaufman, R. M. 358, 361
Kayser, H. 237
Kemper, F. 7
Kierkegaard, S. 42, 364
Klapman 178
Knight, R. P. 280, 283
Kohler, J. 237
Korzybski, A. 308, 318, 325f., 332
Kraepelin, E. 29, 39, 90f., 94, 96, 102, 331, 348, 358
Kraus, S. P. 234
Kris, E. 335
Kubany, A. 316f., 319
Kuhn, T. 355, 361
Kulenkampff, C. 358

Laing, R. 98f., 102, 131, 264f., 282, 389
Langer, S. K. 304f., 326f., 332, 352
Lapenna, L. M. 235
Larrelly, F. 322f.
Lasswell, H. D. 318, 362
Lee, I. J. 325, 332
Lemert, E. 372–375, 377f., 380, 397
Levinson, D. J. 17, 181f., 198, 220
Levy, D. M. 269f., 283
Lewin, K. 12, 278
Lichtenstein, H. 214f., 220
Lipsitt, D. R. 167, 178
Loeb 212
Longabaugh, R. H. 232f.
Ludwig, A. M. 322f.

Macalpine, J. 17
MacGregor, D. 226ff., 232
Mahler-Schönberger 106
Main, F. F. 286
Marcel, G. 31

Marjolis, Ph. M. 233
Martin, D. 10, 17, 178
Marx, K. 364, 377
Masserman, J. H. 220, 232, 283, 286, 305
Mead, G. H. 266, 308
Menninger, K. 354
Menninger, W. 235
Meynert 94
Miller, S. C. 283f., 287
Monchy, R. de 7
Morel, B. A. 102
Moss, G. R. 332
Moss, M. C. 233
Mowrer, H. O. 353f.
Müller, Ch. 28, 37, 93, 102, 124f.
Müller-Braunschweig 347f.
Myerson, A. 237

Neumann, H. 354
Nietzsche, F. 348
Nightingale, F. 13

Oberndorff 343, 345f.
Offer, D. 178
Oram, E. G. 237
Ortega y Gasset, J. 363f., 368, 377
Osmond 220

Pankow, G. 104
Parsons, T. 319f., 322
Pascal, B. 368
Piaget, J. 208
Pinel, Ph. 13
Pirandello, L. 364, 376f.
Planck, M. 393f., 397
Platon 348
Plog, S. C. 359, 361
Popper, K. 306ff., 318, 329, 332
Proust, M. 368
Pruysen, P. W. 102

Racamier, P. C. 28, 125
Rapoport, A. 327f., 332
Rapaport, R. N. 233, 235, 286
Rattner, J. 41, 283
Redlich F. C. 198
Reich, W. 343
Reichenbach 352
Reik, T. 337f., 340, 347f.
Rilke, R. M. 364ff., 377
Robert, B. 319
Rogers, C. 31, 191, 198, 338
Romans, J. 282
Röschlau, B. 7
Rosen, J. N. 25ff., 37, 41, 88, 93, 102ff., 206f., 316f., 394
Rubenstein, R. 318, 362
Rubin, B. 182, 198

Sapir, E. 308f., 318f., 323, 369
Sarason, J. G. 357, 361
Sarbin, T. R. 319, 359f.
Sartre, J.-P. 31, 364, 377
Scheff, T. 372–375, 377, 379f.
Scher, J. M. 237, 284, 286, 354
Schiff, S. B. 286
Schilder 346
Schiller, F. 335
Schultz-Hencke, H. 28, 89, 93, 102, 104
Schwartz, D. A. 279, 283, 285
Schwartz, M. S. 17, 140, 179, 198, 234
Schwing, G. 41, 50, 104, 131
Scott, R. D. 285
Searles, H. F. 87, 123, 191, 198, 212f., 220
Sechehaye, M. A. 27, 37, 39, 93, 103f., 131, 394
Shakespeare, W. 348
Shapiro, L. 237
Sherman, L. J. 232f.
Shulman, B. 17
Siirala, M. 99, 102, 124
Simmel, E. 235
Sivadon 208, 226, 235, 321
Smith, H. I. 322
Smith, M. B. 361
Sobel, R. 322
Solomon, H. C. 220
Sophokles 348
Spinoza, B. de 348
Stanley, C. 319
Stanton, A. H. 17, 140, 179, 198, 234f., 285f.
Stein, L. S. 187, 198
Steinfeld, G. F. 287f.
Stierlin, H. 91f., 102, 253, 263
Sullivan, H. St. 6. 11, 28, 31, 37f., 41, 52, 93, 100, 103f., 107f., 118, 122, 130, 133, 137f., 141, 155, 207f., 223, 235, 266, 268f., 272, 275, 283, 311, 339, 350, 363, 394
Summer, R. 205, 220

Szasz, T. S. 310f., 316f., 319, 328–332, 344, 346, 350–356, 359, 369–372, 377, 379, 397
Szurek, S. A. 198

Talbot, E. 283f., 287
Tas jr., L. 7
Terry, H. S. 208, 339
Therese von Avila 319, 359
Thompson, C. M. 266, 334, 350
Thorne, F. C. 332
Thrasher, J. H. 322
Tillich, P. 364, 377
Towbin, A. P. 378
Trüb, H. 368

Vleuten, R. van 7
Vollenhoven, L. van 7

Waage, J. 7, 77, 178
Waal, van der 93
Waldron, R. 279, 283
Weber, M. 222, 229, 232
Weigert, E. 7
Weinberg, K. S. 233
Weyer, J. 357
Whitaker, C. 389f., 397
White, R. W. 206, 220, 265–278, 283, 287
Whorf, B. L. 308ff., 319, 323, 368f.
Whyte, W. H. 370, 377
Wieser, S. 125
Will, O. A. 122f., 130, 134, 221, 232
Williams, R. H. 17, 220
Wilmer, H. A. 235f.
Wing, J. K. 233
Winkler, W. T. 28, 100, 117f., 125
Winnicott, D. W. 216, 220

York, R. 17

Zilboorg, G. 94f., 102
Zubin, J. 283